中国医药学术原创精品图书出版工程

心 肌 保 护

主　编　陈玉国　徐　峰
副主编　王甲莉　郑　雯　薛　丽
编　者　（以姓氏笔画为序）

于丹玉（山东大学齐鲁医院）
马静静（山东大学齐鲁医院）
王甲莉（山东大学齐鲁医院）
王光美（山东大学齐鲁医院）
王纯奕（山东大学齐鲁医院）
由倍安（山东大学齐鲁医院）
边　圆（山东大学齐鲁医院）
吕　园（山东大学齐鲁医院）
吕瑞娟（山东大学齐鲁医院）
刘汝刚（山东大学齐鲁医院）
刘宝山（山东大学齐鲁医院）
刘继东（山东大学齐鲁医院）
刘德杰（山东大学齐鲁医院）
孙　祎（山东大学齐鲁医院）
李　亮（山东大学齐鲁医院）
李　勇（山东大学齐鲁医院）
李　笑（山东大学齐鲁医院）
李传保（山东大学齐鲁医院）
李明华（山东大学齐鲁医院）
李晓鲁（山东省千佛山医院）
李瑞建（山东大学齐鲁医院）
杨晶晶（山东大学齐鲁医院）
张　瑞（山东大学齐鲁医院）
张　鹤（山东大学齐鲁医院）
张希艳（山东大学齐鲁医院）
陈　良（山东大学齐鲁医院）
陈玉国（山东大学齐鲁医院）
范开亮（山东中医药大学附属医院）
庞昕焱（山东大学齐鲁医院）
庞佼佼（山东大学齐鲁医院）
郑　雯（山东大学齐鲁医院）
单　亮（青岛大学附属医院）
郝盼盼（山东大学齐鲁医院）
袁秋环（山东大学齐鲁医院）
徐　峰（山东大学齐鲁医院）
郭　萍（山东大学齐鲁医院）
郭海鹏（山东大学齐鲁医院）
唐梦熊（山东大学齐鲁医院）
曹立军（山东大学齐鲁医院）
曹娜娜（山东大学齐鲁医院）
商　睿（山东大学齐鲁医院）
颜　凤（山东大学齐鲁医院）
潘　畅（山东大学齐鲁医院）
燕宪亮（徐州医学院附属医院）
薛　丽（山东大学齐鲁医院）
薛梦阳（山东大学齐鲁医院）
魏述建（山东大学齐鲁医院）

人民卫生出版社

图书在版编目（CIP）数据

心肌保护/陈玉国，徐峰主编．—北京：人民卫生出版社，2015

ISBN 978-7-117-20759-1

Ⅰ.①心… Ⅱ.①陈… ②徐… Ⅲ.①心肌保护
Ⅳ.①R654.2

中国版本图书馆 CIP 数据核字（2015）第 094833 号

人卫社官网	www.pmph.com	出版物查询，在线购书
人卫医学网	www.ipmph.com	医学考试辅导，医学数据库服务，医学教育资源，大众健康资讯

心 肌 保 护

主　　编：陈玉国　徐　峰
出版发行：人民卫生出版社（中继线 010-59780011）
地　　址：北京市朝阳区潘家园南里 19 号
邮　　编：100021
E - mail：pmph @ pmph.com
购书热线：010-59787592　010-59787584　010-65264830
印　　刷：中国农业出版社印刷厂
经　　销：新华书店
开　　本：787×1092　1/16　　印张：23　　插页：1
字　　数：589 千字
版　　次：2015 年 6 月第 1 版　2015 年 6 月第 1 版第 1 次印刷
标准书号：ISBN 978-7-117-20759-1/R・20760
定　　价：82.00 元
打击盗版举报电话：010-59787491　E-mail：WQ @ pmph.com
（凡属印装质量问题请与本社市场营销中心联系退换）

关于“中国医药学术原创精品图书出版工程”的出版说明

创新是一个民族进步的灵魂，是一个国家兴旺发达的不竭动力；自主原创能力是支撑和保证一个国家崛起的核心竞争力。科技文化出版承担着传承文明、传播文化、传授知识、传递信息的历史使命，更承担着培养创新人才、弘扬民族精神、推动创新发展、提升国家实力的时代重任。尤其是学术原创著作出版，不仅能总结实践、升华理论、传播思想、引领创新，而且能凝聚学术智慧、激发创新动力、驱动学术发展和培养创新人才。

为适应当前我国医药卫生事业深化改革、创新发展的需要，在人民卫生出版社专家咨询委员会指导下，人民卫生出版社决定启动“十二五”、“十三五”期间的国家级重点出版规划“中国医药学术原创精品图书出版工程”。

本“工程”以“三个一百”原创出版工程、“中国政府图书出版奖”工程为目标和标准，通过宏观策划、顶层设计、整体规划、分步实施、精品出版，从而打造出代表当代中国医学最高学术水平并和国际接轨的医药学原创精品专著，提升我国医药卫生学术原始创新能力，促进科技研究实现原创性重大突破，引领医学专业出版方向，培养医药卫生创新人才，推动我国医药卫生事业改革和发展。

序

心肌细胞的正常状态是维持心脏功能的基础，心肌细胞的损伤则会导致心脏功能的异常。众所周知，冠状动脉疾病相关的心肌缺血和再灌注损伤是造成心肌结构和功能受损的重要原因。长期以来，围绕冠状动脉为中心的心肌保护研究层出不穷，成果却喜忧参半，原因在于以冠状动脉为中心的策略存在明显的局限性。其一，引起心肌损伤的病因繁多，涉及人体多个系统的病变；其二，冠状动脉狭窄程度与心肌损伤程度之间并非成正比，病变血管的及时处理未必会使心肌代谢和功能得以改善。因此，对于心肌损伤的处理，没有一种方案是一劳永逸的。只有明确造成心肌细胞损伤的具体病因、发病机制和临床表现，才能实现釜底抽薪，真正做到妙手回春。这就需要我们转变固有的临床思维，从以血管为中心的策略转向以心肌细胞为中心，探究心肌损伤的各种原因和复杂机制，分清轻重缓急，合理保护心肌。因此，如何预防、检测和处理心肌细胞损伤已成为亟待解决的临床课题，应用现代医学的观点来编写一本心肌保护的专著实属必要。

本书主编陈玉国教授是中华医学会急诊医学分会的候任主任委员和山东省医师协会心血管介入医师分会的主任委员，他从事临床、科研及教学工作 20 余年，擅长急性心血管疾病及危重症救治，主要研究方向为急性冠状动脉综合征的机制和防治，多项成果达到国际先进水平，尤其是乙醛脱氢酶 2 的研究独具特色，成果丰硕，被《美国心血管介入指南》等国际指南引用。陈玉国教授率领的团队已成为我国心血管急诊医学领域中一支朝气蓬勃的生力军。

“问渠那得清如许，为有源头活水来”，实践、思考与创新，为陈玉国教授团队注入了学术思想的源头活水。他们从心肌保护的广义概念出发，提出全面的心肌保护策略。本书的内容分为相对独立而又密切联系的四篇：第一篇介绍心脏的结构及功能，主要讲述心脏整体及心肌细胞的结构及生理功能，言简意赅，使读者既能掌握基本知识，又不感冗赘；第二篇介绍心肌损伤的常见病因及发病机制，全面分析了引起心肌损伤的临床疾病和病理生理机制，同时侧重于冠状动脉疾病相关性的心肌损伤，使读者做到举一反三；第三篇介绍临床心肌保护策略，通过讲解胸痛中心和急性心力衰竭单元的建设思路，既从总体策略和体制上给予理论支持，又详细介绍心肌保护药物及器械的应用规范，提供临床诊治的具体指导；第四篇介绍心肌保护的基础和转化研究进展，重点介绍该领域的国内外前沿，突出新理论、新技术的潜在临床应用前景。此外，本书在内容和形式上有众多新颖之处：①依托基础、立足临床，注重基础理论和临床实践的结合；②与时俱进，及时反映当今心肌保护领域的新理论、新技术和新进展；③注重转化，强调研究成果与临床学科的交叉、衔接和融合；④思维活跃，工作扎实，作者大部分为工作在临床、教学、科研第一线的中青年技术骨干。我相信，此书的出版必将对我国心肌保护领域的实践与研究起到积极的推动作用，同时有助于培养一批中青年学术骨干。有感于此，欣然作序。

中国工程院院士

张运

2015年4月于济南

前　　言

心肌保护的概念源自于体外循环手术过程中对于心肌缺血-再灌注损伤的保护，因此，大量关于心肌保护的文献皆是围绕心脏手术展开的。医学科学发展日新月异，以冠心病血运重建为代表的新技术、新方法不断涌现，当代医者对于新知识、新理念的追求孜孜不倦，包括各种缺血预适应和后适应理论相继被提出，大家对心肌损伤的病因和机制认识也有了不断的扩展和延伸：心肌损伤已不仅仅局限于心脏手术本身，心血管及内科各系统疾病、外伤、非心脏手术等各种临床情况对心肌结构及功能均有可能造成负性影响。因此，心肌保护有了更为广义的概念，即针对所有疾病或病理过程造成的心肌损伤所采取的各个层面、各种方式的保护。其中，不断发展的包括胸痛中心在内的各种诊断治疗模式，在心肌保护中体现出越来越重要的地位。

为使相关科室医务人员、研究生及基础研究工作者对心肌损伤及心肌保护的概念有更为系统和深入的理解，以便更好地指导临床工作、明确科研思路，我们组织编写了《心肌保护》一书，这在国内应该算是第一次尝试。

全书以心肌保护为核心，包括相对独立而又密切联系的四篇：①心脏的结构及功能；②心肌损伤常见病因及发生机制；③临床心肌保护策略；④基础研究及临床转化新进展。本书尝试从基础到临床、回归基础再到临床转化的写作思路，这既符合从已知到未知的认知规律，又能激发读者学习、创新的意识。

第一篇是对心脏整体，心肌细胞结构、功能及代谢特点的描述，为心肌损伤的病因、机制和心肌保护策略选择等内容的展开做好铺垫。

第二篇以疾病为主线，所述心肌损伤原因的内容涵盖广泛，全面分析了引起心肌损伤的临床疾病及病理生理机制，给读者一个开阔的思考空间，形成对心肌损伤的系统性认识。

第三篇中多数章节是针对缺血性心肌损伤的临床治疗策略，涉及胸痛中心及急性心衰单元的建设、血运重建、抗栓、调脂、防治缺血，以及心肌重构和改善心肌能量代谢等内容。另外，随着医疗科技的迅速发展，机械辅助装置在心肌保护中作用日渐重要，因此，IABP、起搏器、ICD、CRT、ECMO 及 CRRT 等也在本书涉及范围之内。另外，本篇中也涵盖围术期管理、低温、过饱和氧疗、预防康复及中医药等方面对心肌损伤的保护作用。

第四篇是关于心肌保护的基础研究与转化医学的内容，包括山东大学齐鲁医院急诊科科研团队多年来致力研究的 ALDH2 对心肌缺血-再灌注损伤的保护作用，突出研究前沿及潜在临床应用价值，是对未来心肌保护策略的展望。

本书的编写得到山东大学齐鲁医院有关领导的支持和指导。衷心感谢所有编委在本书编写过程中付出的辛勤劳动！他们认真、细致、严谨的态度值得大家学习。同时，感谢山东大学齐鲁医院急诊科全体同仁为本书整理、校对所做的大量工作！由于编写水平和时间所限，本书难免存在不足和疏漏之处，为了进一步提高本书的质量，恳请读者不吝赐教，以便再版时修订完善。

陈玉国

2015 年 4 月

目　录

第一篇　心脏的结构及功能

第三篇　临床心肌保护策略

第四篇 基础研究及临床转化新进展

第一篇　心脏的结构及功能

第一章　心脏的解剖结构及功能

第一节　心脏的位置、毗邻与外形

心脏是中空的肌性纤维性器官，为倒置的前后稍扁的圆锥体，外面由心包包裹，斜位于胸腔的中纵隔内。心脏前方与胸骨体和第2~6肋软骨相对；后方与第5~8胸椎体相对；约1/3位于正中线右侧，2/3位于正中线左侧。

心脏具有1个尖（心尖）、1个底（心底）、2个面（胸肋面和膈面）、3个缘（左缘、右缘和下缘）及4条沟（冠状沟、前室间沟、后室间沟和后房间沟）。

心尖圆钝，朝向左前下方，由左心室构成，右侧有一小的切迹为心尖切迹。心尖隔着心包被左肺和胸膜覆盖。心尖冲动可以在左侧第5肋间隙锁骨中线内侧1~2cm处扪及。

心底近似四边形，朝向右后上方，主要由左心房和小部分右心房组成。左、右肺静脉分别从左、右两侧注入左心房，构成了心底的上缘。右心房的上部和下部有上、下腔静脉的开口。平卧时心底与第5~8胸椎相对，直立时与第6~9胸椎相对。心底后面隔着心包与食管、迷走神经和胸主动脉相邻。

心脏的胸肋面（前面）朝向前上方，左侧膨隆，右侧陡直，主要由右心房和右心室构成，小部分由左心耳和左心室构成。该面大部分隔着心包被肺和胸膜覆盖，小部分隔着心包与胸骨体下部和左侧第4~6肋软骨相邻。该面上部可见肺动脉干和升主动脉。

心脏的膈面（下面）几乎呈水平位，稍向前方和心尖方向倾斜。主要由左心室构成，小部分由右心室构成。该面隔着心包与膈毗邻，大部分坐落在膈的中心腱上，小部分位于左侧膈的肌性部上方。

心脏的左缘（钝缘）从右上斜向左下直达心尖，绝大部分由左心室构成，仅上方一小部分由左心耳构成，隔着心包与左膈神经、左心包膈血管、左纵隔胸膜和左肺相邻。

心脏的右缘近似垂直方向，主要由右心室构成，隔着心包与右膈神经、右心包膈血管、右纵隔胸膜和右肺相邻。

心脏的下缘（锐缘）薄而锐利，接近于水平位，从右缘下端向左达心尖，由右心室和心尖构成，是心脏膈面与胸肋面的分界。

心脏表面有4条沟，可以作为心脏4个心腔的表面分界：①冠状沟（房室沟）：近似环形，几乎呈冠状位，前方被肺动脉干所中断，是右上方的心房和左下方的心室的表面分界；②前室间沟：位于心室的胸肋面，从冠状沟走向心尖的右侧，与室间隔前缘一致，是左、右心室在心脏表面的分界；③后室间沟：位于膈面，从冠状沟走向心尖的右侧，与室间隔下缘一致，亦是左、右心室在心脏表面的分界。心尖切迹即为前、后室间沟在心尖右侧的会合处稍凹陷而形成；④后房间沟：位于心底，为右心房与右上、下肺静脉交界处，与房间隔后缘一致，是左、右心房在心脏表面的分界。后房间沟、后室间沟与冠状沟的相交处为房室交点，是心脏表面的一个重要标志，此处是左、右心房与左、右心室在心脏后面相互接近之处，深面有重要的血管和神经。

（郭　萍　潘　畅）

第二节　心　腔

心脏被心间隔分为左半心、右半心，而左、右半心又被分为左心房、右心房、左心室和右心室4个心腔，同侧心房和心室经房室口相通。

一、左心房

左心房构成心底的大部分，是4个心腔中最靠后的一个腔。根据胚胎发育来源，左心房可以分为前部的左心耳和后部的左心房窦。

（一）左心耳

左心耳突向左前方，覆盖于肺动脉干根部的左侧及左冠状沟的前部，腔面因梳状肌而凹凸不平。左心耳与二尖瓣相邻，为心脏外科常用的手术入路之一。

（二）左心房窦

左心房窦又称固有心房，腔面光滑；左、右各有两支肺静脉开口于左心房的后外侧壁，注入由肺运送来的动脉血。肺静脉的开口处无瓣膜，但心房壁的环形肌束环绕肺静脉口，具有括约肌样作用，可以防止心房收缩血液逆流。左房室口为左心房动脉血流入左心室的通路。

二、右心房

右心房为不规则的卵圆体，壁薄而腔大，位于心脏的右上部、冠状沟的右侧、右心室的右后上方、左心房的右前方，其圆钝的右缘为心脏的右界。右心耳为扁而宽阔的三角形结构，位于右心房的左上角、主动脉根部的前方。右心房分为两部分：固有心房和腔静脉窦。

（一）固有心房

固有心房构成右心房的前部，由原始心房的右部衍变而来，内壁因有许多从界嵴向前发出的平行柱状结构即梳状肌而粗糙不平。梳状肌之间的心房壁较薄，在心耳处肌束交错成网，似海绵状。

（二）腔静脉窦

腔静脉窦位于右心房的后部，由原始静脉窦右角演化而来，内壁光滑，无肌性隆起。腔静脉窦的后上部有上腔静脉口，没有瓣膜。腔静脉窦的下部有下腔静脉口，开口的前缘有下腔静脉瓣；此瓣有时不显著或缺如。上、下腔静脉口的口径大小和形状可以随呼吸、心动周期和周围肌束的舒缩而发生改变，这对于促进静脉血液回流和防止心房血液反流等均起到一定的作用。冠状窦口位于右房室口与下腔静脉口之间，相当于房室交界的内面，是心壁大部分静脉血运回右心房的通道。冠状窦瓣（Thebesian 瓣）为冠状窦口后缘的半月形薄膜，有防止血液逆流的作用。Todaro 腱为下腔静脉口前方心内膜下的腱性结构。Koch 三角为右心房的冠状窦口前内缘、三尖瓣隔侧尖附着缘与 Todaro 腱之间的三角形区域。右房室口位于右心房前下部，右心房的血液由此口流入右心室。界沟是固有心房和腔静脉窦在外部的分界标志，此沟在上、下腔静脉入口的右缘走行。界嵴在心腔内面与界沟相对应，是梳状肌的起始处，自右心耳内面经上腔静脉口前面下行而终止于下腔静脉口的右侧。另外，房间隔形成了右心房内侧壁的后部。卵圆窝为房间隔右侧面中下部的卵圆形凹陷，是胚胎时卵圆孔闭合后的遗迹；卵圆窝的前上缘明显隆起为卵圆窝缘。

三、左心室

左心室近似圆锥体，锥底由左房室口和主动脉口构成，室壁厚度约为右心室室壁厚度的3倍。以二尖瓣的前尖为界，左心室可以分为左后方的左心室流入道和右前方的左心室流出道。

（一）左心室流入道

左心室流入道又称左心室窦部，呈漏斗形，位于二尖瓣前尖的左后方，主要结构为二尖瓣环、瓣尖、腱索和乳头肌等构成的二尖瓣复合体。左心室流入道室壁粗糙不平，乳头肌分为前、后两组。前乳头肌有1～5个，位于左心室前外侧；后乳头肌亦有1～5个，位于左心室后内侧。前、后乳头肌发出的腱索均连于左房室口瓣膜的边缘和室面。左心室收缩时，乳头肌对腱索产生垂直的牵拉力，使二尖瓣有效地靠拢、闭合，防止瓣膜翻向心房。

左房室口为左心室流入道的入口，二尖瓣环为口周围的致密结缔组织环。二尖瓣（左房室瓣）的基底附着于二尖瓣环，游离缘垂入室腔。二尖瓣前尖呈三角形，宽而完整，很少分裂，活动性较大，位于主动脉口与左房室口之间；后尖多呈四边形，较前尖小，窄而长，可分裂为数个小尖，位于前尖的左后方。前、后两尖均有前、后两组乳头肌发出的腱索附着。连合为前、后两尖基底区的相接处，可因部位不同分为前外侧连合和后内侧连合。血液流经左房室口时，左心房、二尖瓣环、二尖瓣、腱索、乳头肌及左心室等相互作用调控血流，其中任何一个成分病变，均会导致血流动力学障碍。

（二）左心室流出道

左心室流出道又称主动脉前庭、主动脉圆锥或主动脉下窦，由二尖瓣前尖、室间隔及左室游离壁构成，其上界为主动脉口，下界为二尖瓣前尖下缘平面，前内侧壁为室间隔，后外侧壁为二尖瓣前尖。

主动脉口位于左心室流出道的顶端、肺动脉口的右后下方。主动脉瓣附着于主动脉口周围的纤维环上，由左半月瓣、右半月瓣和后半月瓣3个瓣膜组成。各瓣的上缘游离而凹陷，半月瓣小结位于中央处，半月瓣弧缘为结两侧凹陷的游离缘，下缘呈U形凸出，附着于主动脉根部。主动脉窦为主动脉壁与半月瓣之间的囊袋样间隙。左、右冠状动脉分别起自左前窦和右前窦。当心室收缩时，半月瓣被动向上推开，左心室的血液射入主动脉；当心室舒张时，半月瓣恢复，管腔关闭，半月瓣小结在中心部会合，半月瓣封闭更加严密，防止血液逆流。

四、右心室

右心室位于右心房的前下方，接收右心房的静脉血，再由肺动脉运送至肺。右心室被一弓形的肌性隆起即室上嵴分为后下方的右心室流入道和前上方的右心室流出道（见文末彩图1-1）。

（一）右心室流入道

右心室流入道又称固有心腔，从右房室口延伸至右心室尖，大部分室壁粗糙，有许多粗细不等、纵横交错的肌性隆起，称为肉柱。肉柱基部附着于心室壁，尖端突入心室腔即乳头肌。乳头肌按所处位置的不同可分为前乳头肌、后乳头肌和隔侧乳头肌3组。①前乳头肌：最大，

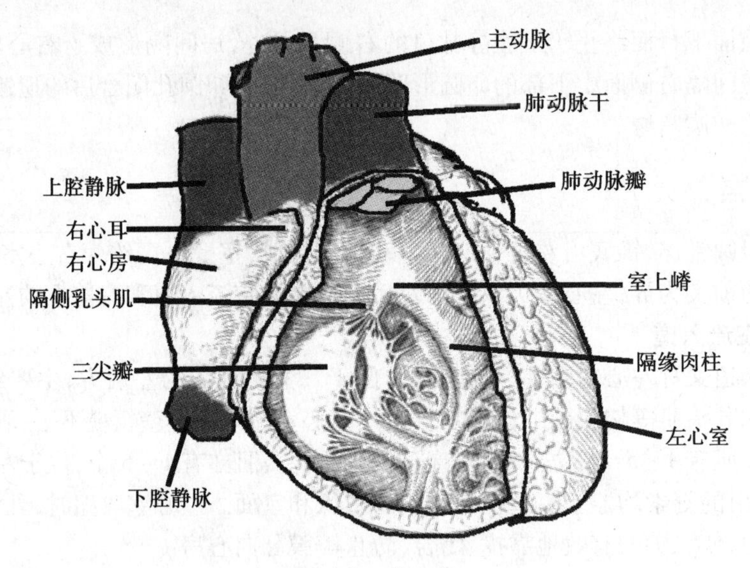

图 1-1　右心室

有 1～5 个,位于右心室前壁中下部、三尖瓣的前尖与后尖的连合处以下;②后乳头肌:较小,多为 1～3 个,位于下壁、后尖与隔侧尖的连合以下;③隔侧乳头肌:更小,数目较多,位于室间隔右侧面中上部。隔缘肉柱(节制索)位于前乳头肌根部,横过心室腔至室间隔的下部,可以防止心室过度扩张并形成右心室流入道的下界。各乳头肌的尖端移行为数条腱质的细索即为腱索。

右房室口呈卵圆形,为右心室流入道的入口,位于肺动脉口的右下方。右房室口周围有致密结缔组织构成的三尖瓣环。三尖瓣(右房室瓣)基底附着于三尖瓣环上,瓣膜游离缘垂入心室腔。三尖瓣瓣膜被 3 个深陷的切迹分成 3 片近似三角形的瓣叶,按其部位可分为前尖、后尖和隔侧尖。瓣膜粗糙区为靠近游离缘的 1/3 部分,是瓣膜关闭时各尖的接触面;基底区为靠近基底附着缘的部分;透明区为粗糙区和基底区之间的部分。另外,透明区与粗糙区的交界处有一明显的嵴,是瓣膜的闭合线。三尖瓣各尖之间相邻的部分为瓣膜连合,即前内侧连合、后内侧连合和外侧连合。瓣膜粘连多发生在瓣膜连合处。三尖瓣的游离缘和心室面借腱索连于乳头肌。当心室收缩时,三尖瓣环缩小,血流推动使三尖瓣关闭,乳头肌收缩和腱索牵拉,使瓣环不致翻向心房,从而防止血液倒流回右心房。

血液流经右房室口时,右心房、三尖瓣环、三尖瓣、腱索、乳头肌及右心室等相互作用调控血流。上述结构形成三尖瓣复合体,其中任何一部分功能失常,将导致血流动力学障碍。

(二)右心室流出道

右心室流出道又称漏斗部或动脉圆锥,呈锥体状,位于右心室的前上方,内壁光滑,无肉柱,借肺动脉口通肺动脉干;内侧壁为室间隔,前壁为右心室的前壁,下界为室上嵴。

肺动脉口位于右房室口的左上方、右心室腔的上端;肺动脉环为口周缘的 3 个彼此相连的半月形纤维环,环上附着有 3 个半月形的瓣膜即为肺动脉瓣(图 1-2)。瓣膜的游离缘稍凹陷,指向动脉腔;游离缘的中部有一增厚的小结为半月瓣小结。肺动脉窦为肺动脉与肺动脉瓣之间的间隙。当心室收缩时,血液冲开肺动脉瓣进入肺动脉干;而当心室舒张时,肺动脉窦被倒流的血液充盈,3 个瓣膜相互靠拢,肺动脉口关闭,阻止血液反流入右心室。

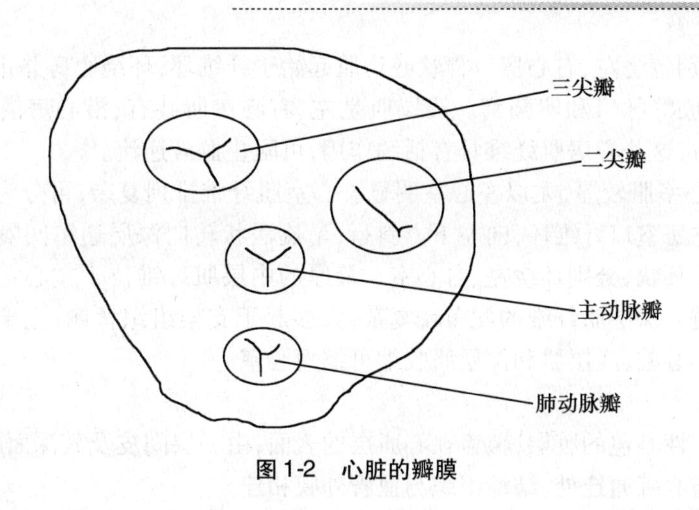

图 1-2　心脏的瓣膜

（郭　萍　潘　畅）

第三节　心脏的构造

一、心纤维性支架

心纤维性支架又称心纤维骨骼，位于房室口、肺动脉口和主动脉口的周围，质地坚韧，富有弹性，为心肌纤维和心脏瓣膜的附着处，在心肌的运动中起到支持和稳定的作用。心脏的支架组织包括左、右纤维三角，4 个纤维环（肺动脉瓣环、主动脉瓣环、二尖瓣环和三尖瓣环）、圆锥韧带、室间隔膜部和瓣膜间隔等；可随年龄的增长发生不同程度的钙化，甚至骨化。

（一）右纤维三角

右纤维三角又称中央纤维体，较坚韧，位于心脏中央，二尖瓣环、三尖瓣环和主动脉后瓣环之间；前面与室间隔膜部相延续，后面有时会发出一结缔组织束即 Todaro 腱，位于右心房心内膜的深面。

（二）左纤维三角

左纤维三角位于二尖瓣环与主动脉左半环之间，面积仅为右纤维三角的 1/2 并较薄弱。此三角位于二尖瓣前外侧连合之前，外侧与左冠状动脉旋支相邻，是二尖瓣手术的重要标志。

二、心壁

心壁由心内膜、心肌层和心外膜构成，其中心肌层是心壁的主要组成部分。

（一）心内膜

心内膜是一层覆盖在心腔内面的薄膜，由内皮和内皮下层构成。内皮位于最内层，与出入心脏的大血管内皮相连续。内皮下层位于内皮之下，由结缔组织构成；外层较厚，靠近心肌层，又称心内膜下层，其中含有心脏的传导系统、小血管、淋巴管及神经等。心脏瓣膜是由心内膜向心腔折叠而形成的。

（二）心肌层

心肌层构成心壁的主体，由心房肌和心室肌两部分组成。心房肌和心室肌均附着于心纤维性支架，被其分开而不延续，故两者可不同时收缩。

1. 心房肌　心房肌纤维呈网格状，可分为深、浅两层。深层肌纤维是左、右心房所固有，呈袢状或环状，分别包绕左、右心房。袢状心房肌起始于纤维环，环绕心房并止于纤维环；环状心房肌环绕心耳、腔静脉口和卵圆窝。浅层肌是左、右心房所共有，沿心房横径环绕左、右心房。当心房收缩时，这些心房肌纤维具有括约作用，可阻止血液逆流。

2. 心室肌　心室肌较厚，尤以左心室明显。心室肌纤维排列复杂，可分为浅、中、深3层。浅层肌纤维起自左房室口纤维环，向左下方斜行，呈旋涡状转向深层达室间隔和右室乳头肌。中层肌纤维排列成环状，分别环绕左、右心室。最厚的中层肌纤维位于左心室底部，环绕左心室流入道和流出道。深层肌纤维的配布较复杂，大多起于支架组织背侧，止于支架组织腹侧。中层肌收缩可缩小心腔，浅层肌和深层肌收缩可缩短心室。

（三）心外膜

心外膜为浆膜性心包的脏层，覆盖在心肌层的表面，由一层间皮及其深面的薄层结缔组织组成。在大血管与心脏通连处，结缔组织与血管外膜相连。

三、心间隔

心间隔把心脏分为左半心和右半心。左半心容纳动脉血，右半心容纳静脉血。房间隔为左、右心房的分隔，室间隔为左、右心室的分隔，房室隔为右心房与左心室的分隔。

（一）房间隔

房间隔是左、右心房之间的中隔，向左前方倾斜。其前缘与升主动脉后面相适应，稍向后弯曲；后缘邻近心脏表面的后房间沟。卵圆窝位于房间隔右侧面中下部，是房间隔的最薄弱处。

（二）室间隔

室间隔是左、右心室之间的中隔，为左心室的内侧壁、右心室的左后壁，与正中矢状面约成45°角。室间隔分为肌部和膜部两部分。

1. 肌部　室间隔肌部占据了室间隔的大部分，由肌组织覆盖心内膜而形成。室间隔肌部又可分为光滑区、肉柱区和漏斗区。光滑区（室间隔窦部）很少有肉柱分布，为右心室血液流入的通道，其上界为三尖瓣环，下界为三尖瓣隔侧尖的游离缘。肉柱区（粗糙区）位于光滑区之下室上嵴的后下方，表面肉柱丰富；此区室间隔呈凹面朝向左心室的弧形结构。漏斗区位于室间隔左上方、室上嵴与肺动脉之间。

2. 膜部　室间隔膜部位于室间隔上缘的中部，缺乏肌成分，由纤维结缔组织膜构成。其上界为主动脉右瓣和后瓣下缘，下界和前缘为室间隔肌部，后缘为右心房壁。膜部右侧面被三尖瓣隔侧尖附着缘分为前下部的室间部和后上部的房室部，室间部分隔左、右心室，房室部分隔右心房和左心室。

（三）房室隔

房室隔为房间隔和室间隔之间的重叠过渡区域，其上界为间隔上的二尖瓣环，下界为三尖瓣隔侧尖附着缘，前界为主动脉右瓣环和室上嵴，后界为冠状窦口前缘至隔侧尖的垂线。房室隔左侧面属于左心室流入道后部和流出道前部，而右侧面全部属于右心房。

（郭　萍　潘　畅）

第四节　心脏的传导系统

心肌细胞按形态和功能可以分为普通心肌细胞和特殊心肌细胞。普通心肌细胞的主要功能是收缩，并构成心房壁和心室壁的主要部分；特殊心肌细胞具有自动节律性和传导性，主要功能是产生和传导冲动，控制心脏的节律性活动。心脏的传导系统由特殊心肌细胞构成，包括窦房结、结间束、房室交界区、房室束、左右束支和Purkinje纤维网。

一、窦房结

窦房结多见梭形或半月形，有时可见哑铃形或分叉形，位于上腔静脉与右心房交界处的界沟上1/3的心外膜下，无心肌覆盖。其长轴与界沟大致平行，前上端位置稍高，可达界沟与右心耳嵴相连处；后下端位置略低。

窦房结是心脏的正常起搏点，具有很高的自律性。窦房结头部的自律性最高，产生冲动的频率也最高，控制着整个心脏有节律的收缩。窦房结还具有很强的调节能力，能随机体内外环境的变化而改变其产生兴奋的频率。另外，局部温度、房壁牵张和窦房结的搏动也可影响其功能。

二、结间束

窦房结的冲动沿结间束向房室结及左、右心房传导，并呈辐射状沿心房肌扩散传导。结间束可分为前结间束、中结间束和后结间束。

(一) 前结间束

前结间束从窦房结的前缘起始向左行，呈弓状绕过上腔静脉口前面和右心房前壁，向左至房间隔上缘分为两束——房间束和降束。房间束(Bachmann束)是一横行纤维束，连于左、右心耳的基底部之间；降束在房间隔中向后下斜行，经过主动脉后窦的后方，进入房室结上缘。

(二) 中结间束

中结间束又称Wenchebach束，从窦房结的右上缘发出，向右后呈弓状绕过上腔静脉口的后上方，进入房间隔，经过卵圆窝的前缘，向下行终止于房室结的上端。在房间隔上部尚可分出少量纤维至左心房。

(三) 后结间束

后结间束又称Thorel束，自窦房结的下端发出，经界嵴内下行，转向下内，经下腔静脉瓣，越过冠状窦口上方进入房室结后上端。此束在行程中分出纤维至右房壁。

三、房室交界区

房室交界区又称房室结区，是心脏传导系统在心房与心室之间的连接部位的特化心肌结构，其范围基本与房室隔右侧面的Koch三角一致。根据形态与功能，房室交界区可分为房室结(结区)、房室结的心房扩展部(房区，结间束进入房室结的终末部)、房室束的近侧部(束区，穿部和未分叉部)。

(一) 房室交界区的位置

房室交界区位于房间隔下部的右侧、冠状窦口之前、三尖瓣隔侧尖附着缘之上，其前界为室间隔膜部，上界为卵圆窝下缘。房室交界区位于Koch三角内，房室结位于此三角的尖端，结的左下面与右纤维三角相邻。三条结间束自房室结后上端进入。房室结向前下连于房室束。

(二) 房室交界区的功能

1. 传导兴奋　房室交界区既可将心房来的冲动向下传入心室，也可将冲动从心室传向心房，故传导是双向的。冲动经房室交界区时可分离成快传导和慢传导两条通路。双路传导可能与房室结的分层和旁路纤维束有关，也可在此形成折返环路。

2. 传导延搁　冲动的传导在房室交界区缓慢，延搁约0.04秒，可能与此区纤维细小、排列紊乱和缝隙连接少有关。传导延搁可使心房肌和心室肌依先后顺序收缩。

3. 过滤冲动 房室交界区的纤维相互交织。在某些情况下,如心房颤动时,心房传来的冲动频率快且强弱不一,这些冲动在经过此区时产生相互冲撞,一些弱小的冲动可减轻甚至消失,于是进入心室的冲动大为减少,保证了心室基本以“正常”的心率收缩。

4. 起搏 房室交界区为次级起搏点,起搏部位主要在房室结的两端。

四、房室束

房室束又称希氏束(His 束),自房室结前端起始,经右纤维三角向上至室间隔膜部后缘,在膜部下方转向前至室间隔肌部上缘,分为左束支和右束支,分别沿室间隔的左、右面下降至左、右心室。

房室束可分为房室束穿部和房室束分叉部。房室束穿部是通过纤维三角的部分;房室束分叉部位于穿部以下,其位置恰好在室间隔肌部上缘,上方与室间隔膜部相邻,实际上是左、右束支的起始部。

五、左、右束支

左束支是一条呈瀑布状的扁束,自房室束分叉部发出,沿室间隔左侧面的心内膜下降,于室间隔上中 1/3 交界水平,分为前组、后组和间隔组 3 组分支。这 3 组分支分别从室间隔上部的前、中、后 3 个方向辐射至整个左心室内面,并互相吻合成 Purkinje 纤维网。其中前组到达前乳头肌中下部并分支散开,分布于前乳头肌和附近游离室壁并交织成网;后组向右下经过游离小梁到达后乳头肌下部并分支,分布于后乳头肌和附近游离心壁交织成网;间隔组分支分布于室间隔的中下部,并绕心尖分布于左室游离壁。

右束支呈细长圆索状,起于房室束分叉部末端,实际上是房室束的延续。右束支沿室间隔右侧面下行至室间隔的下部,穿经隔缘肉柱到达前乳头肌根附近形成 Purkinje 纤维网。右束支主干于隔缘肉柱起始处分出间隔支,分布于室间隔右室面下部及前隔旁区肉柱;右束支主干行至前乳头肌前上方及外侧时发出前组分支,分布到右室游离壁前部;右束支的终末支即后组分支由前乳头肌基底部分散至后乳头肌、室间隔后部以及右室游离壁后部等。

六、Purkinje 纤维网

左、右束支的分支在心内膜下互相交织形成心内膜下 Purkinje 纤维网,并发出分支伸入心室肌构成心肌内网。心内膜下 Purkinje 纤维网在室间隔中下部、心尖部及乳头肌基底部等处最丰富;而在室间隔上部、动脉附近和心底部则稀少。这种分布特点符合室间隔上部的兴奋主要是由中下部兴奋后经心肌传播至上部的。左束支前上支和后下支的纤维经假腱索分别达到前、后组乳头肌;右束支主干经隔缘肉柱至右室前乳头肌基底部,并由此向后分布至后乳头肌。乳头肌的这种 Purkinje 纤维分布形式可使乳头肌率先从基底部开始兴奋,从而保证了乳头肌在房室瓣关闭时的支持作用。

(郭 萍 潘 畅)

第五节 心脏的泵血功能

心脏的主要功能是泵血,将自腔静脉回流来的含氧量低的血液(血氧饱和度 66% ~88%)

泵入肺动脉，又将自肺静脉回流来的含氧量高的血液（血氧饱和度95%～100%）泵入主动脉，供应全身脏器。心脏的节律性收缩和舒张是推动血液流动的动力，这种对血液流动的驱动作用即心脏的泵功能或泵血功能。

一、心脏的泵血过程和机制

（一）心动周期

心脏的一次收缩和舒张构成一个机械活动周期即心动周期（泵周期）。在一个心动周期中，心房与心室的机械活动都具有收缩期和舒张期，在发生顺序上心房和心室虽有先后，但周期的时间长度相同。心动周期可作为分析心脏泵血活动的基本单元。

心动周期的长短与心率有关。正常成年人心率平均为75次/分，此时每个心动周期持续0.8秒。在一个心动周期中，左、右心房首先收缩，持续约0.1秒，心房收缩时心室处于舒张期；继而心房舒张，持续约0.7秒；心房舒张后，心室开始收缩，持续约0.3秒，随后舒张，持续约0.5秒。心室舒张期的前0.4秒，心房也处于舒张期，这一时期为全心舒张期。之后心房又开始收缩，进入下一个心动周期。在心动周期中，心房和心室的活动依一定的次序和时程先后进行，左、右心房和左、右心室的活动是同步进行的，心房和心室的收缩期都短于舒张期。心率加快，心动周期缩短，收缩期和舒张期都相应缩短，而舒张期缩短的程度更显著。

（二）心脏的泵血过程

心脏泵血的实现依靠心房和心室有序的收缩和舒张。一般将心房开始收缩作为一个心动周期的开始。左、右心泵的活动基本相似，而且几乎同时进行。现在以左心为例说明心脏的泵血过程。

1. 心房收缩期　心房收缩前，心脏处于全心舒张期，半月瓣关闭，房室瓣开启，血液从静脉经心房流入心室，使心室不断充盈。全心舒张期内回流入心室的血液量约占心室总充盈量的3/4。全心舒张期之后是心房收缩期，持续0.1秒。心房壁较薄，收缩力不强，心房收缩期内进入心室的血量只占心室总充盈量约1/4。心房收缩期房内压和室内压均轻度升高。

2. 心室收缩期　可人为地将心室收缩期分为等容收缩期和射血期，射血期又可分为快速射血期和减慢射血期。

（1）等容收缩期：心室开始收缩前，室内压低于房内压，房室瓣开放，血液经心房流入心室；室内压低于主动脉压，主动脉瓣关闭。心房收缩后，心室开始收缩，室内压力升高。当室内压超过房内压时，即可推动房室瓣关闭，阻止血液倒流入心房。房室瓣关闭产生第一心音，是心室开始收缩的标志。此时的室内压仍低于主动脉压，主动脉瓣仍关闭，心室暂时成为一个封闭的腔。从房室瓣关闭直到主动脉瓣开启的这段时期，心室肌的收缩不能改变心室的容积，故称为等容收缩期，持续约0.05秒。这段时间内心室内压急剧升高。

（2）射血期：心室收缩使室内压超过主动脉压时，主动脉瓣即被打开，血液由心室进入主动脉，这标志着进入射血期。射血期又可因射血速度的快慢分为快速射血期和减慢射血期。射血的早期即快速射血期，由心室射入主动脉的血液量较多，约占总射血量的2/3，血流速度也很快，历时约0.1秒。在这一时期，心室内的血液迅速进入主动脉，心室的容积明显缩小，但由于心室肌的强烈收缩，室内压可继续上升并达到峰值，主动脉压也随着升高。随后，由于心室内血液量减少以及心室肌收缩强度减弱，射血的速度逐渐减慢，进入减慢射血期，历时约0.15秒。在此期，室内压和主动脉压都由峰值逐渐下降。

3. 心室舒张期　心室舒张期可分为等容舒张期和心室充盈期，心室充盈期又可分为快速充盈期、减慢充盈期和心房收缩期。

(1)等容舒张期：射血期后，心室开始舒张，室内压下降，主动脉内的血液向心室方向反流，推动半月瓣关闭。半月瓣关闭产生第二心音，是心室舒张期开始的标志。此时室内压仍高于房内压，房室瓣仍关闭，心室再次成为一个封闭的腔。从半月瓣关闭直至房室瓣开启的这一段时间内，心室肌舒张但心室的容积并不改变，故称为等容舒张期，持续0.06~0.08秒。等容舒张期内室内压急剧下降。

(2)心室充盈期：室内压下降低于房内压时，血液冲开房室瓣进入心室，心室容积迅速增大，称快速充盈期，持续约0.11秒。在此期间流入心室的血液量约为心室舒张期总充盈量的2/3，是心室充盈的主要阶段。之后血液进入心室的速度减慢，为减慢充盈期，持续约0.22秒。在心室舒张期的最后0.1秒，下一个心动周期的心房收缩期开始，可使心室的充盈量再增加10%~30%。

由此可见，推动血液流动的主要动力是循环系统各部分之间的压力梯度；而心室肌的收缩和舒张是造成室内压力变化并导致心房和心室之间、心室和主动脉之间产生压力梯度的根本原因。心室肌收缩造成室内压上升推动射血，心室肌舒张造成室内压急剧下降所形成的抽吸力导致心室快速充盈。心脏瓣膜的结构特点和启闭活动保证了血液只能沿一个方向流动，并对室内压力的变化起着重要作用。

二、心脏泵血功能的评估

(一)心脏的输出量

1. 每搏输出量和射血分数　每搏输出量和射血分数能反映心室泵血功能的效率。每搏输出量为一侧心室在一次心搏中射出的血液量，简称搏出量。正常成年人在安静状态下的左心室舒张末期容积约为125ml，收缩末期容积约为55ml，两者的差值即搏出量，约为70ml。由此可见，心室在每次射血时，只能将心室腔内的一部分血液射出。射血分数即为搏出量占心室舒张末期容积的百分比，反映了心室泵血功能的效率。正常情况下，射血分数为55%~65%。当心室舒张末期容积增加时，搏出量也相应增加，射血分数基本不变。

2. 每分输出量和心指数　每分输出量为一侧心室每分钟射出的血液量，简称心输出量，等于心率和搏出量的乘积。左心室和右心室的心输出量基本相等。健康成年人在静息状态下的心率平均为75次/分，搏出量约70ml，心输出量即约为5L/min。心输出量和机体的新陈代谢水平相适应，可以因性别、年龄及其他生理情况的不同而有所差异。心指数为以单位体表面积计算的心输出量。静息心指数为在安静和空腹情况下测定的心指数，是比较不同个体心功能的常用评定指标。

(二)心脏做功量

测定心脏做功量可以更全面地对心脏泵血功能进行评价。心室收缩可以使动脉内的血液具有较高的压力并使血液以较快的速度流动。即心室射血所释放的机械能转化为动脉内血液的压强能和血液的动能。每搏功即心室一次收缩所做的功，可以用搏出血液所增加的压强能和动能来表示。压强能＝搏出量×射血压力，动能＝1/2(血液质量×流速^2)，因此，每搏功＝搏出量×射血压力＋动能。射血压力为射血期左心室内压与心室舒张末压之差。在实际应用中，可简化为以平均动脉压代替射血期左心室内压，以左心房平均压代替左心室舒张末压，因此，左心室每搏功(J)＝搏出量(L)×(平均动脉压－左心房平均压)(mmHg)×13.6×9.807×(1/1000)×血液比重。

与单纯用心输出量评定心脏泵血功能相比,用心脏做功量来评定更为全面,尤其是在动脉压高低不同的个体之间以及同一个体动脉血压发生改变前后。搏出量不变,动脉血压越高,心肌收缩强度越大,心脏做功增加。心肌的耗氧量与心肌做功的量是平行的。心室射血期压力和动脉压的变化对心肌耗氧量的影响往往大于心输出量变化对心肌耗氧量的影响。

另外,在心动周期中,心脏消耗的能量不仅用于完成每搏功这一机械外功,还用于完成离子跨膜主动转运、室壁张力的产生和维持、克服心肌组织内部的黏滞阻力等内功。内功所消耗的能量远大于外功。心脏的效率即心脏所做外功占心脏总能量消耗的百分比。心脏的效率=心脏所完成的外功/心脏耗氧量。正常心脏的最大效率为20%～25%。在不同生理情况下,心脏的效率并不相同。动脉血压升高可使心脏效率降低。

三、心脏泵血功能的影响因素

(一)心室肌的前负荷

心室肌的前负荷决定了心室的搏出量和搏功。前负荷是指肌肉收缩前所承载的负荷,它使肌肉在收缩前处于某种程度的拉长状态,具有一定的初长度。心室肌的前负荷是由心室舒张末期的血液充盈量决定的。在实际工作中常用心室舒张末期压力来反映前负荷。心肌的初长度是心肌收缩功能的重要影响因素。通过改变心肌细胞初长度而引起心肌收缩强度改变的调节,称为异长自身调节,其主要作用是对搏出量的微小变化进行精细的调节,使心室射血量与静脉回心血量之间能保持平衡,从而使心室舒张末期的容积和压力能保持在正常范围内。

心室的前负荷主要取决于心室舒张末期充盈的血液量,它是静脉回心血量和射血后心室内剩余血量之和。因此凡是能够影响心室舒张期充盈量的因素,都可通过异长自身调节机制使搏出量发生改变。

1. 静脉回心血量　多数生理情况下,心输出量的变化主要是由静脉回心血量的改变引起的。影响静脉回心血量的因素如下:

(1)心室充盈期的持续时间:心率增快时,心室舒张期缩短,心室充盈不完全,搏出量减少;反之,心率减慢时,心室舒张期延长,心室充盈完全,搏出量增多。但是,如果心室已完全充盈,此时再延长心室充盈期的持续时间也不能使搏出量进一步增加。

(2)静脉回流速度:在心室充盈期持续时间保持不变的情况下,大静脉的血液通过心房进入心室的速度越快,心室充盈量越大,搏出量越大;反之,静脉回流速度越慢,心室充盈量越少,搏出量也越少。静脉回流速度取决于外周静脉压与心房内压、心室内压之差。压差越大,静脉回流速度越快,心室充盈量和搏出量也越大。

(3)心包腔内压力:正常情况下,心包的存在有助于防止心室的过度充盈。心包积液时,心包内压增高,妨碍心室充盈,使心室舒张末期容积减少,搏出量降低。

(4)心室顺应性:心室的顺应性通常用单位跨壁压力改变时发生的心室容积变化的性能($\Delta V/\Delta P$)来表示。心室顺应性降低时(如心肌发生纤维化、心肌肥厚),心室舒张期的充盈量减少。

2. 射血后心室内剩余血量　射血后心室内剩余血量对心室充盈量的影响是双重性的。如果静脉回心血量不变,射血后心室内剩余血量的增加会导致心室总充盈量增加,故心室充盈压增高,搏出量也随之增加;但另一方面,心室内剩余血量的增加会导致心室舒张内压也增高,使静脉回心血量减少,心室总充盈量不一定增加。因此,射血后心室内剩余血量对心室充盈量有双重性影响,对搏出量的影响则视心室充盈量的实际变化情况而定。

（二）心室肌的后负荷

后负荷是指心肌开始收缩时遇到的阻力或负荷。心室肌的后负荷取决于动脉血压的高低。动脉压的变化影响心室肌的收缩，从而影响搏出量。后负荷增加即动脉压升高可使心室搏出量减少，反之动脉压降低时则有利于射血。

（三）心肌收缩能力

心肌收缩能力是决定心脏泵血功能的重要因素，并受神经和体液调节。心肌收缩能力又称心肌的变力状态，是指心肌不依赖于前负荷和后负荷而能改变其力学活动（包括收缩的强度和速度）的内在特性。完整的心室在同样的前负荷条件下，心肌收缩能力增强可使搏出量增加，心脏泵血功能增强。这种对心脏泵血功能的调节是通过收缩能力这个与初长度无关的心肌内在功能状态的改变而实现的，称为等长调节。

心肌收缩能力受多种因素影响。凡是能影响心肌细胞兴奋-收缩耦联过程各个环节的因素都能影响心肌收缩能力，其中活化横桥数和肌球蛋白的 ATP 酶的活性是控制心肌收缩能力的主要因素。

（四）心率

正常健康成年人在安静状态下的心率为 60～100 次/分。心率在不同生理条件下可发生较大的变动。心率在一定范围内加快可使心输出量增加。但如果心率过快，超过 160～180 次/分，心室舒张期明显缩短，心舒张充盈的血液量明显减少，搏出量也就明显减少，心输出量反而下降。如果心率过慢，低于 40 次/分，心室舒张期过长，心室充盈早已接近最大限度，心舒期的延长已不能再进一步增加充盈量和搏出量，因此心输出量减少。

（五）心律

心律指心脏搏动的节律，正常成人心律规整。当心脏内冲动的发生与传播不正常而使整个心脏或一部分心脏的活动变得过快、过慢或不规则，或者各部分活动的顺序发生紊乱时，即形成心律失常。心动过速或过缓、频发期前收缩、房室传导阻滞、心房或心室颤动等，造成房室之间或心室各部分之间舒缩协调紊乱，引起心脏泵血功能紊乱，致使心输出量下降。

（六）心脏结构的完整性

心脏结构异常，如急性心肌梗死时室间隔穿孔、乳头肌及腱索断裂所致的二尖瓣关闭不全以及风湿性心脏病引起的瓣膜损害等，均可使心输出量下降。

（七）心室收缩的协调性

心室的心肌细胞协调收缩，形成方向指向半月瓣的喷射向量，推动心室的血液冲入动脉。心室壁运动的常见类型包括运动正常、运动减低、运动消失（无运动）、反常运动（矛盾运动）、室壁瘤形成及运动增强。冠状动脉粥样硬化使部分心壁缺血，收缩性能减弱，运动减低；心壁梗死区伸展、变薄，甚至形成室壁瘤，发生反向运动，消耗部分喷射向量等；这些病理改变都会造成心室壁舒缩在时间上或空间上不协调，致使心室喷射向量的合力降低和（或）方向偏移，导致每搏量减少。

（八）心室舒张的顺应性

心室舒张的顺应性可以影响心脏的泵血功能。例如心肌淀粉样变性、心肌纤维化时，心室僵硬度增大导致心肌舒张性能降低，使心室充盈受限，但心肌收缩性能可无明显降低；此时，心脏射血分数正常，但舒张期充盈减少，患者可发生舒张性心力衰竭。

（郭　萍　潘　畅）

第二章　心脏的血液供应及生理调节

心脏本身必须有足够的血液供应才能维护正常的功能，供应心脏的营养血管为冠状动脉。人体在不同的生理病理情况下，各组织器官代谢水平不同，对血流量的需求也就不同。机体可通过神经调节、体液调节和自身调节对心血管活动进行调节，以适应各组织器官在不同情况下的需要。

第一节　心脏的血液供应

一、冠状动脉的分支及分布

心脏的血液供应来自冠状动脉，左、右冠状动脉为升主动脉的第一对分支，左冠状动脉分为前降支（又称前室间支）和回旋支，与右冠状动脉形成冠状动脉的三支主干。冠状动脉及其分支走行方向可有多种变异。在大多数人，前降支供应左心室前壁、心尖、右心室前壁的一小部分和室间隔前2/3；回旋支供应左心房、左心室前壁的一小部分、左心室侧壁和左心室后壁的一部分；右冠状动脉供应右心房、右心室前壁的大部分、右心室侧壁及后壁、左心室后壁的一部分、室间隔后1/3、窦房结和房室结。

冠状动脉主干及大的分支走行于心脏表面，而小分支常垂直穿入心肌达心内膜下，沿途发出分支，并在心内膜下分支成网。这种分支方式使血管在心肌收缩时容易受到压迫。

二、侧支循环

冠状动脉同一分支的近端与远端之间或不同分支之间有侧支相互吻合。正常心脏的冠状动脉侧支出生时即存在，但较细小，当冠状动脉突然阻塞时，不易及时建立侧支循环，常可导致心肌梗死。如果冠状动脉阻塞是缓慢形成的，则侧支可在数周内扩张，建立有效的侧支循环，发挥代偿作用。

三、冠状动脉的结构

冠状动脉属于中动脉，包括3层结构：内膜、中膜和外膜。

（一）内膜

内膜由内皮、内皮下层和内弹力膜组成。内皮主要由内皮细胞构成；内皮下层位于内皮之外，为较薄的疏松结缔组织，内含少量平滑肌纤维；内弹性膜由弹性蛋白构成，为内膜与中膜的分界。内皮细胞可以合成和分泌多种生物活性物质及表达一些黏附分子（主要有免疫球蛋白超家族、整合素家族及选择素家族3大类），参与血管的物质交换、血管收缩和舒张、凝血、免疫及细胞增殖的调节等。

(二)中膜

中膜主要由平滑肌和外弹力膜组成,平滑肌之间有少量胶原纤维和弹性纤维。平滑肌的收缩可以控制冠状动脉管径大小,从而调节血流量。平滑肌中有肾素(renin)、血管紧张素(angiotensin)的基因表达,并有血管紧张素原(angiotensinogen)、血管紧张素Ⅱ(angiotensin Ⅱ,Ang Ⅱ)、血管紧张素转换酶(angiotensin-converting enzyme,ACE)和 Ang Ⅱ受体等的表达。冠状动脉平滑肌还可表达组织因子,分泌激肽释放酶(kallikrein)、激肽原(kininogen)等物质,合成和分泌细胞外基质等。外弹性膜为中膜和外膜的分界。

(三)外膜

外膜由疏松结缔组织组成,包括成纤维细胞、肥大细胞、巨噬细胞、神经节细胞及细胞外基质等。成纤维细胞为血管外膜最主要的细胞成分,在生理和病理状态下都有产生活性氧的能力,参与氧化应激过程。在缺氧、损伤、炎症及一些细胞因子等的刺激下成纤维细胞、肥大细胞及巨噬细胞等参与炎症反应,在心血管疾病发生发展中起重要作用。

(王光美)

第二节　心血管的调节

一、神经调节

心肌和血管平滑肌受自主神经支配,心血管活动的神经调节是通过各种心血管反射实现的。

(一)自主神经支配

心脏受交感神经和副交感神经双重支配,大多数血管只接受交感缩血管神经纤维的单一神经支配。

1. 心脏的神经支配　心脏受交感神经和副交感神经的紧张性调节,交感神经兴奋可增强心脏活动,副交感神经兴奋可抑制心脏活动,交感神经和副交感神经平时均具有紧张性,共同调节心脏活动。

(1)心交感神经及其作用:心交感神经节前神经元轴突末梢释放乙酰胆碱(acetylcholine,ACh),作用于节后神经元膜上的 N_1 型胆碱能受体,节后纤维释放去甲肾上腺素(norepinephrine,NE),作用于心肌细胞膜上的 β_1 受体,通过 G 蛋白-腺苷酸环化酶-cAMP 途径,细胞内 cAMP 浓度升高,激活蛋白激酶 A,使心肌细胞内功能蛋白磷酸化,导致心肌细胞离子流改变,引起心率增快、传导速度加快和心肌收缩力增强,即正性变时、变传导和变力作用。交感神经兴奋引起的心率增快和心输出量增加等效应可被 β 受体拮抗剂阻断。

(2)心副交感神经及其作用:支配心脏的副交感神经节前纤维走行于迷走神经干中,与交感神经伴行进入心脏,轴突末梢释放乙酰胆碱,作用于节后神经元膜上的 N_1 型胆碱能受体,其节后纤维释放乙酰胆碱,作用于心肌细胞膜上的 M 型胆碱能受体,通过 G 蛋白-腺苷酸环化酶-cAMP 途径,细胞内 cAMP 浓度降低,降低蛋白激酶 A 活性,从而表现出心率减慢、房室传导减慢和心肌收缩力减弱等与去甲肾上腺素相反的效应,这些效应分别称为负性变时、变传导和变力作用。心脏副交感神经兴奋的效应可被 M 受体拮抗剂阿托品阻断。

(3)其他神经纤维及其作用:心脏中还存在其他神经纤维,如神经肽 Y(neuropeptide Y,NPY)、血管活性肠肽(vasoactive intestinal peptide,VIP)、阿片肽(opioid peptide)、降钙素基因相关肽(calcitonin gene-related peptide,CGRP)等多种肽能神经纤维,这些肽能神经元生理功能还不完全清楚,可能与心肌和冠状动脉活动的调节有关。心脏还存在壁内神经丛,被称为后交感神经系统,调节心脏局部活动,同时又受心脏交感神经活动的影响。

2. 血管的神经支配 除真毛细血管外,全身血管的血管壁均有平滑肌分布,平滑肌受自主神经纤维支配,其中大多数仅受交感缩血管神经纤维支配。

(1)交感神经及其作用:支配血管平滑肌的交感神经纤维分为交感缩血管神经纤维和交感舒血管神经纤维。血管平滑肌细胞有 α 和 β_2 两类肾上腺素能受体,交感缩血管神经纤维的节后神经元末梢释放的去甲肾上腺素,与 α 受体结合引起血管平滑肌收缩,与 β_2 受体结合引起血管平滑肌舒张。因去甲肾上腺素与 α 受体结合能力强,而与 β_2 受体结合能力弱,所以交感缩血管神经纤维兴奋主要引起缩血管效应。不同部位血管中缩血管神经纤维的分布密度不同,分布密度最大的血管为皮肤血管,分布较少的是冠状血管和脑血管。同一器官中,动脉中缩血管神经纤维分布密度高于静脉,微动脉中密度最高,毛细血管前括约肌中密度最低,真毛细血管不受神经纤维支配。因此,当支配某一器官的交感缩血管神经纤维兴奋时,该器官血流阻力增加,毛细血管前阻力和毛细血管后阻力比值增大,毛细血管血压降低,组织液生成减少,重吸收增加。交感舒血管神经纤维平时无紧张性活动,只有在情绪激动状态和发生防御反应时才发放冲动。

(2)副交感舒血管神经及其作用:副交感舒血管神经纤维末梢释放乙酰胆碱,与血管平滑肌的 M 受体结合引起血管舒张效应。主要分布在少数器官如脑膜、胃肠外分泌腺和外生殖器的血管平滑肌。对循环系统总外周阻力影响小,只对器官局部血流起调节作用。

(3)其他神经纤维及其作用:某些神经纤维除释放乙酰胆碱外,还释放血管活性肠肽,使血管扩张,局部血流量增加。同心脏一样,血管壁内也存在内在神经丛,可能在血管局部血流量调节中起一定作用。

(二)心血管反射

机体可通过压力感受器、化学感受器、心肺感受器等引起的心血管反射,使心血管活动发生改变,以适应内外环境的变化。

1. 压力感受性反射 压力感受器为分布在动脉、静脉、心房和心室壁的传入神经末梢,其中最重要的是位于颈动脉窦和主动脉弓的压力感受器。压力感受器感受血管壁的机械牵张程度,本质上是一种牵张感受器。传入冲动频率与动脉壁被扩张程度成正比。

当动脉血压升高时,压力感受器传入冲动增多,通过心血管中枢整合,心交感紧张和交感缩血管紧张减弱,心迷走紧张增强,导致心率减慢、心输出量减少和外周血管阻力降低,从而使动脉血压下降。反之,当动脉血压降低时,压力感受器传入冲动减少,血压回升。

压力感受性反射为负反馈调节,主要对血压的快速变化起缓冲作用,窦内压在正常动脉血压范围内变动时反射最敏感。可发生重调定,如高血压时压力感受性反射在比正常血压高的水平上工作,动脉血压维持在比较高的水平。

2. 化学感受性反射 化学感受器包括外周化学感受器和中枢化学感受器。外周化学感受器是颈动脉体和主动脉体,适宜刺激为动脉血中的 O_2 分压降低、CO_2 分压升高和 H^+ 浓度升高。中枢化学感受器主要位于延髓腹外侧的浅表区域,主要感受脑脊液中的 H^+ 浓度变化。

化学感受性反射的效应器官是呼吸肌,主要调节呼吸,反射性地引起呼吸加深加快,平时对心血管活动不起明显的调节作用,只有在缺血、缺氧和酸中毒等情况下才发挥心血管活动的调节作用。缺血、缺氧等引起的化学性传入冲动可兴奋交感缩血管中枢,使骨骼肌和大部分内脏血管收缩，而心、脑的血管发生轻微舒张或无明显反应，因此体内循环血量发生重新分配，优先保证心、脑等重要器官的血液供应。

3. 心肺感受器反射

(1)心容量感受性反射：心容量感受器即心房壁的牵张感受器，心容量感受性反射主要调节循环血量和细胞外液量。心房内血容量增多时，可反射性地引起：①交感神经紧张性降低，迷走神经紧张性增强，从而导致心率减慢、心输出量减少、外周阻力降低、血压下降；②抑制下丘脑视上核和室旁核释放精氨酸血管升压素，使肾远端小管和集合管对水的重吸收减少；③肾交感神经活动减弱，肾素、醛固酮减少，肾远端小管和集合管对钠、水的重吸收减少；④促使心房肌释放心房钠尿肽，使肾排钠、水增加。以上机制均引起循环血量和细胞外液量减少。

(2)心交感传入反射：心交感传入反射感受器为心室表面的交感传入神经纤维末梢，能感受多种化学物质如缓激肽、过氧化氢(H_2O_2)和腺苷等的刺激，还能感受心室扩张引起的机械刺激。这些刺激能兴奋心交感传入神经纤维末梢，心交感传入神经冲动增多，通过中枢整合，引起交感活动增强，动脉血压升高。

心交感传入反射为正反馈调节。如在慢性心力衰竭时，心肌耗氧量增加，心肌缺血，激活心交感传入神经末梢，使心交感传入反射病理性增强，导致交感神经活动增强，而交感神经活动增强又进一步增加心肌耗氧量和加重心肌缺血，这种正反馈调节引起恶性循环，使病情加重。

4. 其他反射　许多内脏的感受器受到刺激可引起心血管反射，如扩张胃肠、膀胱等空腔器官或挤压睾丸可引起心率减慢和外周血管舒张。

皮肤各种伤害性刺激和肌肉活动也可引起心血管反射活动，中医针灸治疗就是通过激活皮肤或肌肉的一些感受器对异常心血管活动进行调节。

(1)眼-心反射：即压迫眼球可反射性地引起心率减慢，临床上可以利用该反射暂时缓解某些室上性心动过速。

(2)腹-心反射：即上腹部受钝力压迫可反射性地引起心率减慢和血压降低，严重时甚至导致心脏骤停。

二、体液调节

心肌和血管平滑肌活动受血液和组织液中某些化学物质的调节，称为体液调节。这些化学物质通过内分泌、自分泌和(或)旁分泌的方式起作用。

(一)肾素-血管紧张素系统

1. 血液循环中的肾素-血管紧张素系统　经典的肾素-血管紧张素系统(renin-angiotensin system，RAS)是指由肾脏近球细胞分泌的肾素在血液中将肝脏合成的血管紧张素原水解为血管紧张素Ⅰ(angiotensin Ⅰ，Ang Ⅰ)，之后在肺循环经ACE作用，转化为Ang Ⅱ，Ang Ⅱ在血浆和组织中进一步酶解为血管紧张素Ⅲ(angiotensin Ⅲ，Ang Ⅲ)和血管紧张素Ⅳ(angiotensin Ⅳ，Ang Ⅳ)。循环系统中的Ang Ⅱ和Ang Ⅲ作为强大的缩血管物质和醛固酮分泌的刺激物，参与调节血压、体液平衡、红细胞生成、男性生殖功能及肾脏发育等。

Ang Ⅱ必须与生物膜表面特异性受体结合才能发挥生理作用。Ang Ⅱ受体分为4种亚型：AT_1、AT_2、AT_3和AT_4。Ang Ⅱ主要通过与AT_1受体结合发挥收缩血管、增强心肌收缩力、水钠潴留等作用。AT_2受体主要存在于肾上腺髓质、子宫、卵巢及脑。AT_2受体大多数情况下拮抗AT_1受体的功能。AT_3受体目前作用不清。AT_4受体可能影响血管完整性和刺激血管内皮细胞释放纤溶酶原激活抑制物-1。

Ang Ⅲ作用于 AT_1 受体，产生与 Ang Ⅱ相似的生物效应，但其缩血管效应仅为 Ang Ⅱ的10% ~20%，而引起水钠潴留作用较强。

Ang Ⅳ作用于神经系统和肾脏的 AT_4 受体，调节脑和肾皮质的血流量。

除了经典的 RAS 组成外，还有一些新的 RAS 成员被发现。肾素（原）受体为一种能结合并激活肾素的蛋白，可能与肾素结合产生相应的效应。血管紧张素转换酶 2（ACE2）分别水解 Ang Ⅰ和 Ang Ⅱ为血管紧张素 1 ~9（angiotensin 1 ~9，Ang 1 ~9）和血管紧张素 1 ~7（angiotensin 1 ~7，Ang 1 ~7）。现在认为，Ang 1 ~9 为 Ang Ⅱ的内源性生物效应抑制剂，并能抑制心脏 ACE 介导的 Ang Ⅱ的生成。Ang 1 ~7 与 Ang Ⅱ作用相反，可能与其功能受体 Mas 结合发挥扩张血管和抑制血管平滑肌细胞增殖的作用，可作为 Ang Ⅱ的内源性拮抗因子参与 RAS 对血压的调节，ACE2-Ang 1 ~7-Mas 可能在血管壁拮抗传统的 RAS 系统。

2. 心脏的肾素-血管紧张素系统　心脏内存在局部的 RAS，心脏局部 RAS 活动对心脏具有正性肌力作用，可以促进心肌细胞凋亡，引起心脏重构，调节冠状动脉的阻力。

3. 血管壁的肾素-血管紧张素系统　血管壁的 RAS 可以调节血管张力和内皮功能，导致血管重塑，促进血栓形成等。

（二）肾上腺素和去甲肾上腺素

肾上腺髓质与交感神经构成交感-肾上腺髓质系统，肾上腺髓质主要分泌儿茶酚胺类激素，包括肾上腺素和去甲肾上腺素。肾上腺素与去甲肾上腺素因与受体结合能力不同，对心血管系统产生的作用也不同。

1. 对心脏的作用　肾上腺素和去甲肾上腺素激活心肌细胞膜上的 β 肾上腺素能受体，产生正性变时、变力作用。肾上腺素与 β 受体结合能力较去甲肾上腺素强，因而兴奋心脏作用较强，临床上将肾上腺素作为强心药。

2. 对血管的作用　因血管平滑肌上肾上腺素能受体分布不同，肾上腺素和去甲肾上腺素对血管的效应不同。皮肤、胃肠和肾的血管平滑肌 α 受体占优势，肾上腺素使这些器官血管收缩；骨骼肌和肝脏血管 β_2 肾上腺素能受体占优势，小剂量肾上腺素以兴奋 β 受体为主，引起血管舒张，大剂量时兴奋 α 受体，引起血管收缩。去甲肾上腺素主要作用于 α 受体，因大多数血管平滑肌的肾上腺素能受体为 α 受体，所以去甲肾上腺素可以使大多数血管发生强烈收缩，外周血管阻力升高，血压升高，临床上将去甲肾上腺素作为升压药。

交感-肾上腺髓质系统与 RAS 之间关系密切，有研究表明，去甲肾上腺素可通过 α_1 受体使大鼠神经元的 Ang Ⅱ AT_1 受体表达减少；去甲肾上腺素灌注大鼠主动脉不仅会使 α_1 受体脱敏，而且会使 AT_1 受体与其相应的 G 蛋白脱耦联；心力衰竭患者左心室 β_1 受体下调同时，AT_1 受体密度也显著下降，两者呈正相关，但无确切证据表明两者之间存在因果关系。Ang Ⅱ对肾上腺素能受体的效应通常为正性的协同作用，对 α_1 受体的表达也有促进作用。

（三）血管升压素

血管升压素（vasopressin，VP），又称抗利尿激素（antidiuretic hormone，ADH），在维持体液平衡和动脉血压稳定中起重要作用。当禁水、脱水、失血等情况时，血管升压素释放增加。血管升压素的受体有 V_1 和 V_2 受体两类，V_1 受体主要分布在血管平滑肌，V_2 受体主要分布在肾脏集合管上皮细胞。血管升压素的主要作用机制有：

1. 抗利尿作用　血管升压素与肾脏集合管上皮细胞的 V_2 受体结合，激活腺苷酸环化酶，使上皮细胞 cAMP 生成增加，激活蛋白激酶系统，使管腔膜蛋白磷酸化，增加集合管对水的通透性,促进水的重吸收。

2. 升血压作用　血管升压素与血管壁的 V_{1a} 受体结合,通过 Ca^{2+} 动员,引起血管收缩,血压升高。

生理情况下,血管升压素能提高动脉压力感受性反射的敏感性,增强其纠正偏离正常血压水平的能力,缓冲升血压效应,因此,血管升压素升高首先出现抗利尿作用,浓度进一步升高时才出现升血压作用。

(四)血管内皮细胞释放的血管活性物质

血管内皮细胞可以合成并释放多种生物活性物质,据其对血管平滑肌细胞的效应,可分为缩血管活性物质和舒血管活性物质两大类。这些物质主要通过旁分泌的方式影响局部血管活动。

1. 血管内皮细胞生成的舒血管物质　血管内皮细胞产生的舒血管物质包括一氧化氮(nitric oxide,NO)、前列环素(prostacyclin,PGI_2)、内皮超极化因子(endothelium-derived hyperpolarizing factor,EDHF)等,其中 NO 是导致血管内皮依赖性血管舒张的主要因素。

(1)NO:1980 年,Furchgott 和 Zawadzki 发现乙酰胆碱引起的血管平滑肌舒张必须依赖于血管内皮的完整,后发现乙酰胆碱可引起血管内皮细胞释放一种能使血管平滑肌舒张的物质,被命名为内皮舒张因子(endothelium-derived relaxing factor,EDRF),目前认为,内皮舒张因子即 NO。

内皮细胞在基础状态下即可向血管平滑肌和血管腔内释放 NO,维持血管的正常张力(内皮依赖性舒张作用)。当血流量增加导致内皮细胞受压刺激增加,或受到缓激肽、溶血素、乙酰胆碱等体液因素的刺激时,NO 大量释放。此外,NO 还可以抑制血小板黏附、抑制血管内皮细胞和平滑肌细胞的增殖和迁移、减少胶原纤维和弹力纤维的产生,这对维持血管内膜表面正常结构及血管正常结构和功能具有重要意义。NO 主要通过激活胞质内的可溶性鸟苷酸环化酶,升高 cGMP 发挥作用。

(2)PGI_2:主要在内皮细胞合成,在血管中膜和外膜也有少量合成。血管壁切应力的改变、低氧及一些使 NO 产生增多的化学刺激可以刺激 PGI_2 的释放。PGI_2 通过刺激腺苷酸环化酶,升高 cAMP 发挥舒张血管、抗血小板聚集等作用。另外,PGI_2 还参与局部炎症反应,但对心肌的直接作用尚不明确。

(3)EDHF:除 NO 和 PGI_2 外,内皮细胞还产生一种可以舒张血管的因子,因为它是通过使血管平滑肌细胞超级化而引起血管舒张的,故被命名为 EDHF。EDHF 的化学本质尚不明确,可能包括花生四烯酸的代谢产物 EETs 及 H_2O_2 和 C 型钠尿肽(C-type natriuretic peptide,CNP)等。EDHF 是通过内皮细胞和平滑肌细胞上的 Ca^{2+} 依赖的 K^+ 通道开放而发挥作用的。

2. 血管内皮细胞生成的缩血管物质　血管内皮细胞生成的缩血管物质包括内皮素(endothelin,ET)、血管紧张素Ⅱ(AngⅡ)和环加氧酶依赖性血管内皮收缩因子等。

(1)ET:具有强烈的缩血管效应和促进细胞增殖及肥大的效应,并参与心血管细胞的凋亡、分化和表型转变等多种病理过程,是心血管活动的重要调节因子之一。现已经确定的内皮素家族有 ET-1,ET-2 和 ET-3 三种,其中 ET-1 最重要。

ET-1 对体内各脏器血管几乎都有收缩作用,由于血管平滑肌上 ET 受体分布不同,不同血管对 ET-1 的反应也不相同。ET-1 对动脉、阻力性小血管和心、脑、肾等重要器官血管的作用强于对静脉、容量性血管和四肢皮肤血管的作用。α-肾上腺素受体、H_1 受体和 5-羟色胺受体等的阻断剂不能阻断 ET 的缩血管效应,但异丙肾上腺素、CGRP 和心房钠尿肽(atrial natriuretic peptide,ANP)等可部分拮抗其效应。ET-1 具有强大的正性肌力作用,但其强心作用常被其强烈的收缩血管、刺激 Ang Ⅱ和去甲肾上腺素释放等作用所掩盖。ET-1 还具有类生长因子样作用,可通过激活 *c-fos* 和 *c-myc* 等原癌基因表达促进平滑肌和心肌细胞的增殖、肥大。

(2)血管紧张素Ⅱ:血管壁组织中存在局部的 RAS,Ang Ⅱ具有调节血管张力和内皮功能、血管重塑、促进血栓形成等作用。

(3)环加氧酶依赖性血管内皮收缩因子:环加氧酶依赖性血管内皮收缩因子主要包括 3 类:①血栓烷 A_2:具有收缩血管、促进血小板聚集和促进平滑肌细胞增殖作用;②超氧阴离子:具体作用有待进一步研究;③其他内皮依赖性缩血管物质:血管壁的牵拉、压力刺激和外源性花生四烯酸等均可使血管内皮细胞产生缩血管物质,具体介质尚不清楚。

(五)激肽释放酶-激肽系统

激肽释放酶-激肽系统(kallikrein-kinin system)有多个成员。激肽释放酶可使血浆和组织中的蛋白质底物激肽原分解,生成激肽(kinin)。激肽具有较强的舒张血管、增加毛细血管通透性和增强白细胞趋化性等作用,参与对血压和局部组织血流的调节。

激肽系统与 RAS 关系密切,血管紧张素转换酶既可以使 Ang Ⅰ水解成 Ang Ⅱ,也可以降解缓激肽成无活性的片段。血浆激肽释放酶在离体条件下可使肾素原转变为有活性的肾素。

(六)气体信号分子

气体信号分子是一类不同于传统信号分子的小分子气体物质,前面已经叙述了一氧化氮,下面主要讨论一氧化碳(carbon monoxide,CO)、硫化氢(hydrogen sulfide,H_2S)和二氧化硫(sulfur dioxide,SO_2)。

1. CO　几乎所有器官、组织的细胞都合成和释放内源性 CO,血管平滑肌细胞和内皮细胞是内源性 CO 合成和释放的主要场所,以血管平滑肌细胞为主。CO 具有舒张血管、抑制内皮细胞合成和释放内皮素-1 及血小板生长因子、抑制平滑肌细胞增殖、抑制血小板聚集等作用。在心肌缺血-再灌注等病理状态下,CO 能同 NO 一样通过刺激 cGMP 生成发挥细胞保护作用。

2. H_2S　生理浓度的 H_2S 可能具有舒张血管、对心肌组织负性肌力作用和降低中心静脉压的作用。H_2S 可以浓度依赖性方式抑制血管平滑肌细胞增殖,并具有清除氧自由基和降低脂质过氧化反应等作用,参与高血压、肺动脉高压及心肌缺血等病理生理过程。

3. SO_2　近几年研究发现内源性 SO_2 具有扩张血管、抑制心肌收缩、抑制平滑肌增殖等功能,可能在动脉粥样硬化、肺动脉高压等疾病发生过程中发挥作用,但具体机制尚不清楚。

(七)调节肽

目前心血管系统中已发现 30 多种调节肽,可分为心血管组织本身产生的调节肽,如内皮素、心房钠尿肽、肾上腺髓质素等;其他内分泌组织产生的血液中的肽类激素,如血管升压素、促甲状腺激素释放激素等;心血管系统肽能神经纤维释放的肽类神经递质,如降钙素基因相关肽、阿片肽、血管活性肠肽等;来源不明的调节肽如心脏加速肽、心脏兴奋肽等。主要介绍以下几种。

1. CGRP　是一种由感觉神经末梢释放的神经肽,其受体广泛分布于心肌和血管壁,为目前发现的最强的舒血管物质,对心肌具有正性变力和变时作用,还具有促进内皮细胞生长、迁移,促进新生血管生成的作用。CGRP 可能是参与缺血预适应的内源性心肌保护物质之一。

2. 肾上腺髓质素　肾上腺髓质素(adrenomedulin,ADM)为一种活性多肽,首先从人的嗜铬细胞瘤组织中分离出来,后来发现也存在于正常人的肾上腺髓质,故称为肾上腺髓质素。循环血液中的 ADM 主要由血管内皮和平滑肌产生。ADM 具有舒张血管、抑制血管平滑肌细胞迁移和增殖作用,还可通过增加冠状动脉血流,抑制炎症反应和氧自由基生成,提高钙泵活性和加强兴奋-收缩耦联等途径,发挥心脏保护作用。

3. 钠尿肽 钠尿肽(natriuretic peptide)主要包括ANP、脑钠肽(brain natriuretic peptide, BNP)、C型钠尿肽(C type natriuretic peptide, CNP)、N-心钠素、尿钠素及心室钠尿肽等。ANP主要由心房肌细胞产生,BNP由心室肌细胞产生,CNP由内皮细胞产生。钠尿肽具有增加尿钠排出量和尿量、舒张血管、抗细胞增殖、对抗内皮素和RAS系统等作用。

4. 尾加压素Ⅱ 尾加压素Ⅱ(urotensin Ⅱ, UⅡ)为目前所知最强的缩血管活性肽,多呈浓度依赖性。UⅡ的血管效应在不同部位和不同种属具有很大差异,缩血管作用主要是对动脉,但也可以通过NO和前列腺素的效应引起离体灌流心脏的冠状动脉扩张。在整体心脏,小剂量UⅡ可引起血流阻力轻度降低,大剂量UⅡ可引起血流阻力增加。UⅡ还具有促细胞肥大和增殖作用。UⅡ参与压力负荷引起的心肌肥大、动脉粥样硬化、心肌梗死和心力衰竭等的发病过程。

(八)脂肪细胞因子

脂肪组织能分泌多种细胞因子,如肿瘤坏死因子-α(tumor necrosis factor-α, TNF-α)、白细胞介素-6(interleukin-6, IL-6)、细胞趋化因子如单核细胞趋化蛋白(monocyte chemoattractant protein-1, MCP-1)、生长因子如血管内皮生长因子及脂肪组织特异的脂肪细胞生长因子如瘦素、脂联素、抵抗素等。这些脂肪细胞因子参与调控机体能量代谢及多种心血管活动。如瘦素可以升高血压,促进内皮细胞慢性炎症和氧化应激反应,诱导内皮功能紊乱,促进血栓形成,影响脂质代谢促进动脉粥样硬化的发生;脂联素可通过激活心肌细胞MAPK通路抑制病理性心肌肥大和缺血后心肌损伤,抑制血管平滑肌增殖,延缓动脉粥样硬化和再狭窄过程,改善内皮功能,促进血管新生,被认为是心血管系统的重要保护因子。

(九)细胞因子

细胞因子是由细胞产生的一类信息物质,如肿瘤坏死因子、白细胞介素、干扰素、趋化因子等,大多以自分泌或旁分泌方式作用于靶细胞而引起生物学效应。如白细胞介素家族中的成员多为炎症介质,参与免疫反应,但也能调节心血管活动,激活白细胞黏附于血管内膜,扩张血管和增加毛细血管通透性。

(十)生长因子

生长因子即具有促进细胞生长分化作用的细胞因子。有些生长因子可以影响心血管活动,如血管内皮生长因子(vascular endothelial growth factor, VEGF)能特异性地作用于血管内皮细胞,促进血管内皮增生和血管生成,在心肌缺血等病理状态下参与侧支循环形成。胰岛素样生长因子-1(insulin-like growth factor-1, IGF-1)可以促进心肌细胞肥大、增强心肌收缩力、刺激血管平滑肌细胞增殖和迁移,对心脏病理性生长具有调节作用。成纤维细胞生长因子(fibroblast growth factor, FGF)可促进血管平滑肌细胞增生,激活RAS系统。

(十一)某些具有心血管活性的激素

有些全身性的激素也能影响心血管系统的活动,如肾上腺皮质激素可增强心肌收缩力。胰岛素和胰高血糖素对心脏有正性变力作用。生长激素分泌过量早期能使心肌收缩力增强、心输出量增加,心肌舒张功能无异常,长期分泌过量则会导致心肌向心性肥厚,舒张功能障碍,最终导致充血性心力衰竭。生长激素分泌不足也可引起心血管结构和功能损伤,结构上表现为心室腔内径增大、心室质量减轻,功能上表现为心排出量减少、外周血流阻力增加等低血流动力状态。甲状腺素能增强心肌收缩和舒张功能、增快心率、降低外周血管阻力及增加心输出量，此外甲状腺素能增加心脏的蛋白合成，可能导致心肌肥厚。

（十二）离子

许多离子也可引起血管的舒张和收缩，对血液循环具有一定的调节作用。如 Ca^{2+} 可以刺激血管平滑肌收缩，浓度增高可引起血管收缩；K^+、Mg^{2+} 可抑制血管平滑肌收缩，浓度增高可引起血管舒张；H^+ 浓度增加可引起小动脉舒张，轻度减少引起小动脉收缩，重度减少引起血管舒张；阴离子中柠檬酸根和乙酸根具有轻度舒张血管作用。

三、自身调节

如果将调节心血管活动的神经、体液因素去除，在一定的血压变动范围内，器官、组织的血流量仍能通过局部血管舒缩活动得以适当的调节，称为自身调节。

（一）心脏的自身调节

见本书“第一章”。

（二）血管的自身调节

1. 局部代谢产物　组织代谢活动增强时，局部组织中的氧分压降低，代谢产物如 CO_2、H^+、K^+、ATP 和腺苷增多，可引起局部微动脉和毛细血管前括约肌舒张，局部组织血流量增加，为组织供氧并带走代谢产物，一旦组织中氧分压升高，代谢产物被带走，局部微动脉和毛细血管前括约肌又收缩，组织血流量减少。

2. 血管平滑肌自身调节　血管平滑肌本身具有肌源性的自身调节机制，如供应某一器官的动脉灌注压突然升高时，阻力血管跨壁压增大，血管平滑肌受到牵张，使血管平滑肌的肌源性活动增强，血管收缩，血流阻力增加，器官血流量可保持相对稳定。当器官动脉灌注压突然降低时，则发生相反的变化，血管平滑肌肌源性活动减弱，血管舒张，器官血流量也可保持相对稳定。肌源性自身调节现象在肾血管特别明显，脑、心、肝、肠系膜及骨骼肌血管也存在。

总之，心血管系统活动的调节是多种机制参与的复杂过程。神经调节大多起效较快，但作用时间短；体液调节大多起效较慢，但作用时间较长；此外，心血管系统还可以通过自身调节及与机体其他器官的相互配合来维持内环境的相对稳定。

（王光美）

第三章　心肌细胞的结构及功能

心肌细胞可分为两类：一类是构成心房和心室壁的普通心肌细胞，它们具有兴奋性、传导性和收缩性，执行泵血功能，称为工作心肌（working cardiac muscle）；另一类是在生理条件下具有自动节律性或起搏功能的心肌细胞，主要功能是产生和传播兴奋，控制心脏活动的节律，它们存在于窦房结、房室交界区和末梢 Purkinje 纤维，合称为心脏特殊传导系统。

第一节　心肌细胞的结构

一、细胞膜的结构特征

细胞膜主要由脂质、蛋白质和糖类等物质组成，以蛋白质和脂质为主，糖类只占极少量。这几种物质分子在膜中的排列形式，目前公认的是 Singer 和 Nicholson 提出的膜的液态镶嵌模型：膜的共同结构特点是以液态的脂质双分子层为基架，其中镶嵌着具有不同分子结构的蛋白质，后者主要以 α-螺旋蛋白或球形蛋白的形式存在。

（一）脂质双分子层

Gorter 和 Grendel 推论脂质可能是以双分子层形式包被在细胞表面。已知所有的膜脂质都是一些双嗜性分子。以磷脂为例，它一端的磷酸和碱基是亲水性极性基团，另一端的长烃链则属疏水性非极性基团。因此设想每个磷脂分子中的亲水性基团都朝向膜的外表面或内表面，而磷脂分子中的两条较长的脂酸烃链则在膜的内部两两相对。膜的脂质主要由磷脂、糖脂和胆固醇组成。

（二）细胞膜蛋白质

细胞膜的主要功能大多是通过膜蛋白实现的。膜蛋白多以复合糖形式（糖蛋白）存在。膜蛋白质主要以两种方式存在于膜脂质层中：某些蛋白质以其肽链中带电的氨基酸或基团，与膜两侧表面的脂质极性基团相互吸引，使蛋白质分子像是附着在膜的表面，这称为表面蛋白；有些蛋白质分子的肽链则可以一次或反复多次贯穿整个脂质双分子层，这称为整合蛋白质。与物质跨膜转运有关的功能蛋白，如载体、通道、离子泵等，都属于整合蛋白。

（三）细胞膜糖类

细胞膜中糖类的含量一般在 2% ~10% 之间，主要是一些寡糖和多糖链以共价键形式与膜蛋白或膜脂质结合，以糖蛋白或糖脂的形式存在，这些糖链大多数是裸露在膜的向外一侧的，细胞膜糖链的功能意义之一是以其中单糖排列顺序上的特异性，作为它们所在细胞或它们所结合的蛋白质的特异性的“标志”，参与细胞的多种生命活动。

二、心肌细胞的结构

心肌细胞内含有上千条肌原纤维，它们沿细胞的长轴平行排列，贯穿肌细胞的全长。每条肌原纤维全长都呈现规则的明暗交替,分别称为明带和暗带。暗带的中央有一段相对较亮的区域,称为 H 带,H 带的中央,有一条横向的线,称为 M 线;明带的中央也有一条线,称为 Z 线或 Z 盘。肌原纤维的结构和功能单位是肌节,在电子显微镜下可见每个肌节中含有两类形态不同的肌丝,暗带中主要含有粗肌丝,中间有细胞骨架蛋白将它们固定,形成 M 线;明带内主要含有细肌丝,它的一端锚定在 Z 盘的骨架结构中,另一端可插入暗带的粗肌丝之间。构成粗肌丝的主要是肌球蛋白,构成细肌丝的主要是肌动蛋白、原肌球蛋白和肌钙蛋白。肌球蛋白的两端由连接蛋白或双联蛋白固定在肌节的 Z 线上。

心肌细胞内有两套独立的肌管系统。其中一套是走行方向与肌原纤维垂直的管道,称为横管或 T 管,位于 Z 线附近,是肌膜向内凹陷并向细胞深部延伸形成的,它使沿肌膜传导的电信号能迅速传播至细胞内部的肌原纤维周围。在肌膜和 T 管膜上都分布有 L 型钙通道,其激活与心肌细胞的兴奋-收缩耦联有关。另一套管道的走行与肌原纤维平行,称为纵管,也称肌质网,相当于其他细胞的内质网。根据它们分布的部位和功能,可将肌质网分为彼此相通的两部分:包绕在肌原纤维周围的肌质网称为纵行肌质网,其膜上有钙泵,可逆浓度梯度将胞质中的 Ca^{2+} 转运至肌质网内;肌质网的末端较膨大或呈扁平形状,称为连接肌质网或终池。终池的腔内有大量的 Ca^{2+} 结合蛋白,其中主要是钙扣压素,可增加终池内 Ca^{2+} 的贮量。终池的膜上有钙释放通道,由于终池内的 Ca^{2+} 浓度比肌质中的高数千甚至上万倍,因而钙通道开放时可引起 Ca^{2+} 向细胞内释放。终池单独与 T 管膜或肌膜接触,其与 T 管接触的部位是发生兴奋-收缩耦联的关键部位。心肌细胞的肌质网不如骨骼肌的发达,肌质网内贮存的钙由兴奋时从细胞外内流的 Ca^{2+} 触发释放,这不同于骨骼肌的肌质网释放钙由膜电位的变化引起,所以心肌细胞几乎每一次收缩都依赖于细胞外 Ca^{2+} 的流入。

心肌细胞的线粒体特别发达,几乎占心肌细胞容量的 1/4 ~ 1/3。线粒体的主要功能是合成能量物质 ATP。线粒体也有贮存钙的能力,但是线粒体和细胞之间的钙交换速率十分缓慢,所以它不参与每次心搏中胞质内游离 Ca^{2+} 浓度的调节,而只是作为一种缓冲机制,在细胞内钙超载负荷时贮存钙,防止胞质内 Ca^{2+} 浓度过度升高。

(于丹玉)

第二节　心肌细胞的生物电活动

有生命的心肌细胞,不论在安静状态或者兴奋激动状态,都有电活动的表现,称为电活动。细胞内外存在着电位差,称为跨膜电位。

一、工作心肌细胞的跨膜电位及其形成机制

(一)心室肌细胞的静息电位及其形成机制

正常心室肌细胞静息电位约为 -90mV,相当于 K^+ 跨膜扩散形成电-化学平衡电位,简称 K^+ 平衡电位。

心室肌细胞在静息时,膜对 K^+ 的通透性较高,K^+ 顺浓度梯度由膜内向膜外扩散所达到的平衡电位,即为心肌细胞的静息电位。由于在安静时细胞膜对钠离子也有很小的通透性,少量带正电荷的钠离子内流,导致静息电位的绝对值稍低于钾平衡电位。

(二)心室肌细胞的动作电位及其形成机制

心室肌细胞兴奋时产生的动作电位由除极(或称去极化)和复极两个过程组成,通常将此

过程分为0、1、2、3、4五个时期。

1. 除极过程(0期) 膜电位由静息状态时的-90mV迅速上升到+30mV左右,此时膜由极化状态转成反极化状态,构成动作电位的升支。其幅值达120mV,历时约1毫秒。0期去极化过程的速率并不是均匀的,其电位变化的最大速率可达200V/s左右。

在动作电位的形成过程中,局部电流刺激未兴奋区域,使该区心室肌细胞膜上部分钠通道激活开放,少量钠内流造成膜部分去极化。当去极化达到钠通道阈电位水平时(约-70mV),膜上钠通道开放通道数目和每个通道的开放时间随着去极化的进行而激增,Na^+由膜外迅速涌入膜内,称为快钠流,由此造成膜电位的迅速去极化而形成动作电位的0期。0期去极化是一个再生性过程,即Na^+内流引起去极化,去极化又加速Na^+内流,不断循环再生,使膜迅速去极化。在膜电位去极化达到钠平衡电位的数值前,钠通道已经关闭,不再进一步去极化。钠通道可被河豚毒选择性地阻断。

2. 复极过程 心室肌细胞的复极过程远比神经和骨骼肌细胞慢,历时200~300毫秒。包括3个阶段。

(1)1期复极(快速复极初期):在复极初期,膜电位由+20mV迅速下降到0mV左右,历时约10毫秒。1期的快速复极化和0期的快速去极化共同构成一个峰形图形,称为峰电位。

1期快速复极化由短暂的瞬时性外向离子流(I_{to})引起,其主要离子成分是K^+。I_{to}通道具有激活门和失活门。I_{to}通道在0期去极化到-30mV左右时激活开放。但I_{to}的幅值远小于I_{Na}的,所以K^+的外流不能在0期中得到反映。只有当I_{Na}通道失活关闭后,才能呈现出I_{to}的效应而形成1期复极化。所以应该说,I_{Na}通道的失活和I_{to}通道的激活共同形成了1期。

(2)2期(平台期):在1期复极化结束后,复极化过程突然变得非常缓慢,往往停滞接近于零的等电位状态,形成平台,持续约100~150毫秒。

平台期复极化过程之所以缓慢,是由于内向电流和外向电流处于一个相对平衡的状态,形成的静电流是一个微弱的外向电流,由它引起的复极化过程自然比较缓慢。在平台期,主要的内向电流是L型钙流(long lasting calcium current,$I_{Ca\text{-}L}$),主要的外向电流是延迟整流钾流(delayed rectifier K^+ current,I_K)。参与2期的其他电流还有瞬时性外向离子流I_{to}和慢失活钠流等。

L型钙通道(L-type calcium channel)在膜电位去极化到-40mV水平时激活开放,允许细胞外的Ca^{2+}循其电-化学梯度流入细胞。但这一过程比较缓慢,需要几个毫秒,因此$I_{Ca\text{-}L}$通道虽然在动作电位0期激活,但内流的$I_{Ca\text{-}L}$幅值要到2期之初才达到最大值。$I_{Ca\text{-}L}$通道的失活过程更缓慢,需要几百毫秒才完成,所以$I_{Ca\text{-}L}$成为2期主要的内向电流。$I_{Ca\text{-}L}$通道可以被Mn^{2+}和二氢吡啶类药物阻断。

平台期中,Ca^{2+}的内流量随着$I_{Ca\text{-}L}$通道的失活而逐步减少;与此同时,K^+的外流量逐步增加,使静电流逐步成为一个外向电流,导致膜电位复极化逐渐加快而由2期转入3期。

(3)3期复极(快速复极末期):2期复极末,复极过程加速,膜电位由2期的0mV较快地下降到-90mV,完成复极化过程,占时约100~150毫秒。

3期快速复极化主要是由于Ca^{2+}内流停止和K^+外流进行性增加而引起。在3期外流的K^+主要经由延迟整流钾通道I_{K1}外流。I_{K1}通道开闭的动力学特点是其激活门开启和关闭速率都很慢,I_K离子流的电流-电压曲线又呈轻度内向整流现象,故名延迟整流钾流。

I_K通道也在动作电位0期去极化到-40mV时激活,但其激活开启速率慢于$I_{Ca\text{-}L}$通道。所以在2期之初,主要是Ca^{2+}的内流,随着$I_{Ca\text{-}L}$通道的失活,Ca^{2+}内流逐渐减少,而I_K通道逐渐激活开启，K^+循此通道外流量逐渐增大，使动作电位由2期转入3期。

3. 静息期（4期）　3期复极完毕后，膜电位虽然恢复到静息电位水平，但是有的离子通道的性状却可能尚未恢复至静息状态。例如心率过快时I_{Ca-L}通道可能尚未完全复活，I_K通道可能尚未去激活完毕，这需要时间恢复。另一方面，在动作电位期间流入细胞内的Na^+、Ca^{2+}和流出细胞的K^+所造成的细胞膜内外离子分布的变化尚未恢复正常。在4期之初，离子通道的性状逐步恢复到正常的静息状态，细胞膜上的钠-钾泵、钙泵和钠-钙交换机制加强转运，排出Na^+和Ca^{2+}，摄回K^+，使细胞内外的离子分布恢复正常。在这一系列活动中，膜电位保持在静息电位水平不变。

二、自律细胞的跨膜电位及其形成机制

特殊传导系统的心肌细胞具有自动节律性，属于自律细胞（autorhythmic cell）。构成房室束、束支和末梢Purkinje纤维网的Purkinje细胞属于快反应细胞，兴奋时产生快反应动作电位。窦房结和房室结细胞属于慢反应细胞，兴奋时产生慢反应动作电位。由于自律性心肌细胞存在着舒张去极化过程，没有像工作心肌细胞那样的静息状态，所以他们没有静息电位。在自律细胞中用动作电位复极化到最大极化状态时的膜电位数值来代表静息电位值，即最大舒张电位。

（一）Purkinje细胞的动作电位及其形成机制

Purkinje细胞的最大舒张电位也是K^+平衡电位，约-90mV。Purkinje细胞兴奋时产生的动作电位是快反应动作电位，0期去极化由Na^+经I_{Na}通道内流引起，最大速率可以达到400～800V/s。Purkinje细胞动作电位的复极化过程也分为1、2、3期。由于1期复极化显著，而其2期I_{Ca-L}小于心室肌细胞，所以其平台期的电位水平呈负值，在0mV和-20mV之间。Purkinje细胞动作电位平台期的另一个特点是持续时间长，可达300毫秒左右，使整个动作电位时程长达500毫秒左右，这是由于其平台期中有较大的慢钠内向电流之故。

心室壁的各类心肌细胞中，动作电位时程长短依次为：Purkinje细胞、室壁中层M细胞、心内膜下心室肌细胞、心外膜下心室肌细胞。

（二）窦房结细胞的动作电位及其形成机制

窦房结细胞的自动节律性最高，其起搏细胞属于较原始的心肌细胞，细胞内肌原纤维少而显得苍白，具有起搏功能（pacemaker），故名P细胞。

P细胞的最大舒张电位负值较小，仅-60～-50mV。这是由于其细胞膜上I_K通道十分贫乏，对K^+的通透性低而对Na^+的通透性相对较高，因而其最大舒张电位离K^+水平较远而趋向于Na^+平衡电位。

P细胞兴奋时产生的动作电位是慢反应动作电位。动作电位幅值小，仅60～70mV，很少超射，0期最大去极化速率慢，不超过10V/s，所以其传导速度很慢；动作电位复极化过程不存在平台，没有1、2、3期之分，和快反应动作电位显著不同。

（于丹玉）

第三节　心肌的生理特征

心肌组织具有兴奋性、自律性、传导性和收缩性4种生理特征。心肌组织的这些生理特征共同决定着心脏的活动。

一、心肌的兴奋性

所有心肌细胞都具有兴奋性,即具有在受到刺激时产生兴奋的能力。衡量心肌的兴奋性,同样可以采用刺激的阈值作为指标,阈值大表示兴奋性低,阈值小表示兴奋性高。

(一)决定和影响兴奋性的因素

兴奋的产生包括静息电位去极化到阈电位水平以及 Na^+ 通道(以快反应型细胞为例)的激活两个环节,当这两方面的因素发生变化时,兴奋性将随之发生改变。因此影响兴奋性的因素有:

1. 静息电位水平　静息电位绝对值增大,距阈电位的差距就加大,引起兴奋所需的刺激阈值增高,表示兴奋性降低。例如一定程度的血钾降低时,细胞内电位负值增大,心肌兴奋性下降。反之,静息电位绝对值减少时,兴奋性增高。

2. 阈电位水平　阈电位上移,和静息电位之间的差距增大,引起兴奋所需的刺激阈值增大,兴奋性降低;反之亦然。一般情况下,阈电位很少变化。当血钙升高时,心室肌细胞阈电位可上移,导致兴奋性下降。

3. 钠通道的状态　钠通道有备用、激活和失活 3 种状态。这 3 种状态的变化取决于膜电位和通道状态变化的时间过程。当膜电位处于正常静息水平时,钠通道虽然关闭,但处于可被激活的备用状态。在外来刺激或传导而来的局部电流影响下,造成膜两侧电位改变并发生除极时,钠通道被激活开放,引起 Na^+ 快速内流和膜的进一步除极,紧接着钠通道很快失活关闭,使 Na^+ 内流终止。此时钠通道不能立即被再次激活开放,只有恢复到备用状态后才能再次被激活。钠通道的激活、失活和复活到备用状态都是电压依赖性,又是时间依赖性的,即这些状态的变化过程均需要一定的时间,特别是复活过程所需的时间较长。细胞膜上大部分钠通道是否处于备用状态,是该心肌细胞是否具有兴奋性的前提。

(二)兴奋性的周期性变化与收缩的关系

1. 一次兴奋过程中兴奋性的周期性变化　心肌细胞每产生一次兴奋,其膜电位将发生一系列有规律的变化,兴奋性也随之发生相应的周期性改变。心室肌细胞一次兴奋过程中,其兴奋性的变化可分以下几个时期:

(1)绝对不应期和有效不应期:从 0 期去极化开始到 3 期复极化达 -55mV 这段时间内,无论给予多大的刺激,心肌细胞均不产生反应,称为绝对不应期(absolute refractory period)。这是由于 I_{Na} 通道处在失活状态之故。从 -55mV 复极到 -60mV 这段时间内,给予强的阈上刺激可以引起心肌细胞产生局部兴奋,但不能爆发动作电位。这是由于这时只有少量的 I_{Na} 通道复活,其开放不足以引起动作电位。因此,从 0 期去极化开始到复极化达 -60mV 膜电位水平的这段时间内,心肌细胞不能产生可以传播的动作电位,故总称为有效不应期(effective refractory period)。

(2)相对不应期:从复极化到 -80 ~ -60mV 的这段时间内,给予阈刺激仍不能使心肌细胞产生动作电位,但若给予比阈刺激强的刺激则可使心肌细胞产生动作电位,因此把这段时间称为相对不应期(relative refractory period)。在相对不应期内 I_{Na} 通道处在逐步恢复到正常备用状态的过程中;与此同时,I_K 通道也处在逐步恢复过程中,并未完全去激活,K^+ 流仍很大,所以这时产生的动作电位去极化的幅值小而复极化速度快,动作电位时程短。

(3)超常期:在膜电位由 -80mV 恢复到 -90mV 这一段时期内,由于膜电位和阈电位之间的差距很小,所以用低于正常阈值的刺激,就可以引起动作电位爆发,表明心肌的兴奋性高于正常,故称为超常期(supernormal period)。

2. 兴奋性的周期性变化与心肌收缩活动的关系　与骨骼肌相比,心室肌的动作电位时程和不应期特别长,有效不应期一直持续到心肌活动的舒张早期。这种兴奋性周期变化的特点也反映在心肌的收缩活动特征上。

(1)不发生强直收缩:由于心肌的有效不应期特别长(数百毫秒),相当于整个收缩期加舒张早期。在此期内,任何刺激都不能使心肌发生兴奋和收缩。因此心肌不会发生强直收缩,这保证了在生理条件下心脏节律性地收缩、舒张活动交替进行,有利于心室的充盈和射血,实现其泵血功能。

(2)期前收缩与代偿间歇:正常的心脏是按窦房结发出的兴奋进行节律性收缩活动的。如果在心室的有效不应期之后,心肌受到人为的刺激或起自窦房结以外的病理性刺激时,心室可产生一次正常节律以外的收缩,称为期前收缩或期外收缩。期前收缩也有自己的有效不应期,当紧接在期前收缩之后的一次窦房结兴奋传到心室时,常正好落在期前收缩的有效不应期内,因而不能引起心室兴奋和收缩。必须等到下次窦房结的兴奋传来,才能发生收缩。所以在一次期前收缩之后,往往有一段较长的心脏舒张期,称为代偿间歇。

二、心肌的自动节律性

在生理条件下,心脏特殊传导系统的心肌细胞在没有外来刺激的条件下能自动地发生节律性兴奋,这种特性称为自动节律性,简称自律性。

(一)心脏传导系统各部位的自律性

心脏特殊传导系统各部分的心肌都具有自律性,但自律性的高低不同。窦房结为90～100次/分,房室结为40～60次/分,Purkinje纤维为15～40次/分。可见窦房结的自律性最高,称为正常心脏活动的起搏点(pacemaker)。其他部位的自律性受窦房结控制,在正常情况下不表现其自身的节律性,只起着兴奋传导的作用,所以是潜在的起搏点。以窦房结为起搏点的心脏节律性活动,临床上称为窦性心律,以窦房结以外部位为起搏点的心脏活动,则称为异位心律。窦房结通过下述两种方式对潜在起搏点进行控制,以保证其主导心脏节律的作用。

1. 抢先占领(capture)　是指窦房结P细胞的自律性高于其他潜在起搏点的自律性,当潜在起搏点4期舒张去极化尚未达到其本身的阈电位时,已经被由窦房结传来的窦性节律冲动所激动而产生动作电位,因此其本身的自律性不能表现出来。

2. 超速驱动压抑(overdrive suppression)　当窦房结对心室潜在起搏点的控制突然中断后,首先会出现一段时间的心脏停搏,然后心室按其自身潜在起搏点的节律发生兴奋和搏动。其原因是:在自律性较高的窦房结的节律性兴奋驱动下,潜在起搏点的"被动"兴奋频率远超过它们自身的自动兴奋的频率(抢先占领机制)。但潜在起搏点长时间超速驱动的结果是其本身自律活动被压抑;一旦窦房结的驱动作用中断,心室潜在起搏点需要经过一定时间才能从被压抑的状态恢复过来,表现出自身的节律性。这种自律性由于超速驱动而受到压抑的现象称为超速驱动压抑。超速驱动压抑的程度与两个起搏点的自律性的差别呈平行关系,频率差别愈大,压抑效应愈强,超速驱动作用中断后,停搏的时间也愈长。研究表明,对心室的超速驱动压抑和钠-钾泵的过度活动有关。在超速驱动时,心室自律细胞膜上的钠-钾泵也以超过正常的速率运转,泵出过多进入细胞的Na^+及泵入过量流出的K^+,以保持细胞内离子浓度的稳定。当超速驱动突然停止时,钠-钾泵活动仍然处于增强状态,和已经减少的Na^+内流入量不相匹配,这种过热的钠-钾泵外向电流既造成了细胞膜的超极化,又能对抗自律细胞舒张去极化时的内向电流，使膜电位的去极化不易达到阈电位水平，因而出现一段时间的自律性压抑。以后，随着钠-钾泵活动恢复正常，潜在起搏点的自律性才得以表现出来。

（二）影响自律性的因素

自律细胞的起搏活动是自发地从最大舒张电位去极化达到阈电位而引起一个新的动作电位，因此自律性的高低取决于舒张去极化的速率以及最大舒张电位和阈电位之间的差距。

1. 舒张去极化速率　舒张去极化速率即4期去极化的速度，速度越快，达到阈电位所需要的时间越短，单位时间内爆发兴奋的次数增加，于是自律性越高。交感神经兴奋可使自律细胞舒张去极化速率加快，自律性升高；迷走神经兴奋可使窦房结P细胞的舒张去极化速率减慢，自律性降低。

2. 最大舒张电位和阈电位之间的差距　在舒张去极化速率不变的条件下如果最大舒张电位和阈电位之间的距离缩小，则从最大舒张电位去极化到阈电位水平所需的时间越短，心肌细胞的自律性就越高；反之则自律性降低。心肌细胞的阈电位一般很少发生变化，但迷走神经递质乙酰胆碱可使窦房结P细胞最大舒张电位增大（超极化），故自律性降低。

三、心肌的传导性

心肌具有传导兴奋的能力，称为传导性。兴奋的传导主要依靠局部电流（电紧张电流）刺激相邻的细胞，使后者也发生兴奋。心肌细胞间兴奋的传导主要通过位于闰盘上的缝隙连接进行，因为该处电阻低，局部电流易于通过。心肌传导性的高低用兴奋的传导速度来衡量。兴奋在心脏内的传导过程和特点有：

1. 兴奋通过心脏特殊传导系统有序传播　正常心脏的节律性兴奋由窦房结产生，经心房肌及功能上的优势传导通路传播到左、右心房。心房内兴奋的传播除了由心房肌本身直接传播外，还有Purkinje样细胞的“优势传导通路”将兴奋快速地由右心房传播到左心房，使两侧心房几乎同时发生收缩，形成一个功能合胞体。与此同时，窦房结的兴奋也可通过结间束传到房室交界，然后由房室束（希氏束）传到左、右束支，最后经Purkinje纤维到达心肌。

2. 心脏内兴奋的传导速度　心脏各部分心肌的形态结构和电生理学特性不同，细胞间的缝隙连接分布密度和类型也不同，故兴奋在心脏各部分的传导速度不同。窦房结内的传导速度低于0.05m/s，心房肌的传导速度约为0.4m/s，“优势传导通路”为1.0～1.2m/s，房室交界区的传导性很低，其中结区更低，仅为0.02m/s，兴奋通过房室交界区耗时约为0.1秒，因此心房和心室的兴奋相距0.1秒，称为房室延搁。房室延搁的存在保证了心室的收缩发生在心房收缩完毕之后，故有利于心室的充盈和射血。兴奋传播进入房室束、束支和Purkinje纤维网后，传导速度骤然加快，达到2～4m/s，兴奋可迅速传播到左、右心室。Purkinje纤维深入到心室壁的内层，兴奋心内膜下的心室肌细胞，然后由心室肌细胞以0.4～0.5m/s的传导速度使心室壁由内而外发生兴奋。室内传导系统的高速传导，对于保持心室肌的同步收缩是十分重要的。

3. 影响心肌传导性的因素

（1）结构因素：心肌细胞的兴奋传导速度与细胞直径有关。直径大，横截面积较大，则对电流的阻力较小，局部电流传播的距离较远，兴奋传导较快，反之亦然。例如Purkinje纤维的直径可达70μm，传导速度为4m/s，而房室交界细胞直径只有3～4μm，传导速度为0.05m/s。另外，细胞间缝隙连接的数量也是重要因素。在窦房结或房室交界区，细胞间缝隙连接数量少，传导速度慢。

(2)生理因素:①动作电位0期去极化的速度和幅值:动作电位去极化的速度和幅值越大,其形成的局部电流也越大,达到阈电位的速度也越快,使传导速度加快;②邻近未兴奋部位心肌的兴奋性:邻近未兴奋部位心肌的兴奋性取决于心肌细胞静息电位和阈电位之间的差距。邻近部位兴奋性高,即心肌细胞静息电位和阈电位之间的差距缩小,传导速度就快。若邻近心肌的快钠通道处在失活状态,则不能引起兴奋,导致传导中止或完全性传导阻滞。若邻近心肌细胞的快钠通道处在部分失活状态(如处于相对不应期或超常期内),则兴奋时产生的动作电位去极化速率慢,幅值小,传导速度减慢(不完全传导阻滞),严重时可形成兴奋的折返,诱发心律失常。

四、心肌细胞的收缩性

工作心肌细胞兴奋时发生收缩,肌细胞缩短并产生张力。这种兴奋后能产生收缩的特性称为肌细胞的收缩性。

(一)心肌细胞兴奋-收缩耦联的特点

1. 心肌细胞在兴奋产生动作电位的过程中,细胞外的Ca^{2+}经细胞膜T管上的$I_{Ca\text{-}L}$通道内流,这是兴奋-收缩耦联的开始。

2. 内流的钙触发肌质网释放钙和钙瞬变 在心肌细胞内,T管膜上的$I_{Ca\text{-}L}$通道内口和连接肌质网上的钙释放通道受体十分靠近,经$I_{Ca\text{-}L}$通道内流的Ca^{2+}可以触发钙释放通道受体释放肌质网内贮存的Ca^{2+},称为钙触发钙释放,使胞质内的游离Ca^{2+}由10^{-7}mol/L升高到10^{-5}mol/L,进而引起心肌细胞收缩。在兴奋-收缩耦联过程中,细胞内Ca^{2+}的升高持续时间很短,胞质内的游离Ca^{2+}浓度很快就降至正常,因此将Ca^{2+}浓度的这种变化称为钙瞬变。

3. 钙瞬变引起心肌细胞收缩 心肌细胞的收缩由钙瞬变引起,钙瞬变的幅值越大,心肌细胞的收缩强度也越大。胞质内Ca^{2+}浓度升高,Ca^{2+}和肌钙蛋白C(troponin C,TnC)结合,TnC和TnI的结合加强,TnI和肌动蛋白的结合减弱,原肌球蛋白位移,使横桥能和肌动蛋白结合。横桥头部摆动,拖动肌动蛋白向肌节中线滑动。在肌肉收缩过程中,横桥头部一个又一个地和肌动蛋白的活化点结合和解离,引起肌节和肌肉的缩短。

(二)影响心肌收缩性的因素

电解质、自主神经递质和其他生物活性物质能影响心肌的收缩性。

1. 细胞外高钾可减弱心肌收缩,高钙可增强心肌收缩 高血钾时I_{K1}通道对K^+的通透性增加,复极化过程加快,动作电位平台期和总时程都缩短。动作电位时程中Ca^{2+}的内流量减少,故心肌收缩力减弱。细胞外高钙时,心肌兴奋过程中内流的Ca^{2+}量增加,导致细胞内高钙,故心肌的收缩力增强。

2. 去甲肾上腺素和乙酰胆碱交感神经兴奋 血液循环中的去甲肾上腺素和肾上腺素作用于心脏的肾上腺素能β受体,对心肌产生正变力作用,表现为心肌的收缩作用增强,收缩力增加,收缩速度加快,同时舒张速度也加快。这是由于β受体被激动时不仅增加心肌收缩时的Ca^{2+}浓度,增加横桥和肌动蛋白结合的亲和力,同时还加快舒张时细胞内Ca^{2+}浓度降低的速率。乙酰胆碱作用于心肌细胞的胆碱能M受体,对支配的心肌产生负性变力,降低心肌的收缩性,收缩力减弱。这是由于M_2受体被激动后经G蛋白介导,可减少cAMP的生成而增加cGMP的生成,同时还激活一氧化氮合酶,增加NO的生成。NO也通过增加cGMP,产生负性变力作用。

3. 其他生物活性物质　影响收缩性的生物活性物质很多,也包括循环血液中的神经递质以及心肌细胞本身和血管内皮细胞产生的生物活性物质,如 NO、心房钠尿肽、内皮素、血管紧张素Ⅱ等。

(三)心肌收缩的特点

1. 心肌收缩对细胞外 Ca^{2+} 的依赖性高　心肌的收缩和舒张取决于胞质内游离 Ca^{2+} 的浓度,而且心肌肌质网释放 Ca^{2+} 完全依赖于细胞外 Ca^{2+} 的流入,Ca^{2+} 的流入越多,心肌收缩越强,没有 Ca^{2+} 的流入,心肌收缩即停止。

2. 心脏的收缩表现为"全或无"式的收缩　心房和心室都是一个功能合胞体,阈下刺激不能引起兴奋,当刺激强度达到阈值后,一个细胞的兴奋可以迅速传播到整个心房或心室,引起整个心房或心室的收缩,称为"全或无"收缩。

3. 心肌不发生完全性强直收缩　心肌兴奋后的有效不应期特别长,相当于心肌的整个收缩期和舒张早期,因此心肌不可能在收缩期内再接受刺激而产生一次新的兴奋和收缩,也就是说,心肌不会发生完全性强直收缩。心肌的这一特点保证了心脏进行交替的收缩和舒张活动,使心脏能有效地充盈和射血。

(于丹玉)

第四章　心肌细胞的能量代谢

心脏不停地进行着节律性的收缩和舒张活动，以推动血流在全身循环，向各个脏器输送营养物质、氧和激素，并带走代谢产物。心脏本身的活动需要能量的供给，心肌的能源来自血液中的营养物质，通过氧化磷酸化产生高能磷酸键。心肌细胞能量代谢具有代谢率高、耗氧量大、氧化磷酸化速度快的特点。心肌细胞能利用的能源依次为游离脂肪酸、葡萄糖、乳酸和酮体。心脏能量的产生、储存或利用一旦发生障碍，其主要功能——收缩与舒张功能必将受损。了解正常及病理情况下的心肌代谢规律对心血管疾病的正确诊断、治疗及预后判定均有重要意义。

第一节　心肌细胞的能源物质

心脏是一个高耗能器官，糖、脂肪、蛋白质 3 大营养物质都可以作为心脏的能源物质。用心导管分别采取冠状动脉和冠状窦血液，测定供能物质在动、静脉血液中的浓度差，证明心肌细胞可氧化葡萄糖、乳酸、丙酮酸、脂肪酸、酮体和氨基酸等物质，以供应心脏生理活动的能量。

一、底物的选择

心肌细胞对能源物质的选择具有适应性，随着底物的浓度、氧气的浓度和代谢产物的水平而变化。心肌细胞能够利用多种物质氧化供能，主要供能物质是脂肪酸、葡萄糖、乳酸。丙酮酸及酮体也容易被利用，但平时血中浓度很低，供能意义较小。氨基酸主要用于合成蛋白质，其分解代谢时也可参与供能，但所占比例很小。

在正常情况或饥饿条件下，心肌细胞主要利用脂肪酸作为能源物质。在缺氧、缺血条件下，则不需要以通过氧化产能的脂肪酸、氨基酸为底物，而以葡萄糖的无氧酵解及乳酸氧化为能源。

脂肪酸是正常供氧充足的心肌细胞的主要能源物质，供给心肌细胞所需能量的 2/3 以上。脂肪酸优先被利用的机制有：①脂肪酸氧化过程中产生大量乙酰辅酶 A 进入三羧酸循环氧化；②脂肪酸和葡萄糖氧化均生成代谢中间产物乙酰辅酶 A，竞争进入三羧酸循环；③脂肪酸的氧化抑制心肌细胞摄取葡萄糖；④过量的乙酰辅酶 A 抑制丙酮酸的氧化脱羧反应。因此，心肌细胞有氧代谢中最重要的是利用脂肪酸氧化供能。

二、心脏的供能物质

心肌细胞利用脂类的能力很强，心肌细胞中丰富的脂蛋白水解酶可以将乳糜微粒和甘油三酯（triglyceride，TG）水解，释放出游离脂肪酸（free fatty acid，FFA）氧化供能。儿茶酚胺类物质、生长激素、可的松、甲状腺激素等通过脂蛋白脂肪酶动员脂肪组织释放 FFA，而胰岛素、葡萄糖抑制脂肪的动员及 FFA 的释放。

心脏对葡萄糖的利用率约为每分钟 45.9mg/g 心肌，随血糖浓度变化。血糖浓度低于60 ~ 80mg/dl 时，心肌细胞停止摄取葡萄糖。胰岛素及缺氧能促进心肌细胞膜对葡萄糖的转运作用，心肌细胞葡萄糖浓度的增加可以加速糖的氧化利用。

心肌也能氧化丙酮酸和乳酸，心肌对两者的摄取与动脉血中的浓度成正比。心肌对酮体的利用率为每分钟 0.37mg/100g 心肌，其氧化需氧占心脏总摄氧量的 5% 以下。心脏利用氨基酸供能不占主要地位，氨基酸氧化耗氧只占总耗氧量的 5.6% 。

除上述外源性供能物质外，心肌细胞还可以动员内部储存的少量糖原（0.6% 左右）。糖原在心内膜下和起搏传导系统中含量较高，在缺血、缺氧时糖原可分解供应部分能量。

（颜　凤）

第二节　心肌细胞能量代谢过程

心肌细胞能量的主要来源是 ATP 等含高能磷酸键的能量物质，主要通过两个代谢途径产生，即无氧的糖酵解和有氧的氧化磷酸化，其中 90% 的 ATP 由氧化磷酸化途径形成。只有在心肌缺血/缺氧、氧供受限时，糖酵解才成为产生 ATP 的主要途径。

一、生物氧化

物质在体内的氧化分解作用称为生物氧化，又称为细胞呼吸。线粒体是细胞进行生物氧化的主要场所。在高等动物和人体内，生物氧化分为 3 个阶段：第一阶段是糖、脂肪、蛋白质分解为基本组成单位，即葡萄糖、脂肪酸和甘油以及氨基酸，释放少量能量，多以热能散失；第二阶段是基本组成单位经过一系列的反应生成乙酰辅酶 A，释放总能量的 1/3，部分转变为机体利用的化学能；第三阶段是三羧酸循环，乙酰辅酶 A 被彻底氧化成 CO_2 和 H_2O，释放出大量能量，大部分储存于 ATP 中。

生物氧化并非代谢产物直接与氧结合，而是代谢产物通过脱氢作用产生氢，然后氢与氧结合产生水。代谢产物上的氢原子被脱氢酶激活，经过一系列酶或辅酶的传递，最后传递给氧分子产生水的全部体系，称为呼吸链。呼吸链有以下生理意义：①增强分子氧的氧化能力，使在体外不易被氧化的物质迅速氧化；②逐步释放化学能，有效地收集和保存能量。

二、氧化磷酸化

体内有两种生成 ATP 的方式：一种是底物水平的磷酸化，即参与反应的底物直接磷酸化生成含高能磷酸键的化合物，3 种酶参与底物水平的磷酸化，包括琥珀酸单酰 CoA 合成酶、磷酸甘油酸激酶和丙酮酸激酶；另一种是氧化磷酸化方式，即由代谢产物脱下的还原当量（$H^+ + e$）经电子传递链传递至氧生成水时释放能量，使 ADP 磷酸化生成 ATP。在经呼吸链传递还原当量生成 ATP 的过程中，氧化与磷酸化是相耦联的，称为氧化磷酸化。线粒体内膜两侧形成的跨膜质子梯度与氧化磷酸化有关。

氧化磷酸化是一个氧化合成 ATP 的过程，它将电子传递链在传递电子的过程中（从 NADH 或 $FADH_2$ 到 O_2）所释放的化学能有效地保存，并转变成高能磷酸键或 ATP，是需氧生物或需氧器官 ATP 的主要来源。心脏活动所需要的 90% 的 ATP 来自氧化磷酸化。氧化磷酸化具有以下基本特征：①氧化磷酸化作用是由位于线粒体内膜的呼吸酶集合体完成的；②NADH

的氧化过程产生 3 个 ATP，而 $FADH_2$ 的氧化产生 2 个 ATP，氧化作用和磷酸化作用是一个偶联过程；③氧化作用和磷酸化作用是由跨线粒体内膜的质子梯度偶联起来的。

三、能量的储存和利用

心脏中各种供能物质被氧化所释放的自由能主要以高能磷酸化合物 ATP 和磷酸肌酸（phosphocreatine，PCr）的形式被俘获。正常心肌细胞中，主要靠有氧氧化和氧化磷酸化过程把能源物质释放的能量转移储入 ATP 分子中。ATP 和 ADP 能透过线粒体外膜，但不能透过线粒体内膜。存在于线粒体内膜的腺嘌呤核苷酸移位酶（adenine nucleotide translocase，ANT）催化线粒体内生成的 ATP 转出线粒体外，同时催化线粒体外 ADP 转入线粒体内，以供再生成 ATP。每摩尔高能磷酸键大约储存 50kJ 热量，它能随时释放以供应心肌收缩所需能量。ATP 主要来自氧化磷酸化作用。在氢向氧传递电子过程中，随着呼吸链各种成分的氧化电动势的逐步递减，其电能转变成 ATP 形式的化学能。此外，也有部分 ATP 来自底物水平磷酸化作用。

另一种高能磷酸化合物为 PCr，是在肌酸激酶（CK 或 CPK）催化下生成的：ATP + 肌酸 $\rightleftharpoons$ ADP + PCr（Lohmann 反应）。心肌细胞中至少含有 4 种 CK 同工酶：其中 1 种存在于线粒体内膜外侧，催化线粒体中 ATP 转移末端高能磷酸基给肌酸生成 PCr 进入胞质；另外 3 种同工酶存在于胞质内，催化 PCr 转出高能磷酸基给 ADP 生成 ATP，ATP 供能给各项活动直接使用。

细胞活动所需能量一般直接由 ATP 分解供给。ATP 可由磷酸肌酸与 ADP 反应生成，但主要由能源物质有氧代谢进行氧化磷酸化补充。ATP 消耗较多时，也可由腺苷酸激酶催化由 2 分子 ADP 生成 1 分子 ATP 和 1 分子 AMP。心脏产生和储存的 ATP 约有 60% ~80% 用于机械收缩活动，约 15% 用于膜系统的主动传递作用，余下的部分用于起搏传导系统以及线粒体等处的各种合成代谢。ATP 不仅是心肌收缩的直接能源，而且是生物膜系统中许多主动传递过程的动力，如生物膜系统上的"钠泵"（Na^+-K^+-ATP 酶）和"钙泵"（Ca^{2+}-ATP 酶）运转时都需要消耗 ATP。

（颜　凤）

第三节　心肌细胞糖代谢途径

葡萄糖的分解代谢是心脏供能代谢的中心环节。在有氧条件下，葡萄糖被彻底氧化成 CO_2 和 H_2O，并释放出大量能量，具体分为无氧条件下的糖酵解和三羧酸循环。在缺氧或无氧条件下，氧化代谢放慢或停止，酵解作用的终产物不是丙酮酸而是乳酸。无氧代谢过程中产生的能量很少，仅相当于有氧代谢产能的 5.6%。这一代谢途径和所能够维持的时间，对于心肌突然发生缺血缺氧时维持心肌细胞膜系统的完整性有重要意义。

一、糖的分解代谢

（一）糖的有氧氧化

葡萄糖在有氧条件下氧化成 CO_2 和 H_2O，称为有氧氧化，是糖氧化的主要方式。心肌细胞从糖有氧氧化过程中获取相应能量，而糖酵解生成乳酸仅释放出少量能量，最终乳酸需在有氧条件下彻底氧化。

糖酵解途径是有氧氧化的第一阶段，在胞质溶胶中进行。生成的丙酮酸进入线粒体后氧化脱羧形成乙酰 CoA，后者进入三羧酸循环脱氢、脱羧，氢经电子传递链传递给氧生成水，并释放出能量。其中丙酮酸转变为乙酰 CoA 的反应为:丙酮酸 + NAD^+ + CoA $\rightleftharpoons$ 乙酰 CoA + $NADH^+$ + H^+ + CO_2,该反应由丙酮酸脱氢酶复合体催化。丙酮酸脱氢酶复合体与 α-酮戊二酸脱氢酶复合体相似,由 3 种酶组成:乙酰化酶是核心,周围排列着丙酮酸脱氢酶及二氢硫辛酰胺脱氢酶,参与反应的辅酶有硫胺素焦磷酸酯、硫辛酸、NAD^+、FAD 和 CoA。

(二)糖酵解途径

通过糖酵解途径,葡萄糖被分解为丙酮酸,是糖有氧氧化的第一阶段。反应生成的丙酮酸经三羧酸循环及电子传递链最终氧化成 CO_2 和 H_2O。糖酵解途径是体内葡萄糖分解最主要的途径。在缺氧的情况下,糖酵解途径生成的丙酮酸则转变为乳酸;缺氧时葡萄糖分解为乳酸称为糖酵解。糖酵解是心肌防御作用的一部分,能产生一些不依赖氧的能量,以维持缺血心肌的生理功能。糖酵解最重要的生理意义在于迅速提供能量。心肌细胞内 ATP 含量很低,葡萄糖经糖酵解途径产生丙酮酸进入三羧酸循环、电子传递链生成 ATP 的速率,远不如糖酵解迅速。

在糖酵解途径中有两个关键性的酶:磷酸果糖激酶(phosphofructokinase,PFK)和甘油醛-3-磷酸脱氢酶。PFK 能控制缺氧时糖酵解反应,对心肌细胞能量状态特别敏感,ATP、AMP、ADP 以及 Pi 能与酶在变构部位反应。在轻度缺氧和中度心肌缺血时 ATP 水平降低,能刺激糖酵解反应产生 ATP,具有一定的有益作用,而在严重的心肌缺血时,葡萄糖释放减少,糖原耗竭和细胞内酸中毒,PFK 和甘油醛-3-磷酸脱氢酶受抑及 PFK 转位、灭活,糖酵解也同时受抑,最终使 ATP 产生减少,进而导致缺血心肌坏死。

二、糖分解代谢的调节

(一)有氧氧化的调节

丙酮酸脱氢酶复合体是一种别构酶,除别构效应外还可通过共价修饰改变构象,由此改变活性。其反应产物乙酰 CoA、NADH 有反馈抑制作用,ATP 有抑制作用,而 AMP 则能激活丙酮酸脱氢酶复合体。丙酮酸脱氢酶的丝氨酸中的羟基可在激酶作用下磷酸化,构象变化而失去活性,这一反应是可逆的,磷酸酶去磷酸化后恢复活性。乙酰 CoA、NADH 除直接别构抑制外,还能通过增强激酶活性而增加丙酮酸脱氢酶磷酸化使其失活。ATP/ADP、ATP/AMP 比值会调节关键酶的活性,ADP 升高、ATP 降低可加速糖酵解途径中底物磷酸化反应,是加强氧化磷酸化主要的信号,当 ATP 含量丰富时,关键酶活性均降低,氧化磷酸化减弱。

(二)糖酵解途径的调节

糖酵解途径包括两个阶段:首先从葡萄糖生成 2 个磷酸丙糖,此阶段无 ATP 生成;第二个阶段由磷酸丙糖生成丙酮酸,伴随 ATP 生成。糖酵解途径中的 3 个限制酶:己糖激酶、6-磷酸果糖-1-激酶和丙酮酸激酶都催化不可逆反应,是糖酵解途径的 3 个调节点,最为重要的是6-磷酸果糖-1-激酶。6-磷酸果糖-1-激酶为四聚体,受许多别构效应物的影响,其中 ATP 和柠檬酸是别构抑制剂。6-磷酸果糖-1-激酶与 ATP 有两个结合部位:一是活化中心的催化部位,ATP 作为底物亲和力较强;二是别构部位,ATP 亲和力较弱,需较高的 ATP 浓度才能与之结合使酶丧失活性。6-磷酸果糖-1-激酶的正性效应物包括 2,6-二磷酸果糖、AMP 及 1,6-二磷酸果糖。AMP 能与 ATP 竞争别构部位,去除 ATP 的抑制作用。当心肌细胞内耗能量增加时,ATP/AMP 比例降低,6-磷酸果糖-1-激酶即被激活;而心肌细胞内有足够的 ATP 储备时,ATP/AMP 比例升高,6-磷酸果糖-1-激酶即被抑制。

(*颜 凤*)

第四节　心肌细胞脂肪酸代谢途径

心脏最主要的供能物质是脂肪酸和葡萄糖,脂肪酸氧化为心肌细胞提供所需能量的60% ~ 70%。参与脂肪酸氧化过程的酶、底物、蛋白以及某些激素、受体都对脂肪酸氧化过程具有调节作用。近来,对脂肪酸代谢的受体、基因以及转录水平调节的研究已受到重视。

一、脂肪酸代谢

作为心肌细胞能源的脂类物质包括 FFA 和 TG。血液中的 FFA 是和白蛋白结合成复合体而转运的。心肌对 FFA 的摄取受血中白蛋白/FFA 比值影响,此比值越小摄取越多。通常血浆中白蛋白的含量较恒定,故心肌细胞对 FFA 的摄取与冠状动脉中 FFA 浓度呈线性关系。

(一)脂肪的动员

脂肪动员为将储存在脂肪细胞中的 TG,经脂肪酶逐步水解为 FFA 及甘油后释放入血,供给全身组织氧化利用的过程。催化 TG 水解的酶统称为脂肪酶,包括对激素敏感的三酰甘油脂肪酶和对激素不敏感的二酰甘油脂肪酶、单脂酰甘油脂肪酶,后两者活性比前者高。因此,三酰甘油脂肪酶是 TG 水解的限速酶。三酰甘油脂肪酶水解 TG 的 1 或 3 位上的脂肪酸酯键,产物再经二酰脂肪酶和单酰脂肪酶作用,最后使 TG 完全水解。由于肾上腺素、去甲肾上腺素及胰高血糖素等能直接激活三酰甘油脂肪酶,促进脂肪分解,故称之为脂解激素;甲状腺素、生长激素以及肾上腺皮质激素对脂解激素起协同作用;胰岛素、葡萄糖、氨基酸则对脂肪动员具有抑制作用。

通过脂解作用释入血中的 FFA 与血浆白蛋白结合,每 1 分子白蛋白可结合 10 分子 FFA,不溶于水的 FFA 与白蛋白结合后才能由血液送至心肌细胞被摄取利用。脂解的甘油溶于水,直接由血液运送至肝、肾、肠等组织,在甘油激酶作用下,形成磷酸甘油再经糖代谢途径进行转变。

(二)长链脂肪酸的摄取及转运

长链脂肪酸(long-chain fatty acids,LCFA)是心肌细胞能量代谢的重要来源,也是细胞膜结构生物合成的底物。研究表明,LCFA 及其 CoA 衍生物直接或间接地调节许多细胞代谢进程,包括膜受体、酶、离子通道、细胞分化发育以及基因表达,LCFA 也通过其代谢产物作用于细胞内信号转导系统。

脂肪酸摄取的过程可归纳为以下几个步骤:

1. 细胞外游离 LCFA 进入细胞质膜　LCFA 要进入细胞膜,先要与白蛋白分离,再穿过细胞膜的疏水层。

2. LCFA 的穿膜转运　LCFA 可以通过被动扩散或蛋白介导转运的方式穿过细胞表面。

3. 脂肪酸从内膜进入胞质　LCFA 通过被动扩散或蛋白转位酶作用穿过细胞膜后,再通过解吸附作用从细胞膜进入胞质。

4. LCFA 在胞质中的自动扩散　当 LCFA 从脂质双层的胞质面解吸附后,通过自动扩散或与蛋白结合的方式在胞质内迁移。

5. 脂肪酸从细胞膜胞质一侧快速解离后,由长链脂酰 CoA 合成酶(long-chain acyl-CoA synthetases,LCFACS)介导的酯化作用生成 CoASH。

6. 酯化形成甘油酯 新合成的磷脂、TG 和胆固醇酯形成乳糜微粒,分泌到肠系膜淋巴管并被转运至外周组织。

(三)脂肪酸的氧化分解

1. 脂肪酸的活化 脂肪酸参加合成或分解代谢之前,均须先在 ATP 作用下与 CoA 生成活化的脂酰 CoA 后才能进一步转变。催化此反应的酶称为脂酰 CoA 合成酶或称脂肪酸 CoA 连接酶。

2. 脂肪酸 β-氧化 脂酰 CoA 进入线粒体基质后,从脂酰基的 F-碳原子开始进行 β-氧化。β-氧化过程是经过脱氢、加水、再脱氢及硫解等 4 步连续酶促反应构成的循环。脂酰基断裂产生 1 分子乙酰 CoA 和 1 分子比原来少 2 个碳原子的脂酰 CoA。每次循环分解出 1 个分子乙酰 CoA,并在 2 次脱氢反应中各生成 1 分子 $FADH_2$ 及 NADH,进行氧化磷酸化产生 5 分子 ATP。1 分子乙酰 CoA 进入三羧酸循环氧化产生 12 分子 ATP。催化这些酶促反应的酶彼此结合成多酶复合体,统称为脂肪酸氧化酶体系。

3. 脂肪酸氧化的其他途径 哺乳动物体内的脂肪酸氧化除 β-氧化途径外,尚存在 α 和 ω 氧化途径。α-氧化是一次氧化脱去 1 个碳原子(羧基碳),脂肪酸分子的 α 碳被氧化形成一个新的羧基。α-氧化和 β-氧化不同,脂肪酸无须经过活化(即不需形成脂酰 CoA),亦不和能量代谢相联系。α-氧化作用可能是氧化不能进行 β-氧化的过长链脂肪酸和具有甲基支链的脂肪酸。

有一种酶体系能催化中长链(8~12C)脂肪酸内距羧基最远端(ω 端)的甲基氧化,生成 ω-羟脂肪酸,再经醇脱氢酶氧化成醛,继而被脱氢酶氧化产生 α,ω-二羧酸,NAD^+ 为辅因子。生成的 α,ω-二羧酸可进入线粒体内从两端同时进行 β-氧化,最终产生的二羧酸琥珀酸即可进入三羧酸循环。

二、脂肪酸代谢的主要调节因素

(一)乙酰 CoA 羧化酶对脂肪酸代谢的影响

乙酰 CoA 羧化酶(acetyl CoA carboxylase,ACC)能催化乙酰 CoA 羧化形成丙二酸单酰 CoA 酶。目前已发现了两种 ACC 亚型:ACC-1 和 ACC-2。在肝脏和其他脂肪生成组织中,ACC-1 在胞质中合成丙二酸单酰 CoA,并将其作为脂肪酸合成所需 C_2 基团的来源。而在心脏及骨骼肌中,丙二酸单酰 CoA 由 ACC-2 合成,并可能是卡尼汀脂酰 CoA 穿梭系统的调节因素。

(二)丙二酰 CoA 脱羧酶对脂肪酸氧化的调节

丙二酸单酰 CoA 是线粒体脂肪酸摄取强有力的抑制剂。心脏通过 ACC 合成丙二酸单酰 CoA。丙二酰 CoA 脱羧酶通过降解丙二酸单酰 CoA 而调节心脏的脂肪酸氧化速度。

(三)5′-AMP-活化蛋白激酶对心肌脂肪酸氧化速度的影响

5′-AMP-活化蛋白激酶(AMP-activated protein kinase,AMPK)是一种异三聚体蛋白,它含有一个催化亚基和两个调节亚基。AMPK 活性增加可以增加 ACC 磷酸化并抑制其活性,降低丙二酸单酰 CoA 水平,促进脂酰 CoA 进入线粒体,增加脂肪酸的 β-氧化。

(四)PPAR 与脂肪酸代谢

过氧化物酶体增生物激活受体(peroxisome proliferator-activated receptor,PPAR)是核受体超家族的成员之一,在人体中发现 PPAR 存在 3 种表达型:PPARα、PPARβ 及 PPARγ。脂肪酸作为配体与 PPAR 结合后,可以直接作用于其核受体,调控转录因子的活性。PPARα 主要在棕色脂肪组织及肝脏中表达，少部分存在于肾脏、骨骼肌以及心脏。PPARα 控制着肝脏中与脂类代谢有关的大量基因的表达。这些基因参与线粒体的 β-氧化、过氧化氢酶体的 β-氧化、脂肪酸的摄取、脂蛋白的合成与转运。

（颜　凤）

第五节　心肌细胞代谢的调节

心脏的代谢过程受多种因素的调节和控制，包括代谢底物、产物和辅助因子的影响，也有作用于代谢过程的特定酶的变构效应以及激素的调节作用。

一、代谢反应速度的调节

代谢反应速度的调节主要通过对关键酶的调节来进行。已知酵解过程中的已糖激酶、PFK、丙酮酸脱氢酶都有控制作用，其中 PFK 是酵解过程的最有力的控制点。许多因素对于 PFK 都有控制作用，如 ADP、1,6-磷酸果糖、AMP、cAMP、Pi 和 NH_4^+ 可提高 PFK 活性，H^+、柠檬酸、ATP 和 CP 则降低其活性。凡是影响上述各种因素的条件，都能通过 PFK 对酵解过程起调控作用。

除酵解途径外，糖的氧化代谢中的异柠檬酸脱氢酶的活性直接受磷酸化合物浓度的影响。ADP 刺激异柠檬酸脱氢酶的活性，ATP 则抑制该酶的活性，这是糖的有氧代谢的一个重要控制点。当能量不足时，刺激 ATP 生成；反之，则抑制 ATP 生成。

二、膜系统对代谢的调控

胞膜调节底物的供应，线粒体膜调节氧化还原当量的转运，这些都属于膜系统对于代谢的调控。已知细胞的组成成分在细胞内的分布很不均匀，细胞各分区的酶浓度也有很大差异。例如，线粒体中含氧化酶系统和氧化磷酸化体系的酶类，胞质中含有酵解酶类。由于功能上的需要，各分区间的代谢物要川流不息地进行交流活动，如磷酸甘油穿梭、苹果酸穿梭、脂肪酸穿梭等。

（一）磷酸甘油穿梭作用

糖酵解过程中，受 α-磷酸甘油脱氢酶催化产生的 NADH 不能透过线粒体膜，而它在胞质 α-磷酸甘油脱氢酶催化下，与磷酸二羟丙酮作用生成的 α-磷酸甘油可以通过线粒体膜。当磷酸甘油进入线粒体后，又在线粒体内膜上的 α-磷酸甘油脱氢酶作用下重新生成磷酸二羟丙酮。同时，由 α-磷酸甘油脱下的两个 H^+ 被 α-磷酸甘油脱氢酶的辅基 FAD 接受，生成 FADH，并进而将氢传递给 CoQ，进入呼吸链，通过氧化磷酸化作用生成 ATP。此时，所生成的磷酸二羟丙酮顺浓度差从线粒体回到胞质中。依靠 α-磷酸甘油等中间产物在线粒体内外的往返移动沟通胞质和线粒体之间的代谢产物，起连接两个细胞分区的代谢环节的作用，称之为磷酸甘油穿梭作用。

（二）苹果酸穿梭作用

在苹果酸脱氢酶的催化下，胞质中的 NADH 使草酰乙酸接受氢生成苹果酸。苹果酸能自由通过线粒体膜，再受线粒体内的苹果酸脱氢酶催化、脱氢，传给苹果酸脱氢酶、辅酶 NAD^+，又生成 NADH 与草酰乙酸，NADH 进入呼吸链将氢传给氧，通过氧化磷酸化作用生成 ATP。线粒体中苹果酸脱氢产生的草酰乙酸不能透过线粒体膜，所以不能直接回到胞质，要通过较复杂的反应才能实现。

线粒体内产生的草酰乙酸在线粒体谷草转氨酶的作用下先变成天门冬氨酸，然后才可以自由通过线粒体膜回到胞质中去。回到胞质的天门冬氨酸，再经胞质中的谷草转氨酶催化，重新变成草酰乙酸，又可以接受 NADH 上的氢变成苹果酸。如此循环反复，在胞质及线粒体苹果酸脱氢酶与谷草转氨酶的催化下形成一个循环，称为苹果酸-草酰乙酸循环。心肌细胞富含果酸-草酰乙酸循环的有关酶，这些酶所催化的反应是沟通心肌细胞线粒体和胞质间氢传递的主要途径。

（三）脂肪酸在线粒体内外的转送

心肌细胞的脂肪酸进入氧化分解之前，必须先行活化。脂肪酸的活化是由线粒体外的脂酰 CoA 合成酶催化和 CoA、ATP 的参与下完成的。脂肪酸的活化过程大部分在线粒体外面进行，而催化脂酰 CoA 氧化的酶全部分布在线粒体的基质上。活化的脂肪酸不能直接进入线粒体，需要有卡尼汀和两种卡尼汀脂酰转移酶（CPT-1 和 CPT-2）的帮助，才能将活化的脂肪酸带入线粒体内氧化。具体过程是：CPT-1 位于线粒体内膜外侧，催化脂酰 CoA 为脂酰卡尼汀并移到膜内。CPT-2 位于线粒体内膜内侧，催化脂酰卡尼汀重新变成脂酰 CoA。在 CPT-1 和 CPT-2 的联合作用下，将线粒体外的脂酰 CoA 转移到线粒体内进行氧化。

三、激素的调节作用

儿茶酚胺、胰高血糖素等物质都具有使心肌细胞 cAMP 含量增加的作用，从而使心肌收缩力加强，这是通过 cAMP 加强对 Ca^{2+} 的跨膜离子转运系统的作用来完成的。肾上腺素、异丙肾上腺素和胰高血糖素都可以激活心肌细胞的腺苷酸环化酶，增加心肌细胞 cAMP 水平，并能激活磷酸化酶，促进糖原分解代谢。cAMP 通过蛋白激酶影响肌浆网中的 Ca^{2+} 的转运、储存和释放，在 Ca^{2+} 内流增加时，心肌收缩加强，出现正性肌力作用。

四、反馈调节作用

正常组织氧化磷酸化及耗氧速率紧密地偶联于 ATP 的利用，而心室压的变化与心肌耗氧有密切关系。氧耗增加时通过电子传递链的电子流也增加，因而引起 NADH/NAD 比值的降低，导致通过三羧酸循环氧化乙酰 CoA 的速率、酰基 CoA 的 β-氧化速率以及通过丙酮酸脱氢酶的电子流等均增加。在缺氧组织，能荷降低使糖酵解加速，这是通过激活葡萄糖的运输及磷酸果糖激酶而实现的。枸橼酸可以抑制磷酸果糖激酶，在心脏富氧条件下，这对限制糖酵解很重要，特别是在脂肪酸存在时。

正常心脏脂肪酸的氧化受线粒体及胞质内乙酰 CoA/CoA 比值的调控，线粒体基质中乙酰 CoA 水平增高则减少可供 β-氧化的 CoA 水平。乙酰卡尼汀转移酶及转运系统在偶联胞质脂肪酸激活与线粒体乙酰 CoA 氧化速率间起关键作用，主要根据线粒体中乙酰 CoA/CoA 的比值变化，调节胞质乙酰 CoA/CoA 的比值。

糖酵解还受胞质氧化状态的调控。糖酵解产生的 NADH，或通过苹果酸-天冬氨酸穿梭使还原当量进入线粒体而氧化，或通过乳酸脱氢酶使丙酮酸转变为乳酸。糖酵解增加时，3-磷酸甘油醛脱氢酶产生 NADH 也增加。NADH 的增加与糖酵解速率成正比，这样自然会达到一个浓度限度，从而抑制 3-磷酸甘油醛脱氢酶，使糖酵解速率不再升高。

（颜　凤）

第六节 异常心肌细胞能量代谢

一、心肌缺血与心肌细胞能量代谢

心肌缺血是临床上常见的病症之一,由冠状动脉粥样硬化所引起。由于管腔狭窄或血管痉挛以及心脏对氧气的需求量增加,出现一系列氧供需平衡障碍。实际上这些是心肌能量代谢障碍的症状和体征,少数由其他原因引起。

缺血的基本初始问题是血流的减少,因而也引起缺氧。氧供应的突然减少,氧化磷酸化减慢或中止,紧接着高能磷酸盐化合物缺乏,糖酵解和细胞内 pH 值变化,这些变化对心肌收缩有明显的负性影响。当具有膜保护作用的糖酵解产生的 ATP 供应不足时就会发生心肌细胞死亡。

与脂肪酸相比,葡萄糖的磷酸化/氧化(P/O)比值高,缺血心肌葡萄糖摄取增强,即葡萄糖充分利用了有限的氧气。糖酵解作为一种缓冲机制,在有足够的底物时,在缺血-再灌注转换期间可防止心肌细胞去能,也可支持心脏的功能和代谢恢复。

心肌缺血对代谢的影响包括以下几方面:①氧化还原过程减弱,高能磷酸盐物质尤其是 PCr 很快降低;②ATP 在心肌梗死后 1~6 小时下降,下降的程度常和心肌酶的释放成正比;③NADH明显增高,细胞内游离脂肪酸、乙酰 CoA、乙酰卡尼汀及溶血磷脂亦增加;④三羧酸循环明显减慢,细胞内糖原分解和糖酵解增强;⑤心肌乳酸明显增多,引起细胞内酸中毒,溶酶体稳定性下降;⑥由于 PCr 减少,使线粒体内的 ATP 无法外移,ADP 及 Pi 蓄积,ATP 生成减少,使心肌收缩减弱或停止,离子泵功能减退。

二、心肌肥厚与心肌细胞能量代谢

在心肌肥厚发生过程中,心肌细胞的能量供求系统亦发生相应变化,包括耗能(收缩)机构的重组和产能机制的调整,其目的都是趋向于节省能量和更多地合成 ATP。心肌肥厚发生的焦点集中于氧和能量消耗以及新蛋白质的合成。耗能机构的调整涉及许多胚胎型收缩蛋白重新占据显性位置,如肌球蛋白重链的 β 亚型成为主要亚型,还有其他胚胎型肌纤维蛋白的重新表达;产能机制的变化则由正常情况下以脂肪酸氧化供能为主转向更多地依赖于葡萄糖氧化和酵解。

肥厚型心肌病的能量代谢障碍可发生于能量产生、能量转运和储存及能量利用的任何一个环节,能量代谢障碍既可作为心肌病变的原因,亦可作为心肌病变的结果。肥厚型心肌病的能量代谢特点:①线粒体 DNA 的变异、线粒体 DNA 的丢失和多种呼吸链活性的下降,可引起能量代谢途径的改变;②肥厚型心肌病能量供应不足与 ANT 转运能力下降有关,而缺血性心脏病无 ANT 转运和表达的改变;③肥厚型心肌病心肌细胞内总 ATP 酶及线粒体 ATP 酶活性、细胞色素氧化酶活性和琥珀酸脱氢酶活性降低;④琥珀酸脱氢酶和细胞色素氧化酶活性降低,提示心肌能量产生及利用均发生障碍;⑤肥厚型心肌病在其血流动力学超负荷时,伴有心交感神经活性和循环血中儿茶酚胺含量增加,能量代谢障碍可能为去甲肾上腺素性心肌损伤的重要环节;⑥肥厚型心肌病心肌细胞内有 FFA 聚积,聚积的 FFA 会影响心肌的能量代谢。

三、心力衰竭与心肌细胞能量代谢

许多病理条件均可导致心力衰竭,而临床上最常见的导致心力衰竭发生的疾病为缺血性心脏病、高血压、瓣膜性心脏病及心肌病。不同疾病发生心力衰竭的机制不同，所引起的心肌组织能量代谢的改变不同；同一种疾病在不同阶段所发生的心肌组织的能量代谢亦不同；即使同一疾病的同一阶段，由于心肌血流、代谢状况的异质性而在同一心脏的不同部位的代谢改变也不同。

心力衰竭细胞能量代谢特点有：

1. 葡萄糖代谢　心力衰竭时心肌能量代谢的底物首先发生改变，由优先利用 FFA 变为优先利用葡萄糖作为能量代谢的底物。心力衰竭时，无论是何种原因所致，心肌均处于缺血、缺氧状态，FFA 增加及 pH 下降，导致丙酮酸脱氢酶、柠檬酸合成酶及琥珀酸脱氢酶等活性显著下调、三羧酸循环被抑制、有氧氧化显著受抑。

2. 脂肪酸代谢　心力衰竭时脂质代谢的主要特点是脂肪分解增强而脂肪酸的氧化利用受抑，导致血清及心肌组织局部 FFA 浓度升高，心力衰竭患者存在与卡尼汀相关的脂肪酸转运障碍；衰竭心肌组织中由于脂酰 CoA 合成酶的活性减低，导致脂肪酸不能形成脂酰 CoA，抑制脂肪酸的氧化利用；心力衰竭时，存在持续的肾上腺素能系统及 RAS 系统活性增加。血浆儿茶酚胺类物质浓度增高，除了对心肌组织的直接毒性作用外，还导致心肌组织能量利用的障碍及耗氧增加。

3. 能量产生　心力衰竭时能量产生的特征为有氧氧化受到抑制，葡萄糖无氧酵解增强，氧化磷酸化产能减少，底物水平磷酸化产能增加。衰竭心肌除了线粒体电子传递活性显著减低外，肌红蛋白含量亦减少。在衰竭心肌细胞中，线粒体的结构、基因、氧化呼吸链都有改变，一些与代谢有关的酶的表达发生胚胎化。

4. 能量传输　衰竭心肌组织中，除了 ATP 含量减少外，总肌酸含量亦减少，PCr/ATP 比值持续下降，这可能是由于肌酸转运子的含量显著降低所致。心肌组织中 CK 活性的降低导致 ATP 产生及利用的失偶联，直接影响心肌纤维的兴奋-收缩耦联过程，抑制心肌的收缩力。

5. 能量利用的改变　衰竭心肌细胞内 ATP 酶的活性减低，ATP 分解利用障碍，导致心肌舒张功能障碍及收缩力下降。心力衰竭时，除了能量利用障碍外，还存在能量浪费。心力衰竭时，机体耗氧量显著增加，大量的自由能以热能形式浪费。

（颜　凤）

第二篇　心肌损伤常见病因及发生机制

第五章　冠状动脉疾病相关性心肌损伤

第一节　心肌缺血-再灌注损伤

心肌缺血-再灌注损伤(ischemia-reperfusion injury,IRI)在1960年由Jennings等第一次提出。Jennings等研究证实再灌注会引起心肌超微结构不可逆性坏死,该现象逐渐引起医学界的高度重视。在后续的心肌缺血性疾病诊疗过程中,医学家们渐渐发现,对心肌组织造成损伤的主要因素,不仅仅是缺血本身,也存在恢复血液供应后再灌注损伤即各种因素攻击这部分重新获得血液供应的组织内细胞的损伤。

一、心肌缺血-再灌注的概述

缺血心肌恢复再灌注后,有证据表明,再灌注启动的最初数分钟内即可出现中性粒细胞聚集、钙超载或钙再分布、线粒体能量合成障碍、氧自由基生成等现象,导致病情反而恶化。这种在缺血损伤的基础上再次引起的损伤,称之为缺血-再灌注损伤。临床上表现为闭塞的冠状动脉再通、梗死区血液灌流。而重建后一段时间内,有的患者发生血压骤降、心功能不全、心律失常甚至猝死等一系列病情反而恶化的现象。据统计,心肌再灌注损伤导致患者死亡或心力衰竭的发生率分别为10%、25%。

缺血期间的一些变化已为再灌注损伤的发生奠定了基础,再灌注损伤是缺血损伤的延续、扩大和恶化。但直到现在,IRI的病理生理机制还没有被完全阐明。

二、缺血-再灌注对心肌的影响

心肌缺血-再灌注对心肌的影响主要表现为心肌超微结构的变化、心肌能量代谢变化、心电活动的影响及心功能的变化等。

(一)心肌超微结构的变化

IRI时,由于胞膜Na^+-K^+泵受损,致使细胞内Na^+蓄积、渗透压升高,使细胞外水分进入胞内,发生爆发性细胞水肿、肿胀。电镜下观察到的超微结构改变:基底膜部分缺失,质膜破坏,损伤迅速扩展到整个细胞使肌原纤维结构破坏(出现严重收缩带或肌丝断裂、溶解),线粒体损伤(极度肿胀、嵴断裂、溶解,空泡形成、基质内致密物增多)。这说明重新恢复血流引起了快速的结构破坏过程,既破坏膜磷脂也破坏蛋白质大分子及肌原纤维。

再灌注后不但使心肌细胞发生上述的病理变化,同时也导致微血管内皮细胞肿胀加重、破坏,致使扩血管的内皮扩张因子减少和收缩血管的内皮素等形成增多,以及血小板与白细胞黏附阻塞管腔。由于微血管的收缩和阻塞,加之心肌缺血性的强烈收缩外在压挤心肌血管,致使心肌恢复灌流后,部分心肌得不到血液供应,出现无复流现象。这些不可逆改变在心内膜下更易发生。

(二)心肌能量代谢变化

ATP含量在缺血时明显下降,再灌注后ATP含量虽然恢复但速度缓慢。短时间的缺血-再灌注,可使心肌代谢迅速改善并恢复正常,但缺血时间较长后再灌注反而使心肌代谢障碍更为严重。从腺苷酸类代谢来看,缺血时心肌ATP、CP含量迅速下降,CP下降尤甚;由于ATP降解,使ADP、AMP含量升高,氧化磷酸化障碍,线粒体不再对ADP反应。这是因为再灌注时自由基和钙超载等对线粒体的损伤使心肌能量合成减少;后续出现再灌注血流的冲洗,ADP、AMP等物质含量比缺血期降低,造成合成高能磷酸化合物的底物不足。如缺血阻断1小时以上再灌注使受损细胞内ATP和总核酸含量以及ATP/ADP比值进一步降低,并使冠状窦血液中肌酸磷酸激酶、谷草转氨酶和乳酸脱氢酶浓度急剧增高。

(三)心电活动的影响

心肌细胞急性缺血时的电生理改变主要有静息电位降低,动作电位上升的速度变慢,时值缩短,兴奋性和传导性降低,一些快反应细胞转变为慢反应细胞。在心电图上则表现为缺血心肌对应部位ST段抬高,R波振幅增加。再灌注使缺血中心区R波振幅迅速降低,ST段回落到原水平,Q波很快出现,并常常出现心律失常。一般认为ST段抬高和R波振幅增加是心肌急性缺血损伤在心电图上的表现。早期恢复灌注,该损伤是可逆的,再灌注后发生R波振幅降低,Q波迅速形成,则表示心肌有不可逆损伤。心肌缺血后对激动的传导时间延长,心电活动出现碎裂,自律性增强,均为心律失常创造了条件。再灌注后心脏由窦性心律转变为心室颤动,或由室性心动过速转变为室颤,这是由于规律、迅速、反复的室性异位活动造成的。再灌注性心律失常常发生在再灌注的初期,动物多在再灌注10~20分钟发生,犬的心肌缺血-再灌注心律失常的发生率约为50%~70%,大鼠为80%~90%,人冠状动脉内链激酶溶栓治疗后,其心律失常发生率可高达80%。主要表现为期前收缩、自主性室性节律或室性心动过速,有时出现室颤。多为一过性的,但也可出现室颤发生后引起心功能急剧紊乱而致猝死。一般认为临床上休克时心肌缺血-再灌注或解除冠状动脉阻塞出现再灌注心律失常,尤其是致命性心律失常的机会不大,因为再灌注是逐步缓慢进行的。再灌注性心律失常的主要机制与缺血心肌与正常心肌之间传导性和不应期差异,导致兴奋折返有关;也与α受体对儿茶酚胺反应性增强、自律性升高及致颤阈值降低有关;大量钾外逸,大量代谢产物蓄积,氧自由基攻击导致的膜脂质过氧化,也是心律失常发生的重要机制。

(四)心功能的变化

短期缺血-再灌注心功能可得到恢复,长时间缺血后,再灌注虽然恢复了血流,但心脏的功能并未随之改善甚至恶化。有实验研究证实持久的心肌缺血(冠状动脉阻断2小时以上)后再灌注,则收缩功能的异常成为不可逆。阻断冠状动脉1小时后再灌注,血流动力学常常进一步恶化,静止张力逐渐升高,而发展张力逐渐下降,±dp/dt进一步降低,左室舒张末压增加,血管阻力和每搏功降低,总心肌耗氧量增加,尤其在出现严重心律失常(室颤)后,±dp/dt可降到零。目前临床运用超声心动图技术,结合彩色多普勒,可直接观察患者再灌注对心肌收缩力的影响。早在20世纪70年代就发现,夹闭狗冠状动脉15分钟并不引起心肌坏死,但缺血-再灌注后心肌收缩功能抑制可持续12小时。这种短期缺血早期恢复灌注时,心肌收缩功能不能迅速恢复,在较长一段时间内(数天到数周),心肌收缩功能低下,甚至处于无功能状态,称为心肌顿抑。心肌顿抑即此时心肌仍处于可逆性损伤,仍然存活,最终能恢复全部的舒缩功能,是IRI的表现形式之一,常发生在心肌缺血5~15分钟再灌后(有时发生在缺血40~120分钟再灌注)的心肌坏死边缘区的心肌。其发病机制与自由基爆发性生成和钙超载等有关。

三、心肌缺血-再灌注损伤发生机制

心肌 IRI 发生的可能机制包括能量代谢障碍，氧自由基的大量生成，钙超载，白细胞，内皮素及血管紧张素Ⅱ的作用等。

（一）能量代谢障碍

心肌短时间缺血后，发生的损伤是可逆的，如果此时得到再灌注，细胞不至于死亡，但心肌收缩功能却不能很快恢复，说明存在心肌能量代谢障碍。通过进一步研究发现，再灌注时心肌的高能磷酸化合物明显缺乏，说明缺血及再灌注损伤的心肌有氧代谢障碍，高能磷酸化合物缺乏，影响了心功能的恢复。再灌注时高能磷酸化合物缺乏和总腺苷酸水平减少的原因包括以下两点：

1. 线粒体受损　有些学者认为原发性损伤在于线粒体。缺血时线粒体结构的功能障碍出现最早，表现为线粒体肿胀、嵴断裂。线粒体膜发生脂质过氧化，使线粒体结构和功能受损，表现为氧化磷酸化功能受损导致 ATP 生成障碍。致使细胞质中游离钙浓度增加而造成钙超载。

2. ATP 的前身物质减少　包括腺苷、肌苷、次黄嘌呤等，在再灌注时被血流冲洗出去，使总腺苷酸水平下降。在线粒体能量合成障碍、Ca^{2+}稳态紊乱和大量自由基产生这三个病理过程中，能量代谢障碍很可能是心肌 IRI 的始动环节。能量代谢障碍（ATP 减少）使肌膜及肌浆网膜钙泵功能障碍，由于钙泵功能障碍不能排出和摄取细胞质中过多的钙，导致细胞内钙超载，为了维持胞质 Ca^{2+}稳态，线粒体从胞质摄取过量的 Ca^{2+}，又导致线粒体内 Ca^{2+}升高。细胞质中过多的钙最终形成磷酸盐沉积于线粒体，使线粒体结构及功能更加破坏，从而使氧化磷酸化效率降低，进一步阻碍了 ATP 合成，造成恶性循环。能量代谢障碍也是自由基产生的基础，自由基损伤又可加重能量代谢障碍，两者也是互为因果的关系。

（二）自由基的种类、生成及作用

1. 自由基种类及细胞内氧自由基的生成　自由基是具有一个不配对电子的原子和原子团的总称，由氧诱发的自由基称为氧自由基（oxygen free radical，OFR）或活性氧。自由基的种类很多，主要包括非脂性自由基和脂性自由基，前者主要指氧自由基。过氧化氢本身不是自由基，是一种活性氧。H_2O_2在 Fe^{2+}或 Cu^{2+}的作用下可生成 OH·，或者通过 H_2O_2的均裂产生 OH·，这是 H_2O_2造成细胞氧化应激的主要机制。单线态氧也不是自由基，而是激发态的分子氧，也属于活性氧的范畴。分子氧在线粒体细胞色素氧化酶系统中接受一个电子而被还原生成 O_2，这是其他活性氧产生的基础，H_2O_2及羟自由基续发于此。正常生物细胞内存在一套完整的抗氧化酶和抗氧化剂系统，可以及时清除它们，因此对机体无害。在病理条件下，由于 OFR 生成过多或机体抗氧化能力不足，OFR 清除系统功能降低或丧失，生成系统活性增强，一旦恢复组织血液供应和氧供，OFR 便大量产生并急剧堆积，则可引发链式脂质过氧化反应损伤细胞膜系并进而使细胞死亡，介导心肌损伤。总之，自由基反应既可经自由基中间代谢产物不断向前发展，又可由细胞损伤而终止。自由基反应的扩展可以是无限的，但又可为各种自由基清除剂所终止。

2. 心肌缺血-再灌注时 OFR 生成的可能机制　心肌 IRI 时，可通过黄嘌呤氧化酶系统、激活的中性粒细胞、线粒体呼吸链功能异常等机制产生大量氧自由基。关于心肌缺血时 OFR 生成的可能机制有：

（1）黄嘌呤氧化酶系统：黄嘌呤氧化酶（xanthine oxidase，XO）的前身是黄嘌呤脱氢酶

(xanthine dehydrogenase,XD)。正常时只有10%以XO的形式存在,90%为XD。心肌缺血时一方面使细胞内ATP分解产生次黄嘌呤,故在缺血组织内次黄嘌呤大量堆积;另一方面使XD转化为XO。再灌注时,大量分子氧随血液进入缺血组织,XO在催化次黄嘌呤转变为黄嘌呤并进而催化黄嘌呤转变为尿酸的两步反应中,都同时以分子氧为电子接受体,从而产生大量的O_2^-和H_2O_2,后者再在金属离子参与下形成OH·。因此,再灌注时组织内O_2^-、OH·等氧自由基大量增加。

(2)活化的多形核白细胞:缺血心肌组织中多形核白细胞数明显增加,该细胞在吞噬活动时耗氧量显著增加,所摄取的O_2绝大部分经细胞内的NADPH氧化酶和NADH氧化酶的作用而形成氧自由基(O_2^-和H_2O_2等),并用以杀灭病原微生物。但如果氧自由基产生过多或机体清除氧自由基的酶系统活性不足或抗氧化剂不够时,中性粒细胞形成的氧自由基就可损害组织。

(3)线粒体电子传递系统:在缺血缺氧情况下,呼吸链的终末成分被抑制,NADPH还原成NADH,后者的堆积提供大量电子,使氧发生不完全还原产生OFR。

(4)儿茶酚胺氧化过程:在各种应激包括缺氧的条件下,交感-肾上腺髓质系统分泌大量的儿茶酚胺,儿茶酚胺一方面具有重要的代偿调节作用,但大量的儿茶酚胺被单胺氧化酶分解后产生过量电子,分子氧作为电子受体,进而产生大量OFR,往往又成为对机体有害的因素。

3. OFR在心肌缺血-再灌注中的作用　氧自由基大量生成后,导致膜流动性降低、通透性增加,膜上蛋白质或酶损伤、失活以及脂质过氧化作用的有毒产物对细胞及亚细胞膜、细胞器产生毒性效应,使得由OFR介导的脂质过氧化物的过度激活成为心肌IRI的重要原因之一。具体表现为:

(1)脂质过氧化增强损伤生物膜:膜脂是构成膜脂质双层的重要结构及功能成分,自由基与膜脂的不饱和脂肪酸作用而引发脂质过氧化反应。缺血-再灌注时脂质过氧化增强(自由基引发),组织及血浆中脂质过氧化物显著增高,它的形成使膜受体、膜蛋白酶和离子通道的脂质微环境改变,从而改变膜的结构、降低膜的流动性,使膜受体、膜蛋白酶、离子通道和膜转运功能障碍,从而导致膜的通透性增加,酶活性降低等。蛋白质:在自由基的作用下,胞质及膜蛋白及某些酶可交联成二聚体或更大的聚合物,蛋白质的交联将使其失去活性,结构改变;自由基引发的脂质过氧化造成细胞成分间的交联(脂质-脂质交联、蛋白-蛋白交联、脂质-蛋白交联、蛋白-胶原交联),使整个细胞丧失功能。核酸:自由基对细胞的毒性作用主要表现为染色体畸变,核酸碱基改变或DNA断裂。80%是OH·的作用。细胞间基质:氧自由基可使透明质酸降解,胶原蛋白交联,从而使细胞间质变得疏松、弹性降低。

(2)引起细胞内Ca^{2+}超载:磷脂同样为线粒体膜所富有,缺血-再灌注时自由基引发的线粒体膜脂质过氧化或细胞内形成脂质过氧化物作用于线粒体膜,改变膜酶、离子通道的脂质微环境,使膜的液态性和流动性减弱,通透性增强,细胞外Ca^{2+}内流;Na^+泵活性降低,使细胞内Na^+升高,Na^+/Ca^{2+}交换增强,使胞内Ca^{2+}增多;依靠能量的质膜及肌浆网膜钙泵,由于能量不足不能将肌浆中过多的Ca^{2+}泵出或吸收入肌浆网,使得肌浆中过多的Ca^{2+}不能泵出、肌细胞内Ca^{2+}浓度增加,加上由细胞外来的Ca^{2+}最终造成细胞内Ca^{2+}超载,成为细胞死亡的原因。

(3)诱导炎症介质产生:缺血-再灌注时,自由基的大量产生可导致细胞内游离钙的增加,后者使微粒体及质膜上的环氧化酶被激活,催化花生四烯酸代谢,在加强自由基产生及脂质过氧化的同时形成具有高度生物活性的物质,易造成微循环障碍,出现无复流现象。

(4)导致血管内皮损伤:缺血-再灌注中引起冠状动脉大血管及微血管内皮细胞的损伤,使内皮细胞的形态和功能发生异常。缺血-再灌注中的自由基生成是导致血管内皮损伤的关键因素,它使内皮细胞和血管平滑肌细胞发生改变,影响血管壁细胞的生长和凋亡。

(三)钙超载

1. 钙超载概念 1972年Shen和Jennings发现心脏冠状动脉短暂闭塞后复灌可加速细胞内Ca^{2+}的积聚并首次提出钙超载之说。各种原因引起的细胞内钙浓度增多并导致细胞结构损伤和功能代谢障碍的现象称为钙超载。生理状态下,胞质内钙浓度约为10^{-7}mmol/L,而细胞外及胞质内的钙储存系统(如内质网和线粒体)中钙浓度为10^{-3}mmol/L。细胞内外液钙离子的浓度相差1万倍以上,这样大的电化学梯度和浓度差需要强有力的机制来维持。如果这种机制受损,大量钙离子进入细胞内引起钙超载,对细胞产生一系列严重损害。正常状态下,细胞通过一系列转运机制可以保持这种巨大的浓度梯度,以维持细胞内低钙状态。但是再灌注后,钙离子向线粒体转移,导致线粒体功能障碍;钙离子浓度升高,可激活多种酶(如激活膜磷脂酶A)同时促使心肌纤维过度收缩;通过Na^+/Ca^{2+}交换形成一过性内向电流,在心肌动作电位后形成延迟后除极,这是引起心律失常的原因之一。另外,它还促进ATP分解,使能量急剧减少等。目前认为,细胞内钙离子超载是细胞损伤不可逆发展的共同通路。

2. 钙超载的发生机制

(1)细胞膜通透性增高:正常时细胞外板与糖被表面由Ca^{2+}结合在一起,以维持正常的通透性。无钙灌流期出现的细胞膜外板与糖被膜表面的分离,使细胞膜通透性增高,细胞膜的这种损伤为再灌注时钙的大量内流提供了条件。缺血缺氧引起的细胞酸中毒在再灌注时通过细胞内外Na^+/H^+交换和Na^+/Ca^{2+}交换而使细胞内钙增加,而细胞内钙增加可激活磷脂酶,使膜磷脂降解,细胞膜通透性增高,故在灌注时细胞外钙顺着浓度梯度而大量内流,细胞膜通透性增高的更重要的原因可能是再灌注时氧自由基的大量产生。氧自由基可引发细胞膜的脂质过氧化,使膜受损,通透性增高。

(2)Na^+/Ca^{2+}交换异常:生理条件下,Na^+/Ca^{2+}交换蛋白转运方向是将细胞内Ca^{2+}运出细胞,与细胞膜钙泵共同维持心肌细胞静息状态的低钙浓度。Na^+/Ca^{2+}交换蛋白是IRI和钙超载时Ca^{2+}进入细胞的主要途径。Na^+/Ca^{2+}交换机制对维持细胞内钙浓度有重要意义。使用Na^+携带剂提高缺血时细胞内Na^+浓度,再灌注时细胞内Ca^{2+}浓度增加;在缺血前应用Na^+/Ca^{2+}交换阻滞剂DCB不能抑制缺血时Na^+浓度升高,但可减少再灌时细胞内Ca^{2+}浓度升高约50%,这表明缺血-再灌注时细胞内Ca^{2+}浓度的升高主要来自Na^+/Ca^{2+}交换机制。20世纪70年代以来,Na^+对细胞内Ca^{2+}的调节作用越来越受到重视,有学者认为细胞内外的Na^+比值与Ca^{2+}的转运及超载有密切关系:缺血使细胞内ATP含量减少,钠泵活性降低,造成细胞内Na^+含量增高,再灌注时缺血的细胞重新获得氧及营养物质供应,细胞内高Na^+除激活钠钾泵外,还迅速激活Na^+/Ca^{2+}交换蛋白,以加速Na^+向细胞外转运,同时将大量Ca^{2+}转入细胞内,造成细胞内Ca^{2+}超载。

(3)Na^+/H^+交换异常:质膜Na^+/H^+交换蛋白主要受细胞内H^+浓度的变化,以1∶1的比例将细胞内的H^+排出胞外,而将Na^+摄入细胞,这是维持细胞内pH稳定的重要机制。组织缺血时,无氧代谢增强,细胞代谢产物乳酸及H^+积聚,细胞间隙内pH降低,Na^+/H^+交换处于抑制状态;再灌注时细胞内仍处于酸化状态,细胞外的代谢产物因血液灌流恢复而受到冲洗,使pH明显上升,这样就形成一个新的pH跨膜梯度激活Na^+/H^+交换,引起细胞内Na^+增多,再进一步激活Na^+/Ca^{2+}交换,使细胞内Ca^{2+}内流增加;又由于Ca^{2+}/H^+间的相互作用,导致

细胞内 H^+ 浓度升高,更进一步激活 Na^+/H^+ 交换,如此形成恶性循环。在钙反常模型实验中发现,无钙灌注再复钙可导致心肌挛缩并伴有大量磷酸肌酸激酶和乳酸脱氢酶漏出,给予 Na^+/H^+ 交换抑制剂可减轻复钙后的损伤,表明 Na^+/H^+ 交换机制在 IRI 中起重要作用。

3. 钙超载引起再灌注损伤的机制

(1)线粒体功能障碍:细胞内 Ca^{2+} 超载可激活蛋白酶和钙依赖性磷脂酶,促进膜磷脂的分解,破坏生物膜的结构完整性,并在膜磷脂分解过程中产生溶血磷脂进入线粒体抑制 ATP 的合成;加之大量 Ca^{2+} 进入线粒体以磷酸钙的形式沉积于线粒体中,干扰线粒体氧化磷酸化,使能量代谢障碍,ATP 生成减少。线粒体结构和功能的破坏是再灌注不可逆损伤的重要标志。

(2)引起再灌注心律失常:再灌注性心律失常的机制虽尚未完全清楚,目前认为主要与钙超载有关。细胞内游离 Ca^{2+} 主要贮存于内质网和肌浆网中,它主要是受 ryanodine 受体系统和 1,4,5 三磷酸肌醇受体(inositol 1,4,5-triphosphate receptors,IP3-R)系统调控。在正常情况下,当胞内 Ca^{2+} 较低时,高亲和 IP3-R(RH)转为低亲和 IP3-R(RL),从而促使 Ca^{2+} 的释放;当胞内 Ca^{2+} 增加到一定水平时,RL 又转为 RH 状态,使 Ca^{2+} 释放停止。这种周期性反复就形成了胞内小的比较恒定的生理性钙振荡和钙波动。当心肌缺血时,因能量不足,使肌浆网对 Ca^{2+} 的摄取受阻,Ca^{2+} 在胞质中聚集,当再灌注时由于补充了能量,又启动并促进肌浆网泵对 Ca^{2+} 的摄取,从而也增加了下次收缩时对钙的释放。这样,就造成了胞钙内浓度节律性较大的波动,超过了胞内正常钙振荡的范围,结果因心肌自律性增高而导致异位心律失常,又称为钙依赖性心律失常。

(3)促进自由基形成:细胞内钙超载使钙依赖性蛋白水解酶活性增高,促进黄嘌呤脱氢酶转变为黄嘌呤氧化酶,使自由基生成增多,损害组织细胞。

(4)使肌原纤维挛缩、断裂,生物膜机械损伤,细胞骨架破坏:其发生机制为:①缺血-再灌注使缺血细胞重新获得能量供应,在胞质存在高浓度 Ca^{2+} 的条件下,肌原纤维发生过度收缩。这种肌纤维过度甚至不可逆性缩短可损伤细胞骨架结构,引起心肌纤维断裂;②再灌注使缺血期堆积的 H^+ 迅速移出,减轻或消除了 H^+ 对心肌收缩的抑制作用。

(四)白细胞的作用

1. 缺血-再灌注时白细胞浸润的可能机制　白细胞(主要是中性粒细胞)出现于梗死心肌中已为尸检所证实。1984 年 Mullane 及其同事证明,冠状动脉堵塞 60 分钟时心肌组织就有白细胞出现,5 小时后在缺血区有大量的白细胞聚集。根据 Engler 及其同事的研究,再灌注时白细胞数非但不减少反而增加。以犬心肌缺血为模型,再灌注仅 5 分钟,心内膜中性粒细胞就增加 25%,缺血轻的组织白细胞聚集也少。微血管损伤和白细胞激活正常情况下,中性粒细胞与血管内皮细胞的相互作用受内皮细胞上的阴性糖苷及内皮细胞产生的众多抗炎因子的抑制,中性粒细胞处于静止状态。缺血时,激活的中性粒细胞与血管内皮细胞发生固定黏附,导致微血管机械阻塞,并可释放出大量的炎性介质,不但可改变自身的结构和功能,而且使周围组织细胞受到损伤,发生无复流现象,致使细胞发生不可逆性损伤和坏死,即再灌流性心肌损伤。Dreyer 等发现再灌注心肌的血清可刺激中性粒细胞迁移,黏附于血管内皮细胞,诱导 CD11/CD18 在中性粒细胞膜表达,并首先提出缺血-再灌注心肌组织可释放各种炎性因子,从而激活白细胞。组织缺血和再灌注时白细胞浸润增加的机制还不十分清楚。可能原因为:

(1)趋化物质的作用:组织缺血使细胞膜受损,再灌注损伤可使膜磷脂降解,花生四烯酸代谢产物增多,其中有些物质,如白三烯具有很强的趋化作用,吸引大量的白细胞进入组织或吸附于血管内皮。白细胞与血管内皮细胞黏附后进一步被激活,本身也释放具有趋化作用的炎症介质,如白三烯 B4,使微循环中白细胞进一步增多。

(2)细胞黏附分子的作用:黏附分子是指由细胞合成的、可促进细胞与细胞之间、细胞与细胞外基质之间黏附的一大类分子的总称。研究发现,在缺血组织内已有白细胞聚集,其数量可随缺血时间的延长而增加;再灌注早期(数秒至数分钟),血管内皮细胞内原先储存的一些蛋白质前体被激活,释放多种细胞黏附分子。

2. 白细胞对组织损伤作用的机制

(1)嵌顿、堵塞毛细血管有助于形成无复流现象:微动脉及微静脉亦有大量白细胞黏附于内皮细胞,虽不一定堵塞血流,但黏附的白细胞仍可损伤组织并释放趋化因子从而吸引更多的细胞。研究证实,在缺血和再灌注早期白细胞即黏附于内皮细胞上,随后有大量血小板沉积和红细胞缗钱状聚集,造成毛细血管阻塞;且红细胞解聚远较白细胞与内皮细胞黏附的分离容易,提示白细胞黏附是微血管阻塞的主要原因。影响无复流现象的原因很多,包括缺血时间的长短、缺血程度和梗死灶大小等。其中中性粒细胞引起的毛细血管栓塞可能是主要原因,因为用去中性粒细胞的血液灌流,能明显减轻无复流现象。

(2)中性粒细胞可通过产生氧自由基而损伤组织:白细胞能产生多种自由基,如活性氧、卤氧化合物等,激发细胞膜的脂质过氧化,并损伤细胞内的重要成分。

(3)激活的中性粒细胞释放溶酶体酶,可使组织发生蛋白水解性破坏和液化:中性粒细胞可释放出 20 多种酶,其中 3 种引起组织损伤最大。一种是含丝氨酸蛋白酶的弹性蛋白酶,另外两种是含金属的蛋白酶即胶原酶和明胶酶。弹性蛋白酶几乎能降解细胞外液基质中的所有成分,裂解免疫蛋白、凝血因子,并攻击完整的未受损的细胞,激活的胶原酶和明胶酶也能降解各种类型的胶原,导致细胞的损伤。

(4)白细胞可以增加血管通透性:白细胞一旦激活,也可激活磷脂酶 A2,游离出花生四烯酸,导致瀑布效应,产生许多血管活性物质,如白三烯、血小板激活因子等,使血管收缩,通透性增加,促进白细胞对血管壁的黏附等。水肿组织的含水量与白细胞密度呈正相关,说明白细胞可能引发水肿。用除去白细胞的血液进行再灌注,可以防止水肿产生并减轻再灌性损伤。

(李传保)

第二节　冠状动脉粥样硬化

冠状动脉粥样硬化属于全身动脉粥样硬化的一部分,是导致冠心病的最主要的原因。动脉粥样硬化是动脉硬化中最常见、最重要的一个类型。发生在不同部位的动脉粥样硬化均具有相同的特点,从内皮发生功能障碍逐步发展为累及内膜层和中膜层的脂质沉积、纤维组织增生、钙质沉着等病变。鉴于在动脉内膜沉积的脂质外观呈黄色粥样,因此称为动脉粥样硬化。动脉粥样硬化主要累及大、中动脉。

一、动脉粥样硬化的发生机制

(一)易感因素

1. 年龄　动脉粥样硬化的发生可追溯到少儿时期,逐渐加重,尤其是 49 岁以后,进展较快,这可能与老龄化引起的内皮功能障碍和内皮功能修复能力衰退有关。近年来,随着生活方式、饮食习惯的改变,临床发病年龄有年轻化趋势。

2. 性别　女性较男性的动脉粥样硬化发病率低,这主要与雌激素的抗动脉粥样硬化作用有关。女性绝经以后,随着卵巢萎缩,功能丧失,逐渐与男性的发病率相当。

3. 吸烟　吸烟是许多心、脑血管疾病的主要危险因素,与不吸烟者相比,吸烟者冠心病的发病率和病死率增高2~6倍。烟雾中的尼古丁和一氧化碳是引起动脉粥样硬化的主要有害因素。尼古丁可使血浆肾上腺素升高,增强血小板聚集性,促进动脉粥样硬化形成,也可直接作用于冠状动脉和心肌,引起血管内皮增生、冠状动脉痉挛和心肌受损。不吸烟者血中碳氧血红蛋白一般为0.5%~0.7%,而吸烟者血中碳氧血红蛋白浓度可达10%~20%。红细胞携氧能力下降,造成组织缺氧,内膜下层脂肪酸合成增多,前列环素释放减少,血小板易于在动脉壁黏附聚集。此外,吸烟还可使血中高密度脂蛋白胆固醇(high density lipoprotein choles terol,HDL-C)降低,总胆固醇升高。吸烟的这些作用均可促进动脉粥样硬化形成。

4. 肥胖　体重指数(body mass index,BMI)≥30kg/m^2者称肥胖症。肥胖可导致血浆甘油三酯及胆固醇水平的增高,甚至引起代谢综合征,促进动脉粥样硬化的发展。

5. 血脂异常　近年来研究发现,总胆固醇、甘油三酯、低密度脂蛋白胆固醇(low density lipoprotein cholesterol,LDL-C)或极低密度脂蛋白胆固醇(very low density lipoprotein cholesterol,VLDL-C)增高,HDL-C降低是动脉粥样硬化的危险因素。脂质代谢异常,尤其是LDL-C,被认为是动脉粥样硬化发生的最重要的危险因素。如果LDL-C处于比较低的值(<1.8mmol/L)时,即使有其他的危险因素存在,动脉粥样硬化的发展也将非常缓慢;如果LDL-C处于比较高的值或者处于正常范围偏高值时,在其他危险因素的共同参与下,会促进动脉粥样硬化的发展。因此,目前临床上预防和治疗动脉粥样硬化的一个最主要的方法就是调脂药物的应用。

6. 糖尿病或糖耐量异常　糖尿病患者或糖耐量异常患者,血糖升高,促进氧化应激产物的生成和炎症因子的表达,可引起内皮功能障碍。2型糖尿病患者由于胰岛素抵抗往往伴有高甘油三酯血症或高胆固醇血症等代谢异常。此外,糖尿病患者常有第Ⅷ因子的升高和血小板聚集能力的增强。因此,糖尿病或糖耐量异常患者更加容易出现动脉粥样硬化。

7. 高血压　高血压是被公认的动脉粥样硬化危险因素之一,但引起动脉粥样硬化的具体机制尚不明确。目前比较认同的有两个机制:①高血压导致动脉痉挛,加上高血压对动脉血管内皮的刺激,使内皮细胞间隙扩大,通透性增加,使血液中的脂质等成分进入内皮下,刺激炎症分子的表达,促进炎症细胞在血管内皮上的黏附和浸润;②高血压情况下,血管本身供血不足,平滑肌细胞等因缺氧而变形坏死,促进了动脉粥样硬化的发展。

8. 遗传因素　动脉粥样硬化属于多基因遗传病,至今已找出与人类动脉粥样硬化危险因素相关的易感或突变基因200余种。一般认为,父母患有动脉粥样硬化,其子女患动脉粥样硬化性疾病较父母正常者风险更高,如父母一方患有冠心病者,其子女患病率为父母正常者的1.5倍;父母均患冠心病者,其子女患病率为父母正常者的6倍。

(二)分型

1. 按组织学特点分型　美国心脏协会在20世纪90年代根据动脉粥样硬化不同发展阶段的组织学特点,将动脉粥样硬化分为了6种类型。

(1)Ⅰ型:脂质点,表现为动脉内膜上的小黄点或不可见,显微镜下可见在动脉内膜部位的巨噬细胞数量增加,部分巨噬细胞内含有脂滴,形成孤立的、散在的泡沫细胞。

(2)Ⅱ型:脂质条纹,表现为动脉内膜上的黄色条纹或斑纹,显微镜下可见巨噬细胞来源的泡沫细胞成层状分布,内膜部位有平滑肌细胞分布,并且部分平滑肌细胞内也含有脂滴。由泡沫细胞释放出的少量脂质,形成散在的细胞外脂滴。此外,也可见到少量的T淋巴细胞、肥大细胞等细胞的浸润。

(3)Ⅲ型:斑块前期,又称为中间型病灶或过渡型病灶,形态学特点介于Ⅱ型和Ⅳ型之间,显微镜下表现为细胞外的脂滴较多,在内膜和中膜平滑肌层之间形成脂质核,但尚未形成脂质池。

(4)Ⅳ型:粥样斑块,又称为粥样瘤,是晚期动脉粥样硬化病灶的第一阶段,表现为细胞外脂质明显增多、聚集,形成脂质池,内含有胆固醇结晶。脂质池的出现使动脉内膜增厚,形成偏心病灶,但此时动脉管腔并不狭窄,而是引起动脉腔的相应扩张。

(5)Ⅴ型:纤维粥样斑块,又称纤维粥样瘤,是动脉粥样硬化最具有特征性的病变,平滑肌细胞的增生迁移和大量新生成的纤维结缔组织组成覆盖在脂质池上的纤维帽。此时,病变向动脉腔内突出,引起管腔的狭窄。

(6)Ⅵ型:复合病变,在Ⅴ型病变的基础上合并一个或多个并发病变即为Ⅵ型,常见的合并病变为纤维斑块破裂、出血、坏死、溃疡、钙化和附壁血栓形成。该型病变是引起临床事件的主要原因。

2. 按严重程度或性质分型　在过去很长的一段时间里,普遍认为随着动脉粥样硬化病变的增大,管腔逐渐狭窄,引起组织器官供血不足。近年来,由于动脉造影和血管内超声成像技术的应用,对动脉粥样硬化的病变特点有了更加直接深入的认识。一个体积较小的斑块,可能导致严重的临床事件的发生,而一个体积较大的斑块可能不会引起任何的临床症状。按照动脉粥样硬化的斑块性质,可分为两种类型。

(1)稳定型斑块:斑块内的脂质池较小,巨噬细胞相对较少,局部有较多胶原成分和平滑肌细胞,纤维帽较厚而均匀。稳定型斑块可以多年不引起临床症状。

(2)易损型斑块:斑块内脂质池较大,局部有较多的巨噬细胞、T淋巴细胞、肥大细胞等炎症细胞浸润,胶原成分和平滑肌细胞数量较少,典型的不稳定型斑块被称为"薄皮大馅"样的结构。不稳定斑块表面的糜烂、剥脱、破裂和溃疡,可释放组织因子、血小板活化因子等炎症分子,使血小板迅速黏附聚集导致血栓形成,引起严重临床事件的发生。

(三)病理生理机制

动脉粥样硬化的发展是相对比较缓慢的过程,从最初的脂质点到典型的纤维粥样斑块一般需要数年,甚至几十年的时间。但在吸烟、血脂异常、高血糖等条件下,动脉粥样硬化的发展会明显加速。对动脉粥样硬化发病机制的探讨,曾有多达十余种的学说从不同角度进行阐述,如脂质浸润学说、血栓形成学说、致突变学说、受体缺失学说等。1976年,Ross等建立内皮损伤反应学说,之后不断补充修改,提出动脉粥样硬化形成是一个慢性炎症性疾病,这个观点已经越来越得到大家的公认。这个学说认为动脉粥样硬化形成的主要观点:剪切力、高血脂、毒素、免疫性等因素损伤内皮,刺激内皮分泌各种黏附分子,促使单核细胞、淋巴细胞等黏附于内皮细胞,并迁移入内膜下成为巨噬细胞。巨噬细胞通过清道夫受体吞噬ox-LDL-C,成为泡沫细胞。受损的内皮细胞和巨噬细胞能分泌多种生长因子和炎症介质,刺激中膜平滑肌细胞进入内膜,平滑肌细胞也可吞噬脂质,成为泡沫细胞,另外平滑肌细胞在凝血酶、生长因子等刺激下,可发生增殖,并合成和分泌胶原、蛋白多糖和弹性蛋白等,组成斑块基质。

1. 内皮功能障碍　内皮是由位于血管、淋巴管腔内表面的单层内皮细胞组成。血管内皮作为血管壁和血流之间的屏障,在促进水及小分子物质的交换、内分泌、抗血栓、调节血管张力等方面具有重要的生理作用。由于内皮细胞直接与血流接触,理论上讲,各种损伤刺激和心血管危险因素如吸烟、高血脂、高血压、高血糖、高同型半胱氨酸血症等,均首先作用于血管内皮细胞,引起功能的降低或紊乱,导致内皮功能障碍。内皮功能障碍的判断目前尚缺乏金标准,比较公认的是将一氧化氮生成减少作为内皮功能障碍的标志，也可通过血管收缩舒张功能的异常来表示。内皮功能障碍被认为是动脉粥样硬化形成的起始点和关键点。内皮功能受损后，能够产生和释放黏附分子、趋化因子等细胞因子，并且产生更多的活性氧，一方面可以增加单核细胞、淋巴细胞等白细胞和内皮细胞之间的相互作用，另一方面，活性氧和NO结合，生成亚硝酸盐等活性氮类，减少NO的含量，损害血管的舒缩功能并进一步促进炎症因子的释放。此外，内皮受损后，血液中的LDL-C可以通过内皮屏障进入血管内膜，成为动脉粥样硬化斑块脂质沉积的来源。

2. 白细胞的浸润　动脉粥样硬化斑块中的巨噬细胞在斑块进展过程中发挥了关键性的作用。一般认为，斑块中的巨噬细胞来源于血液中的单核细胞。单核细胞进入动脉内皮下主要经历在内皮细胞上的滚动、黏附和浸润3个过程。

(1)单核细胞在血管内皮上的滚动：在各种危险因素刺激下，内皮功能发生障碍，储存在内皮细胞Weibel-Palade小体里面的P-选择素被释放至内皮细胞表面，同时在炎症刺激下，内皮细胞生成E-选择素并分布至内皮细胞表面。内皮细胞表面的P-选择素、E-选择素和单核细胞表面的P-选择素糖蛋白配体-1(P-selectin glycoprotein ligand-1，PSGL-1)相互作用是单核细胞能够在白细胞表面滚动的第一步。之后，内皮细胞表面上的血管内皮细胞黏附分子-1(vascular cell adhesion molecule-1，VCAM-1)和单核细胞上的整合素$\alpha_4\beta_1$之间的相互作用进一步促进了单核细胞在内皮上的滚动。

(2)单核细胞在血管内皮上的黏附：单核细胞在内皮表面滚动的过程中，借助于P-选择素、E-选择素和PSGL-1以及VCAM-1和$\alpha_4\beta_1$之间的相互作用，使单核细胞的滚动速度逐渐减慢。借助于内皮细胞表面的黏附分子VCAM-1、细胞间黏附分子-1/2(intracellular cell adhesion molecule-1/2，ICAM-1/2)分别与单核细胞细胞表面的整合素$\alpha_4\beta_1$、$\alpha_L\beta_2$之间的相互作用，单核细胞黏附并固定在内皮表面。此外，趋化因子CXCL-1，CXCL-2，CXCL-3，CXCL-4，CXCL-5，CXCL-8都能够在单核细胞的黏附过程中发挥一定的作用。

(3)单核细胞的浸润：单核细胞的浸润过程尚未完全阐明。单核细胞黏附于血管内皮表面后，可以穿过内皮细胞或通过内皮细胞间隙进入到血管内皮下。血小板内皮细胞黏附分子-1(platelet endothelial cell adhesion molecule-1，PECAM-1)和CD99促进了单核细胞通过内皮细胞间隙进入内皮下，而ICAM-1则主要作用于单核细胞通过穿内皮细胞途径进入内皮下的过程。此外，连接黏附分子等也可能在单核细胞的浸润过程中发挥作用。

3. 泡沫细胞的形成和凋亡　单核细胞进入血管内皮下后成为巨噬细胞，通过清道夫受体吞噬ox-LDL-C，如被吞噬的脂质不能被及时清除掉，脂质在细胞内积聚形成小的脂滴，使巨噬细胞逐渐转变为泡沫细胞。巨噬/泡沫细胞的凋亡贯穿于动脉粥样硬化形成过程的始终，在动脉粥样硬化早期能够起到减缓动脉粥样硬化的作用，但在晚期能够加重粥样硬化斑块的不稳定性，引起斑块的破裂和血栓形成。

二、冠状动脉粥样硬化导致心肌损伤的机制

冠状动脉粥样硬化斑块不断进展或破裂，引起管腔狭窄或闭塞，导致心肌缺血缺氧或坏死。心肌能量代谢需要消耗大量的氧气。心肌耗氧量的多少主要取决于心率、心肌收缩力和心室壁张力，临床上常以“心率×收缩压”估计心肌耗氧量。心肌细胞摄取血液氧含量可达到65%~75%，因此，心肌细胞对冠状动脉血流中的氧的摄取已接近于最大量，当心肌细胞氧需求量增加时，主要依靠增加冠状动脉的血流量来提供。在正常情况下，冠状动脉循环有很大的

储备，其血流量随着身体的生理情况而变化，使冠状动脉的供血和心肌的需求之间保持动态的平衡。剧烈活动时，冠状动脉扩张，供血量可以增加到休息时的 6～7 倍。动脉粥样硬化病变不断进展，可以导致冠状动脉管腔有明显的固定狭窄（＞50%～75%），正常活动或休息状态下，冠状动脉尚能为心肌提供足够的供血供氧，但在一定强度的运动、情绪激动等条件下，狭窄的冠状动脉不能有效的代偿性扩张，无法为心肌提供足够的血流和氧气，可导致"需氧增加性心肌缺血"。不稳定型动脉粥样硬化斑块发生破裂、糜烂或出血时，造成局部的血小板过度激活和聚集，形成血栓，导致管腔急剧的狭窄加重甚至闭塞，使得冠状动脉血流明显下降，心肌供血供氧严重不足，形成"供氧减少性心肌缺血"。冠状动脉粥样硬化导致的心肌损伤往往不是单一因素作用的，而是需氧量增加和供氧量减少两者共同作用的结果。由冠状动脉粥样硬化导致心肌损伤而引起的心脏病称为冠状动脉粥样硬化性心脏病，也称缺血性心脏病，简称冠心病，是冠状动脉性心脏病的最主要的类型。一般认为，冠状动脉管腔因粥样硬化狭窄超过 50%，就可以诊断为冠心病。1979 年，世界卫生组织将冠心病分为 5 大类即无症状性心肌缺血（隐匿型冠心病）、心绞痛、心肌梗死、缺血性心力衰竭和猝死。近年来，临床上将冠心病的临床类型分为慢性心肌缺血综合征和急性冠状动脉综合征。

（一）无症状性心肌缺血

无症状性心肌缺血也称隐匿型冠心病，是指有心肌缺血的客观证据而无心绞痛及其有关症状。无症状性心肌缺血在普通人群发生率为 2.5%～10%，冠心病患者中高达 60%～80%，远远超过有症状性心肌缺血。无症状性心肌缺血由于无症状往往被忽视，但可造成心肌可逆性或永久性损伤，引起心绞痛、心律失常、心力衰竭、急性心肌梗死甚至猝死，因此，它作为冠心病的类型之一，已越来越引起人们的重视。无症状性心肌缺血可以分为 3 种临床类型。

1. Ⅰ型　临床完全无症状的心肌缺血，是指无任何心血管疾病的临床症状而偶然被发现有心肌缺血的客观表现，通常在评价心血管病危险因素的工作中或因某些特殊职业而行常规体格检查时发现。

2. Ⅱ型　心肌梗死后的无症状心肌缺血，是指心肌梗死患者急性期或恢复期后出现自发或诱发的心肌缺血客观表现，而缺血发作时无症状。心肌梗死后无症状性心肌缺血的发生率是有症状的 4 倍。

3. Ⅲ型　心绞痛同时伴有的无症状心肌缺血，是指心绞痛患者无症状时出现的心肌缺血客观表现或在心电监护、负荷试验等检查中发现，该型较常见。

无症状性心肌缺血的发病机制尚不清楚。心绞痛是由心肌供氧与需氧失衡所致，无症状性心肌缺血也应该是心肌供氧与需氧不平衡所致。有研究结果提示，无症状性心肌缺血 52% 的患者发生于日常生活中，33.5% 发生于睡眠时，只有 14.5% 发生于剧烈活动中，单纯的用冠状动脉供血减少或心肌耗氧增加均难以解释，一般认为可能与下列因素有关：

1. 痛觉感受或神经传导系统病变　糖尿病患者的无痛性心肌缺血或无痛性心肌梗死的发生率明显高于其他患者，考虑糖尿病导致的神经系统病变，使患者痛觉阈值升高或痛觉迟钝。

2. 内源性镇痛物质水平升高　国内外均有报道发现无症状心肌缺血患者的内源性阿片类物质（内啡肽、脑啡肽）水平升高，但也有许多资料不支持这一观点。

3. 心肌缺血时间短、程度轻　冠状动脉血流减少后心绞痛症状通常是继发于心室功能障碍、血流动力学异常和心电图改变之后，推测部分无症状心肌缺血可能是心肌缺血时间较短、程度较轻，或者是有较好的侧支循环。

无症状性心肌缺血并无临床症状,但与心绞痛有着同样甚至更为不良的预后意义。部分患者可能突然转为心绞痛或心肌梗死,也可能逐渐进展为心脏扩大、心力衰竭或严重的心律失常,少数患者甚至猝死。因此,早期发现和诊断该病,有利于预防心血管不良事件的发生。

无症状性心肌缺血实验室检查无特殊阳性指标,但可以通过心电图、超声心动图、核素心肌显像等检查发现客观的证据。

1. 心电图和运动试验　常规心电图检查是简单有效而且最常用的发现心肌缺血的方法,如果结果为阴性,可通过运动平板试验进一步鉴别,其诊断冠心病心肌缺血的敏感性为47% ~80%,特异性为69% ~96%。

2. 动态心电图　是检测日常生活中无症状性心肌缺血最有效的手段,可同时观察静息状态及运动时出现的心肌缺血。目前国内外统一的诊断标准是J点后80ms水平或下斜型ST段压低1mm以上,持续时间超过1分钟。

3. 超声心动图　通过二维超声心动图,可以检测到缺血区心室壁的运动异常及射血功能的改变。

4. 运动核素心肌显像　^{201}铊或^{99m}锝-MIBI心肌断层显像,通过充盈缺损,可发现运动后的心肌缺血区。其诊断价值优于运动心电图或动态心电图。

5. 正电子发射断层心肌显像(positron emission computed tomography,PET)　利用发射正电子的核素示踪剂如^{18}F、^{11}C等进行心肌显像,既可以判断心肌的血流灌注情况,也可了解心肌的代谢情况。PET的敏感性和特异性最佳,但其价格昂贵,限制了其应用。

(二)心绞痛

心绞痛是由于冠状动脉供血不足,心肌急剧的、暂时的缺血缺氧所引起的临床综合征。特点为阵发性的前胸压榨性疼痛或憋闷感觉,主要位于胸骨后部,可放射至心前区与双上肢,尤其是左侧。常发作于劳动或情绪激动后,也可于休息时出现。心绞痛感觉的产生,可能是由于在缺血缺氧情况下,乳酸、丙酮酸、磷酸等酸性代谢产物在心肌细胞内积聚过多,或类似激肽的多肽类物质,刺激心脏内自主神经的传入纤维,经1~5胸交感神经节和相应的脊髓段,传至大脑,产生疼痛感觉。心绞痛可以分为稳定型心绞痛和不稳定型心绞痛。

1. 稳定型心绞痛　稳定型心绞痛也称为劳力性心绞痛,是冠状动脉存在固定性严重狭窄或部分闭塞基础上发生需氧量增加引起的心绞痛。冠状动脉严重狭窄或部分闭塞时,冠状动脉管壁硬化,其扩张性减弱,对心肌的供血量相对比较固定,休息时,心肌的需氧量较少,冠状动脉供血可以满足心肌的需要。但在劳累、情绪激动、饱食、寒冷等情况下,心脏负荷增加,需氧量增加,而冠状动脉供血却不能相应地增加以满足心肌对血液氧气的需求,心肌缺血,氧化代谢受抑,引发心绞痛。

稳定型心绞痛主要表现为压迫、发闷、烧灼样或紧缩性的胸痛,而不是针扎或刀割样痛,有时伴有濒死的恐惧感。范围主要位于胸骨体之后,可波及心前区,有手掌大小范围,甚至整个前胸,也可表现为后背部疼痛,界限不清,常放射至左肩、左臂内侧达无名指和小指,或右肩、右臂、颈、咽、下颌等部位。持续时间一般为数分钟至十余分钟,但不超过20分钟,多为3~5分钟。休息或舌下含服硝酸甘油等,症状可缓解。稳定型心绞痛平时无异常体征,发作时可表现为心率增快、血压升高、表情焦虑、皮肤冷或出汗,有时可出现第三或第四心音奔马律,可有暂时的心尖部收缩期杂音。

稳定型心绞痛除了临床症状和体征外,可以通过以下检查方法进行诊断。

(1)心电图:静息状态下,稳定型心绞痛半数患者在正常范围,余可表现为ST-T改变,有时可表现为房室或束支传导阻滞或室性、房性期前收缩等。心绞痛发作时，绝大多数患者表现为暂时性的ST段压低(≥0.1mV)，有时表现为T波倒置。平时T波持续倒置的患者，发作时可变为直立("假性正常化")。

(2)心电图负荷试验：一般为运动负荷试验，通过增加心脏负荷以激发心肌缺血。采用活动平板或踏车，逐步增加运动强度，以达到按年龄预计的最大心率(220-年龄)或亚极量心率(85%~90%的最大心率)为负荷目标。阳性判定：在R波占优势的导联，运动中或运动后出现ST段缺血型下移≥0.1mV，持续时间>2分钟，运动前原有ST段下移者，应在原有基础上再下移≥0.1mV，持续时间应>2分钟；无病理性Q波导联在运动中或运动后出现ST段弓背向上抬高≥0.1mV，持续时间>1分钟；运动中出现典型心绞痛；运动中血压下降超过10mmHg，或伴全身反应，如低血压休克者。本试验有一定比例的假阳性和假阴性，单纯运动试验心电图结果不能作为诊断或排除冠心病的依据。

(3)动态心电图：即Holter检查，通过连续记录并自动分析24小时或更长时间的心电图，可发现心电图ST段、T波改变和各种心律失常，出现时间可与患者的活动和症状相对照。

(4)超声心动图：稳定型心绞痛患者静息时，心肌并无缺血缺氧，所以心脏的射血功能、室壁运动等并无异常改变，表现为正常的超声心动图。但心绞痛发作时，心肌缺血缺氧，可有射血能力下降、室壁运动异常等心脏功能的改变，此时，可通过超声心动图检查发现。

(5)多层螺旋CT冠状动脉成像(CTA)：冠状动脉CTA是经静脉注射造影剂后利用64排或以上螺旋CT扫描，再经过计算机处理进行二维或三维重建，得出冠状动脉成像的一种检查方法。可用于判断冠状动脉管腔狭窄程度和管壁钙化情况。冠状动脉CTA阴性预测价值较高，如果显示冠状动脉正常，则一般冠状动脉是正常的，但如果显示冠状动脉管腔狭窄，尤其是存在钙化情况下，对冠状动脉狭窄程度的判断上往往存在一定的偏差。

(6)选择性冠状动脉造影(coronary artery angiography，CAG)：是判断冠状动脉狭窄程度比较准确的方法，被认为是诊断冠心病的"金标准"。通过心导管经皮穿刺入股动脉或桡动脉沿主动脉逆行至升主动脉根部，先后插入左、右冠状动脉口，注入少量含碘对比剂，使冠状动脉显像。在不同的投射方位下可清楚地显示出整个左、右冠状动脉的主干及其分支，发现血管有无狭窄并估计其程度。

(7)血管内超声(intravenous ultrasound，IVUS)：是无创性的超声技术和有创性的导管技术相结合的一种诊断方法，利用导管将一高频微型超声探头导入血管腔内进行探测，再经电子成像系统来显示血管管腔及动脉粥样硬化病变的大小。它可明确冠状动脉造影不能确定的狭窄，协助诊断心脏移植术后的冠状动脉病变，观测冠状动脉粥样硬化的进展和消退，评价血管壁的张力和顺应性。

(8)冠状动脉内光学相干断层显像(optical coherence tomography，OCT)：OCT利用光纤干涉仪和能发射低能量、波长1320nm的近红外光源，通过导管技术，成像光纤导丝提供冠状动脉的二维横截面积成像和三维重建图。OCT分辨率优于IVUS，能够用于识别冠状动脉易损斑块、评价支架植入效果等，但具有两个主要的局限性：一是在非透明组织中的穿透性差，显像局限在2~3mm，不能够用于直径较大的血管显像，也不能显示血管壁深层结构的情况；二是第一代OCT成像时必须阻断血流和持续盐水冲洗血管以排除血管中的血液，可导致心肌缺血。第二代OCT无须阻断血流，大大方便了临床应用。

(9)冠状动脉血流储备分数(fractional flow reserve，FFR)测定：FFR是指存在冠状动脉狭窄病变的情况下，该冠状动脉所供心肌区域能获得的最大血流与同一区域理论上正常情况下所能获得的最大血流之比。FFR 通过计算压力导丝测得的冠状动脉狭窄远端压力与由指引导管同步测定的主动脉压力的比值来获得,压力测定应在冠状动脉最大扩张时获得。如冠状动脉不能获得最大扩张,跨病变的压力阶差就会变小,进而低估病变的狭窄程度。冠状动脉扩张可以通过冠状动脉内注射腺苷等药物实现。

(10)磁共振冠状动脉造影(coronary MRA,CMRA):CMRA 是一种无创的可直接对冠状动脉进行显影的技术。运用钆造影剂,CMRA 能够直接地对冠状动脉进行显影并能够预测斑块的稳定性。因其具有一定的局限性,在临床上并不常用。

(11)核素心肌显像:从静脉注射亲心肌的^{201}铊(或^{99m}锝-MIBI),^{201}铊很快随冠状动脉血流被正常心肌细胞所摄取。如果心脏供血正常,所有的心肌细胞都会摄取放射性核素。但如果冠状动脉血管闭塞,其供血范围内的心肌细胞不能摄取放射性核素,显像会呈现为灌注缺损。静息状态下,铊显像所示灌注缺损主要见于心肌梗死后的瘢痕部位。冠状动脉供血不足时,明显的灌注缺损见于运动负荷试验或药物负荷试验后的心肌缺血区。

(12)放射性核素心腔造影:应用^{99m}锝标记体内的红细胞,通过对心动周期中不同时相的显影图像分析,可对左心室射血分数及室壁局部运动进行测量观察。

(13)正电子发射断层心肌显像:正电子发射断层心肌显像(PET)利用发射正电子的核素示踪剂等进行心肌显像判断心肌血流灌注及代谢情况。

2. 不稳定型心绞痛　是由于冠状动脉粥样硬化斑块破裂或糜烂,血小板聚集,不同程度的血栓形成以及冠状动脉痉挛导致急性或亚急性的心肌供氧的减少和缺血加重。不稳定型心绞痛可分为 3 种临床类型。

(1)初发型心绞痛:是指既往无心绞痛或心肌梗死病史,在首发症状 1~2 个月内,很轻的体力活动即可诱发,或有过稳定型心绞痛但已数月未发生,现再次发生时间未到 1 个月。该型易发展为心肌梗死或猝死。

(2)恶化型劳力性心绞痛:在稳定型心绞痛基础上,心绞痛症状逐渐加重,疼痛更剧烈,时间延长或更频繁,活动耐量降低,硝酸甘油等药物缓解效果变差。

(3)自发型心绞痛:自发型心绞痛又可以分为 3 种亚型:①静息型心绞痛:发作于休息时,持续时间通常 >20 分钟;②卧位型心绞痛:发生于平卧休息或熟睡中,发病时不易为硝酸甘油等药物缓解,常需坐起或站立方可缓解,考虑为平卧时回心血量增多,导致心肌耗氧量增加所致,属于重度劳力性心绞痛的表现,可发展为心肌梗死或猝死;③变异型心绞痛:特点为发作有周期性,并有定时发作倾向,如于午间或凌晨睡眠中发作,持续时间短则数十秒,长达 20~30 分钟,程度重,心电图表现为一过性的 ST 段抬高,属于不稳定型心绞痛的一种特殊类型,发病机制为冠状动脉痉挛,可发生于动脉粥样硬化病变的冠状动脉,也可发生在"正常"冠状动脉。

不稳定型心绞痛的临床发作症状程度重,时间长,可达 20~30 分钟,发作次数频繁,休息或含服硝酸酯类药物症状缓解不明显。体征上,发作时,心尖部可闻及一过性的第三心音或第四心音,有时也可闻及二尖瓣反流引起的一过性收缩期杂音。

不稳定型心绞痛缺乏特异性的实验室诊断指标,心肌损伤标志物肌钙蛋白 I(cardiac troponin I,cTnI)等可作为区分不稳定型心绞痛和急性心肌梗死的标志。辅助检查和稳定型心绞痛检查方法相同。

(三)急性心肌梗死

急性心肌梗死(acute myocardial infarction,AMI)是冠状动脉急性、持续性缺血缺氧所引起的心肌坏死。大多是发生在冠状动脉粥样硬化病变基础上,斑块破裂、糜烂继而血小板激活、血栓形成引起冠状动脉血管的持续的、完全的闭塞所致。另外，心肌耗氧量剧烈增加或冠状动脉痉挛也可诱发 AMI。2012 年心肌梗死全球统一定义：血清心肌标志物（主要是肌钙蛋白）升高（至少超过 99% 参考值上限），并至少伴有以下一项临床指标：①缺血症状；②新发生的缺血性 ECG 改变（新的 ST-T 改变或左束支传导阻滞）；③ECG 病理性 Q 波形成；④影像学证据显示有新的心肌活性丧失或新发的局部室壁运动异常；⑤冠状动脉造影或尸检证实冠状动脉内有血栓。

约半数以上的 AMI 患者在发病前数日或 1 ~2 周有乏力、胸部不适、心悸、烦躁、多汗等前驱症状。其中，以新发心绞痛或原有的心绞痛加重最突出。典型的 AMI 症状表现为突然发作剧烈而持久的胸骨后或心前区压榨性疼痛，多发作于清晨或安静休息时，诱因多不明确，持续时间长达数小时甚至更久，患者常伴有烦躁不安、出汗、恐惧感或濒死感。少数患者无疼痛感，仅表现为胸闷或出汗等非典型的症状。有些患者首发症状表现为休克或急性心力衰竭，甚至猝死。体征上，心脏浊音界可正常也可轻度至中度增大，心率多增快，心尖部第一心音减弱，可出现第三或第四心音奔马律。乳头肌功能失调或断裂时，可出现粗糙的收缩期杂音或收缩中晚期喀喇音。室间隔穿孔时，可闻及胸骨左缘 3 ~4 肋间新出现的粗糙的收缩期杂音。部分出现反应性纤维性心包炎的患者，可出现心包摩擦音。如出现心力衰竭或心源性休克，可出现相应的体征。

AMI 的临床分型：

1 型：由冠状动脉斑块破裂、裂隙或夹层引起冠状动脉内血栓形成，从而导致自发性心肌梗死。

2 型：继发于心肌氧供需失衡（如冠状动脉痉挛、心律失常、贫血、呼吸系统衰竭、高血压或低血压）导致缺血的心肌梗死。

3 型：疑似为心肌缺血的突发心源性死亡，或怀疑为新发生的 ECG 缺血变化或新的左束支传导阻滞（LBBB）的心源性死亡。由于死亡已经发生，患者来不及采集血样进行心肌标志物测定。

4 型（4a 和 4b）：与经皮冠状动脉介入治疗（PCI）相关的心肌梗死，其中将 4 型心肌梗死分为 4a 型和 4b 型，4a 型心肌梗死定义为 PCI 过程所致的心肌梗死，包括球囊扩张和支架植入过程，标准是：术后患者血清肌钙蛋白水平升高超过 99% 参考值上限的 5 倍，并且伴有其中之一临床指标：①心肌缺血症状；②新的 ECG 缺血变化；③造影所见血管缺失；④有新的心肌活力丧失；⑤新的室壁运动异常的影像学证据。4b 型心肌梗死定义为支架血栓形成的心肌梗死，标准是：冠状动脉造影或尸检所见有缺血相关血管有血栓形成，血清心肌标志物升高至少超过 99% 参考值上限。

5 型：与冠状动脉旁路移植术（CABG）相关的心肌梗死，患者的肌钙蛋白超过 99% 参考值上限 10 倍，并伴有以下情况之一：①ECG 新出现的病理性 Q 波或 LBBB；②造影显示新的桥血管或原冠状动脉闭塞；③影像学证实新发的存活心肌丢失或局部室壁运动异常。

AMI 也可根据心电图 ST 段有无抬高分为急性非 ST 段抬高型心肌梗死（non-ST-segment elevation myocardial infarction，NSTEMI）和急性 ST 段抬高型心肌梗死（ST-segment elevation myocardial infarction，STEMI），这两种类型均具有心肌细胞的坏死，但是心肌坏死的程度不同。NSTEMI 比 STEMI 心肌坏死的程度相对较轻，临床症状也较轻，并发症相对较少。在心电图上常无病理性 Q 波。但 NSTEMI 的心肌梗死后心绞痛明显多于 STEMI，提示常有残余的濒危心肌，有进一步加重的可能，而且其预后并不优于 STEMI，需要受到足够的重视。

AMI的实验室检查最典型的表现为心肌损伤标志物的升高，包括肌红蛋白、心肌肌钙蛋白I(cTnI)或心肌肌钙蛋白T(cTnT)、肌酸激酶同工酶(CK-MB)。心肌损伤标志物增高水平与心肌坏死范围以及预后明显相关。其中，肌红蛋白在AMI后2小时内升高，出现时间最早，并且十分敏感，但特异性不强，可用于早期对心肌梗死的判断；cTnI或cTnT在AMI后3～6小时升高，特异性最高，可持续10～14天；CK-MB在AMI后4小时内升高，3～4天内恢复正常，对早期心肌梗死的诊断及再梗有较大的诊断价值。此外，血液里白细胞的升高，血沉加快，C反应蛋白的升高均可在一定程度上帮助诊断心肌梗死。

AMI的辅助检查包括心电图、超声心动图、放射性核素检查等方法。

1. 心电图　NSTEMI缺乏特异性的心电图表现，心电图可表现为ST段的压低、T波异常，也可表现为正常的心电图。STEMI的特征性心电图演变为ST段呈弓背向上抬高、病理性Q波及T波倒置。

2. 超声心动图　超声心动图可发现心肌梗死后的室壁运动异常、左室射血功能下降、瓣膜反流、室间隔穿孔、室壁瘤等心脏结构和功能的改变。

3. 冠状动脉造影　可发现导致AMI的“罪犯血管”的狭窄或闭塞程度。

此外，放射性核素检查、PET等检查在AMI的诊断中也具有重要的价值。

(四)缺血性心力衰竭

缺血性心力衰竭，也可称为缺血性心肌病，是指由于冠状动脉疾病引起长期心肌缺血、坏死和心肌冬眠或顿抑，导致心肌局限性或弥漫性纤维化，产生心脏收缩和(或)舒张功能受损，引起左心室扩大或僵硬，并出现心力衰竭的临床表现，伴或不伴有心绞痛的临床综合征。缺血性心力衰竭是心力衰竭最主要的一个类型，占全部心力衰竭的2/3。心肌缺血通过多种机制促进了缺血性心力衰竭的发生。心肌缺血发生后，严重的、持续的心肌细胞缺氧，能量代谢受到抑制，可诱发局部心肌坏死，心肌功能完全丧失；严重的、短暂的(<20分钟)心肌缺血导致心功能持续降低，心肌虽无坏死，但功能障碍可持续1周以上，随着血流的再灌注，心肌功能能够逐渐恢复，称为心肌顿抑；慢性的、持续的心肌缺血，心肌可维持组织生存，但又处于一种持续的功能低下的状态，血流恢复，心肌功能可逐渐恢复，这种现象称为心肌冬眠。急、慢性心肌缺血在神经内分泌等调节下，可以引起心肌细胞肥大、间质纤维化、心肌瘢痕的形成，引起心肌重构，导致心脏结构和功能永久性的改变。此外，由冠状动脉病变导致的心肌缺血而产生的心力衰竭，反过来，又可加重心肌缺血，形成心肌缺血-心力衰竭-心肌缺血的恶性循环。缺血性心力衰竭的诊断依赖于患者的病史、临床表现及辅助检查。可参见其他章节。

(五)猝死

心脏性猝死是指急性症状发作后1小时内发生的以意识突然丧失为特征的、由心脏原因引起的自然死亡。心脏骤停是心脏性猝死的直接原因。冠状动脉粥样硬化是最常见的病理基础。动脉粥样硬化斑块破裂导致急性冠状动脉内血栓形成，发生率约为15%～64%，但有急性心肌梗死的表现者仅为20%。致命性快速心律失常是导致心脏性猝死的主要病理生理性机制。

(魏述建)

第三节　冠状动脉痉挛

冠状动脉痉挛是指冠状动脉在各种因素刺激下发生一过性收缩，引起管腔部分狭窄或完全闭塞,导致心肌缺血的一组临床综合征,其本质是血管的舒缩功能调节紊乱。冠状动脉痉挛易发作于有动脉粥样硬化的血管,也可发作于看似“正常”的冠状动脉。冠状动脉痉挛是变异型心绞痛的病理生理基础,也可引起急性心肌梗死、恶性心律失常甚至猝死等严重不良心血管事件。

一、冠状动脉痉挛的发生机制

(一)常见原因和诱因

1. 吸烟　吸烟是冠状动脉痉挛的最主要的独立危险因素。其引起冠状动脉痉挛的机制比较复杂。吸烟导致内皮功能障碍可能是导致冠状动脉痉挛的主要原因。吸烟刺激内皮细胞产生大量的活性氧,减少 NO 的生成,并促进内皮细胞凋亡,使内皮舒缩功能紊乱,导致动脉粥样硬化的发生,最终使冠状动脉易于发生痉挛。

2. 心理应激与自主神经功能紊乱　冠状动脉上有 α、β 两种肾上腺素能受体,α 受体被激活时,可引起冠状动脉收缩,β 受体被激活时,引起冠状动脉舒张。心理应激状态时,交感神经兴奋,释放大量的去甲肾上腺素,作用于 α 和 β 受体,并且作用于 α 受体的作用发挥主导作用,收缩血管,可诱发冠状动脉痉挛。自主神经功能紊乱时,交感神经和副交感神经兴奋平衡失调,也可促进冠状动脉痉挛的发生。

3. 血脂异常　各种血脂异常均能促使血管内皮损伤,尤其是 LDL-C 的升高。LDL-C 升高后,进入血管内皮下使脂质沉积于血管壁,促进氧化应激和炎性介质的释放,导致内皮功能障碍。

4. 血糖升高和糖尿病　血糖升高和胰岛素抵抗与冠状动脉痉挛的关系,目前尚无统一结论。一般认为,血糖升高和胰岛素抵抗可增加氧化应激、促进炎症因子表达、减少 NO 表达、诱导细胞凋亡,损伤血管内皮细胞,导致血管内皮功能障碍,最终促进冠状动脉痉挛的发生。

5. 高血压　高血压与内皮功能障碍密切相关,但高血压与冠状动脉痉挛的关系尚没有定论。

6. 心肌桥　心肌桥是一种先天性血管畸形,指冠状动脉的某一段或其分支的某一段走行于心肌内,该段心肌称为心肌桥。心肌桥可以导致“收缩期狭窄”。收缩期狭窄是指在心脏的收缩期,由于心肌的收缩,引起心肌桥位置的冠状动脉狭窄,而舒张期冠状动脉管径是正常的。心肌桥通过压缩冠状动脉引起局部的剪切力的改变,可引起血管内皮结构和功能的异常,引发冠状动脉痉挛。

7. 其他　其他引起冠状动脉内皮功能障碍的因素也可诱发冠状动脉痉挛。

(二)病理生理机制

冠状动脉痉挛发生的机制尚未阐明,目前的研究表明可能与以下几种病理生理机制有关:

1. 内皮功能障碍　NO 是主要的内源性血管舒张因子,NO 有松弛血管平滑肌,抑制平滑肌细胞增殖,减少胶原纤维产生,抑制血小板黏附和聚集,抑制氧化应激等作用。内皮素-1(endothelin-1,ET-1)是迄今所知最强的缩血管物质,是调节心血管功能的重要因子,对维持基础血管张力与心血管系统稳态起重要作用。内皮细胞在氧化应激等因素下功能受损,内皮细胞生成 NO 等舒张血管物质减少,内皮素-1 等收缩血管物质增加,血管舒缩功能发生障碍。内皮功能障碍使得冠状动脉容易发生痉挛。

2. 血管平滑肌细胞收缩应激性增高　血管平滑肌细胞对 Ca^{2+} 的敏感性增加,即“钙敏化”。Ca^{2+} 是平滑肌收缩的激活信号,钙通道阻滞剂能够有效抑制冠状动脉痉挛的发生,表明钙敏化在冠状动脉痉挛的发生过程中发挥了非常重要的作用。

3. 自主神经功能紊乱 冠状动脉与自主神经之间有密切关系,同时受到交感神经和副交感神经支配。自主神经功能紊乱时,交感神经和儿茶酚胺系统活性下降,致使β受体的舒血管作用减弱,迷走神经系统收缩血管作用相应增强,导致冠状动脉痉挛的发生。

4. 氧化应激 氧化应激是指机体组织氧自由基的生成增多,清除减少,导致活性氧蓄积。氧化应激可能会引起血管内皮细胞损伤,促进细胞凋亡,引起内皮功能障碍;还可以促进平滑肌细胞的增殖,调节血管平滑肌细胞的表型转换,使血管平滑肌细胞的收缩反应性增加。因此,氧化应激可以通过内皮功能障碍和血管平滑肌收缩应激性增高促进冠状动脉痉挛的发生。

二、冠状动脉痉挛引起心肌损伤的机制

冠状动脉痉挛引起的心肌损伤主要是通过冠状动脉主干及其分支一过性收缩,使得血管管腔完全或不完全性闭塞,导致相应支配的区域心肌产生缺血缺氧所致。临床上可表现为变异型心绞痛、无痛性心肌缺血、急性心肌梗死、心律失常和猝死等。

1. 变异型心绞痛 又称为冠状动脉痉挛性心绞痛,是冠状动脉痉挛最典型的临床表现形式,表现为静息状态下发作的心绞痛,通常伴有心电图短暂性的ST段抬高,但也可以不抬高,或者压低。变异型心绞痛的发作无明确的体力劳动、情绪激动等诱因,多发生于休息时或睡眠中,吸烟、饮酒、情绪激动、寒冷等因素可诱发。变异型心绞痛发作的症状、部位与典型的心绞痛相似,但发作时间相对固定,持续时间差异较大,短至几十秒,长则达30分钟。

2. 无痛性心肌缺血 冠状动脉痉挛发生时在各种因素影响下,可能不会引起心绞痛发作,而只是表现为心电图上的一过性ST段改变,但无痛性心肌缺血可能进一步发展为心肌梗死、恶性心律失常、猝死等严重不良心血管事件。

3. 急性心肌梗死 冠状动脉痉挛一方面可以通过诱发动脉粥样硬化斑块的破裂、出血,导致局部血小板的激活、聚集,血栓形成,堵塞血管管腔,导致支配心肌的严重的缺血、缺氧,导致急性心肌梗死的发生;另一方面,长时间的冠状动脉痉挛本身,动脉管腔长时间的严重狭窄或闭塞,也可以导致急性心肌梗死的发生。

4. 心律失常 冠状动脉痉挛引起心肌急性缺血后,常导致心脏电生理活动紊乱,诱发严重心律失常,包括室性心动过速、心室颤动、窦性停搏和完全性房室传导阻滞等。

5. 猝死 冠状动脉痉挛导致猝死,难以通过心电图、冠状动脉造影等辅助检查手段证实,但冠状动脉痉挛可以明确引起急性心肌梗死、恶性心律失常的发生,因此,猝死患者中部分可能是冠状动脉痉挛所致。

冠状动脉痉挛可以通过以下检查方法协助诊断:

1. 心电图 心电图改变往往早于临床心绞痛发作,心电图上可表现为缺血性ST-T改变或各种心律失常,伴或不伴有心绞痛的临床表现。

2. 运动心电图 平板运动试验对冠状动脉痉挛的诊断价值较弱。一般清晨较容易诱发出冠状动脉痉挛。

3. 动态心电图 动态心电图通过24小时或更长的时间记录患者的心电活动,更容易捕捉到冠状动脉痉挛发作时心电图的改变。动态心电图既可以检测有无心肌缺血的发生,也可以对冠状动脉痉挛的治疗提供参考依据。

4. 超声心动图 冠状动脉痉挛未发作时,心脏的结构和功能往往在超声心动图上表现为正常,冠状动脉痉挛发作时,由于缺血缺氧引起心肌结构和功能的改变,可以由超声心动图

证实。

5. 冠状动脉造影 经心导管注入造影剂后,如果发现冠状动脉出现一过性狭窄或完全闭塞,应用硝酸甘油或其他扩血管药物后,冠状动脉管腔恢复正常,可诊断为冠状动脉痉挛。

6. 放射性核素心肌灌注显像 放射性核素心肌显像通过观察心肌有无显像缺损区,判断心肌缺血情况。发现心肌缺血后,给予钙通道阻滞剂,如果心肌缺血状况消失,则考虑为冠状动脉痉挛引起的心肌缺血。

7. 激发试验 冠状动脉痉挛无发作时,难以通过心电图、超声心动图等检查方法寻找到客观的证据,在条件允许的情况下,可以通过激发试验协助诊断。激发试验包括冷加压、过度换气、运动负荷、心理应激、酒精负荷、麦角新碱试验、乙酰胆碱试验等。激发试验诱发冠状动脉痉挛发生后,可以通过心电图、冠状动脉造影及核素心肌显像等检查方法获得客观的证据。

(魏述建)

第四节 冠状动脉微循环障碍

心肌缺血与心外膜冠状动脉阻塞性粥样硬化之间的关系已被大家广泛认可,而且冠状动脉造影也证实了冠状动脉疾病(coronary artery disease,CAD)严重程度和范围与患者生存率之间的关系。但是,在临床实践中,我们经常会遇到梗死相关血管已成功再通,但仍然出现无复流现象或持续的缺血性胸痛;或者冠状动脉造影未见冠状动脉狭窄或狭窄小于50%,而反复胸痛患者的运动负荷试验出现阳性结果。目前我们认为,这些现象与冠状动脉微循环障碍(coronary microvascular dysfunction,CMD)有关。在过去的20年里,一系列的研究发现冠状动脉微循环的功能和结构异常在许多疾病中均有出现,在某些情况下,冠状动脉微循环障碍是疾病的伴随现象,而有些情况下却是预示疾病风险的重要因素,甚至可能是直接导致心肌缺血的病理生理机制。冠状动脉微循环是心肌细胞物质、能量及信息传递的主要场所,其功能障碍会直接影响心肌细胞代谢及心脏功能,甚至决定心血管疾病的发生、发展、疗效及预后。同时,心血管疾病本身也会造成或加重冠状动脉微循环结构异常和功能障碍。

一、冠状动脉微循环的解剖及生理

认识冠状动脉循环的解剖和生理是理解冠状动脉微血管病变病理生理机制的基础。冠状动脉系统由功能不同的3部分组成:心外膜冠状动脉、前小动脉及小动脉,但准确的分界线在解剖学和组织学层面上还未完全确定。第一部分位于近端,为心外膜冠状动脉,直径范围从500μm到2~5mm不等,属于容量血管,内弹性膜和中膜平滑肌发达,具有较强的收缩力,能使管腔明显地缩小或扩大,调节分配心脏各部位的血流,对冠状动脉血流阻力的影响较小。中间部分为前小动脉,直径范围100~500μm,主要作用是维持小动脉起始部分的血压稳定在一个相对狭窄的范围内。前小动脉因其心肌外位置及管壁厚度,免受可扩散的心肌代谢产物的直接血管舒缩控制。最远端为壁内小动脉,直径<100μm,其功能是匹配心肌供血与物质消耗。其中,直径<200μm的前小动脉及小动脉在冠状动脉造影中不可见。小动脉、毛细血管和微静脉构成了冠状动脉微循环,是冠状动脉系统主要的阻力来源,也是心肌细胞与血液循环之间进行物质、能量及信息代谢的直接场所。

当冠状动脉血流量发生变化时,心外膜下冠状动脉和近端小动脉会通过内皮依赖的血管扩张作用保持相对稳定的剪切应力。当主动脉压力增加时,远端前小动脉通过肌源性的收缩维持小动脉起始血压的稳定。小动脉对冠状动脉血流产生的是基本的代谢调节,静息时张力较高,心肌耗氧量增加时代谢产物释放,小动脉迅速扩张,这种扩张降低了整个冠状动脉网络的阻力和远端前小动脉的压力,进而诱发肌源性血管扩张。此外,远端前小动脉和小动脉的扩张导致剪切应力的增加,触发了较大的前小动脉和容量血管的流量依赖性扩张。因此,冠状动脉循环通过不同机制对不同微血管区域阻力的调节,实现血流与心肌耗氧的合理匹配。当冠状动脉微循环出现障碍,使得冠状动脉血流储备减少,在心肌需氧增加时,心肌组织氧及能量供需不平衡,继而出现胸痛、心功能不全等表现。

二、冠状动脉微循环障碍的发病机制

(一)微血管结构改变

微血管结构异常包括血管管腔狭窄和血管稀疏两个方面,这些改变会显著增加微循环的阻力造成心肌灌注障碍。

1. 血管管腔狭窄

(1)血管内阻塞:主要表现为微血管栓塞。原因可能包括动脉粥样硬化斑块破碎物质、微栓子、中性粒细胞-血小板聚集。粥样斑块碎片和血栓物质主要发生在PCI过程中,与易损斑块的血管内干预有关。微栓塞常引起微小心肌梗死(infarctlets),伴有心肌损伤标志物的升高,与标志物不升高的PCI相比,患者的预后更差。微栓子和中性粒细胞-血小板聚集引起的微栓塞主要发生在STEMI溶栓术后或者直接PCI术后。与缺血-再灌注损伤有关,包括内皮功能障碍、炎症反应、血小板聚集和血管收缩。

(2)血管壁增厚:①血管重构:主要是由于平滑肌细胞肥大、血管中膜的胶原过度沉积以及不同程度的内膜增厚,壁内小动脉出现重构,血管壁明显增厚。这种微血管的重构弥漫存在于整个左心室心肌,有时也累及一部分右心室。重构会引起血管管腔的相对狭窄,管壁/管腔比例升高,继而使得冠状动脉最小阻力增加、心肌血流量和冠状动脉血流储备(coronary flow reserve,CFR)降低。在肥厚型心肌病患者中,这种结构的异常比高血压患者更为显著。小冠状动脉的血管重构与特定的发病因素有关,并不是仅仅继发于血管超负荷和心肌细胞的肥大增生。②组织水肿:心肌缺血后,细胞内钠和钙超载会导致心肌细胞的肿胀,内皮细胞肿胀突起,并充满毛细血管直到微血管完全闭塞,同时内皮细胞裂隙间充满了红细胞。间质水肿导致微血管受压,影响微循环的完整性;③管壁浸润:浸润性心脏病,如Anderson-Fabry病和淀粉样变,使得代谢产物在内皮细胞、平滑肌细胞以及细胞间质中的异常浸润积聚,造成微血管管壁增厚。

(3)壁外压迫:在心动周期中,冠状动脉血流量(coronary blood flow,CBF)主要受心肌内压和心室内压在收缩期和舒张期的波动影响。CBF主要是在舒张期发生,所以心脏舒张异常对心肌灌注的影响更大。而发生于原发性或继发性左室肥大的收缩期心肌内压和心室内压的增加也会对心肌灌注产生负性影响。事实上,在收缩期对微血管的压迫使得心内膜下血管不能为舒张期的扩张做好准备,从而影响到舒张期心内膜下微血管的心肌血流量。

2. 血管稀疏 主动脉瓣狭窄、高血压等因素长期影响心肌负荷,造成心肌细胞肥厚、间质纤维化以及冠状动脉微血管的相对稀疏。

(二)微血管功能改变

引起冠状动脉微血管的功能性异常的因素更为复杂,主要包括内皮细胞、平滑肌细胞功能受损等血管内因素,神经-体液异常等血管外因素,表现为微血管舒张不良和收缩过度。

1. 血管内因素

(1)内皮依赖的血管扩张功能障碍:无论是静息状态还是心肌耗氧量增加的情况下,在前小动脉水平,内皮细胞对冠状动脉微循环的血流量调节起着决定性影响。因此,内皮功能的改变通常会引起心肌血流量与心肌代谢需求之间的不平衡。主要通过以下机制实现:①NO 生成减少:NO 的产生和释放是内皮介导的血管扩张的重要机制,内皮细胞受损时,NO 的产生明显减少。其中 NO 合酶的活性减低是最常见的原因,在某些情况下,NO 合酶的辅助因子的减少也参与内皮介导血管舒张功能受损的发生。②NO 分解增多:NO 可以被很多因素灭活,其中起主要作用的是超氧化物阴离子。活性氧的生成过多,最终导致超氧化物阴离子产物在组织或微循环水平的增加。常出现在一些与内皮依赖的血管扩张障碍相关的临床状况中,包括糖尿病、肥胖、吸烟和其他心血管危险因素。

此外,功能失调的内皮也会削弱其抗血小板聚集、抗炎、抗增生的作用,反而会起到促聚集、促炎、促增生的不良作用。

(2)非内皮依赖的血管扩张功能障碍:尽管大量的数据表明非内皮依赖的血管扩张功能障碍在冠状动脉微血管病变中的重要作用,但其确切的病理生理机制仍然没有完全阐明。目前已知的是两个与平滑肌细胞松弛有关的细胞内信号转导途径的异常。途径之一是激活腺苷 A_2受体和肾上腺素能 β_2受体,腺苷酸环化酶激活后引起 cAMP 的生成增多。第二个细胞内途径由内皮细胞释放的 NO 来激活,依赖于鸟苷酸环化酶活化产生 cGMP。细胞内 cAMP 和 cGMP 的激活引起 ATP 依赖的钾通道的异常开放,最终导致细胞超极化和电压依赖性钙通道的关闭。因此,平滑肌细胞中以上途径相关受体、信号传导以及作用靶点的异常均可导致平滑肌松弛障碍。

冠状动脉微循环中非内皮依赖的平滑肌细胞松弛功能的改变可能是源自平滑肌细胞对活性代谢产物的反应性下降,这些代谢产物对冠状动脉血流量、自身调节和反应性充血均起到代谢调节的作用,也参与血流介导的血管扩张。包括腺苷、H^+、CO_2、H_2O_2、β_2受体激动剂、前列环素和 NO。但在临床工作中,这些物质对冠状动脉微血管病变的确切作用尚缺乏特异的检测手段。

2. 血管外因素

(1)自主神经功能紊乱:交感神经占优势的交感迷走失平衡可引起微血管平滑肌收缩过度。迷走神经兴奋时,其节前纤维所释放的乙酰胆碱可使交感神经的节后纤维释放去甲肾上腺素,诱发微血管痉挛。

(2)体液因素异常:血管内皮细胞受损时,血栓素 A_2释放增多,合成前列环素减少;血管内皮素(endothelins,ET)增多,NO 合成减少。ET 增强去甲肾上腺素和 5-羟色胺对冠状动脉的收缩作用,破坏前列环素和血栓素 A_2的平衡,诱发微血管痉挛。

值得注意的是,一些导致内皮功能障碍和促使内皮从血管扩张器向血管收缩器转变的心血管危险因素,如吸烟、高脂血症等造成的氧化应激状态,会促进体内强大的缩血管物质 ET-1 的产生和释放。而且,一些缩血管物质会选择性的强烈收缩微血管,却对心外膜冠状动脉产生微弱的影响。

三、冠状动脉微血管障碍的分类

冠状动脉微循环障碍对于心肌损伤的作用可以分为急性与慢性两个时相。急性损伤主要与闭塞血管再通后心肌缺血-再灌注对微循环的重大打击有关,如介入治疗后常见的无复流现象。而慢性损伤则主要体现在慢血流和 X 综合征等临床表现上,慢血流是各种危险因素长期作用导致微循环灌注不良的结果,而X综合征则主要为神经敏感性增强合并微血管功能障碍所造成。

由于发生时的临床情况不同,冠状动脉微血管障碍可分为4种类型。

1. 无冠状动脉疾病和心肌病情况下出现功能障碍 与传统冠心病危险因素相对应,其常见的原因有吸烟、高血压、高脂血症、糖尿病、胰岛素抵抗和微血管性心绞痛(X综合征)等。由于这种类型的功能障碍至少部分可逆,应用无创性CFR对其进行评估可用来指导治疗,以减少危险因素的影响。

2. 存在心肌病情况下出现功能障碍 通常是由壁内小动脉的异常重塑引起,严重时足以导致心肌缺血,能加快基础疾病的发展,有独立的预后预测价值。可以通过侵入性或非侵入性的方法来评估其CFR,目前还不知道药物是否可逆转这种微血管功能障碍。在原发性心肌病(肥厚型心肌病、扩张型心肌病)以及继发性心肌病(高血压、主动脉瓣狭窄和浸润性心肌病等)中均可出现。

3. 存在阻塞性心外膜冠状动脉疾病情况下出现功能障碍 存在于稳定型冠心病、非ST段抬高型急性冠状动脉综合征和ST段抬高型急性心肌梗死。与前两个类型相比,诊断较为困难,需要联合应用侵入性及非侵入性的诊断方法综合判断。早期的证据表明,特殊的干预措施可以预防或者减轻由此引起的心肌缺血。

4. 医源性功能障碍 这种类型发生冠状动脉血管再通后出现的冠状动脉无复流现象,主要是由血管收缩或远端栓塞引起。使用侵入性或无创手段可以检测其CFR的降低,血管再通数周后可自行恢复。药物治疗可以迅速恢复CFR,而且能改善临床结果。在高风险的操作过程中,使用适当的设备可以减少远端栓塞发生的可能性。

四、冠状动脉微循环障碍与心肌损伤

冠状动脉微循环障碍直接影响心肌细胞与组织间的物质、能量及信息交换,主要体现在心肌细胞的急性与慢性缺血损伤及缺血-再灌注相关损伤,以上病理生理改变已在本书“第5章第1节及第2节”中有详细阐述。此处仅介绍缺血-再灌注损伤后冠状动脉微循环表现出特有的血流动力学特点及心肌损伤病理生理过程。

1. 微循环灌注与心肌收缩不匹配 缺血-再灌注后,冠状动脉微栓塞区释放腺苷,周围的非梗死区血管舒张,这种腺苷介导的充血抵消了微栓塞区的缺血,造成缺血-再灌注后的反应性充血现象。也有研究认为缺血-再灌注诱发心肌NO合酶的表达上调,导致NO合成增加从而引起血管扩张充血。而此时心肌收缩功能却逐渐下降,形成冠状动脉微循环的灌注-收缩不匹配。

2. 心肌收缩力下降 心肌兴奋-收缩耦联障碍是引起心肌收缩力下降最基本的作用机制。微循环障碍对心肌收缩能力的影响可能与炎症导致的收缩蛋白的氧化改变有关。TNF-α的浓度升高,原肌球蛋白氧化程度增加,而心肌收缩功能降低。

3. 心肌顿抑 顿抑心肌仍然存活,最终能恢复全部的舒缩功能,是缺血-再灌注损伤的表现形式之一。微循环障碍时常伴有心肌顿抑的发生,心肌顿抑受微循环再通的反应性充血和炎症引起的氧化应激的机制共同影响,也与微循环短路、血流再分布及部分毛细血管被窃血机制相一致。顿抑心肌处于“高动力”血流动力学状态,同时因缺血缺氧处于“低代谢”状态。

五、冠状动脉微循环功能的评估

目前,尚没有任何技术可以实现人体内冠状动脉微循环的直接可视化评估。几个依赖于冠状动脉循环血流量量化测量的技术通常用来评估冠状动脉微血管功能，其中最为常用的测量指标为CFR。

CFR是指冠状动脉获得最大舒张血流量与基础冠状动脉血流量的比值。既然血流阻力主要是取决于微血管，那么冠状动脉血流储备主要是针对微血管反应性和小血管功能的评估。通过冠状动脉内或静脉内应用腺苷，或者是静脉内应用双嘧达莫来实现血管的最大充血状态。在冠心病患者中，CFR减少的幅度与动脉血硬化的程度直接相关，而在冠状动脉造影正常的患者中，CFR减少则提示微血管障碍的出现。CFR <2.0即为异常。正常人的CFR因年龄和性别的不同而不同，因此测量患者CFR时应与年龄、性别相匹配的对照组人群的数据相比较。对狭窄动脉支配区的冠状动脉微血管功能的评估较为复杂，因为其功能状态与很多临床情况相关。

无创评估包括经胸超声多普勒技术(transthoracic doppler echocardiography，TTDE)、经食管超声多普勒技术(transesophageal doppler echocardiography，TEDE)、放射性核素检查、磁共振成像(magnetic resonance imaging，MRI)以及心肌声学造影(myocardial contrast echocardiography，MCE)。以上各种技术通过不同的原理测量CFR以间接反映微循环状态，各有其优势与缺点。

有创评估包括冠状动脉造影(coronary arteriography，CAG)及血管内超声(intravenous ultrasound，IVUS)。其中CAG主要应用TIMI血流分级(0～3分，分数越高灌注越好)和校正的TIMI帧数来评估微循环。校正的TIMI帧数为简单计算造影剂进入冠状动脉开口到其远端分支显影所需的帧数(通常频率为每秒25～30帧)的技术。IVUS是目前常用的、有创评价冠状动脉病变生理功能的安全可靠的方法。通过冠状动脉内置入多普勒速度导丝和血管内超声探头，可得到CFR。

由于CFR反映的是心外膜动脉和微循环共同作用的结果，且受心率及收缩性影响显著，因此CFR不能单纯反应微循环的功能，波动较大。目前用于评估CMD的一项新的测量指标逐渐被大家所熟知，即微循环阻力指数(index of microcirculatory resistance，IMR)。可以用微循环两端的压力差与微循环血流之比表示。通过热稀释法，应用压力-温度敏感的冠状动脉导丝，就可以同时测定冠状动脉内血流和血压。与CFR相比，IMR不受血流动力学改变和中到重度的心外膜血管病变的影响，能够特异性反映微循环状态。而且更为重要的是，相关研究证实IMR在临床上可作为预测预后的重要指标。对于急性心肌梗死后直接行PCI的患者，IMR居高不下提示微循环灌注无显著改善，存活心肌较少，术后心电、心功能的恢复较差，而治疗后IMR较低的患者生存率较高，不良事件率较低。

临床上应综合考虑各种因素来选择评估CMD的具体方式，包括可行性、便捷性、是否有创、花费高低、患者耐受性、医疗器械配备以及操作者的熟练程度等。

(郑 雯)

第五节 其 他

一、冠状动脉炎

(一)川崎病

川崎病(Kawasaki disease，KD)最早由川崎富作于1967年报道，是一种以全身血管病变为主的急性发热出疹性疾病，又称之为皮肤黏膜淋巴结综合征，多发生于5岁以下婴幼儿，表现为持续性发热、皮疹、多形性红斑、颈部淋巴结肿大、眼结合膜充血、口腔黏膜弥漫充血、四肢末端改变等。

川崎病主要累及全身大中血管，包括冠状动脉，发病早期表现为血管中膜水肿，平滑肌细胞分离，血管内皮细胞肿胀，7～9天时出现内弹力层破坏和成纤维细胞增殖。活动性炎症数周或数月后被瘢痕组织取代。

该病的主要后遗症就是心血管并发症，可累及心包、心肌、心内膜、瓣膜及冠状动脉，15%～25%未经治疗的患者可导致冠状动脉扩张、冠状动脉瘤，并可引起冠状动脉狭窄、心肌梗死或猝死。即使急性期患儿无上述改变，川崎病患者也易早期发生冠状动脉粥样硬化。

超声心动图有助于早期诊断，主要评价心功能、冠状动脉内径、心包积液、瓣膜反流，有无冠状动脉扩张或冠状动脉瘤形成。美国心脏病学会的冠状动脉瘤分类标准为：小型（内径<5mm），中型（5～8mm），巨大型（>8mm）。约50%的冠状动脉瘤内径可减小或恢复正常，瘤体破裂为猝死的常见原因之一。

（二）结节性多动脉炎

结节性多动脉炎（polyarteritis nodosa，PAN）是一种以中小动脉的节段性炎症与坏死为特征的非肉芽肿性血管炎。主要侵犯中小肌性动脉，易发生于血管分叉处，并向远端扩散。

PAN累及冠状动脉表现为冠状动脉瘤、冠状动脉扩张、狭窄、闭塞、血栓、自发性夹层及痉挛。尸检心肌梗死的发生率为6%，心脏受累亦可表现为心力衰竭，部分患者可无明显症状。

（三）多发性大动脉炎

多发性大动脉炎主要累及大动脉如主动脉、肺动脉、肾动脉等。发病机制复杂，是一种慢性非特异性炎症性动脉疾病。约80%的病变累及两个部位以上的动脉，累及冠状动脉的发生率为9%～10%，Panja等报道该病累及冠状动脉主要有3种不同的表现：冠状动脉开口狭窄或闭塞；冠状动脉瘤；冠状动脉扩张。其中以冠状动脉开口病变常见，为主动脉病变的延续。

（四）梅毒

梅毒性心血管病是由于梅毒螺旋体进入主动脉外弹力膜滋养血管，引起慢性炎症，造成滋养血管狭窄或闭塞，导致主动脉中层弹力纤维与肌肉层坏死、纤维化瘢痕形成，造成主动脉壁变薄、扩张，形成主动脉瘤与主动脉瓣环扩大。

根据梅毒累及心血管系统不同部位可分为：梅毒性主动脉炎、梅毒性主动脉瓣关闭不全、梅毒性冠状动脉炎、梅毒性心肌炎与梅毒性动脉瘤。梅毒累及冠状动脉除可引起冠状动脉开口狭窄外，亦可导致冠状动脉炎，冠状动脉炎可发生于梅毒任何一期。

二、冠状动脉慢血流现象

冠状动脉慢血流现象（coronary slow flow phenomenon，CSFP）是指在排除急性心肌梗死溶栓治疗、冠状动脉痉挛、冠状动脉扩张、心肌病、瓣膜病以及结缔组织病后，冠状动脉造影显示冠状动脉正常，却存在造影剂通过缓慢的现象。心绞痛或不典型胸痛患者CSFP的发生率为5.5%～34%。一般认为该部分患者的长期预后趋于良性，但反复发生心绞痛的比例较高，约为80%。

（一）发病机制

早在1972年，Tamble等人首次报道了冠状动脉慢血流现象，但是截至目前该病的具体发病机制尚未阐明。可能与以下几个方面有关：小血管病变；内皮损伤致血管舒张与收缩功能失调；动脉粥样硬化早期；冠状动脉炎性反应；血小板功能失调等，有研究指出血细胞比容是冠状动脉慢血流的独立危险因素，血细胞比容＞39%较血细胞比容≤39%组冠状动脉帧数及CSFP比例升高。

(二)冠状动脉慢血流现象的诊断

冠状动脉造影是诊断冠状动脉慢血流现象的金标准，将造影剂完全或近乎完全充盈冠状动脉起始部并完全接触到血管壁的两侧，并见到造影剂开始前向运动定义为第一帧，造影剂进入远端分支血管并使特定的解剖标志显影为最末帧。其中RCA远端解剖标志为后侧支的第一分支，LCX为钝缘支最远端的分支，而LAD则为其远端的分叉。采用30帧/秒的电影速度，读取的TIMI血流帧数计数(TIMI frame count，TFC)结果的平均值来评价患者的冠状动脉血流。根据Gibson等的研究将大于任一冠状动脉正常血流速度的2个标准差[LAD(36.2±2.6)，LCX(22.2±4.1)，RCA(20.4±3.0)]定义为冠状动脉慢血流现象。

(三)冠状动脉慢血流现象与心肌缺血的关系

Beltrame等研究发现，慢血流现象可以导致心肌缺血、急性冠状动脉综合征的发生，并且慢血流患者的心电图异常、运动负荷试验阳性的发生率明显高于正常血流的患者。而且此类患者中有30%～75%具有可逆的心肌灌注异常。我们对36例慢血流的患者进行半年随访，随访期间有5例患者因心绞痛发作再次入院。

三、冠状动脉钙化

冠状动脉钙化是冠状动脉粥样硬化的重要表现，也是粥样斑块严重程度的标志，流行病学资料显示：高龄、女性、高血压、高脂血症、糖尿病、慢性肾功能不全为冠状动脉钙化的危险因素。冠状动脉钙化只存在于冠状动脉粥样硬化斑块的部位。

流行病学表明：冠状动脉钙化随年龄增长而增加，在40～49岁的人群中钙化率高达50%，60～69岁人群中的发生率为80%。

人们最初认为血管钙化是粥样斑块发展过程中的退行性病变，但近年的研究表明，血管钙化是细胞向成骨表型分化的主动调节过程。根据在组织学中的不同部位分为冠状动脉内膜钙化与冠状动脉中膜钙化。前者由于位于血管内膜，对冠状动脉介入治疗术(PCI)影响大。而后者位于血管壁中膜，对PCI影响小。

血管内超声(intravenous ultrasound，IVUS)是目前判断冠状动脉钙化的重要方法，敏感性为90%，特异性为100%。根据钙化病变累及血管腔的范围分为4级：Ⅰ级为钙化范围＜90°；Ⅱ级为91°～180°钙化；Ⅲ级为181°～270°钙化；Ⅳ为271°～360°钙化。

在冠状动脉介入治疗中，钙化病变增加手术的难度，尤其伴有成角、弥漫性长病变时，术中、术后早期及晚期的心血管不良事件的发生率明显升高。主要表现为以下几方面：合并钙化病变时，器械通过困难；球囊预扩张时压力高，否则难以充分扩张，血管夹层、穿孔、破裂、无复流的概率增加；易出现支架贴壁不良、弹性回缩、膨胀不全，支架内再狭窄及血栓的危险增加。

四、自发性冠状动脉夹层

自发性冠状动脉夹层(spontaneous coronary artery dissection，SCAD)是一种临床少见，预后差的冠状动脉疾病。是指冠状动脉内膜撕裂或壁内血肿，产生假腔引起血管狭窄致血流受阻或闭塞。早在1931年，1名42岁的女性在剧烈呕吐后猝死，Pretty对其进行尸检时发现死者RCA粥样硬化斑块破裂。Forker等人在1969年首次报道了经造影证实的自发性冠状动脉夹层，该名56岁男性患者RCA自发性夹层，最终接受了CABG手术。

(一)发病率

在所有冠状动脉造影的患者中,SCAD 的发病率大约为 0.1% ~1%,但是,该病发病率很有可能被严重低估,主要原因可能有以下几个方面:①以猝死为初始表现;②合并胸痛的青年女性患者大部分未接受冠状动脉造影检查;③常规冠状动脉造影只能看血管腔,多不能清晰显示血管壁病变的情况。

(二)发病机制

早期研究提示青年女性发病率较高,但最近研究表明,在合并冠状动脉粥样硬化性心脏病的患者中,男性占据比例较高。在排除动脉粥样硬化导致的 SCAD 后,仍以女性多见。发病年龄多见于 50 ~60 岁。因此在年轻患者尤其女性发生急性冠状动脉综合征时,应想到此病的可能。该病通常与以下几种情况相关:怀孕、围生期、围绝经期、口服避孕药、剧烈运动,以及结缔组织病如 Marfan 综合征、系统性红斑狼疮。

具体的发病机制目前尚未阐明,应该是多因素的。主要包括两个方面:伴或不伴内膜破裂。内膜破裂后血液进入管壁,造成冠状动脉真腔与假腔相通。在不伴有内膜破裂的患者中,认为滋养血管破裂出血及壁内血肿是该类患者可能的发病机制。病理研究表明,夹层好发于中膜的外 1/3,假腔形成后在压力的作用下沿血管轴向进展,导致真腔受压,心肌缺血。除此之外,在动脉粥样硬化性心脏病的患者中,薄纤维帽的斑块破裂后可导致 SCAD 的形成,但这种情况比较少见。目前研究结果表明,管壁内的粥样硬化斑块可以阻挡夹层的进展。因此绝大部分学者认为,非粥样硬化性 SCAD 的发病机制不同于粥样硬化性 SCAD。SCAD 通常是指非粥样硬化性 SCAD。

研究表明,年轻女性孕期及产后是该病的高发时段,可能与体内激素水平变化导致动脉血管壁结构发生变化、血容量增加、体内的高凝环境等因素有关。雌激素可诱导血管壁内平滑肌细胞肥大增生,酸性黏多糖增加致细胞间基质松弛,胶原生成减少。另外,结缔组织病患者的冠状动脉血管壁中层退化可导致管壁脆性增加,有研究发现,管壁中层嗜酸性粒细胞聚集,细胞毒性作用导致中层囊性坏死。不同意见认为,嗜酸性粒细胞聚集只是非特异性炎症反应的结果,而非原因。

最近的研究表明,自发性冠状动脉夹层的发生可能与纤维肌性发育不良(fibro-muscular dysplasia,FMD)有关。Jacqueline Saw 等对表现为急性心肌梗死的 50 例非动脉粥样硬化性自发性夹层的患者进行分析,其中 30% 为 STEMI,70% 为 NSTEMI,平均发病年龄为 51 岁,98% 为女性,12% 发生至少 1 处以上的夹层,86% 的 SCAD 患者合并冠状动脉以外的血流介导的血管扩张,包括肾动脉、髂动脉以及脑血管。因此,推测合并 FMD 的患者更易发生 SCAD。

局部剪切力在自发性冠状动脉夹层的发生中可能具有重要作用。剧烈运动、持续咳嗽、钝性胸部外伤、吸毒以及冠状动脉痉挛均可诱发自发性冠状动脉夹层的发生。

(三)诊断措施

自发性冠状动脉夹层的诊断必须排除冠状动脉介入损伤与其他外伤所致,目前主要依靠 CAG、OCT 与 IVUS。SCAD 典型的 IVUS 特征为中膜外 1/3 有壁内血肿压迫真腔伴或不伴轻度的动脉粥样硬化。IVUS 可以清晰地看到内膜撕裂并对于确认导丝是否位于真腔,判断夹层是否完全闭合有重要意义。

五、冠状动脉栓塞

冠状动脉栓塞的发病率低,诊断较为困难,目前临床报道多以个案报道为主,尚无系统性阐述。

冠状动脉栓塞多见于心脏瓣膜疾病包括风湿性心脏瓣膜病、退行性心脏瓣膜病及瓣膜钙化、感染性心内膜炎累及瓣膜、房颤、心脏瓣膜置换术后、心脏黏液瘤、心肌病，尚可见于心脏介入手术时的医源性栓塞如空气栓塞、外源性血栓栓塞等。类似报道多见于瓣膜置换后未能有效抗凝致瓣膜血栓形成并脱落，栓塞冠状动脉导致心肌梗死。由于冠状动脉血流和解剖特点，栓塞部位好发于左前降支。

冠状动脉栓塞的诊断主要依靠冠状动脉造影，造影发现冠状动脉血管闭塞但管壁光滑、冠状动脉系统未见明显狭窄时，且患者存在栓塞的高危因素时应想到此病的可能。IVUS 能进一步明确冠状动脉栓塞是否由于冠状动脉内斑块破裂继发血栓形成所致。

冠状动脉栓塞的治疗措施首选冠状动脉介入治疗术，包括球囊扩张与血栓抽吸，一般不需行支架置入术。目前个案报道不推荐进行溶栓治疗。

总之对于冠状动脉栓塞的高危患者应进行积极抗凝治疗，对于瓣膜置换术后患者及心房颤动患者应持续应用华法林抗凝，且应加强监测，避免 INR 出现大幅波动，引起抗凝不足或者出血。另外新型口服抗凝药物的面世，如 Xa 因子直接抑制剂利伐沙班，临床常规使用不需监测凝血参数，增加了患者的依从性。

六、冠状动脉畸形

冠状动脉畸形是一类先天性冠状动脉疾病，包括冠状动脉起源异常、分布异常、冠状动脉支数异常与冠状动脉瘘，某些畸形可以导致心绞痛、心肌梗死，甚至猝死。

（一）冠状动脉起源异常的分类

1. 左主干（LM）缺如　左前降支（LAD）及回旋支（LCX）共同开口于左冠窦，是一种良性的冠状动脉异常，冠状动脉造影时会误认为另一分支血管闭塞。

2. 冠状动脉高位起源　冠状动脉开口于冠状动脉窦与主动脉分开的嵴以上，包括 RCA 高位开口、LM 高位开口，其中左冠状动脉起源于肺动脉非常罕见，而右冠状动脉起源于肺动脉更为罕见。

3. 冠状动脉开口于另一冠状动脉窦　左主干起源于右冠状动脉窦、前降支起源于右冠状动脉窦、回旋支起源于右冠状动脉窦、右冠状动脉起源于左冠状动脉窦。该型冠状动脉起源异常会有严重的心脏事件发生，如缺血或猝死。通常通过以下途径到达对侧：①走行于肺动脉与主动脉之间；②沿着主动脉后方走行；③沿着肺动脉前方走行；④沿着肺动脉下方走行。

其中冠状动脉走行于主动脉与肺动脉之间的患者有潜在风险，可致猝死，尤其左冠状动脉起源于右冠状动脉窦。Erdogan 等进行的一项大型研究显示，17% 的美国年轻运动员猝死与异常起源的冠状动脉走行于主动脉与肺动脉之间有关。可能的机制为：剧烈运动时升主动脉扩张，压迫走行于主动脉与肺动脉之间的冠状动脉，造成冠状动脉严重狭窄甚至闭塞。

4. 单一冠状动脉　冠状动脉起源于左或右单一冠状窦或单支冠状动脉为整个心脏供血，极为罕见，若单一冠状动脉近端狭窄或闭塞，且无侧支循环，预后极差。

5. 编者课题组发现一例 LCX 起源于左锁骨下动脉，经造影及冠状动脉 CTA 证实。

异常起源的冠状动脉增加介入治疗的难度与并发症的发生率，如导管的选择、到位，若冠状动脉病变同时合并钙化、扭曲、成角，则对术者及指引导管的支撑力要求更高。

(二)冠状动脉分布异常

1. 心肌桥　冠状动脉主支绝大部分走行于心外膜脂肪组织中,部分冠状动脉走行于心肌纤维下,覆盖于该段冠状动脉的心肌称之为心肌桥,而该段冠状动脉称之为壁冠状动脉。心肌收缩时该段冠状动脉受压明显,舒张时狭窄减轻或恢复正常,好发于 LAD 中段、其次为 LCX、RCA。壁冠状动脉受压明显时,可导致心肌桥远端冠状动脉血流减少,引起心绞痛、心律失常甚至心肌梗死。

2. 冠状动脉瘘　冠状动脉瘘是冠状动脉分支终末端与心腔、冠状静脉窦或冠状静脉、肺动脉干相交通的畸形。在常规冠状动脉造影中的发生率为 0.05% ~0.25%。周长圣等根据瘘管开口的位置,将其分为 7 型:冠状动脉-右室瘘;冠状动脉-右房瘘;冠状动脉-肺动脉瘘;冠状动脉-左房瘘;冠状动脉-左室瘘;冠状动脉-管状静脉瘘或冠状窦型以及心外沟通型。冠状动脉瘘的存在使冠状动脉内血液直接流入心腔或血管,增加心脏负荷,同时远端冠状动脉血流减少,造成冠状动脉窃血,产生相应症状如心绞痛、呼吸困难等。

七、介入性冠状动脉损伤

经皮冠状动脉介入治疗术是当前冠心病治疗的主要方式之一,1977 年 Gruentzig 医师在瑞士苏黎世实施了世界首例经皮腔内冠状动脉成形术(percutaneous transluminal coronary angioplasty,PTCA)并获得成功,开创了冠心病的介入治疗时代,经过近 40 年的发展,随着器械的改进及手术技巧的提高,冠心病介入治疗的并发症已降至较低的水平,约为 1% ~5%。衡量 PCI 治疗水平的标准包括 PCI 的成功率与并发症的发生率。

(一)冠状动脉夹层

冠状动脉夹层分为原发性与继发性两种,原发性夹层较少见,是冠状动脉在没有受到外因的作用下,冠状动脉血管自发性地形成夹层,检出率低,预后差。继发性冠状动脉夹层是一种严重的血管急性并发症,是在冠状动脉造影及冠状动脉介入治疗过程中形成的冠状动脉内膜撕裂,局部可伴有血栓形成,造成冠状动脉严重狭窄甚至急性闭塞,导致恶性心脏事件的发生,增加冠状动脉介入治疗的难度及风险,延长手术时间,甚至导致患者死亡。

美国国立心肺血液研究所(NHLBI)冠状动脉夹层的分型:NHLBI 根据冠状动脉造影的表现将冠状动脉夹层分为 6 型,A 型与 B 型夹层不影响临床结果,不需处理。C ~ F 型夹层患者的心肌缺血、心肌梗死以及接受 CABG 手术的危险明显增加,需积极干预。大于 10mm 的夹层以及狭窄 >50% 的夹层即使冠状动脉血流速度未受影响也应置入支架(表 5-1)。

表 5-1　不同类型夹层的特点与急性闭塞的发生率

分型	特点	急性闭塞发生率(%)
A	管腔内有 X 线可透区,少量或无造影剂滞留	0
B	双腔(管)样改变,少量或无造影剂滞留	3
C	管腔外有造影剂滞留	10
D	管腔呈螺旋形造影剂充盈缺损	30
E	夹层伴持续造影剂充盈缺损	9
F	夹层伴血流障碍或血管完全闭塞	69

有学者应用 IVUS 将冠状动脉夹层分为 4 型,见表 5-2。

表 5-2　IVUS 下冠状动脉夹层分型特点

分型	特点
Ⅰ型夹层(边缘型)	该夹层平面位于正常血管段与偏心斑块的交界处,占全部夹层的 51%
Ⅱ型夹层(中心型)	发生在同心性或偏心性斑块裂隙的下层,占 26%
Ⅲ型夹层(无通道型)	由于重度钙化,夹层入口通道不能被观察到,仅能经注射造影剂后才显示夹层存在,占 6%
Ⅳ型夹层(假腔型)	在冠状动脉内腔与夹层之间无交通相连,假腔扩张致真腔受压,斑块下外膜扩张,占 17%

冠状动脉夹层的发生与冠状动脉的解剖结构及介入手术操作两方面有关。

1. 冠状动脉解剖特点

(1)弥漫性病变、长病变。

(2)病变迂曲、钙化、成角、严重狭窄的偏心性病变。

(3)慢性闭塞性病变。

冠状动脉夹层的处理:目前还没有统一的处理标准,夹层引起血管闭塞或者严重狭窄者,首选冠状动脉内支架置入术;血管直径 <2.5mm,供血面积小或不伴有缺血症状者可暂时保守治疗;夹层发生后导丝不能通过或不能进入真腔,或者支架不能达到病变处,合并血流动力学障碍,选择 CABG 术;左主干或右冠状动脉近端的夹层首先于夹层的近端置入支架。

2. 介入手术操作相关因素

(1)导管(造影导管与指引导管)操作不当,粗暴,插入冠状动脉过深,损伤血管内膜。

(2)导管与血管同轴性欠佳,用力注射造影剂可损伤血管内软斑块造成斑块破裂、内膜损伤形成夹层。

(3)特殊导管的使用如 Amplatz 指引导管。

(4)冠状动脉开口异常。

(5)球囊直径选择不当、压力过大、反复扩张。

(6)导丝过硬会误入血管内膜,尤其病变部位迂曲、钙化、成角时等。

(7)支架过短,未能完全覆盖病变,可于支架两端形成夹层。

(二)冠状动脉穿孔

冠状动脉穿孔是对比剂从冠状动脉局部破裂的血管壁持续外渗,是冠状动脉介入治疗过程中少见而又严重的并发症之一,严重的穿孔可迅速导致心脏压塞、心肌梗死、血流动力学不稳定甚至患者死亡。冠状动脉穿孔的发生率约为 0.27% ~0.48% 。

1. 冠状动脉穿孔发生的机制

(1)器械穿透血管壁,如较硬的导丝、球囊、支架。

(2)冠状动脉内旋磨时旋磨头直径过大。

(3)支架或球囊的型号过大或压力过大。

2. 冠状动脉穿孔的分型　Ellis 等根据冠状动脉造影表现将冠状动脉穿孔分为 3 型,该分型也是目前被广泛采用的分型(表 5-3)。

Ⅰ型穿孔有迟发性心脏压塞的可能,患者死亡的可能性较低,Ⅱ型及Ⅲ型穿孔患者的死亡率、心肌梗死发生率、需要急诊外科手术的风险明显增加,尤其术中应用血小板 GPⅡb/Ⅲa 受体拮抗剂会加重心脏压塞的风险。

表 5-3 冠状动脉穿孔的分型

分型		心脏压塞的危险(%)
Ⅰ型	局限于动脉外膜下,造影可见局部溃疡状或蘑菇状突出	8
Ⅱ型	心肌内或心包内局限性片状造影剂渗漏	13
Ⅲ型	>1mm 的穿孔伴有造影剂经穿孔持续外流	
ⅢA 型	造影剂流向心包	63
ⅢB 型	造影剂流向心室腔或冠状窦等其他部位	0
Ⅰ型和Ⅱ型穿孔表现为包裹性,Ⅲ型穿孔表现为游离性		

3. 冠状动脉穿孔的危险因素　多项临床研究证实,冠状动脉穿孔与冠状动脉的解剖特点、局部病变特征及冠状动脉介入操作有关(表 5-4)。

表 5-4 冠状动脉穿孔的危险因素

患者自身因素
女性
冠状动脉解剖
血管扭曲
钙化病变
成角病变
闭塞病变(急性或慢性)
药物因素
药物治疗与冠状动脉穿孔危险增加没有直接联系,但是会增加心脏压塞病例的处理难度
器械因素
导丝
用于慢性闭塞病变的硬导丝
亲水涂层导丝损伤远端血管
球囊
球囊破裂(扩张压力过高或钙化病变)
球囊直径过大:球囊与冠状动脉直径比>1.2 且未行 IVUS 引导
球囊直径过大:远端血管未显影时行球囊扩张(闭塞病变)
支架
支架直径过大
过度扩张支架或处理钙化病变时扩张局部支架的贴壁不良
其他
定向冠状动脉旋切术:旋切过度或应用于成角和钙化病变
冠状动脉旋磨术:成角病变时选择旋磨头直径过大

4. 冠状动脉穿孔的处理　冠状动脉穿孔的处理取决于穿孔的大小、部位、出血量以及速度、血流动力学等情况。常用的处理方法包括：

（1）球囊低压长时间压迫穿孔处，选择与血管直径相当的球囊以低压力长时间压迫穿孔处，可反复扩张，直到造影显示没有造影剂外渗，若患者血流动力学不稳定，可置入主动脉内球囊反搏（IABP）。

（2）停用肝素与血小板 GPⅡb/Ⅲa 受体拮抗剂，一般不需要停用双联抗血小板药物如阿司匹林与氯吡格雷。应谨慎应用鱼精蛋白中和肝素，对于已经植入支架的患者该方法有可能会促进支架内血栓的形成，造成更为恶劣的后果，但是国外有研究显示，应用鱼精蛋白可有效促进凝血而不产生缺血的不良后果，不增加死亡及心肌梗死的发生率。

（3）如果球囊长时间扩张后仍有造影剂外渗应考虑置入带膜支架，有研究表明该方法可使冠状动脉穿孔闭合率达到92%以上，降低心脏压塞及急诊 CABG 的风险。但应该注意到，带膜支架直径大、通过迂曲、钙化、成角病变的能力差，且会导致支架覆盖范围内分支丢失。另外带膜支架的支架内再狭窄及支架内血栓发生率较高。

（4）对于心脏压塞的患者，应立即行心包穿刺引流术解除压迫。

（5）对于冠状动脉远端或小分支的穿孔，可考虑栓塞，常用物包括明胶海绵、弹簧圈、胶原、自体血凝块等。

（6）对于上述方法均无效的患者且伴有血流动力学不稳定、严重心肌缺血的患者可考虑行外科手术治疗。

随着 PCI 技术的进步及器械的改善，冠状动脉穿孔的发生率明显降低，预后明显改善。

（三）冠状动脉壁内血肿

冠状动脉壁内血肿（intramural hematoma，IMH），在 PCI 中的发生率约为6.7%，在冠状动脉造影中难以发现。系血液经内膜破口进入血管壁中层或中层与外弹力层之间，由于缺乏出口，血液在管壁内积聚并形成血肿，造成管腔狭窄，甚至导致血管闭塞。2001 年 ACC 将壁内血肿定义为：血液在中膜腔积聚，导致内弹力膜向内移位，外弹力膜向外移位，在部分患者可见血肿入口和（或）出口。随着 IVUS 及 OCT 的广泛使用，冠状动脉壁内血肿逐渐被人们所认识。壁内血肿的IVUS 征象为密度均一、新月形高回声区域，其超声密度取决于血流速度、红细胞聚集程度及纤维素含量，其内低回声区为造影剂或生理盐水。

（李　勇）

第六章　围术期心肌损伤

第一节　心 脏 手 术

一、心脏停搏心内直视手术

顾名思义，心脏停搏心内直视手术是指在心脏停搏状态下，打开心脏、矫治畸形或清除病变、放置瓣膜、行血管旁路移植等手术操作，以获得正常的心脏解剖外观和生理功能。心脏停搏心内直视手术的开展有赖于体外循环的发明，它的出现使心脏手术摆脱了早期深低温停循环的手术方式，使很多患者获得了手术机会，可以在无血的心脏内有相对充足的时间开展手术操作。

体外循环（cardiopulmonary bypass，CPB）是一系列特殊人工装置，能将静脉血引流到人工管道，经人工气体交换、调节温度和过滤后再回输人体动脉系统，代替人体心脏和肺的工作，维持全身组织器官的血液供应。随着体外循环设备、心肌保护方法及心脏外科技术的改进，心脏停搏心内直视手术的死亡率和并发症发生率已较前明显减少。尽管如此，心脏停搏心内直视手术毕竟需要心脏停搏、体外循环辅助和切开心腔，所有这些操作都会对心肌造成损伤，导致患者术后不同程度的心功能不全，甚至造成患者的死亡。因此，如何做好心脏停搏心内直视手术条件下的心肌保护一直是心脏外科的研究重点和热点。

既往研究表明，心脏停搏心内直视手术造成心肌损伤的原因主要是全身炎症反应和缺血-再灌注损伤，本章将对这两种病理机制进行着重说明。

（一）全身炎症反应

体外循环过程中，血液在人工硅胶管道的暴露和接触、肝素、鱼精蛋白、手术创伤、肠道菌群移位等都可能引起全身炎症反应，导致补体系统和单核巨噬细胞系统的激活，从而产生大量炎症细胞因子如 TNF-α、IL-6、IL-8。IL-6 具有多种炎性作用，能促进急性期炎症反应蛋白的产生，参与炎症细胞浸润，并能诱导其他炎症因子如 TNF-α、IL-1 的表达，其水平的升高能反映心肌损伤的程度，经过体外循环后，患者血浆 IL-6 水平可由 0. 1pg/ml 上升到 110pg/ml。IL-6 还有负性肌力作用，能抑制肌浆网 Ca^{2+}-ATP 酶活性，造成心肌兴奋收缩障碍，进而抑制心肌收缩力。IL-8 能趋化和激活中性粒细胞，增强其脱颗粒和释放有毒产物，进而造成组织的破坏。体外循环手术中肝脏会释放大量的 IL-8，能达到正常水平的 5 倍，在心肌细胞损伤中起重要作用。TNF-α 是另一个重要的促炎症细胞因子，在机体炎症反应中扮演重要角色，能直接损伤血管内皮细胞、激活和促进炎症细胞浸润，进而造成心肌组织的损伤。体外循环术后，TNF-α 的升高会持续超过 24 小时，甚至数天。还有研究发现，体外循环能抑制中性粒细胞凋亡，诱导其释放弹性蛋白酶，加重炎症的扩散和心肌组织破坏。

（二）缺血-再灌注损伤

心脏停搏心内直视手术会有一定时间冠状动脉血流中断，去除主动脉阻断钳后冠状动脉才重新得到血液灌注,因此,缺血-再灌注损伤在心脏外科手术中越来越受到重视。体外循环手术中缺血-再灌注损伤的机制主要包括以下几个方面:

1. 细胞黏附分子 Amedeo 等的研究表明,体外循环转流后,患者心脏组织中的细胞间黏附分子、血管内皮细胞黏附分子、血小板内皮细胞黏附分子等含量都有明显的上升。这些黏附分子能与其受体特异性结合,增强中性粒细胞与内皮细胞间的黏附作用,促进内皮细胞活化,使中性粒细胞更容易穿过内皮细胞,加重缺血-再灌注损伤;另外,有研究表明,使用这些细胞黏附分子的特异性抗体可以减轻组织的缺血-再灌注损伤。

2. NF-κB 是人体细胞的一个重要转录因子,广泛参与机体防御反应、组织损伤和应激、细胞分化和凋亡。近年来研究表明,NF-κB 在心肌缺血-再灌注损伤时发挥重要作用。组织或器官的缺血-再灌注能激活 NF-κB,使其与抑制分子解体,进入细胞核后能增加细胞黏附分子和一些细胞因子如 IL-8、TNF-α 等表达,造成血管内皮和心肌细胞的损害,加重心肌缺血-再灌注损伤。

3. NO 是人体细胞信号转导的第二信使,具有多种生物学活性,在多种生理和病理过程中发挥重要作用。NO 是一个强有力的冠状动脉血管扩张剂,同时具有抑制血小板聚集和抗炎的作用,可促进冠状动脉供血并改善心肌代谢。但是当心肌细胞发生缺血-再灌注时,NO 将不再表现出有益的一面,它能与超氧阴离子自由基结合形成过氧亚硝基阴离子,有强烈的细胞毒性,加重心肌损伤。

二、心脏不停搏心内直视手术

传统心脏停搏心内直视手术需阻断升主动脉、灌注心脏停搏液使心脏停搏,尽管人们一直致力于改良心脏停搏液的配方以提供更好的心肌保护,但心脏复跳后的心肌损伤仍是造成患者术后低心排综合征、恶性心律失常的主要原因。

心脏不停搏心内直视手术与经典的心脏停搏手术不同,它不需要阻断升主动脉和冠状动脉血流,无须灌注心脏停搏液,心脏可在冠状血流灌注下保持跳动状态。

目前心脏不停搏心内直视手术主要指轻度低温(32 ~ 34℃)不停搏心内直视手术。1956 年,Lillehei 等首次在心脏不停搏状态下完成主动脉瓣手术,但由于心脏停搏技术的发展,以及人们对不停搏心内直视手术的疑虑,这一技术的发展较慢。我国轻度低温不停搏心内直视手术开始于 20 世纪 90 年代,经过 20 余年的发展和完善,目前国内大部分心外科已经应用此技术。轻度低温不停搏心内直视手术能保证冠状动脉供血,同时轻度低温状态又可以降低心肌需氧量,能做到更好的心肌保护,大大降低了术后低心排综合征、恶性心律失常等致死性并发症的发生率。轻度低温不停搏心内直视手术适用于多种心脏手术,如二尖瓣置换或成形术、主动脉瓣置换或成形术、三尖瓣置换或成形术、房间隔缺损修补术、室间隔缺损修补术、肺动脉瓣狭窄纠治术、动脉导管修补术、主动脉窦瘤破裂修补术、Ebstein 畸形纠治术,尤其适用于心功能差(NYHA Ⅲ、Ⅳ级)、大心脏、心脏手术时间长的患者。

心脏不停搏心内直视手术时,心肌细胞虽然可以免受缺血-再灌注造成的损伤,但是体外循环(cardiopulmonary bypass,CPB)可导致全身炎症反应,是造成术后心肌损伤的主要因素,也是导致患者术后并发症出现率和死亡率增高的重要原因。目前已证明,CPB 相关的炎症细胞因子主要包括 IL-6、IL-8、IL-10、TNF-α 等。TNF-α 的升高提示心脏术后预后较差。IL-6、IL-8 的含量与患者术后血浆 cTnT、CK-MB 的水平呈正相关,与术后心输出量呈负相关。轻度低温不停搏心内直视手术在完成心脏切口缝合后即可停止体外循环,省去了停跳、复跳、偿还氧债等过程，简化了手术程序，缩短了手术时间尤其是体外循环时间，大大减轻了体外循环造成的全身炎症反应和心肌损伤。

三、介入治疗

近年来，随着心导管设备的不断改进和完善以及心脏介入医师经验的不断积累，心脏介入治疗已越来越广泛地被应用于临床工作中。心脏介入治疗主要是通过导管技术将相应器械设备送入心脏或血管内进行疾病诊断以及治疗。其主要优势为创伤小、恢复快、治疗范围广泛、易于接受等。心脏介入治疗主要包括经皮冠状动脉介入治疗（percutaneous coronary intervention，PCI）、经皮二尖瓣球囊扩张术（percutaneous balloon mitral valvuloplasty，PBMV）、心脏起搏器植入术、心导管射频消融术等。心脏介入治疗所致心肌损伤是指在行心脏介入治疗过程中，因操作或并发症导致心肌直接损伤，也包括治疗中因接受大量射线而引起的放射性心肌损伤，对心脏结构及功能造成伤害，甚至危及生命。

（一）直接损伤

1. 心室颤动　在心脏介入手术治疗中，心室颤动是少见但致死率极高的并发症之一。

（1）常见原因：①血管损伤，特别是左冠状动脉主干或右冠状动脉开口；②PCI 术中冠状动脉急性闭塞或者空气栓塞；③造影剂反应或者导管嵌顿致使造影剂滞留；④急性心肌梗死血管再通后出现的再灌注损伤；⑤起搏器植入术前异丙肾上腺素的使用等。

（2）紧急处理：终止室颤最有效的方法是电除颤，时间是关键，每延迟 1 分钟，成功率下降 7%～10%。除颤器分为单相波和双相波，单向波因对心肌损伤大，已被双向波取代。一旦发生室颤，应按照 2010 年心肺复苏国际指南进行复苏。

2. 急性心包压塞　是心脏介入手术中严重的并发症之一，进展迅速、危及生命，若及时处理能得到有效救治。

（1）常见原因：①冠状动脉介入治疗过程中多种因素所导致冠状动脉壁破裂或穿孔；②房间隔穿刺位置有误，损伤心房壁、主动脉根部；③射频消融术所造成的心包压塞一般由冠状静脉窦穿孔破裂或心房、心室穿孔而导致；④起搏器植入术中，电极损伤心肌。

（2）诊断：X 线下可见心影增大，取决于体位和心包积液量；超声心动图能明确诊断，评估出血量，是“金标准”。

（3）处理：①对症处理：常用的方法为心包穿刺引流，穿刺可在 X 线透视下或者超声心动图引导下进行；②对因处理：如为冠状动脉穿孔，可行带膜支架处理。如为心脏破裂出血，需紧急外科手术。

3. 瓣膜穿孔或关闭不全　常见原因及处理：球囊选择过大，反复扩张，高估瓣环直径，瓣膜存在严重钙化或瓣下结构异常，导管操作粗暴，在瓣膜扩张术中均可使相应瓣膜损伤过度。PBMV 后重度二尖瓣关闭不全的发生率为 0.37%～1.21%（国内报告）及 3.3%（国外报告）不等。一旦发生重度二尖瓣关闭不全应尽早行心脏瓣膜置换术。

4. 支架内血栓形成　支架内血栓形成是 PCI 少见而严重的并发症。

（1）支架内血栓影响因素：一般认为术后 30 天内发生的支架内血栓（急性和亚急性支架内血栓）主要是与操作相关的；术后 30 天以上（晚期和极晚期支架内血栓）发生的则可能和支架表面内皮化延迟、晚期支架贴壁不良以及患者对聚合物的过敏反应等因素有关。

1）临床因素：ACS、糖尿病、肾功能不全及左心室功能不全是支架内血栓形成的主要预测因素。

2)冠状动脉病变因素:不稳定斑块、冠状动脉长病变、多支血管病变、开口病变、分叉病变、小血管病变、支架内再狭窄、复杂病变等易发生支架内血栓。

3)PCI 术操作:术中支架释放相关技术因素:①支架直径不合适;②支架未完全扩张及贴壁不良,残余狭窄;③多支架重叠或支架过长;④未完全覆盖夹层、血栓及壁内血肿;⑤介入术中所致机械性血管损伤;⑥支架内组织突入;⑦术后持续慢血流等。

4)支架因素:支架自身的致栓性主要是指支架的材质及设计。长支架、多支架置入、重叠支架均有增加支架内血栓的风险。药物支架置入后存在明显的内皮化延迟,是晚期血栓形成的主要原因。

5)药物因素:提前中断抗血小板治疗是药物洗脱支架血栓形成的最强预测因素,且多发生于停服抗血小板药物后不久(1~30 天)。

(2)支架内血栓治疗:支架内血栓形成后易导致心肌梗死或严重心肌缺血,须尽快开通血管,因此早期发现和早期确诊极为重要。支架内血栓一旦形成,静脉溶栓治疗效果不肯定,也缺乏循证医学证据,再次介入治疗仍是最为快捷有效的方法。冠状动脉内血栓抽吸是处理支架内血栓形成的重要措施。非顺应性球囊高压扩张支架内血栓部位,如血流好也可不置入支架,否则可再置入支架。对于心室颤动患者可在尽早实施心肺复苏的同时尽快急诊介入治疗。血管内超声(intravenous ultrasound,IVUS)及光学相干断层成像(optical coherence tomography,OCT)在支架内血栓形成的原因分析及预防中具有重要的指导意义。

(3)支架内血栓预防:支架内血栓形成重在预防,同时综合分析患者因素、支架因素、支架置入技术等,寻找最佳策略在预防中至关重要。

1)支架的选择和扩张:选择合适直径及长度的支架,定位准确,充分覆盖病变;有时需要非顺应性球囊高压扩张使支架充分膨胀和贴壁良好;分叉病变置入两个支架应最后球囊对吻。利用 IVUS 及 OCT 指导有利于确定最佳的支架释放效果。

2)合理的临床决策:支架置入术前要充分评估患者长期服双联抗血小板药物的依从性(包括能否支付双联抗血小板治疗费用)、出血风险(能否耐受双联抗血小板治疗)、期间其他手术的可能性、权衡再狭窄获益与血栓风险。

3)抗血小板治疗:要确保双联抗血小板治疗的有效性,根据血小板功能抑制情况给予个体化的抗血小板治疗,对于有氯吡格雷抵抗或已经发生支架内血栓患者,建议增加氯吡格雷剂量或换用新型抗血小板药物。

5. 其他 射频导管消融相关心肌损伤、起搏电极相关心肌损伤、急性肺水肿、心源性休克、传导障碍、阿-斯综合征、栓塞(包括体循环栓塞及脑栓塞)等。

(二)放射性损伤

因治疗中接受大量 X 射线照射而引起的心肌损伤属于放射性心肌损伤。照射后的 24 小时内患者的心脏就可产生急性反应,迟发性反应可发生在照射后更长时间后。

1. 原因 在 X 射线照射下进行射频或介入治疗时,患者心脏长时间或反复暴露于放射环境。

2. 表现

(1)心包炎:分急性心包炎与迟发性心包炎两种,也可能以迟发性心包炎急性发作的形式出现,或者呈反复发作的心包炎形式。主要的临床表现为发热,胸痛,乏力等症状,渗出少时可无症状或仅为轻度活动后气短,渗出多时则可以表现为进行性胸闷,呼吸困难等心脏压塞症状。

(2)心肌纤维化或全心炎:后者包括心包纤维化。临床表现类似缩窄性心包炎,患者以胸闷,气短,乏力等为主诉,伴有颈静脉怒张及周围水肿,肝、肾等脏器淤血的表现。主要因心肌较大面积纤维化后,心脏的收缩舒张受到限制造成的,多见于右心系统受累。

(3)无症状性心功能减退:患者接受放射治疗后一段时间内虽无症状发生,但经核素及超声心动图随访可见射血分数有逐渐下降的趋势,还可出现选择性右心功能障碍表现;血流动力学检查可发现右室压力升高,这种改变与年龄无关。

(4)心绞痛:这是放射治疗促使冠状动脉粥样硬化及狭窄所致的并发症。临床表现同冠心病,可出现反复的心绞痛发作。有些患者平素无冠心病病史,经放射治疗后才出现心肌缺血的表现,随着年龄增加,这种缺血的程度可显著加重或发展加速。

(5)心电图异常:以 ST-T 改变及束支和房室传导阻滞多见,也可出现期前收缩,个别有发生阿-斯综合征的报道,是放射线损害心肌及传导系统的表现。

(6)瓣膜功能异常:放射治疗可引起瓣膜增厚,但出现瓣膜功能异常者少见。有时听诊可闻及收缩期杂音,超声心动图检查示瓣膜闭合速度减慢等。一般老年人发生率较年轻人居多,与心电图异常一样也往往与其他表现共存。进行放射治疗或接触放射线剂量较大的人员如出现心脏症状均应考虑是否存在放射性心肌损伤,即使无症状者也要对其心脏功能进行随访和评估。

3. 辅助检查

(1)X 线胸片:心影增大。

(2)心电图:ST-T 改变,传导功能异常(房室或束支传导阻滞等)。

(3)超声心动图:心影增大,合并有心包炎时可见液性暗区。

(4)心肌损伤标志物。

4. 诊断 根据病因、临床表现及实验室检查即可做出诊断。放射性心肌损伤常与临床上的各种心肌病相混淆,但放射性心肌损伤患者常有接受过放射治疗或有接触放射线剂量较大的经历,可与其他的心肌疾病进行鉴别。除外缺血、缺氧等其他原因导致的心肌标志物升高,提示可能存在放射性心肌损伤;严重者心脏超声可见心肌局部或弥漫性动度异常。

(庞昕焱 李瑞建 张 鹤)

第二节 非心脏手术

除直接的心肌挫伤外,心肌缺血是引起非心脏手术心肌损伤最常见的原因,当冠状动脉血流减少和(或)心肌机械做功增加而致心肌氧需超过氧供时,就导致心肌缺血。

一、心肌损伤的常见原因

(一)原发疾病

冠心病患者冠状动脉狭窄是心肌缺血的最常见原因,心肌缺血的程度,还与冠状动脉狭窄的长度以及侧支循环状况有关。除冠状动脉粥样硬化斑块病变外,冠状动脉栓塞、外伤、自发夹层、炎症等均可发生心肌缺血。

(二)血流动力学变化

当血流动力学发生急剧变化时,常诱发心肌缺血。血压升高时,心脏做功增加及心肌耗氧量增多,可诱发心肌缺血。发生低血压或休克时,冠状动脉灌注不足也发生心肌缺血。当舒张压下降至超过冠状动脉的自我调节能力时,冠状动脉血流就会减少。

(三)心律失常

1. 心动过速 心动过速使心肌氧耗增加,由于舒张期的缩短,心肌灌注时间缩短,造成心肌氧的供需失衡。心动过速和低血压同时存在危害性更大。

2. 严重心动过缓 心率<50次/分时,心排出量显著减少,冠状动脉灌注不足亦可发生心肌缺血。

(四)血气异常和电解质紊乱

机体严重缺氧致心肌氧供不足时,会发生心肌缺血。当$PaCO_2$降低到25mmHg或以下时,冠状动脉痉挛而致心肌缺血。体内二氧化碳蓄积致心动过速和心肌耗氧增多,也会发生心肌缺血。电解质紊乱会改变心肌电生理,使心功能恶化,诱发心肌缺血、心律失常、急性心力衰竭甚至心脏停搏。有研究表明,低镁血症可使房性或室性心律失常恶化,其中有些心律失常可通过补充镁剂得到治疗。

(五)应激反应

气管内插管和手术创伤激发体内一系列应激反应,导致血压升高、心率增快及心肌缺血。研究发现,心血管对应激因素损伤作用的应答涉及机体从整体到细胞分子水平多层次的反应机制,机体神经-内分泌-免疫网络和细胞内信号转导通路的活化共同参与了应激致心血管损伤的调控途径,包括急性期反应蛋白、应激蛋白、细胞信号转导的靶蛋白和细胞因子等在内的多种应激相关蛋白介入了不同层次的应激性心血管疾病损伤过程。肾上腺素受体依赖是高交感活性诱导心肌氧化应激损伤的重要途径。

(六)神经反射

迷走神经兴奋时冠状动脉痉挛及心肌收缩无力,尤其刺激迷走神经分布区域所引起的不良反射(如胆心反射、眼心反射等),可致心肌缺血甚至心脏停搏。交感神经兴奋时心动过速,亦可引起心肌缺血。

(七)麻醉药的影响

吸入麻醉药对人体冠状动脉的影响至今尚未完全阐明。多中心临床研究证实七氟醚对老年冠心病患者接受中高危非心脏手术具有一定的心肌保护作用,但并不改变患者围术期主要心脏事件的发生率。其实,心肌缺血的发生还受病情、血流动力学变化以及应激程度等因素影响。就麻醉药物本身而言,凡造成血流动力学急剧变化和心率增加(或显著减少)时,均可发生心肌缺血。甾类肌松药(潘库溴铵、维库溴铵等)有抗迷走神经的作用,可引起心动过速而致心肌缺血。

(八)冠状动脉痉挛

精神过度紧张、疼痛、碱血症以及某些药物的影响(麻黄碱等缩血管药),可引起冠状动脉痉挛而致心肌缺血。

(九)冠状动脉窃血

有些血管扩张药,使无病变的冠状动脉扩张,而有病变的冠状动脉并不扩张。于是血流就从有病变的冠状动脉转移到无病变的冠状动脉,产生所谓冠状动脉窃血现象而诱发心肌缺血。

(十)其他

严重贫血、低温、冠状动脉内气栓等。低体温可导致心功能恶化,抑制窦房结功能,使心内传导减慢,心搏量降低,造成心肌缺血。环境温度低,手术时间长、创面大、反复冲洗使体内热量丢失较多及术中大量补充未加温的血液制品和液体均可导致术中低体温。

以上原因中,高血压、低氧血症与心动过速是非心脏手术心肌缺血的最常见原因。

二、非心脏手术围术期心脏评估

（一）多因素危险指数

通过有效的风险预测工具可有效预测非心脏手术患者围术期 MACE 的风险。

（二）心电图

对有以下疾病之一：冠心病、心律失常、外周动脉疾病、脑血管疾病或结构性心脏病的患者，除低危手术外，有必要在围术期行心电图监测、心肌供血评估。

（三）左室功能评估

对于原因不明的呼吸困难患者，围术期应该评估左心室功能。对既往有左室功能障碍但临床稳定、1 年内未评估左室功能的患者，可以考虑再次评估。

（四）非心脏手术前的无创药物负荷试验

对于非心脏手术风险高且心功能不全的患者，可考虑行多巴酚丁胺负荷超声心动图或药物负荷心肌灌注显像等无创药物负荷试验，评估心脏功能。

（五）围术期冠状动脉造影

不推荐常规的非心脏手术围术期常规行冠状动脉造影检查。但对于非心脏大手术合并严重冠心病，如心肌梗死或严重心功能不全者，应评估冠状动脉病变，必要时先行冠状动脉血运重建，而后再行非心脏手术。

三、围术期心脏保护治疗

（一）冠状动脉血运重建患者择期非心脏手术的时机

球囊扩张及裸金属支架（bare metal stent，BMS）置入的患者，择期非心脏手术应分别延迟至少术后 14 天和 30 天。对药物洗脱支架（drug eluting stent，DES）置入的患者，择期非心脏手术最好延迟至术后 1 年以上，但手术延迟的风险大于预期缺血或支架内血栓形成的风险，择期非心脏手术可考虑延迟 180 天。随着 DES 技术的不断进步，非心脏手术考虑可在 DES 术后 6 个月进行。

（二）β 受体阻滞剂

具有 3 项或 3 项以上危险因素（如糖尿病、心力衰竭、冠心病、肾功能不全及脑血管意外等）及心肌缺血中高危的患者，术前应开始使用 β 受体阻滞剂。

（三）他汀类药物

心肌缺血中高危且无他汀禁忌证的患者，可以考虑在围术期使用他汀。近期服用他汀的择期手术患者应继续服用。

（四）血管紧张素转换酶抑制剂

围术期继续使用血管紧张素转换酶抑制剂或血管紧张素受体阻滞剂是合理的。如果术前已停止使用血管紧张素转换酶抑制剂或血管紧张素受体阻滞剂，在病情允许时应尽快重新开始服用。

（五）抗血小板药物

药物洗脱支架或裸金属支架置入后初始 4～6 周但需要行紧急非心脏手术的患者，应继续双联抗血小板治疗，除非出血的相对风险超过预防支架内血栓形成的获益。

（六）植入心脏电子设备患者的管理

围术期计划暂停植入型心律转复除颤器患者，暂停期间应持续心电监测，体外除颤仪随时备用。出院前，应重新激活植入型心律转复除颤器。

（李瑞建　张希艳）

第七章 心肌病变

第一节 心 肌 炎

心肌炎(myocarditis)是多种因素导致的心肌炎性浸润性疾病,其病理基础是"炎性浸润后的心肌细胞坏死和(或)相邻细胞变性"。炎性浸润的细胞类型包括淋巴细胞、嗜酸性粒细胞、中性粒细胞、巨细胞、肉芽肿或混合型浸润。浸润形态可分为点状浸润、条索样浸润和弥漫性浸润。急性期因心肌损害程度不同而临床表现各异,少部分患者急性发病后可发展为扩张型心肌病。

一、致病因素

心肌炎的致病因素种类繁多,常见的病因有感染、自身免疫、药物过敏反应、药物不良反应及中毒等。病毒感染最为常见。1960 年以来,人们共发现 20 多种病毒引起的心肌炎。最常见的病毒包括柯萨奇病毒 B、腺病毒、丙型肝炎病毒、巨细胞病毒、巴尔病毒、人类疱疹 Virus-6 和细小病毒 B-19。自身免疫性疾病(如克罗恩病、类风湿关节炎和系统性红斑狼疮)也是心肌炎的常见病因。过敏性心肌炎是一种自身免疫反应,通常与药物治疗有关。引起心肌炎的常见药物有甲基多巴、双氢克尿噻、呋塞米、氨苄西林和阿奇霉素(表 7-1)。

表 7-1 常见的心肌炎病因

感染			非感染		
病毒感染	细菌感染	其他	全身性疾病/自身免疫性疾病	过敏	其他
柯萨奇病毒	白喉杆菌	支原体	克罗恩病	药物	可卡因
EB 病毒	结核杆菌	衣原体	类风湿关节炎	酒精	辐射损伤
巨细胞病毒	葡萄球菌	原生生物	系统性红斑狼疮		化疗药物
单纯疱疹病毒	链球菌	螺旋体	结节病		重金属
细小病毒 B-19			系统性血管炎		
HIV			麦胶性肠病(乳糜泻)		

二、发病机制

心肌炎的具体病理生理学机制尚未完全明确,不同致病因素所导致的心肌细胞损伤机制也各不相同。

(一)急性期最常见的机制

急性期最常见的机制是病毒直接损伤心肌及相邻细胞,部分患者也会出现急性心血管损伤。细胞学的相关研究表明，柯萨奇病毒和多种呼吸系统病毒可通过细胞膜上的跨膜受体进入细胞，病毒进入细胞后所表达的肌萎缩蛋白等及其复制过程可损伤细胞的完整性。急性损伤阶段通常会持续数天。心内膜活检可发现活动性心肌炎性灶，免疫组织化学切片可见明显的炎性浸润，白细胞（主要为活化T细胞）浸润每平方毫米大于14个，可发现心肌细胞的坏死和变性，有可能发生心肌纤维化，部分心肌炎可在发病9天内于心肌中分离出病毒。

心肌炎急性期心肌损伤常见转导受体及通路：①Toll样受体（Toll-like receptor，TLR）：是一组能够识别病原微生物及细胞壁产物的跨膜蛋白质，是抵御病原微生物及自身变异成分的第一道防线，是免疫模式中的识别受体。研究表明，在病毒诱导的心肌炎的发病中，TLR起重要作用。心肌细胞膜上的多种TLR能够识别病毒或病毒损伤后的心肌细胞成分，从而被激活，激活后通过一系列信号转导分子进一步激活核因子-κB（nuclear factor kappa B，NF-κB）。NF-κB可引起一系列炎症反应：炎症因子释放、细胞黏附分子产生及炎症细胞聚集等；②柯萨奇-腺病毒受体（coxsackie-adenovirus receptor，CAR）：是一种细胞膜上的受体。CAR在幼年大鼠心脏中表达很丰富，而且分布于整个心肌细胞表面，这可能是新生儿和儿童对柯萨奇病毒易感性高的主要原因。CAR作为柯萨奇病毒和腺病毒的共同受体，在这两种病毒感染宿主细胞过程中起关键作用。研究发现，CAR存在基因的多态性，心肌炎组CAR基因GG基因型和968G等位基因频率明显高于对照组，G等位基因可引起CAR表达增加，使心肌细胞对柯萨奇病毒的易感性增加，CAR基因T等位基因可能是柯萨奇病毒性心肌炎的遗传易感基因。

（二）免疫系统激活是心肌炎性损伤的另一个重要机制

非病毒性心肌炎或病毒感染数天后，均不能在心肌中分离出病毒，而抗原抗体复合物的检出提示免疫系统的激活是这一阶段心肌损伤的主要机制。免疫系统损伤是心肌炎亚急性阶段的主要特点，这一阶段持续数周到几个月不等。免疫组化切片仍可见明显的炎性浸润，白细胞浸润大于14个/mm^2，没有明显的心肌细胞的坏死和变性。

常见心肌炎性损伤的免疫机制：①结缔组织生长因子（connective tissue growth factor，CTGF）：可促进成纤维细胞分裂和胶原沉积，介导细胞黏附和趋化作用，诱导细胞凋亡，促进血管形成，与纤维化指标及TGF-β的表达密切相关。研究报道，柯萨奇病毒感染小鼠心肌成纤维细胞，致CTGF分泌增加，CTGF的浓度和病毒滴度成正比。②血管内皮细胞生长因子（vascular endothelial growth factor，VEGF）：具有多种生理效应，包括促血管生成、舒张血管、提高血管通透性、促进细胞增殖、分化及提高细胞生存力等。研究显示，心肌炎实验动物组织VEGF-mRNA表达较对照组增高，且在感染病毒后表达渐增高，14天达最高峰，提示VEGF在心肌炎早期即促发了心肌重构。③单核细胞趋化蛋白-1（monocyte chemoattractant protein-1，MCP-1）：能趋化激活单核巨噬细胞、淋巴细胞向心肌组织的浸润，趋化激活嗜碱性粒细胞释放组胺参与免疫应答。MCP-1的另一作用表现在调节单核细胞和巨噬细胞黏附分子如integrin家族B2组的表达及细胞因子IL-1、IL-6的产生。研究发现，心肌组织中MCP-1 mRNA和蛋白表达水平在心肌炎小鼠急性期逐渐升高，在炎症性病变最严重期维持于最高水平，恢复期则逐渐下降。④细胞免疫：病毒感染后，急性期首先触发细胞免疫反应，增强宿主对病毒免疫性和防御功能。T细胞介导的细胞免疫是本病的重要因素之一，这种细胞免疫形式主要是$CD4^+$T细胞释放的细胞因子引起的炎症反应及$CD8^+$T细胞介导的细胞毒性反应。

（三）心肌炎慢性阶段的特点是心肌重构及扩张型心肌病的出现

大多数患者经历心肌急性和亚急性损伤后左室射血分数可恢复，对患者没有长期影响。少部分患者可出现局部心肌纤维化、慢性心肌损伤，极少数患者表现为扩张型心肌病。这些患者心脏功能将出现不同程度的减退。

心肌炎慢性心肌损伤及心肌重构机制：①细胞凋亡：细胞凋亡是一类有别于坏死的细胞死亡形式，心肌炎慢性病理改变与细胞凋亡有关，急性期主要为含有病毒复制的心肌细胞引起损伤和凋亡，慢性期主要是心肌细胞凋亡。对细胞凋亡具有调控作用的基因有 *Bcl-2*、*Bax*、*p53*、*fas* 等原癌基因，Bcl-2 家族在调节凋亡中起着最重要作用。Bcl-2 家族主要包括两大类：一类是抗凋亡基因，包括 *Bcl-2*、*Bcl-xl*、*Bcl-w* 等；另一类是促凋亡基因，包括 *Bax*、*Bad*、*Bak* 等。Bcl-2 能干扰促凋亡蛋白 Bax，阻止细胞色素 C 从线粒体释放入细胞质以激活 caspases，因此抑制了凋亡。随着凋亡刺激，Bcl-2 与 Bax 的比值决定着细胞的命运，比率升高促进细胞存活，比率降低则促进细胞死亡。②心肌纤维化：心肌间质纤维化是心肌损伤后慢性心肌重构的重要病理改变基础，基质金属蛋白酶/组织金属蛋白酶抑制剂（MMPs/TIMPs）的平衡关系是决定心肌基质改变的重要因素。心肌在病毒、炎症及一系列因子的刺激下，MMPs 表达一过性升高和 TIMPs 延缓的持续高表达，使 MMPs/TIMPs 的平衡遭到破坏，心肌胶原成分也发生改变。胶原纤维的生成、降解平衡被破坏后，组织弹性、硬度即发生改变，导致心肌顺应性下降、心肌重构持续发生。

三、临床表现

各年龄层人群均可发生心肌炎，部分心肌炎患者存在原发感染症状。心肌炎性损伤后临床症状的类型和严重程度差别巨大。轻者可没有任何临床表现，重者心律失常、心力衰竭、心包炎或心源性休克等表现均可出现并有猝死风险。常见体征有心悸、晕厥、呼吸困难、胸闷、胸痛等。病变累及心包可闻及心包摩擦音；部分重症心肌炎患者因心脏扩大而导致二尖瓣、三尖瓣关闭不全，可闻及心尖部或胸骨左下缘收缩期杂音；心力衰竭患者可闻及舒张期奔马律。

（一）心电图

大多数患者心电图表现为非特异性变化，包括非特异性 ST-T 改变、窦性心动过速、束支或房室传导阻滞等。累及心包可出现 PR 段压低及 ST 段非特异性抬高等心包炎心电图改变。病理性 Q 波及宽大的 QRS 波群提示这部分患者预后不良。

（二）超声心动图

大部分急性或慢性阶段心肌炎患者心脏超声均可发现心脏收缩功能减退。心脏超声也可以有效排除其他因素导致的心脏功能减退。大部分患者表现为弥漫性室壁动度减退，也有部分患者表现为节段性室壁动度不良。

（三）心肌坏死标志物

心肌炎急性期可出现肌钙蛋白 I 和肌钙蛋白 T 的升高。在临床试验模型中，大约 1/3 的病例存在肌钙蛋白的升高。临床数据显示，发病 30 天内的患者常被发现肌钙蛋白升高合并心脏功能减退，这表明心肌坏死大部分出现在心肌炎早期。

（四）磁共振成像（magnetic resonance imaging，MRI）

MRI 可发现心肌炎病程中的心肌水肿及坏死，是诊断心肌炎的重要辅助检查之一。检查中通过计算相对骨骼肌的对比度及 T2 信号强度可发现弥漫或局限性心肌坏死。MRI 检查可描绘出心肌坏死范围、大小，来区分冠状动脉缺血导致的相对固定范围上的心肌坏死。MRI 检查敏感性为 76%，特异性为 96%。

（五）心肌活检

活动性心肌炎组织病理学定义为“与冠心病心肌缺血损伤无关的心肌炎性浸润，伴随心肌细胞坏死和（或）相邻细胞变性”。由于疾病的性质，炎症浸润的位置不像冠心病心肌缺血导致的心肌坏死沿冠状动脉分布。由于炎症浸润位置的不确定性，心肌炎组织学证据难以获取，因此，心肌活检敏感性较低。

四、预后

大部分心肌炎患者可完全或部分恢复，心脏功能可不受影响，部分患者心脏超声复查可见节段性室壁运动不良。极少数患者因急性心力衰竭、心律失常、心源性休克等原因死亡。部分患者炎症持续存在而导致扩张型心肌病出现，心律失常患者可能需要植入永久性起搏器。慢性心肌炎患者应个体化制定随访计划，定期复查心脏超声以检测心脏功能、结构变化并给予相应治疗。

（商　睿）

第二节　心　肌　病

一、扩张型心肌病

扩张型心肌病（dilated cardiomyopathy，DCM）主要特征是单侧或双侧心室扩大，心室收缩功能减退，伴或不伴充血性心力衰竭，常伴有心律失常。病情呈进行性加重，病死率高，男性发病多于女性。

（一）病因和发病机制

病因迄今未明，可能与感染、遗传、中毒、内分泌和代谢紊乱、精神创伤等因素有关。

1. 感染/免疫性　病毒、细菌、真菌、立克次体和寄生虫均可感染心肌或通过免疫反应损害心肌，并最终转化为DCM，以病毒性心肌炎最常见。心肌炎导致心肌纤维化、心脏重构，以及心肌局部微环境的改变等是向DCM演变的原因。在DCM患者血清中能检测到特异的抗体，T细胞介导的免疫反应会引起血管和心肌的损伤。

2. 遗传　部分病例有家族遗传背景，有常染色体显性遗传、隐性遗传、X连锁遗传和线粒体遗传，其中常染色体显性遗传最多见。如在某些患者，X连锁遗传常提示抗肌萎缩蛋白基因突变，该基因标记于X染色体上，骨骼肌和心内膜心肌活检标本经免疫组化可证实抗肌萎缩蛋白表达异常。不同基因的多种突变均可致病。

3. 中毒　常见的病因为嗜酒，该类患者常大量饮酒数年以上。乙醇对心肌细胞的毒性作用有以下几方面。

（1）损害心肌细胞膜的完整性，系酒精脂溶性的生物学特性。

（2）影响细胞器功能，包括线粒体、肌浆网等细胞器功能失调。

（3）影响心肌细胞离子的通透性，导致心肌细胞内钙离子超载。

（4）影响三羧酸循环中某些酶如谷草转氨酶、苹果酸脱氢酶、乳酸脱氢酶和醛缩酶从心肌细胞中逸出，从而使心肌细胞不能有效地利用脂肪酸。

（5）长期大量饮酒易导致维生素缺乏，尤其是B族维生素缺乏，也可加重心功能不全。其他如应用化疗药物和某些心肌毒性药物，包括阿霉素等蒽环类抗癌药、锂制剂等。

（6）内分泌、代谢异常：如嗜铬细胞瘤、甲状腺疾病、肉毒碱代谢紊乱、硒缺乏、淀粉样变性、糖原累积症等也是DCM的常见病因。

（7）其他：多种神经肌肉疾病，如Duchenne肌肉萎缩症、Backer征等均可累及心脏，出现DCM临床表现。围生期心肌病亦较常见。

(二)诊断和鉴别诊断

对于有慢性心力衰竭临床表现,超声心动图检查有心腔扩大、心脏收缩功能减低的患者应考虑 DCM。中国《心肌病诊断与治疗建议》提出的 DCM 诊断标准包括:①左心室舒张末期内径(LVEDd)>5.5cm(男)/5.0cm(女);②左室射血分数<45%和(或)左心室短轴缩短率(FS)<25%;③更为科学的是根据体表面积计算 LVEDd>2.7cm/m²[体表(LVEF)面积(m²)=0.0061×身高(cm)+0.0125×体重(kg)-0.1529]。

鉴别诊断应除外引起心脏扩大、收缩功能减低的其他继发原因,包括高血压心脏损害、心脏瓣膜病、心包疾病及先天性心脏病等。

(三)特殊类型心肌病

1. 围生期心肌病　既往无心脏病的女性,在妊娠最后 1 个月至产后半年内出现收缩功能异常和心力衰竭,临床表现符合 DCM 特点的可以诊断本病。病因迄今不明,可能是多种因素共同作用的结果。主要包括:①双胎、多产及高血压;②病毒感染,尤其与柯萨奇 B 族病毒所致心肌炎关系更为密切;③自身免疫因素;④其他病因:低硒、营养不良、代谢及体内激素水平的改变都是引起围生期心肌病的危险因素。

2. 酒精性心肌病　当排除其他可引起 DCM 的原因,且有多年大量饮酒的病史时(男性每日 80g 乙醇,女性每日 40g 乙醇,饮酒史>5 年),酒精性心肌病的诊断即可确立。

3. 心动过速性心肌病　多见于房颤或室上性心动过速反复或持续发作,临床表现为 DCM 的特点。

4. 致心律失常型右心室心肌病(arrhythmogenic right ventricular cardiomyopathy,ARVC)是一种病因不明的、少见的心肌病,具有独特的病理学特点及临床特征。病理特点是心肌细胞逐渐被脂肪细胞代替及纤维化。临床表现包括主要由右心室起源的室性心律失常、SCD 及心力衰竭。主要病因可能有以下几点:①遗传:目前已经确定 9 种不同的染色体显性遗传与本病相关;②感染;③心肌的正常凋亡和修复过程紊乱,心肌细胞发生过度凋亡,丧失的心肌细胞被纤维脂肪组织替代。

5. 心尖球形综合征(apical ballooning syndrome)　本病较少见,好发于女性,大多有应激因素,发病机制可能与冠状动脉痉挛、微血管病变、肾上腺素刺激、一过性左心室流出道梗阻和(或)局灶性心肌炎等有关。症状有胸痛,呼吸困难,晕厥。心肌损伤标志物升高。冠状动脉造影未见显著狭窄。超声心动图和左心室造影显示左心室心尖部运动障碍,收缩末期呈球形。心肌收缩功能迅速恢复是其特征。

6. 心肌致密化不全(noncompaction of ventricular myocardium,NVM)　属于遗传性心肌病,患者胚胎发育过程中心外膜到心内膜致密化过程提前终止。

二、肥厚型心肌病

肥厚型心肌病(hypertrophic cardiomyopathy,HCM)是一种以心肌进行性肥厚、心室腔进行性缩小为特征,以左心室血液充盈受阻、舒张期顺应性下降为基本病理特点的原因不明的心肌疾病。根据左室流出道有无梗阻可将其分为梗阻型和非梗阻型两型。

(一)病因

1. 遗传　HCM 是一种常染色体显性疾病,本病有明显的家族性发病倾向,可见到 HLA 抗原的遗传基因型。HCM 可能是最常见的心血管系统遗传病,至少有 1/10 编码肌小节与可伸缩性器官蛋白的基因发生了错义突变,如:① *MYH7* 基因:编码 β-肌球蛋白重链,目前在

MYH7 上已经发现了50多个突变;②*MYL2* 基因:编码肌球蛋白调节轻链,它的错义突变可引起心室中部水平肥厚和室间隔肥厚;③*TNNI3* 基因:编码肌钙蛋白抑制亚单位;④*TPM1* 基因:编码α-原肌球蛋白等。

2. 内分泌异常　遗传缺陷可引起儿茶酚胺与交感神经系统异常,本病易伴发甲亢、胰岛素分泌过多、高血压。高儿茶酚胺血症可导致心肌肥厚和心肌坏死。

(二)诊断

根据病史、体格检查,超声心动图示舒张期室间隔厚度达到15mm或与后壁厚度之比≥1.3。《心肌病诊断与治疗建议2007》提出主要标准、次要标准和排除标准。

1. 主要标准

(1)组织多普勒、磁共振显像发现心尖、近心尖室间隔部位肥厚,心肌致密或间质排列紊乱。

(2)超声心动图示左室壁和(或)室间隔厚度超过15mm。

2. 次要标准

(1)35岁以下患者,ECG显示Ⅰ、aVL、$V_{4\sim6}$导联ST段下移,深对称性倒置T波。

(2)二维超声心动图示室间隔和左室壁厚11~14mm。

(3)基因筛查发现已知基因突变。

3. 排除标准

(1)系统疾病、高血压、风湿性心脏病二尖瓣病、先天性心脏病(房间隔、室间隔缺损)及代谢性疾病并发心肌肥厚。

(2)运动员心脏肥厚。

临床确诊HCM,符合以下任何一项者:①1项主要标准+排除标准;②1项主要标准+次要标准3即阳性基因突变;③1项主要标准+排除标准2;④次要标准2和3;⑤次要标准1和3。

三、限制型心肌病

限制型心肌病(restrictive cardiomyopathy,RCM)为原发性心肌和(或)心内膜纤维化,或心肌的浸润性病变,以限制性充盈、发生舒张功能障碍为特征。

(一)病因

心肌纤维变性、心肌浸润或心内膜心肌瘢痕组织形成是心脏限制性充盈障碍的主要原因。遗传性RCM通常以常染色体显性遗传为特征,在一些家族中可能与肌钙蛋白Ⅰ基因突变有关或与结蛋白基因突变导致的传导性缺陷有关。RCM还可通过常染色体隐性遗传。RCM继发于系统性疾病的有淀粉样变性、结节病、类癌综合征、硬皮病和蒽环霉素中毒等。

病理和病理生理:在疾病早期阶段,心肌活检可见心内膜增厚,内膜下心肌细胞排列紊乱、间质纤维化。随着病情的进展,患者的心内膜明显增厚,质地较硬,致使心室壁轻度增厚。这种损害首先累及心尖部,继而向心室流出道蔓延,可合并附壁血栓形成。心室腔可无增大,但心房常增大。冠状动脉很少受累。病变发展到严重阶段,心内膜增厚和间质纤维化极为显著,但组织学变化仍为非特异性。

(二)临床表现

1. 一般表现　本病多发生于热带和温带,热带稍多于温带。男性患病率高于女性,男女之比约为3∶1。早期可有发热、全身倦怠。后期多出现心力衰竭,体、肺循环栓塞。

2. 心室功能障碍表现　右心室或双心室病变者常以右心衰竭为主,病变以左心室为主者,表现为左心衰竭和肺动脉高压。

3. 体征　常见的有颈静脉怒张、Kussmaul 征、奇脉。心界正常或轻度扩大，第一心音低钝，第二心音正常或亢进，可闻及奔马律和收缩期杂音。

四、特殊类型心肌病

(一)心肌淀粉样变性

心肌淀粉样变性(cardiac amyloidosis)是一种由能被苏木紫-伊红均匀染色的淀粉样蛋白质沉积在心肌组织内所致的心肌功能紊乱疾病。

临床一般分为原发和继发性：发生于结核、类风湿关节炎、溃疡性结肠炎、慢性骨髓炎、多发性骨髓瘤者等均称为继发性淀粉样变；如无病因可查，则为原发性淀粉样变。

淀粉样变性系指组织内积聚大量具有糖蛋白性质的纤维物质，其主要蛋白成分为免疫性轻链蛋白(AC)、类降钙素蛋白(AEI)、非免疫性淀粉蛋白(AA)，以及老年性淀粉样变的血浆前蛋白(SA)等4种。

1. AC 致淀粉样变性　为临床最常见的淀粉样变性，多见于原发性、系统性淀粉样变性，系免疫球蛋白降解缺陷或合成缺陷所致。

2. AEI 致淀粉样变性　多见于甲状腺髓样癌。

3. AA 致淀粉样变性　临床称为继发性淀粉样变性，常继发于风湿性关节炎、结核病、溃疡性结肠炎、多发性骨髓瘤。由巨噬细胞吞噬血清 AA 蛋白，并使之分解所致。

4. SA 致淀粉样变性　心脏、胰腺、前列腺和大脑为其主要受累部位，好发于老年人，故临床多称之为老年性系统性淀粉样变性。

(二)内分泌紊乱性心肌病

甲亢性心肌病以心脏扩大、心力衰竭和房颤为主要特征，其发病可能有以下原因。

1. 甲状腺素的作用与儿茶酚胺相同，兴奋腺苷酸环化酶，使心肌收缩力增强。

2. 甲状腺素直接作用于心脏，使心房兴奋性增加，不应期缩短而致房颤。

3. 甲状腺素使心肌糖原分解代谢加强，使心肌细胞糖酵解过程受挫，并使氧化-磷酸化作用受抑，导致左室功能降低。

肢端肥大症性心肌病作为一类特殊的疾病在生长激素生成过量患者当中的发病率为10%~20%。生长激素水平长期升高引发的心排血量增加及总外周阻力减少可以导致心肌细胞肥大及纤维化而最终发生心肌舒张功能减弱及收缩功能异常。

(三)营养缺乏性心肌病

维生素 B_1 缺乏可能会导致湿性脚气病，临床上可表现为高输出量性心力衰竭和乳酸酸中毒。维生素 D 缺乏，软骨病，维生素 D 过量均会影响心血管疾病发病率及病死率。

饮食中硒摄入不足所致的心肌病称为克山病。而心肌病是由于硒元素缺乏本身还是由于硒元素缺乏提高了嗜心脏病毒的易感性还不明确。

(四)白血病性心肌病

白血病细胞广泛而无控制的异常增生，60%可累及心脏，发病机制：①白血病细胞浸润心脏，可累及心包、心肌、传导系统和心内膜；②白血病常伴中、重度贫血，可产生贫血性心肌病征象；③白血病患者抵抗力下降，易继发感染，致感染的病原体及其毒素可引起心肌损害；④白血病的化疗药物对心肌有不同程度的损伤。

(曹娜娜)

第八章　心力衰竭相关性心肌损伤

一、概述

心力衰竭(heart failure, HF)是一种复杂的临床综合征,是各种心血管疾病终末阶段的临床表现,主要指由于心脏排血功能障碍,不能适应机体组织代谢需要所引起的一种严重的病理生理状态。近半个世纪以来,由于预防、诊断、治疗手段的进展,欧美等国家的冠心病、心脏瓣膜病和高血压等所致心血管疾病死亡率有所降低,而中国的心脏瓣膜病死亡率虽有降低,但冠心病、高血压的发病及死亡率仍居高不下,人口老龄化带来的心血管疾病不断增加,由这些疾病导致的后果——HF 的发病率越来越高,临床上面临着高复发率、高住院率、高死亡率和住院时间长的四大难题,已经成为心血管领域最严重的公共卫生问题之一。前世界心脏病联合会主席 Fuster 教授曾指出:HF 是 21 世纪的"瘟疫"。

HF 作为一种严重的心血管病症一直是心血管领域的研究热点,然而,HF 目前防治进展甚微。究其原因,有人将之称为"心衰悖论",其成因为:①心肌梗死等疾病遗留不可逆心肌损伤;②由于老年和并发症的持续心肌损伤,导致心肌继续丢失;③HF 本身可引起心肌进一步损伤。近三十年来的研究发现,不同病因的心肌损伤可导致心功能不全,但持续发展的心功能不全也可引起心肌实质和间质的进一步损伤,形成不同速度和程度的恶性循环,促进 HF 的发展进程。现在我们对 HF 病因学机制和处理有了长足进步,然而有关 HF 相关性心肌损伤的机制仍未完全阐明,需要进一步深入研究。

本文根据 HF 对心肌损伤的不同靶点和机制,将 HF 相关性心肌损伤分为以下 3 方面:

1. 血流动力学损伤。
2. 心肌实质、心肌细胞损伤。
3. 心肌间质损伤,拟较为深入探讨 HF 相关心肌损伤的机制,为 HF 防治提供思路。

二、心力衰竭相关性血流动力学损伤

HF 导致的重要血流动力学改变包括心输出量下降、肺循环淤血。在射血分数保留的 HF 患者,左室容量通常正常,但是心室壁肥厚,左室质量/舒张末期容量比值和心肌僵硬度增加;在射血分数下降的 HF 患者,左室容量增加,左室质量/舒张末期容量比值可正常或降低。从细胞学上,射血分数保留的 HF 患者心肌细胞直径和心肌纤维厚度常大于射血分数下降的 HF 患者。

当心肌收缩力下降和(或)血流动力负荷加重时,心脏会产生一系列适应性改变来维持心脏输出量。最重要的适应机制是 Frank-Starling 机制,即通过增加心脏前负荷来提高心脏输出量。其次通过心肌肥大来增强心肌收缩力。神经内分泌激素尤其是肾素-血管紧张素-醛固酮系统(renin angiotensin aldosterone system, RAAS)和交感神经系统的激活也可以通过容量平衡调节和提高心室灌注来增强心脏收缩力,增加心脏前负荷。这些机制在最初可以改善心功能,但是最终会因不适应而产生一系列严重后果。

长期的血流动力学改变是导致心室重构的重要原因。从形态学上,心室重构是指左心室在大小、形状和功能方面的改变,是心脏病理改变的后果。心室重构主要有两种类型,第一种是向心性心室重构,表现为左心室室壁增厚,心室舒张功能初期不改变,随着时间延长,舒张功能最终会下降;第二种是偏心性心室重构,心脏扩张,收缩力下降,二尖瓣、三尖瓣及主动脉瓣反流。后者常见于心肌梗死后心室重构,表现为容量负荷加重,瓣膜反流,心肌病理性舒张。最初,无论这些过程是在向心性还是偏心性心室重构中,都可以降低心室室壁压力。但随着时间的进展,这些改变最终会导致进行性心肌收缩力下降,室腔扩张,左心室从椭圆形变为球形。左心室结构上的改变导致心室室壁压力增大,引起二尖瓣环扩张,乳头肌变形,二尖瓣后叶缩短,从而导致二尖瓣反流。二尖瓣反流导致左心室容积变大,心腔扩张明显。当 HF 出现二尖瓣反流时,提示预后不良。严重心室重构过程可导致心室电生理不同步,即心电重构,引发心室输出量下降、扩张性神经激素激活、左心室功能下降、二尖瓣功能不全等改变,进一步导致心室重构,从而形成恶性循环。一般慢性 HF 时会发生心电重构,提示预后不良,需要同步电复律治疗。

部分 HF 患者射血分数是在正常范围内的,即收缩功能正常,其主要表现为心室室壁僵硬,舒张功能受限。与收缩功能异常为主的 HF 患者相比,射血分数正常的 HF 患者年龄偏大,女性多发,虽然多伴有冠心病,但高血压常是其主要病因。多发生于肥厚型心肌病和浸润性心肌病。对于此型 HF 的病理生理了解较少,大量研究集中在从血流动力学方面进行舒张功能的评估,包括测定左心室内压、量化充盈程度及心室壁僵硬度。有左室收缩功能障碍的患者多并发舒张功能异常,但是在舒张性 HF 中,左心室压力仅表现为舒张异常,曲线向左上方移动,舒张容积正常,舒张压力升高。

在收缩性 HF 的患者中,左心室压力容积的改变包括左室射血分数(left ventricular ejection fraction,LVEF)和搏出量的下降,同时存在舒张压力升高。在混合性 HF 中,LVEF 轻度下降,舒张末期容积和压力上升,心腔顺应性下降。舒张性 HF 在肌丝、肌细胞、二尖瓣及心脏各个水平上均有各种异常。在肌丝方面,收缩性的粗肌丝和细肌丝蛋白、肌凝蛋白结合蛋白 C 及肌联蛋白的改变导致心脏僵硬,松弛受限。在肌细胞水平,钙离子信号通路和与肌丝的相互作用发挥重要作用。肌浆网钙离子释放通道、钙离子摄取蛋白、肌膜转换器即离子泵等蛋白质的表达和转录后修饰均可发生。

在急性 HF,交感神经系统激活促进心肌收缩和血管收缩,增加心输出量,提高血压,改善外周重要脏器血供。然而,长期的交感神经系统及 RAAS 系统激活可导致心脏恶性重构,促进心肌损伤,加速 HF。

三、心力衰竭和心肌间质损伤——细胞外基质纤维化

20 世纪 90 年代以来的研究充分证明,在 HF 的患者中,神经-内分泌异常所致的左室重构是导致心功能减退和临床不良预后的主要原因。心室重构的病理改变包括两个方面:①心肌细胞的肥大、坏死和凋亡;②心肌成纤维细胞的增生和心肌间质纤维化。心肌纤维化是指在心肌细胞外基质中胶原纤维过量积聚、胶原含量显著升高或胶原成分发生改变。心肌间质的主要成分是胶原蛋白,主要由间质内的成纤维细胞合成和分泌,此外,心肌成纤维细胞也是胶原来源之一,它自身可合成部分胶原,或者转化为心肌成纤维细胞。心脏的非心肌细胞占心脏细胞总数的 2/3,心肌成纤维细胞约占非心肌细胞的 90% ~95% 。心肌间质的胶原主要是Ⅰ型和Ⅲ型胶原,及少量的Ⅱ、Ⅴ、Ⅵ型胶原。成人心脏以Ⅰ型胶原为主,约占 80% ~85% ,Ⅲ型胶原约占 11% 。胶原纤维相互交织成一个复杂的三维空间网络,除对心肌成纤维细胞起支持与连

接作用外,还决定着整个心肌组织的僵硬度。

心肌胶原纤维网的主要功能:①为心肌细胞血管和淋巴管的相互连接和排列提供支持,从而决定心肌的僵硬度和结构;②防止心肌纤维和心肌细胞滑脱;③将心肌细胞产生的机械力传递到心室腔,使心肌收缩时保持高度的协调性;④防止心肌细胞过度伸长;⑤给心肌提供张力强度以防止其断裂。所以,心肌间质胶原网络对保证心肌协调舒缩活动以及血液供应起着不可忽视的作用,故一旦胶原网络发生改建,必然会导致心脏的舒缩功能障碍。纤维化的神经-内分泌机制为:①循环激素:许多促使心肌肥大的因素如血管紧张素Ⅱ、醛固酮、肾上腺素和其他生长因子,如成纤维细胞生长因子、血小板生长因子、肿瘤坏死因子、胰岛素样生长因子,以及转移生长因子-β(transforming growth factor-β,TGF-β)等,其中血管紧张素Ⅱ与心肌纤维化关系的研究最多;②基质金属蛋白酶(matrix metalloproteinase,MMPs)/金属蛋白酶组织抑制剂(tissue inhibitor of matrix metalloproteinases,TIMPs)系统与心肌间质重构:正常心肌组织内存在MMPs与TIMPs的平衡状态,此平衡参与心肌细胞外基质(extracellular matrin,ECM)的正常代谢与更新过程。研究发现MMPs与TIMPs的平衡的改变可引起ECM结构与组成的改变,导致心肌重构。在左室衰竭动物模型上发现伴随左室扩张与心功能障碍,心肌MMPs水平呈时间依赖性增高,并有ECM结构变化,认为MMPs表达与其活性增高和心肌重构、心力衰竭发展之间存在着因果关系。在心力衰竭过程中,不仅有MMPs表达与活性的增加,还伴有TIMPs介导的抑制相关控制的改变。

心肌纤维化(myocardial fibrosis,MF)的发生是心肌胶原合成与降解失衡的结果。胶原的过度合成见于高血压左室肥厚、肥厚型心肌病等,胶原的过度降解见于扩张型心肌病和梗死区延展等,常伴有MMPs家系活性增加。ECM降解增多和心脏胶原网络的破坏导致心腔扩张和室壁变薄等。MF包括两种基本类型:反应性纤维化(reactive fibrosis)和修复性纤维化(reparative fibrosis)。反应性纤维化是对心肌负荷或炎症的反应,常发生于血管周围,故又称为血管周围纤维化(perivascular fibrosis),常见于高血压左室肥厚、肥厚型心肌病、主动脉瓣狭窄等;修复性纤维化是对心肌细胞坏死的反应,常发生于心肌的间质,常见于心肌梗死、心肌炎等。在心室重构的过程中,两种纤维化常合并存在,例如,心肌梗死后的修复性纤维化形成瘢痕,其外周则由反应性纤维化和肥大的心肌细胞所包绕。MF对心脏功能可产生不利的影响,心肌胶原含量2~3倍的升高可导致心室舒张期硬度增加和充盈异常,4倍以上的升高可导致心室收缩功能的下降。由于心肌胶原的不均匀沉积,心电传导的各向异性增加。因此,MF可导致充血性HF、恶性心律失常和猝死,成为心室重构持续发展和难以逆转的重要原因。

心肌细胞外基质的量、形状和厚度是构成完整心肌的结构和心室泵功能的决定性因素之一。细胞外基质可视为心脏结构中的脚手架或骨骼。HF的病因如心肌梗死等可致细胞外基质的重构,导致HF的发生,而HF后,也可促进细胞外基质重构进程,进一步影响心功能,形成恶性循环。

心肌坏死增加结缔组织生长因子的释放,导致:①新的心肌成纤维细胞合成;②肌成纤维细胞转化为心肌成纤维细胞;③心肌成纤维细胞合成、分泌胶原,肌纤维增加。在心肌梗死后,心室肌变薄,导致室壁瘤形成,左室泵功能受损。细胞外基质重构还可促进心肌僵硬度增加,降低心室舒张功能和充盈,收缩功能也随之降低。细胞外基质重构的主要病理改变为心肌纤维化。目前认为,心肌纤维化的病理生理机制主要为长期慢性的RAAS系统激活,尤其是醛固酮分泌增加。

四、心力衰竭和心肌细胞损伤

长期以来,心肌损伤所致HF受到广泛关注,但HF引起心肌损伤却未被重视。1997年,

Missov 等在不合并心肌缺血的严重 HF 患者血清中检测到 cTnI 增高,确定了 HF 导致心肌损伤的直接证据。有学者推测,心肌细胞质中也含有大约 2% 可溶性 cTnI,HF 可使心肌细胞膜通透性增加,使细胞质中 cTnI 释放入血,从而导致血清 cTnI 水平升高。此后,更多的证据表明,患者血清中的其他一些非酶类标志物,肌钙蛋白 T、心肌肌凝蛋白轻链 1、心肌型脂肪酸结合蛋白(heart fatty acid binding protein,H-FABP)含量在没有心肌缺血的情况下会升高,而且这些指标和心力衰竭患者预后相关,进一步证实 HF 可导致心肌细胞损伤。另有研究者分别以 H-FABP、cTnI 作为心肌细胞膜和心肌纤维损伤标志物对 151 例 HF 患者随访 694 天,结果发现,持续的 HF 可导致心肌损伤标志物增高,且心肌细胞膜损伤较心肌纤维损伤常见。

目前认为,HF 可能通过炎症、代谢、神经内分泌等机制导致心肌损伤。

1. 炎症机制　肿瘤坏死因子(tumor necrosis factor,TNF)、白细胞介素-1(interleukin-1,IL-1)、白细胞介素-6(IL-6)等是炎症细胞因子家族成员,它们在正常心肌中未被发现,但在应激条件下或机械负荷过重时表达,并能够激活心肌组织丝裂原活化蛋白激酶(mitogen-activated protein kinases,MAPKs)等信号传导通路。炎症细胞因子具有浓度依赖性的双向效应特性,如低浓度的 TNF 可激活心肌保护性信号分子,而高浓度则有心肌损伤作用。IL-6 在心肌延展时表达明显增加,它和糖蛋白 130 受体结合,可促进心肌肥厚。

2. 能量代谢障碍机制　心肌细胞产生的能量为心脏利用,为心脏收缩和舒张提供保障。正常人心脏每分钟泵出血液约为 5L,共计 7000L/d,260×10^4 L/y。心肌接受来自血液的营养物质,通过物质代谢,每天水解 6kg 以上的 ATP。HF 时存在多种心肌代谢障碍,包括以下几个方面:①正常条件下,心肌细胞主要利用游离脂肪酸为底物,而在容量负荷过重或 HF 状态下,心肌细胞主要底物为葡萄糖;②在 HF 时,脂肪酸 β 氧化、三羧酸循环和呼吸链复合物活性均有下降,因而增加心肌细胞对葡萄糖的需求;③此外,心肌细胞中发生氧化磷酸化下降、高能磷酸盐含量减少、活性氧成分增多,以及线粒体功能障碍(见文末彩图 8-1)。这些改变并非完全由于底物缺乏所致,更重要的原因为底物转运和底物利用相关酶的修饰异常。因此,HF 状态下,心肌或许结构完整,但心肌功能已受损,导致心肌代谢失衡。而 HF 所引起的长期过度的

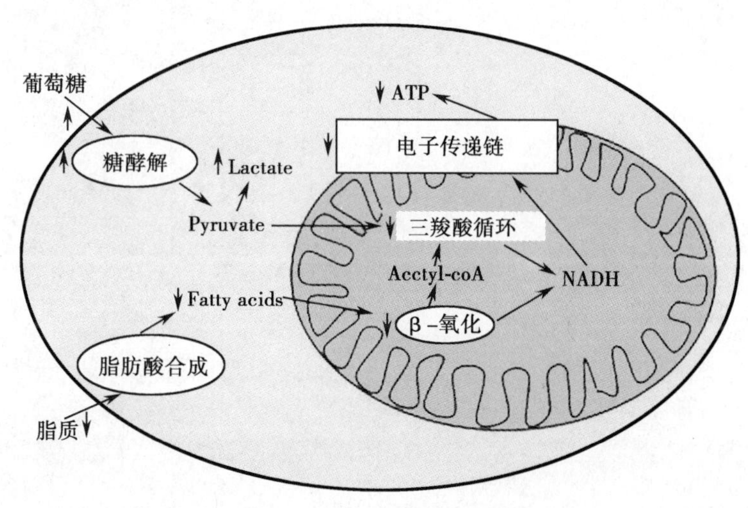

图 8-1　HF 中心肌代谢示意图

正常条件下,心肌细胞主要利用游离脂肪酸为底物,容量负荷过量或 HF 状态下,心肌细胞主要底物为葡萄糖。在 HF 时,脂肪酸 β 氧化、三羧酸循环和呼吸链复合物活性均有下降。Fatty acids:脂肪酸;Pyruvate:丙酮酸;NADH:还原型烟酰胺腺嘌呤二核苷酸;Lactate:乳酸;Acctyl-coA:乙酰辅酶 A

交感神经活性增强,或者在应激状态下,这种能量失衡会被持续或迅速放大,进而导致心肌损伤加重。

综上所述,各种病因导致的心肌损伤可引起心肌功能下降或 HF,后者可通过机械应力改变,以及通过活化 RAAS 系统、血管加压素(arginine vasopressin,AVP)、炎症因子等,引起心肌肥厚、心肌细胞凋亡和细胞外基质重构,同时也可引起急性代偿适应性反应,从而维持动脉压和心功能。但当代偿功能失调时,则引起心肌损伤加重,促进 HF 进一步发展(图 8-2)。在未来的心力衰竭研究中,需要我们在关注 HF 病因学的同时,将更多的目光投向 HF 所致的心肌损伤,尤其是 HF 所导致的长期慢性炎症和心肌能量代谢异常,为 HF 防治开启新的篇章。

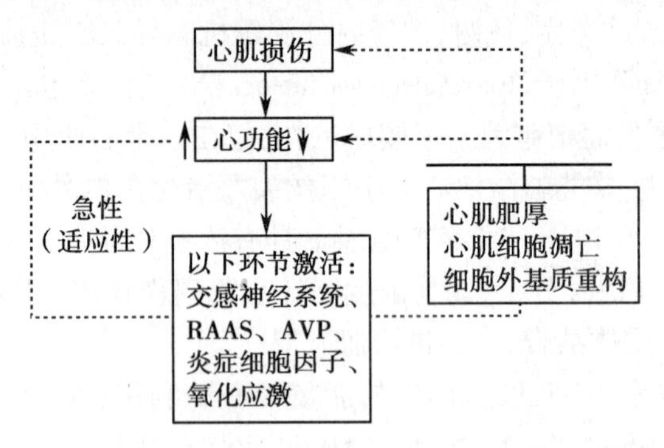

图 8-2 HF 和心肌损伤关系模式图

心肌损伤可引起心肌功能下降或 HF,后者可通过机械应力改变,以及通过活化 RAAS 系统、AVP,炎症细胞因子等,可引起心肌肥厚、心肌细胞凋亡和细胞外基质重构,同时也可引起急性代偿适应性反应,维持动脉压和心功能。当代偿功能失调时,则引起心肌损伤加重,促进 HF 进一步发展。RAAS:肾素-血管紧张素-醛固酮系统;AVP:血管加压素

(唐梦熊)

第九章　心包疾病相关性心肌损伤

心包疾病来源于各种原因，但大多数的病理生理改变和临床表现相似，通常表现为心包炎、心包积液和缩窄性心包炎等，它们可视为同一疾病的不同阶段。临床上以急性心包炎和慢性缩窄性心包炎最常见。据国内统计，心包疾病占心血管疾病住院患者的1.5%～5.9%，心包疾病可导致心肌受损，心肌损伤亦可导致多种心包并发症，两者互为因果。

第一节　急性心包炎

急性心包炎（acute pericarditis）是最常见的心包疾病，通常是心包脏层和壁层急性炎症性纤维化反应，可同时并存心肌炎和心内膜炎。以典型的胸痛、心包摩擦音（pericardial friction rub）和特异性心电图表现为特征。

一、病因

（一）病因学分类

任何原因的心包损害均可导致心包炎，目前大多数病因仍以炎症为主。主要常见的原因有感染性，非感染性如特发、肿瘤、代谢性疾病、外伤、结缔组织病、邻近脏器病变、药物反应性、放射性、先天性等。

（二）病因来源

1. 相邻脏器扩展　肺、胸膜、食管、肝脏、心肌及主动脉等。
2. 血液传播　败血症、毒素、肿瘤及异常代谢产物等。
3. 其他　淋巴扩散；创伤和放射性损伤等。

二、病理解剖和病理生理

（一）心包解剖及生理功能

心包是包裹心脏的密闭囊袋，其脏层是由外纤维层和单层间皮细胞层组成的内浆膜层所构成，紧贴于心脏和心外膜脂肪表面，折返衬于外纤维层内面共同构成壁层心包，正常心包壁层厚约1～2mm。心包腔内有少量液体，为清亮的血清超滤液，体积约为15～50ml。心包包裹主动脉的起始部和弓部连接处、肺动脉分叉处、肺静脉近端及腔静脉。心包的血供主要来自主动脉小分支、乳内动脉和膈肌动脉；支配心包的神经为迷走神经、左侧喉返神经、食管神经丛及富含交感神经的星状神经节、第一背侧神经节和横膈神经丛。心包主要生理功能是固定心脏在纵隔内，防止心脏随体位改变而过度移动；减少心脏与周围组织间的摩擦；阻止炎症和恶性肿瘤向心脏转移；辅助或协调左、右心室舒张功能的相互作用；维持心室的顺应性；心室射血时心包腔内负压有利于心房充盈。正常心包腔内压力几乎等于胸腔内压，在呼吸周期为 -5～+5cmH_2O。

(二)病理解剖

最常见的临床病理表现为纤维蛋白性心包炎,又称急性"干性"心包炎。炎症导致纤维蛋白渗出伴或不伴严重积液,正常晶莹透明的心包液转变成混浊、不透明、草黄色。也可表现为浆液性、纤维素性、血性或脓性心包积液。炎症常累及心包下的浅层心肌,少数严重者可累及深部心肌,甚至扩散到纵隔、膈和邻近的胸膜。急性纤维蛋白性心包炎的炎症渗出液多在2~3周内溶解吸收;有时可长期存在,机化后被结缔组织取代形成瘢痕,最终发展为缩窄性心包炎。

(三)病理生理

急性心包渗液是急性心包炎引起一系列病理生理改变的主要原因。由于渗液的急速或大量积蓄,使心包腔内压力上升,当达到一定程度时产生心脏受压,心室舒张期充盈受限,心搏量降低。此时机体的代偿机制:通过升高静脉压以增加心室的充盈;通过增强心肌收缩力以提高射血分数;加快心率以增加心排出量;升高周围小动脉阻力以维持动脉血压,保持相对正常的静息时心排出量。如心包渗液继续增加,心包腔内压力进一步增高,超出机体代偿极限时,升高的静脉压不再增加心室的充盈;射血分数下降;心动过速使心室舒张期缩短和充盈减少,不再增加心排出量;小动脉收缩达到极限,动脉血压下降,心肌功能受损,导致心排出量显著下降,同时伴体循环及静脉压升高,即表现为心包压塞(cardiac tamponade)。

三、临床表现

急性心包炎的主要临床表现形式有3种:急性纤维蛋白性心包炎、心包积液、心包积液并心包压塞。本部分主要讲述急性纤维蛋白性心包炎(简称急性心包炎);心包积液和心包压塞详见下一节。

(一)症状

典型胸痛为突发胸骨后和心前区尖锐的刀割样痛或刺痛,放射到颈部;亦可表现为心前区压迫感并放射到左肩斜方肌区和左上臂,右侧斜方肌的疼痛是心包炎的特有症状,但不常见。疼痛可随体位而改变,仰卧或吸气时加重,坐位前倾则缓解。进行性胸痛可持续数小时甚至数天,主要见于炎症变化的纤维蛋白渗出阶段,胸痛以急性非特异性心包炎及化脓性心包炎最明显。大约有50%的患者无胸痛,常见于结核性和尿毒症性心包炎。可有其他非特异症状如发热或全身不适、呼吸浅快、咳嗽、乏力等。或有与原发疾病有关的一些表现。

当急性心包炎渗出增多可压迫邻近器官,如肺、气管、食管、大血管、神经等,产生相应受压症状,如发生心包压塞可出现休克。

(二)体征

急性纤维蛋白性心包炎典型体征为心包摩擦音,表现为表浅的抓刮样粗糙的高频声音。典型的摩擦音可听到与心房收缩、心室收缩及心室舒张相一致的3个成分,即心室收缩时的收缩期摩擦音、心室舒张摩擦音和收缩期前摩擦音。以心室收缩时的收缩期摩擦音最响,1/3的病例可闻及双期摩擦音,通常在胸骨左缘三、四肋间、胸骨下部和剑突附近最清楚,于坐位前倾呼气后屏气时增强,不向他处传导。心包摩擦音表现常不恒定,可以是一过性的或间歇出现,存在时间短暂,一般为数小时至数日,当渗液出现,两层心包完全分开时,心包摩擦音即消失。当炎性渗出快速增加或大量心包积液(200~300ml以上)可出现心包压塞征象,如低血压或休克、四肢湿冷、心动过速、颈静脉怒张、奇脉等。

(王纯奕)

第二节　心包积液

心包腔为心包脏层和壁层之间的潜在腔隙。正常心包腔内约有15～50ml液体，起润滑作用，以减少壁层与脏层心包表面的摩擦。当心包腔内聚集的液体超过50ml则为心包积液。心包积液是一种较常见的临床表现，引起心包积液的疾病种类繁多，原因复杂。因心包积液的增长速度与量的不同，心包积液的临床表现可有很大的差异，可呈急性、亚急性或慢性过程。心包积液的治疗主要针对原发疾病的病因治疗和消除积液以解除心包压塞症状。

一、病因及分类

（一）病因

心包积液是心包疾病的常见表现，可继发于所有急性心包炎，本质为壁层心包受损的反应。多种致病因素均可引起心包积液，常为全身疾病的局部表现，或由邻近组织病变蔓延而来。主要病因包括感染、心肌梗死、外伤及与心脏手术有关的心包切开后、肿瘤、结缔组织疾病、代谢性疾病、放射、药物以及原因不明的特发性心包积液等。

（二）分类

心包积液可根据病因、积液性质和病理发展阶段作出分类。

1. 按积液性质　可分为血性、乳糜性、胆固醇性和脓性等。
2. 按发生机制　可分为漏出性和渗出性。
3. 按病理演变　可分为纤维蛋白性、浆液纤维蛋白性、化脓性等。

二、病理生理

心包积液的病理生理过程可视为心脏受压、充盈受限后所产生的一系列代偿-失代偿反应（详见本章第一节），其对血流动力学的影响，取决于心包积液的容量、性质、积聚速度、心包韧性和心肌功能。大量积液可使心包腔内压力急剧上升；但少量积液急剧增长时，因心包本身扩张度有限，心包腔内压力亦会急剧上升，当积液量在短期内急剧增加至100ml以上时，即可出现明显的血流动力学改变。此外，如心包因纤维化或肿瘤浸润而机化即使少量的积液也会使心包腔内压力显著升高，引起心包压塞。若心包积液增加速度缓慢，可出现亚急性或慢性心包压塞。此时，心包腔内压力增加使静脉血回心受阻，致使静脉压升高而出现体循环淤血征。

三、临床表现

（一）症状

1. 心包积液　心包积液的临床表现由病因、积液量及生成速度决定。少量心包积液，且心包腔内压力不升高时，可无任何自觉症状。大量心包积液时除原发性疾病的症状外可因邻近组织器官受压而产生各种症状：食管受压引起吞咽困难；气管、支气管受压引起咳嗽；肺组织受压及继发性肺不张导致呼吸困难；喉返神经受压致声音嘶哑；膈神经受压引起呃逆，邻近腹腔脏器受压可产生恶心和上腹部饱胀感。

2. 心包压塞　心包压塞大部分临床表现取决于心包腔内液体聚积引起心包压力升高而产生的血流动力学的变化。临床表现为原发病变的表现以及心包压塞的表现。

(1)急性心包压塞:动脉血压下降,特别是收缩压下降,脉压减小,是心包压塞的主要表现,此外还可出现脉搏细弱和奇脉。若心排量显著下降,可产生休克,患者四肢厥冷、青紫,呼吸加速,烦躁不安甚至昏迷。胸部外伤或有创心脏操作导致的损伤、急性心肌梗死心脏游离壁破裂、主动脉瘤及主动脉夹层动脉瘤破裂至心包腔产生急性心包腔内血肿时,可引起心包积液快速积聚,出现动脉血压下降、静脉压力升高和心脏小而安静的"Beck 三联征"。

(2)慢性心包压塞:若心包腔内液体增长缓慢,心包随之伸展,心包腔内液体可达 2 ~ 3L 而心脏也不会受到挤压,当心包扩张到一定程度后,如液体继续增长,则将产生心包压塞的表现。常见于心肌梗死后综合征(Dressler 综合征,指坏死心肌组织诱导产生的自身免疫反应)、肿瘤、特发性、结核性、黏液水肿和心包切开术后综合征等。临床表现有呼吸困难、发绀、血压降低、脉压缩小、奇脉、颈静脉怒张,心界呈"烧瓶样"向两侧扩大,且随体位变化而变化,伴有心音低钝、肝大、腹水、水肿等。

(二)体征

心包积液的体征视积液量而定。心包积液不超过 150ml 时,可无任何体征。心包积液量在 200 ~ 300ml 以上或液体迅速积聚时可出现以下心脏体征:①心尖冲动减弱、消失或出现于心浊音界左缘内侧处;②心浊音界向两侧扩大,相对浊音区消失;患者由坐位转变为卧位时心底部浊音界增宽;③心音轻而遥远,心率快,有时可闻及心包叩击音。心包积液超过 500ml 时可出现以下心脏以外的体征:①奇脉:为吸气时颈或桡动脉搏动减弱或消失,呼气时脉搏增强。奇脉发生的主要机制:吸气时右心回心血量增加,右心室充盈增加致室间隔向左心室移位,导致左心室充盈减少;同时吸气时膈肌下降,牵拉心包,使心包腔内压力上升,致使左室射血分数减少。奇脉对心包积液有特异的诊断价值。②Kussmaul 征:颈静脉怒张而搏动不明显,且在吸气时颈静脉充盈更明显。③Ewart 征:当存在大量心包积液时,心脏向后方移位,压迫左侧肺部,可引起左肺下叶不张,左肩胛角下方常有浊音区,语颤增强,并可听到支气管呼吸音。④肝大伴触痛,腹水,皮下水肿和肝颈静脉回流征阳性等体循环淤血表现。

(王纯奕)

第三节　缩窄性心包炎

缩窄性心包炎(constrictive pericarditis)是指心包发生纤维化、增厚、钙化、粘连,心脏舒张期充盈受限而产生一系列循环障碍的临床病征。

一、病因

缩窄性心包炎多继发于急性心包炎,但多数病例因急性阶段起病隐匿,难于察觉,来院就诊时已发展为缩窄性心包炎。病因以结核性为多;其次为化脓性心包炎,尤其是肺炎双球菌性心包炎;创伤、心包肿瘤、外科手术、放射、自身免疫性疾病、结节病等也可引起缩窄性心包炎。

二、病理解剖与病理生理

(一)病理解剖

在慢性缩窄性心包炎中,心包脏层和壁层广泛融合钙化,心包腔闭塞成为一个纤维瘢痕组织外鞘，紧紧包裹整个心脏和大血管根部；也可于心脏表面的某些部位，如在房室沟沿半月瓣环或主动脉沟形成局部环状缩窄。在心室尤其在右心室表面，瘢痕往往更为坚厚，常达0.2～2cm或更厚。心包瘢痕组织多由致密的胶原纤维构成，呈斑点状或透明样变性，为非特异性改变。结核性心包炎患者可有结核性肉芽组织或干酪样病变。

由于时常发现外有纤维层包裹，内有浓缩血液成分和体液的区域的存在，提示心包内出血是形成心包缩窄的重要因素。

心脏大小可正常，偶有较小，心包病变常累及贴近其下的心肌，可出现萎缩。

（二）病理生理

缩窄性心包炎阶段心包已由坚硬的纤维组织代替，失去固有弹性，形成一个大小固定的心脏外鞘，限制心脏的舒张期充盈。心室舒张早期血液能迅速地流入心室，心室舒张中晚期心室的扩张突然受到没有弹性的心包限制，充盈受阻，心室腔压力迅速上升。此时流入心室的血液突然受到限制，冲击心室壁并形成漩涡而产生震动，在听诊时可闻及舒张早期心包叩击音。由于心室舒张期容量不变，心搏量降低，只有通过代偿性加速心率，才能维持偏低的心排出量。当体力活动增加时，由于心率增加较慢，心排出量不能满足机体需求，就出现呼吸困难和血压下降。在心包缩窄的后期，心肌受损而发生萎缩，进一步影响心脏的收缩功能，心排出量减少更为显著。同时可出现水钠潴留，静脉压明显升高，临床上表现为肝大、双下肢水肿、胸水及腹水。

Kussmaul征是缩窄性心包炎的特征之一，因呼吸时胸腔内压力的变化不能传递到心包腔和心腔内，使吸气时体静脉和右房压不下降，心脏舒张受限。Kussmaul征也可见于慢性右心衰竭和限制型心肌病中，但不出现在急性心包压塞中，因这时吸气时胸腔压力的下降可以传递到充满液体的心包腔。

缩窄性心包炎时奇脉较心包压塞少见，多因心脏附近大血管的粘连和心包腔的闭塞使呼吸对心排出量的影响减少所致。

三、临床表现

（一）症状

缩窄性心包炎的主要症状是呼吸困难，尤其是劳累后呼吸困难明显，由以下3方面原因所致：①心排出量固定，活动时不能相应增加；②腹水致膈肌抬高；③胸腔积液导致呼吸运动受限。

此外，还可出现咳嗽、心悸、食欲缺乏、乏力等症状。

（二）体征

1. 颈静脉怒张，Kussmaul征阳性。

2. 心尖冲动减弱或消失，可出现收缩期负性搏动；心浊音界正常或稍增大；心音遥远而低钝；可听到舒张早期心包叩击音等。

3. 肝大伴有触痛，并有肝衰竭的表现，包括腹水、蜘蛛痣和肝掌等。

4. 胸腔积液，大量时可以引起呼吸困难和发绀。

5. 长期缩窄性心包炎的老年患者可出现大量腹水和阴囊、下肢水肿。

（王纯奕）

第十章　全身疾病相关性心肌损伤

第一节　代谢性疾病相关性心肌损伤

新陈代谢是指在生命机体中所进行的众多化学变化的总和，是人体生命活动的基础。新陈代谢包括物质合成代谢和分解代谢两个过程。合成代谢是营养物质进入人体内，参与众多化学反应，合成为较大的分子并转化为自身物质，是需要能量的反应过程；分解代谢是体内的糖原、蛋白质和脂肪等大分子物质分解为小分子物质的降解反应，是产生能量的变化过程。中间代谢指营养物质进入机体后在体内合成和分解代谢过程中的一系列化学反应。中间代谢某一环节出现障碍，则引起代谢性疾病。常见的代谢性疾病包括糖尿病、肥胖、代谢综合征等。本节重点介绍糖尿病导致心肌损伤，即糖尿病心肌病（diabetic cardiomyopathy，DCM）。

DCM是由糖尿病引起的以左室舒张和（或）收缩功能障碍为表型的心肌病变，是一种独立于糖尿病大血管并发症的心肌结构和功能改变的疾病，且不能用高血压心脏病、冠状动脉粥样硬化性心脏病、心脏瓣膜病及其他导致心肌损伤的疾病来解释。其在代谢紊乱及微血管病变等基础上引发心肌广泛灶性坏死，出现亚临床的心功能异常，最终进展为心力衰竭、心律失常及心源性休克，重症患者甚至猝死。

一、流行病学

1974年Hamby等首次提出DCM这一概念，Framingham等在研究中发现糖尿病患者发生心力衰竭的危险性持续增加。在排除患者以前有冠状动脉性心脏病或风湿性心脏病时，糖尿病患者充血性心力衰竭的危险增加4～5倍。在排除年龄、血压、体重和血清胆固醇等因素之后，这种增加的危险仍存在。以上说明，糖尿病患者发生心力衰竭的危险性增高可能为糖尿病诱发所致。

另外，DCM可见到不同类型的心律失常，糖尿病患者心律失常发生率40%～75%。

二、疾病诊断

糖尿病性心肌病目前尚无统一的诊断标准，以下几点可供参考。

1. 确诊糖尿病（尤其是1型糖尿病）。
2. 有心力衰竭的临床表现。
3. 心脏扩大伴心脏收缩功能受损，心脏无扩大者则有舒张功能障碍。
4. 排除了高血压心脏病、冠心病及风湿性心脏瓣膜病等其他心脏病引起的心力衰竭。
5. 必要时行心肌活检，发现微血管病变及糖原染色阳性者可确诊。
6. 有其他微血管病变，如视网膜、肾血管病变者则支持诊断。

三、发病机制

DCM 的发病机制较为复杂,包括以下几方面:

(一)心肌微循环病变

1. 微血管病变　微血管系指微小动脉和微小静脉之间的毛细血管及微血管网。糖尿病微血管病变的表现多样,早期最突出的病变为微血管内皮细胞功能障碍,这是由于微血管内皮细胞对某些刺激比大血管内皮细胞更敏感。有研究证实糖尿病患者多伴有内皮细胞功能异常。尸检发现糖尿病患者的心肌存在弥漫性心肌壁内小血管病变,而心肌壁外较大的冠状动脉正常。胰岛素抵抗、脂代谢异常、高血糖直接刺激、功能蛋白非酶糖基化、氧化应激、炎症反应、某些血管活性物质和内皮细胞表面黏附因子增加等因素,可造成血管内皮细胞损伤或功能紊乱,引起微血管舒缩异常、管腔狭窄、血管壁通透性增加、血浆外渗、基底组织增厚及弥散距离加大,从而造成对周围心肌细胞供血供氧障碍。

2. 红细胞功能异常　高血糖环境下红细胞膜 Na^+-K^+-ATP 酶表达减少和活性下降、细胞膜脂质含量升高、膜蛋白糖基化、糖化血红蛋白增多等因素,可引起细胞内水钠潴留,细胞体积增大,造成红细胞变形性及细胞膜的流动性降低、红细胞携氧量减少、与氧的亲和力增强,导致氧释放量减少,直接影响毛细血管的血液循环和向组织细胞供氧能力,从而出现微血管内血液淤滞、心肌组织损伤。

3. 微血栓形成　糖尿病患者具有血栓形成的倾向。糖尿病时内环境发生变化,在内分泌代谢紊乱、NO 活性异常、内皮素-1、血管紧张素Ⅱ(angiotensin Ⅱ,ATⅡ)、血管紧张素转化酶(angiotensin-converting enzyme,ACE)增多等作用下,前列腺素抑制剂 2(prostaglandin inhibitor 2,PGI_2)分泌下降,促凝物质、组织因子等分泌增多,血液呈高凝状态,且血管内皮受损,易导致血栓形成。微小栓子黏附、堵塞后,血液中的白细胞黏附又造成远端小血管舒缩异常、痉挛,甚至完全闭塞,这会直接影响心肌组织的灌注,导致冠状动脉储备下降、心功能降低、形成微梗死灶、出现心律失常等。

(二)心肌物质和能量代谢改变

心肌物质和能量代谢异常是糖尿病心肌损伤发生发展的重要因素。心肌细胞内糖类和脂肪等物质代谢紊乱引起心脏能量代谢途径改变,从而导致心脏结构和功能发生异常。

1. 葡萄糖代谢障碍　糖尿病时心肌细胞内存在糖酵解和糖有氧氧化过程异常,由于葡萄糖转运体(glucose transporter,GLUT)1 和 4(GLUT1 和 4)活性下降,减少了葡萄糖向细胞膜内的转运,使心肌细胞摄取葡萄糖减少。同时,糖尿病患者脂肪组织分解加速,导致血液循环中脂肪酸水平升高,从而抑制丙酮酸脱氢酶的活性,使糖有氧氧化能力下降。而心肌细胞的供能主要来源于葡萄糖,因此可出现心肌细胞供能缺乏、心肌细胞受损。另外,过氧化物酶体增殖物激活受体 α(peroxisome proliferation activated receptor-α,PPAR-α)是心肌细胞对脂肪酸吸收和利用的重要调节物,在糖尿病状态下,由于心肌细胞中 PPAR-α 激活,导致葡萄糖吸收和利用调节旁路受到抑制,从而引起心肌能量代谢紊乱。

另外,高血糖对正常心肌细胞有直接的毒性作用,葡萄糖毒性直接影响心肌细胞线粒体功能,使心肌细胞凋亡增加。长期高血糖能促进血浆和组织蛋白质发生非酶糖基化,形成晚期糖基化终末产物(advanced glycosylation end products,AGEs),心肌中较多糖蛋白和 AGEs 的沉积可导致心肌收缩功能和顺应性减低,影响和损害组织或器官功能。AGEs 能钝化 NO,损伤冠状血管的舒张功能。糖化血红蛋白(HbA1c)影响红细胞的携氧功能,使血红蛋白与氧不易解离,导致组织缺氧,影响心肌细胞、血管内皮细胞等组织代谢。

2. 脂肪代谢异常　由于胰岛素缺失或胰岛素抵抗,使心肌细胞从利用葡萄糖和脂肪酸供能转变为几乎全部通过脂肪酸氧化来提供能量,脂肪酸氧化增加、甘油三酯和游离脂肪酸等脂滴颗粒在心肌细胞内聚积,可导致其在胞质中分布异常而影响心肌细胞的舒缩功能。有学者利用特异性过度表达脂肪酸转运蛋白1(fatty acid transport protein-1,FATP-1)转基因小鼠研究心肌游离脂肪酸含量和代谢增加对心脏功能的影响,发现建模3个月后小鼠出现左心室充盈异常、双侧心房增大和心电图Q-T间期延长,而且心功能损伤程度与心肌对游离脂肪酸的摄取量成正比。进一步研究发现这是由于胰岛素绝对或相对不足,使脂肪酸进入脂肪组织减少、血中游离脂肪酸水平升高,从而增加心肌细胞耗氧量并抑制丙酮酸脱氢酶复合体,进而影响葡萄糖的氧化利用。另外,糖尿病患者PPAR-α过度表达,可通过激活下游的脂肪酸代谢关键酶肉毒碱脂酰转移酶(carnitine acyl transferase)、脂肪酸转位酶(fatty acid translocase,FAT/CD36)等,促进游离脂肪酸氧化,在糖尿病初期可代偿因葡萄糖摄入不足引起的能量缺乏,但长期过度表达PPAR-α则可造成心肌能量代谢过度依赖脂肪酸氧化提供能量。在这种耗氧量增高的代谢模式下,微血管病变已经存在的心肌细胞内缺氧状态加重、神经酰胺浓度升高,可诱导ROS活性氧聚集、内皮性一氧化氮(eNO)减少、诱导性一氧化氮(iNO)增多,从而促进心肌细胞凋亡,导致心脏功能下降。另外,脂肪动员沉积在心肌细胞内的中性脂蛋白和脂肪酸也可直接损伤心肌细胞肌原纤维,加重心肌损害。

相比于非糖尿病患者,糖尿病患者动脉平滑肌细胞和巨噬细胞摄取胆固醇的能力增加,其原因可能为:血脂增高能促进脂质摄取;极低密度脂蛋白(very low density lipoprotein,VLDL)更易转变为胆固醇酯;低密度脂蛋白(low density lipoprotein,LDL)糖化损害肝细胞上的受体,影响受体对其识别而使其代谢减慢,并通过另外受体结合而被巨噬细胞优先吞噬和降解。大量胆固醇堆积在巨噬细胞内使其成为泡沫细胞从而促进动脉粥样硬化斑块的形成。尤其在血糖控制不良时,糖尿病患者体内甘油三酯增加、脂蛋白氧化增加、脂蛋白酶活性增高、致氧化蛋白成分和低密度脂蛋白增加,均可引发血管内皮细胞和平滑肌细胞的胞质毒性,并参与动脉粥样硬化的发生及发展。

(三)心肌细胞钙代谢和膜电位异常

1. 钙超载　由于糖尿病时糖、脂肪代谢紊乱,能量物质ATP生成障碍、功能蛋白异常糖基化,心肌细胞膜上参与动作电位复极的钾外流水平降低和钙通道水平升高等,导致细胞膜电压依赖的Ca^{2+}通道磷酸化延长、肌纤维膜上Na^{+}-Ca^{2+}交换体活性降低、肌浆网膜上Ca^{2+}泵活性降低等,造成胞质内钙超负荷,从而激活肌动蛋白,导致心肌舒张功能障碍。糖尿病心肌细胞与正常心肌细胞相比,在舒张末和收缩峰时,Ca^{2+}瞬变能力下降,这与糖尿病心肌细胞收缩功能减退有关。

2. 膜电位异常　由于糖尿病心肌细胞葡萄糖代谢异常,其动作电位时程延长、外向复极钾流特别是不依赖钙的瞬间外向性钾流(K_{to})降低,这一变化在心室的心外膜心肌细胞较心内膜心肌细胞更明显。心肌细胞电生理特性的改变易导致恶性心律失常和猝死的发生。

(四)DCM的心室重构

心室重构是指由于外界刺激而引起的心脏结构的变化。糖尿病心肌病变表现为心肌细胞的增生、肥大、坏死、凋亡和间质胶原沉积,而心肌间质胶原异常沉积、心肌纤维化可能是糖尿病心肌病变较为特征性的改变。

1. 心肌细胞坏死　关于糖尿病心肌细胞坏死的发生机制,有学者认为糖尿病时高血糖能直接引起心肌细胞坏死,糖尿病时常伴有明显的炎性反应,炎性介质的数量明显增加可直接促使心肌细胞坏死。高血脂也在糖尿病心肌细胞坏死的发生中起重要作用。DCM 的心肌间细、小动脉壁明显增厚,有纤维化及玻璃样变性,管腔明显狭窄,这可引起心肌缺血、缺氧,可能是糖尿病微小心肌细胞坏死从而导致 DCM 发生的重要危险因素之一。

2. 心肌细胞凋亡 DCM 的重要发病机制之一是心肌细胞凋亡,阻止细胞凋亡能减轻心脏重构和心力衰竭的程度。心肌细胞肥大是细胞对刺激的正常反应,而心肌细胞凋亡则是直接影响心脏结构和功能的重要病理过程。可诱发凋亡的因素可以同时是致心肌细胞肥大原性的,如高血糖、钙超载、活性氧(reactive oxygen species,ROS)、ATⅡ、蛋白激酶 C(protein kinase C,PKC)、肿瘤坏死因子-α(tumor necrosis factor-α,TNF-α)等。比如低水平的氧化应激可导致心肌细胞肥大,而高水平的氧化应激则诱导心肌细胞凋亡。

3. 心肌间质纤维化 心肌间质即细胞外基质的主要成分是胶原蛋白,由间质内的成纤维细胞合成和分泌。心脏的非心肌细胞占心脏细胞总数的 2/3,心肌成纤维细胞约占非心肌细胞的 90% ~95%。心肌间质的胶原主要是Ⅰ型和Ⅲ型胶原,在成人心脏,Ⅰ型胶原占 80% ~85%,其伸展性和回弹性较小,而僵硬度较大,主要聚合成粗纤维。Ⅲ型胶原约占 11%,其伸展性和回弹性较大,形成典型的细纤维。Ⅰ型和Ⅲ型胶原总是同时存在相应的组织内,并且总是以多聚体分子结构即纤维形式存在。Ⅰ型胶原少量增加即可增加心肌的僵硬度,而Ⅲ型胶原的明显增加可提高左室的顺应性,胶原表型的改变对舒张功能的影响比胶原浓度更为重要,因此,Ⅰ型和Ⅲ型胶原的比例可反映心肌纤维化的程度。胶原纤维相互交织成一个复杂的三维空间网络,除对心肌细胞起支持与连接作用外,决定着整个心肌组织的僵硬度。正常情况下,心肌胶原的合成与降解处于动态平衡中,并受到严格的调节控制。在许多心血管疾病状态下如糖尿病时,心肌成纤维细胞增殖,合成和分泌大量的胶原。当心肌的胶原容积分数大于正常的 2 ~3 倍时即可使心室僵硬度增加;大于正常的 4 倍时,心肌细胞被伸入的胶原分隔,肌节伸展受阻,使收缩力的产生和传导障碍。收缩功能减低胶原浓度增加的同时,多伴有胶原纤维比例、结构、形态和表型发生改变,被称之为心肌间质重构。因此,胶原纤维的浓度、几何构型、排列、分布和表型决定了整个心脏组织的僵硬度。

DCM 通常以舒张性心力衰竭为早期表现,即心肌松弛性减低和僵硬度增大,而心肌间质纤维化是舒张性心力衰竭的主要发生机制,心肌胶原浓度的增加,同样也可导致收缩功能受损。胶原大量沉积增加了心室壁的僵硬度,降低了心室顺应性,导致心室收缩及舒张功能不全。胶原的含量及类型的分配是决定心脏硬度的重要因素,DCM 往往存在Ⅰ型和Ⅰ/Ⅲ型胶原比值的增高。糖尿病时胶原降解异常是心肌间质纤维化的重要原因。心肌基质金属蛋白酶(matrix metalloproteinases,MMPs)是基质降解的主要调节因子,MMPs 活性增强见于组织结构的破坏和重构。DCM 时 pro-MMP2 和 MMP2 活性增强,同时 MMP9 活性有增高趋势,也伴有 MMP1 活性的升高。在糖尿病状态下,转化生长因子-β(transforming growth factor-β,TGF-β)、TNF-α 等细胞因子水平的增高和氧自由基的积聚对 MMPs 活化具有促进作用。另外,心脏局部 ATⅡ的异常激活可促进间质纤维化的发生和发展。心脏局部 ATⅡ主要依赖旁路途径-胃促胰酶(chymase)途径生成,胃促胰酶具有裂解血管紧张素Ⅰ(angiotensin Ⅰ,ATⅠ)生成 ATⅡ的活性作用,其在 DCM 中处于异常活化状态。ATⅡ促进心肌成纤维细胞分泌基质蛋白,还促进成纤维细胞 DNA 的合成和细胞数目的增加,而且胃促胰酶可促进 MMPs 的活化。MMPs 的过度活化常使组织降解不完全,促进成纤维细胞的移行和组织纤维化,这可能与 DCM 时胶原代谢障碍和心力衰竭的发生密切相关。

（五）心脏自主神经病变

约83%的糖尿病患者可出现心脏自主神经病变。病程早期以迷走神经损害为主，晚期迷走及交感神经均可累及。心电图可发现持续性心动过速、Q-T间期延长、心率变异性减低以及严重的室性心律失常等改变，严重者甚至出现无症状性心肌梗死以及心源性猝死。

（六）氧化应激和炎症反应的异常

2001年Brownlee提出"糖尿病并发症的共同机制"学说，指出线粒体电子传递链过氧化物产生过量是高血糖导致血管损伤的共同机制。该学说合理解释了氧化应激与糖尿病血管损伤的内在联系，被认为是糖尿病并发症研究领域的一个突破性进展。高糖在细胞内代谢，产生过多的电子供体（NADH和$FADH_2$）通过呼吸链，造成跨膜势能的增高超过了阈值，从而使线粒体内O_2生成显著增加。线粒体产生O_2过多可使糖酵解途径中3-磷酸甘油醛脱氢酶（glyceraldehyde-3-phosphate dehydrogenase，GAPDH）活性下降66%，从而使糖酵解途经中的代谢产物堆积，继而转向其他通路代谢。当高水平的锰过氧化物歧化酶（Mn superoxide dismutase，MnSOD）或解偶联蛋白-10（uncoupling protein-10，UCP-10）抑制了线粒体O_2的生成时，多元醇通路的激活、糖基化终末产物（AGEs）形成、蛋白激酶C（PKC）激活、氨基己糖途径激活以及核因子κB（nuclear factor kappa B，NF-κB）的激活被完全阻断。2型糖尿病是由多种因子介导的炎症和免疫性疾病，且炎症是胰岛素抵抗起源的触发因素。在早期心功能未受损的糖尿病心脏中即可发现TNF-α mRNA表达上调，也发现诱导高糖血症2周后糖尿病鼠心脏中多种炎症细胞因子表达上调，这可能与糖尿病引起的氧化应激有关。

四、临床表现

（一）充血性心力衰竭

充血性心力衰竭为DCM的主要临床表现。胰岛素依赖型糖尿病患者较成年2型糖尿病患者发生心肌病多见。在糖尿病患者中，女性并发充血性心力衰竭的概率约为男性的2倍。患者如有心肌梗死病史，则很难与心肌梗死后心力衰竭鉴别，需病理活检方能确诊。合并高血压者需与高血压心脏病相鉴别。

（二）心律失常

心律失常可能由于心肌灶性坏死、纤维瘢痕形成，引起心肌电生理特性不均一性而导致心律失常。可表现为房颤、病窦综合征、房室传导阻滞、室性期前收缩及室性心动过速等。不同于冠心病主要呈各种室性心律失常。

（三）心绞痛

糖尿病患者除伴发心外膜下冠状动脉病变外，也由于壁内小冠状动脉阻塞而发生心绞痛。

（马静静）

第二节　内环境紊乱相关性心肌损伤

一、内环境概述

内环境是细胞在体内直接生存的环境，也就是我们常说的细胞外液。它提供了细胞代谢所需要的氧气和各种营养物质，同时容纳细胞代谢产生的二氧化碳和代谢终末产物，通过血液循环运输至呼吸系统和其他排泄器官，并经其排出体外，完成整个体内外物质交换的过程。正常机体在神经、内分泌、体液等因素的调节下，通过各系统、器官的协调活动维持内环境的相对稳定。内环境的稳态有利于参与其调节的器官保持正常的功能，从而维持正常的生命活动。

（一）内环境的成分

1. 血浆　由水和多种固体物质组成，其中水约占91% ~92%。固体物质主要是血浆蛋白质，主要包括白蛋白、球蛋白、纤维蛋白原等，另外含有一些非蛋白质的含氮化合物（氨基酸、尿素、尿酸、肌酐、氨等）。除此之外，血浆中还含有血糖及无机盐离子（钠离子、钾离子、氯离子等）。

2. 组织液　指组织间隙中的体液，是血液与组织细胞之间进行物质交换的媒介。

3. 淋巴　组织液进入淋巴管即为淋巴液。淋巴为无色透明的液体，除蛋白质外，其成分与血浆相似，含有大量淋巴细胞。我们可以将淋巴循环看成是血液循环的一个侧支，辅助血液循环完成细胞的代谢，维持细胞相对稳定的生存环境。

（二）内环境的理化性质

内环境维持着细胞生存环境的相对稳定。其稳定性主要体现在内环境的理化性质，包括pH值（7.35 ~7.45）、温度（37℃）等。鉴于细胞无时无刻不在通过内环境完成与外环境的物质交换，其代谢产物和外环境的变化必然会带来内环境理化性质的变化，但机体通过一系列的调节，可维持内环境的相对稳定状态。当外界环境中某些因素的改变引起体内环境的理化性质发生较大改变时，就会影响体内细胞、器官的正常活动和功能，而机体则会发生一定的反应，通过某些细胞或器官活动的改变，使机体内环境的理化性质重新恢复正常，这种过程称为细胞或器官活动的调节。在疾病时，体内细胞或器官的正常活动受到损害，导致内环境理化性质的改变。

（三）内环境的调节

内环境的调节主要包括神经调节、体液调节及自身调节，此3种调节方式共同作用维持内环境的稳态。

1. 神经调节　神经调节是人体最主要的调节方式，通常通过反射来实现其调控作用。所谓的反射，是指在中枢神经系统参与下，机体对内环境的刺激发生规律性的、适应性的反应。

2. 体液调节　人体血液及其他体液中的某些化学成分（如内分泌腺分泌的激素以及组织细胞产生的一些化学物质或代谢产物等），可随血液循环到达全身各处，以调节人体的新陈代谢、生长、发育、生殖等生理功能活动，这种调节方式称为体液调节。

3. 自身调节　除了神经调节和体液调节之外，人体的器官、组织、细胞尚有自身调节作用。所谓的自身调节，指的是人体在体内、外环境发生变化时，器官、组织、细胞可不依赖于神经和体液调节而产生的适应性反应。

内环境的紊乱可导致不同程度的心肌损伤，尤其是电解质紊乱及酸碱平衡失调相关的心肌损伤较为常见。

二、电解质紊乱相关的心肌损伤

（一）低钾血症

1. 定义　低钾血症是指血清钾浓度低于3.5mmol/L，引起机体一系列的症状和体征。低钾血症时，机体功能代谢变化因个体不同有很大差异，主要取决于血钾浓度降低的速度和程度及伴随的缺钾严重程度，表现为膜电位异常引起的一系列障碍、细胞代谢障碍引发的损伤以及酸碱平衡异常。

2. 病因

(1)严重摄入不足。

(2)各种分泌液,主要是消化液的急性丢失,或各种原因导致的肾脏排出增多。

(3)钠泵功能的显著性增强。

(4)其他原因所致转移性低钾血症:各种原因的通气量增加,碱中毒,或应用胰岛素、高渗糖、氨基酸等。

(5)稀释性低钾血症。

3. 心血管系统的影响 低钾血症时可出现多种心律失常,包括窦性心动过缓、房性或室性期前收缩、室上性心动过速和心房颤动、房室传导阻滞,甚至室性心动过速和心室颤动。而且低钾血症容易诱发洋地黄中毒。心电图表现除心率增快和异位心律外,有 T 波低平、U 波增高、ST 段下移和 QRS 波增宽。

(1)兴奋性:随着细胞外液中钾离子浓度的降低,静息膜电位先是发生超极化,当细胞外液中的钾离子浓度进一步降低时,静息膜电位又发生去极化。在细胞外液中钾离子浓度降低的过程中,心肌细胞的兴奋性是先降低后升高。

(2)自律性:心肌自律性的产生依赖于动作电位复极化末期的自动去极化。在心房传导组织、房室束-Purkinje 纤维网的快反应自律细胞,当 3 期复极末达到最大复极电位(-90mV)后,由于膜上内向整流 K^+ 通道(inwardly rectifying K channels,Kir)通透性进行性衰减使细胞内钾离子的外流逐渐减少,而钠离子又从细胞外缓慢而不断地进入细胞,故进入细胞的正电荷量逐渐超过逸出细胞的正电荷量,膜就逐渐去极化,当到达阈电位时就发生 0 期去极化。这就是快反应细胞的自动去极化。在低钾血症时,心肌细胞膜对钾离子的通透性降低,故在达到最大复极电位后,细胞内钾离子的外流比正常减慢,而钠离子内流相对加速,使快反应自律细胞的自动去极化加速,自律性便增高。

(3)传导性:心肌传导性快慢主要与动作电位 0 期去极化的速度和幅度有关。低钾血症时因心肌静息电位负值变小,去极化时钠离子内流速度减慢。故 0 期膜内电位上升的速度减慢、幅度减小,兴奋的扩布因而减慢,导致心肌传导性降低。在心电图上,可见 P-R 间期延长,说明去极化波由心房传导到心室所需的时间延长,心电图上还可出现 QRS 综合波增宽,说明心室内传导性降低。

(4)心肌收缩性:在早期或轻度低钾血症时,K^+ 外流降低,其对复极化 2 期 Ca^{2+} 内流的抑制作用减弱,使复极化 2 期 Ca^{2+} 内流加速,造成心肌的兴奋-收缩耦联过程加强,进而引起心肌的收缩性增强。而在严重或慢性低钾血症时,细胞内缺钾可以影响细胞代谢,使心肌结构破坏,心肌收缩性减弱。有研究发现,在实验动物的心肌中可见横纹的消失、间质细胞浸润、不同程度的心肌坏死和瘢痕形成。

(二)高钾血症

1. 定义 高钾血症是指血清钾离子浓度 >5.5mmol/L。正常情况下,机体具有调节钾浓度的有效机制,故不易发生高钾血症,但一旦出现短时间或长时间内不能逆转的各种因素,皆会发生高钾血症。

2. 病因

(1)钾的摄入过多。

(2)排出减少。

(3)组织破坏。

(4)分布异常。

3. 心血管系统影响　高钾血症可使心肌收缩力减弱、心脏扩大、心音低弱、心脏停于舒张期;几乎各种心律失常皆可发生,主要表现为窦性心动过缓、传导阻滞和异位心律失常,如心室期前收缩和心室颤动。典型的心电图改变有T波高尖且基底变窄、Q-T间期缩短、P波压低增宽、P-R或P-Q间期延长、R波降低、QRS综合波增宽等。

(1)兴奋性:高钾血症对心肌细胞的兴奋性影响具有双重作用。当血钾浓度轻度升高时,膜内外钾离子浓度差减小,静息期细胞内K^+外流减少,即膜发生了部分去极化,更接近于阈值电位,心肌兴奋性增高。当细胞膜发生部分去极化时,膜的快钠通道部分失活,在0期钠离子的快速内流减少。所以当血钾升高显著时,静息电位过小,快钠通道大部或全部都已失活,心肌兴奋性将明显下降,甚至消失,进而可出现心脏骤停。

(2)自律性:高钾血症时,细胞外钾离子浓度增高,使得细胞膜对钾离子的通透性增高,钾离子外流速度加快,进而导致快反应细胞的自动去极化减慢,自律性降低。

(3)传导性:高钾血症时,静息电位减小,心肌细胞膜发生部分去极化,膜的快钠通道部分失活,钠离子内流减少,动作电位0期膜内电位上升的速度减慢,幅度减小,因而兴奋的扩布减慢,传导性降低。表现在心电图上可以为:P波压低、增宽或消失,P-R间期延长,R波降低,QRS波增宽等。

(4)收缩性:高钾血症时引起动作电位平台期及总时程都缩短,导致Ca^{2+}的内流减少,心肌细胞内Ca^{2+}浓度降低,兴奋-收缩耦联减弱,收缩性降低。

同样的,高钾血症对心肌细胞的影响程度主要取决于血钾浓度升高的速度、程度及伴随的高钾的严重程度。

(三)低镁血症

1. 定义　镁是人体不可缺少的矿物质元素之一,几乎参与人体所有的新陈代谢过程。在人体细胞内,镁是第二重要的阳离子,在体内具有多种生理功能,是多种细胞基本生化反应中必需的物质,是多种酶的激活剂,在能量和物质代谢中具有重要作用,维持核酸结构的稳定性,参与体内蛋白质的合成,镁是影响钾、钠、钙离子细胞内外移动的“通道”,并有维持生物膜电位的作用。正常血清镁浓度约为0.8~1.2mmol/L。血清镁浓度低于0.8mmol/L时,称为低镁血症。

2. 病因

(1)摄入不足、吸收不良。

(2)镁排出过多:经胃肠道(严重呕吐、腹泻、持续胃肠引流);经肾脏(利尿剂、高钙血症、内分泌及代谢异常、可逆性肾小管损害、肾疾病);透析失镁;汗液失镁。

(3)镁过多进入细胞内。

3. 心血管系统影响　当血清镁过低时,一方面由于Na^+-K^+-ATP酶活性降低,膜电位降低而更加接近阈电位,另一方面,在动作电位的复极化期,低镁对离子内流的阻断作用减弱,使舒张期去极化加速,动作电位幅度减小,时程缩短,有效不应期相对缩短,使心肌兴奋性升高,自主节律性升高,易发生心律失常,甚至发生心室颤动。

低镁可加速动脉粥样硬化形成,引起冠状动脉痉挛,加重心绞痛,甚至引起急性心肌梗死。缺镁饮食常引起心肌代谢紊乱和心肌纤维坏死,补充镁盐可使病变逆转。长期低镁饮食可致心肌退行性变及纤维化。在缺镁的急性期,心肌有炎性细胞浸润,小血管周围有特殊的进行性坏死灶,最后形成瘢痕。缺镁引起的心肌病变与缺钾或缺血所引起的病变不同,推测其病理生理机制是由于缺镁可干扰在氧化磷酸化过程中起重要作用的镁依赖性酶类所致。

镁缺乏时常可出现低钾血症，与低镁时肾保钾功能减退有关，因髓袢升支对钾的重吸收有赖于肾小管上皮细胞的 Na^+-K^+-ATP 酶，此酶需 Mg^{2+} 激活。低镁可能是某些持续的难治性低钾血症的原因，如只补钾不补镁，低钾很难纠正。

单纯缺镁所致的心电图改变有：低电压，T 波高尖而不对称，也可平坦或倒置，U 波明显。缺镁早期 T 波高尖，而 Q-T 间期正常；缺镁晚期 P-R 间期延长，QRS 波群变宽，ST 段下移，T 波变低。缺镁可促发快速型心律失常。

缺镁可促使洋地黄中毒性心律失常的出现。低镁可导致心肌梗死后猝死。动物实验显示，缺镁能使心脏易于受到病毒、射线及其他有毒物质的侵害，给予高浓度镁可以促进心肌缺血或缺氧的恢复。

（四）高镁血症

1. 定义　血清镁浓度 >1.2mmol/L，称为高镁血症。

2. 病因

（1）各种因素导致的肾脏排镁减少。

（2）摄取镁多或胃肠道重吸收镁增加，特别是有肾功能减退的患者。

（3）分布异常也可导致高镁血症，主要见于：组织细胞的大量破坏，酸中毒等导致的细胞内镁离子的释放或转移。

3. 心血管系统的影响　高镁血症对心脏的影响主要有：对自律性细胞的抑制作用，表现为窦性心动过缓、各种类型的传导阻滞。由于高位正常细胞的自律性降低，低位自律性细胞兴奋性增强，可发生各种室性心律失常。高血镁可抑制心肌收缩力，导致心功能不全或心源性休克。高镁血症的其他心电图表现还有 P-R 间期延长、QRS 综合波增宽及 Q-T 间期延长。因高血镁常伴有高血钾，故可出现高尖 T 波。

（五）低钙血症

血钙和血磷浓度异常会导致生命活动过程出现一系列紊乱。由于正常人血中的磷酸根主要是 HPO_4^{2-}，而 $CaHPO_4$ 是难溶电解质，故 [Ca^{2+}] 和 [HPO_4^{2-}] 之乘积等于一常数。所以，当血钙浓度升高时，血磷浓度会下降；血磷浓度升高时，血钙浓度必然下降。

1. 定义　血清蛋白浓度正常时，血钙浓度低于 2.1mmol/L，血清游离钙浓度低于 1.1mmol/L，称为低钙血症。

2. 病因　维生素 D 代谢障碍；甲状旁腺功能减退；慢性肾衰竭；急性胰腺炎等。

3. 心血管系统的影响　低钙血症对心肌的影响主要表现为：细胞膜内外 Ca^{2+} 浓度差减小，Ca^{2+} 内流减慢，致动作电位平台期延长，不应期延长。同时 Na^+-Ca^{2+} 交换减少，心肌收缩力下降。新生儿严重低钙血症可致心力衰竭。低血钙可使迷走神经兴奋性增高，发生心脏停搏。由于钙离子在心肌细胞兴奋-收缩耦联中发挥着核心作用，因此低钙血症可诱发心肌病。临床上，由于低钙血症导致的 T 波电交替和急性心力衰竭罕见，极易被忽视或误诊。有研究显示，低钙血症引起的 T 波电交替和急性心力衰竭往往是可逆的，因此早发现、早诊治有利于疾病的恢复。心电图表现为 Q-T 间期延长、ST 段延长、T 波低平或倒置。

（六）高钙血症

1. 定义　血清蛋白浓度正常时，血钙浓度 >2.6mmol/L，血清游离钙浓度 >1.3mmol/L，称为高钙血症。

2. 病因

（1）甲状旁腺激素介导的原因（原发性甲状旁腺功能亢进症，散发性、家族性甲状腺旁腺功能亢进症,家族性低尿钙性高钙血症)。

(2)非甲状旁腺激素介导的原因:恶性肿瘤相关的疾病,维生素 D 介导的疾病,其他内分泌疾病,制动后骨转化增强,结节病等。

3. 心血管系统的影响　细胞外钙或血钙浓度的升高抑制钠离子的内流,使得细胞膜阈电位水平上移,膜电位的距离加大,导致兴奋性和传导性降低。细胞外钙离子浓度升高时,钠离子内流减慢,钾离子外流相对加速,4 期自动除极化的速度降低,导致自律性降低。但是,当细胞外钙离子浓度中等程度增高时,慢反应细胞因舒张期持续的钙离子内流增加,4 期自动除极化速度加快,导致自律性增高。细胞外钙离子浓度增高,可在钙诱导钙释放(calcium-induced calcium release,CICR)效应下使得心肌收缩力增强,心动周期缩短,从而使心肌的有效不应期缩短。

心电图特征:ST 段缩短或消失,QRS 波群之后继以 T 波;Q-T 间期缩短,与 ST 段缩短或消失同步;T 波低平或倒置;血钙严重升高患者,P-R 间期延长,QRS 波群时限轻度增宽;可出现窦性心动过速、窦性心动过缓、窦性停搏、房室传导阻滞、期前收缩或心室颤动等心律失常。

(七)高磷血症

1. 定义　成人血清磷浓度 >1. 6mmol/L,儿童血清磷浓度 >1. 9mmol/L,称为高磷血症。

2. 病因　肾衰竭;骨磷释放增加;磷进入细胞外液增多。

3. 心血管系统的影响　急性高磷血症常伴有低钙血症,出现低钙血症的临床表现。慢性高磷血症可引起心脏钙化,并发心律失常、心功能不全。当主动脉瓣钙化时,可发生主动脉瓣狭窄或关闭不全。

(八)低磷血症

1. 定义　血清磷浓度低于 0. 8mmol/L,称为低磷血症。

2. 病因　一般见于由肠道进入细胞外液的磷减少、经肠道造成肾排出的磷增多和(或)磷向细胞内转移。

3. 心血管系统的影响　磷参与人体内许多酶的组成,可以保持体内 ATP 代谢平衡,在能量的储存及转运中扮演着重要的角色。低磷血症可引起肌质网和线粒体摄取钙离子障碍,造成细胞内 ATP 供能不足,引发细胞内能量危机,进而影响心肌舒缩,导致心肌受损、心肌收缩力减弱;在危重患者中,低磷引起的能量供应不足可引起组织缺血、缺氧,从而产生大量氧自由基,损伤心肌,严重时引起充血性心力衰竭。另有研究发现,心力衰竭时呼吸链中的琥珀酸脱氢酶和细胞色素氧化酶的含量降低,也表明能量生成受阻,考虑也可能与低磷有关。

三、酸碱平衡紊乱相关的心肌损伤

酸碱平衡是内环境稳态的重要内容。酸碱平衡失调可引起酸中毒和碱中毒。正常状态下,机体有一套调节酸碱平衡的机制。疾病过程中,尽管有酸碱物质的增减变化,一般不易发生酸碱平衡紊乱,只有在严重情况下,机体内产生或丢失的酸碱过多而超过机体调节能力,或机体对酸碱调节机制出现障碍时,可出现酸碱平衡失调。

(一)酸碱平衡的调节

1. 缓冲系统　是一种弱酸与该弱酸盐的组合。

(1)碳酸氢盐:缓冲固定酸,占缓冲能力的 50%。

(2)磷酸盐:存在于细胞内,主要在细胞内发挥作用。

(3)血红蛋白:占缓冲能力的 20%,通过携带氧和二氧化碳,缓冲挥发酸(碳酸)。

(4)血浆蛋白:主要在血浆中,通过接受或释放氢离子起缓冲作用。

其中 HCO_3^-/H_2CO_3 是最重要的缓冲系统,缓冲能力最强。其次是红细胞内的 Hb^-/HHb,还有 $HPO_4^{2-}/H_2PO_4^-$、Pr^-/HPr。

2. 肺的调节 主要通过排出或者保留二氧化碳发挥缓冲作用。方式主要有呼吸深度和频率的控制、呼吸的刺激等。

3. 肾脏的调节 H^+ 分泌和重吸收;肾小管腔内缓冲盐的酸化;NH_4^+ 的分泌。

4. 细胞内外离子交换 H^+-K^+、H^+-Na^+、Na^+-K^+、Cl^--HCO_3^- 等参与了体内酸碱平衡的调节。

上述各种调节方式在酸碱平衡的调节中各有特点:缓冲系统反应迅速,但不持久;肺调节作用仅对 H_2CO_3 有效;肾脏调节较慢,但效率高,作用持久。为了维持相对的酸碱平衡,上述各种调节方式并不是单一发挥作用,而是相互作用,共同维持体内酸碱的平衡,进而维持内环境的稳态。

(二)酸碱平衡紊乱分型

1. 代谢性酸中毒 根据 AG 值又可分为 AG 增高型和 AG 正常型。

2. 呼吸性酸中毒 按病程可分为急性呼吸性酸中毒和慢性呼吸性酸中毒。

3. 代谢性碱中毒 根据给予生理盐水后能否缓解分为盐水反应性和盐水抵抗性酸中毒。

4. 呼吸性碱中毒 按病程可分为急性和慢性呼吸性碱中毒。

5. 混合型酸碱平衡紊乱 可细分为酸碱一致性和酸碱混合性。

(三)酸碱失衡对于心血管系统的影响机制

1. 酸中毒时,细胞外 H^+ 浓度增加,反应性增加细胞膜上 H^+-K^+ 泵的活性,加速细胞内外 H^+ 与 K^+ 交换,促使 H^+ 内流和 K^+ 外流,导致细胞外 K^+ 浓度增加,另外,肾小管上皮细胞 H^+ 分泌活动增加并同时抑制 K^+ 排出,从而导致高钾血症发生。当急性高钾血症发生时(血钾浓度≥5.5mmol/L),会导致心肌兴奋性增高或降低;心肌细胞传导性的降低、心肌收缩性降低以及自律性的降低,常可诱发多种心律失常,如室性心动过速、房颤、房扑等;严重高钾血症甚至可能诱发致死性心脏停搏。

2. 酸中毒时增多的 H^+ 可竞争性抑制 Ca^{2+} 与心肌钙蛋白亚单位的结合,并且影响细胞外 Ca^{2+} 内流、抑制心肌细胞肌浆网释放 Ca^{2+},从而抑制心肌的兴奋-收缩偶联,降低心肌收缩性,使心输出量减少。此外,严重的酸中毒可阻断肾上腺素对心脏的作用,使心肌收缩力减弱,心肌弛缓,心输出量减少。

3. 酸中毒时不仅对心肌细胞造成影响,还可降低外周血管和心肌细胞对儿茶酚胺的反应性,从而降低体内儿茶酚胺类物质生物活性,导致血管扩张、有效血容量减少、有效回心血量减少,更进一步加重病情进展,甚至出现休克。

4. 碱中毒时,氧解离曲线左移,氧解离困难,可出现组织缺氧。严重缺氧可损伤心肌的收缩和舒张功能,甚至发生心肌变性、坏死。机制主要有以下几个方面:

(1)缺氧使心肌 ATP 减少,能量供应不足。

(2)ATP 不足引起心肌细胞膜和肌浆网钙离子转运障碍,导致心肌钙离子转运和分布异常。

(3)慢性缺氧时,红细胞代偿性增多,血液黏滞度增高,心肌射血阻力增大。

(4)严重的心肌缺氧可造成心肌收缩蛋白的破坏,心肌挛缩或断裂,使心肌舒缩功能降低。严重缺氧可引起窦性心动过缓、期前收缩,甚至发生致死性心室颤动。心动过缓可能是由

于严重的 PaO_2 降低对颈动脉体化学感受器的刺激，反射性兴奋迷走神经引起的。期前收缩与室颤的发生与缺氧部位心肌细胞内外离子分布异常，心肌细胞内 K^+ 减少、Na^+ 增加，使静息膜电位降低，从而导致心肌兴奋性、自律性增高及传导性降低有关。

水、电解质、酸碱的平衡贯穿在心血管疾病的发生、发展以及转归的整个过程当中，所以在诊疗过程中，应最大程度的维持内环境的相对稳定状态，从而改善疾病预后，给患者带来更多获益。

（刘汝刚）

第三节　血流动力学障碍相关性心肌损伤

一、血流动力学与细胞

（一）血流动力学与内皮细胞

内皮细胞是衬贴于血管及心脏内腔面的单层扁平细胞，内皮细胞主要分布于血管内膜和心脏内膜层，内皮细胞所经受的流体力学上的力远远大于哺乳类其他组织细胞，内皮细胞的主要功能是参与维持血液的抗凝特性、从生理上调控血管内腔的直径、调节血管通透性、急性炎症、损伤愈合、心血管病（产生动脉粥样硬化的关键部位）等的病理过程。在上述各环节中，血流动力学因素，即血液流动中产生的机械力均对内皮细胞产生直接作用，或者通过受力后内皮细胞表面的化学物质和激动剂的局部浓度的改变间接修饰，进而影响这些分子与其内皮细胞表面受体间的联系。

一般认为，内皮细胞承受着3种不同的机械力：剪切力、环形张力或叫周向应变和静水压。剪切力是指血液流动时对内皮细胞的切线方向的张力，也是血流对细胞表面产生的摩擦力。它的大小与血液黏度成正比，与血管半径成反比。早期研究认为：剪切力可以使内膜局部受损害并促进斑块的形成；低水平剪切力可诱导产生粥样硬化，高水平剪切力则可能有保护作用。体外培养内皮细胞研究阐明了内皮细胞对剪切力的应答具有多种途径：内皮细胞形态学改变及结构的重建并随剪切力方向而重新排列；通过 F-actin 的重组实现应答；可促进内皮细胞的增殖及迁移；影响大分子物质的合成分泌，增强内皮细胞液相吞噬率，并发现非生理状态下的剪切力促进 LDL 的聚集，使大分子物质形成斑块沉积。另外，剪切力也可影响内皮细胞内的受体调节、信号传递。在血管的不同部位，其强度和方向不一。如在血管分支、分叉、狭窄或弯曲处，可产生涡流。

（二）血流动力学与平滑肌细胞

平滑肌细胞主要分布于血管中膜和心脏中膜层，平滑肌细胞互相连接，形成管状结构或中空器官；在功能上可以通过缩短和产生张力使器官发生连续收缩或紧张性收缩，使器官对抗所加负荷而保持原有的形状。血流动力学因素，即血液流动中产生的机械力均对平滑肌细胞产生直接作用，或者通过受力后内皮细胞表面的化学物质和激动剂的局部浓度的改变间接修饰，进而影响这些分子与其平滑肌细胞表面受体间的联系。

一般认为，平滑肌细胞主要承受着环形张力和静水压。人体血管长期暴露于搏动性血流的冲击下，主要承受着两种形式的生物力，一种是平行于血管长轴的剪切力，主要作用于血管内皮细胞，另一种是垂直于血管长轴的牵张力，可影响血管壁各种细胞成分，但位于管壁中层的平滑肌细胞是其主要靶细胞。两种生物力对于血管功能的调节均具有重要作用。研究认为,平滑肌细胞受到牵张力的刺激时,其胞膜表面的各种受体分子、离子通道等将膜外机械性的刺激信号转化为胞内的生物信号,激活一系列胞内信号转导通路及转录因子,通过影响相关基因的表达调节细胞增殖、凋亡、迁移、分化等生物学功能。

二、力学对细胞损伤

(一)剪切力与动脉粥样硬化

在众多复杂的动脉粥样硬化发病学链条中,血流动力学因素始终占据着重要的环节。Pober 和 Cotran 总结大量有关血流动力学与动脉粥样硬化关系的研究成果,提出了动脉粥样硬化发病学的“剪切力学说”,认为血流剪切力异常是促使动脉粥样硬化病变形成的重要原因。

在正常血管内膜表面可以观察到,血流动力对内皮细胞的形态有明显的影响。管状动脉内始终以层流形式为特征,其内皮细胞呈现椭圆体状,并以同轴的形式沿血流方向排列;在血管分支或明显弯曲处出现血管几何学相关的复杂涡流,内皮细胞的形状趋向多角形并缺乏特定的排列方向。血流状况的慢性变化可以引起动脉壁结构重塑,改变细胞增殖与死亡和细胞外基质的合成与降解的平衡。动脉粥样硬化尸检材料和实验动物模型中所观察到的早期动脉粥样硬化的非随机化分布特点,可以作为血流动力在动脉粥样硬化发病中起重要作用的佐证。根据血管内皮细胞精细调节多种“血管保护”效应分子的反应能力和流体机械力调节内皮细胞基因表达的潜能,剪切力学说认为,均匀的层流剪切力可选择性地诱导内皮“粥样硬化保护性基因”的表达,从而作用于局部以抵消全身性危险因素的有害作用。

血流动力学因素异常出现层流剪切力不均匀,内皮细胞分泌抗动脉粥样硬化分子减少,这时高胆固醇血症、高半胱氨酸血症等危险因素的持续作用即可促使动脉粥样硬化病变发生。动脉分叉处和转弯处可出现紊乱的血流方式,如低幅波动的壁剪切力、分流和逆流。动脉的这些部位是最易受损的区域,也正是动脉粥样硬化典型病变的易发位点。显然,动脉粥样硬化灶性分布特点主要由血流动力学因素介导的血管易损性程度所决定,而与危险因素或其他相关因素本身无关。该定位分布特点在人体和实验动物均已得到证实,这有力地说明剪切力与动脉粥样硬化病变发生部位的紧密关系。早期研究发现斑块的发生及破裂常发生于动脉分叉、弯曲和狭窄等血流动力学变化剧烈的区域,这表明局部血管形态及血流的流体力学特性在动脉粥样硬化发生发展中具有重要作用。新近的观点认为不同的剪切力对于血管内皮细胞具有不同的作用:生理剪切力维持正常的内皮细胞形态和生理功能;低剪切力可以导致内皮细胞功能失调,从而引起动脉粥样硬化的发生、发展,促进斑块的易损性。Chatzizisis 通过构建不同剪切力的在体动物模型证实低剪切力是决定斑块复杂性和异质性的关键因素,同时可以预测高危斑块的进展。

内皮细胞衬于血管壁内层和心脏内膜层,与产生血流动力学剪切力的血液直接接触。已有的研究表明,在动脉粥样硬化损伤部位,血管承受着紊乱血流,因此,动脉粥样硬化的形成过程中机械力起着非常重要的作用。内皮细胞能通过机械感受器感知剪切力,随之产生自分泌和旁分泌因子介导内皮功能失调及动脉粥样硬化。

(二)牵张力与平滑肌细胞损伤

1. 牵张力与血管平滑肌细胞损伤　血管重构被公认为是高血压、冠心病等心血管疾病的重要病理特点,它是指血管管腔面积及形态、管壁结构和成分、血管功能的慢性改变。由于血管一直暴露于血流动力学的作用中,异常的血液流体力学在血管重构中的作用及其分子机制,已经被很多实验证实。

由于血管一直暴露于血流动力学的作用下，异常的血液流体力学可作用于血管壁细胞导致动脉血管病变的发生、发展。我国高血压患者已高达2亿，高血压往往伴有周期性机械牵张力的增加，从而引起血管壁平滑肌细胞的形态和功能改变，进一步造成血管重构，导致高血压终末器官损害如心、脑血管疾病及高血压肾病的发生、发展；位于血管壁中层的平滑肌细胞的形态和功能异常在动脉血管疾病的发生、发展过程中发挥重要作用。牵张力主要是由于心脏周期性搏动引起的血管扩张产生的，因此其作用于血管各层细胞，但血管平滑肌细胞是其主要的靶细胞。大量的体内外研究证实，机械牵张力调节血管平滑肌细胞的增殖、凋亡、迁移以及表型等生物学功能。一般认为，在正常情况下牵张力（9% ~12%拉伸）抑制平滑肌细胞的增殖、凋亡等功能，对于维持血管平衡具有重要调节作用，而在高血压、动脉粥样硬化等病理情况下，异常增高的牵张力（15%拉伸）则促进平滑肌细胞的增殖、迁移、凋亡等功能，诱导正常的血管出现结构改变和功能失调。近年来国内外学者对机械牵张力调控平滑肌细胞生物学功能的分子机制做了深入研究，认为细胞表面具有力学信号感受作用的各种分子可以将胞外的机械信号转化为胞内的化学信号，通过激活一系列的信号通路和转录因子，调节各种基因的表达，从而诱导细胞生物学功能改变。

2. 牵张力和压力与心肌细胞损伤　很多实验揭示，牵张力和压力可刺激心肌细胞内生长因子的合成与分泌，生长因子又可以作用于力学诱导的细胞出现肥大反应。虽然不同力学刺激引起分泌的生长因子不完全相同，但生长因子的自分泌或者旁分泌反应是力学导致心肌细胞肥大的共同机制。血管紧张素Ⅱ可能是参与机械刺激心肌细胞诱导肥大反应的主要生长因子。

心肌细胞的拉伸受到很多刺激影响，包括压力或容量负荷过重，例如急性心肌梗死。牵张心肌细胞导致大量的细胞信号转导通路的激活，可引起血管紧张素Ⅱ分泌增加，牵张力作用于心肌细胞可观察到其肾素-血管紧张素系统上调，包括血管紧张素原、肾素、血管紧张素转化酶和血管紧张素受体的表达都上调。用外源性血管紧张素处理培养的心肌细胞也可使心脏血管紧张素系统上调，但血管紧张素Ⅱ受体除外。这提示机械牵拉可能首先引起贮存的血管紧张素Ⅱ急性分泌，分泌的血管紧张素Ⅱ再作用于心肌细胞，通过上调局部血管紧张素作用而增加血管紧张素Ⅱ合成，形成一个正反馈机制。机械牵拉引起的血管紧张素Ⅱ受体上调，则可能由非血管紧张素Ⅱ依赖的机制所介导。

心肌肥厚是由于血流动力学负荷增加导致的。此外，力学诱导的促生长因子的释放，如血管紧张素Ⅱ、内皮素-1及转化生长因子-β等，可促进心肌细胞的再生及肥厚。同时力学可以通过活化细胞的力学感受器，如磷脂酶、离子通道和离子交换器等，参与细胞内各个成分的增生。

心肌肥厚是血流动力学过载的适应过程。根据拉普拉斯定律，心肌肥厚最初是有益的，因为它增强收缩单元的数量，降低心室壁应力至正常水平。然而，随着心肌肥厚的发展，这种适应最终导致心力衰竭及心律失常等，甚至导致缺血性心脏病，增加猝死的风险。

（陈　良）

第四节　内分泌性疾病相关性心肌损伤

一、概述

内分泌性疾病包括甲状腺功能亢进症、甲状腺功能减退症、醛固酮增多症、嗜铬细胞瘤等，均可导致心肌损伤，由于这一类疾病发病隐匿且临床表现多样，早期常无特异性心脏表现，临床工作中易出现误诊、漏诊，常错过治疗的最佳时机，延误病情。

二、甲状腺功能亢进症

甲状腺毒症是指多种原因导致的血液循环中甲状腺激素（thyroid hormones，TH）过多，引起以神经、循环、消化等系统兴奋性增高和代谢亢进为主要表现的一组临床综合征。其中由于甲状腺腺体本身功能亢进，合成和分泌甲状腺激素增加所导致的甲状腺毒症称为甲状腺功能亢进症（hyperthyroidism，简称甲亢）；TH 过多导致的临床状态称为甲状腺毒症，甲状腺毒症包括甲亢，由于临床习惯，本章仍应用“甲亢”一词。

甲亢病因复杂，临床上以弥漫性毒性甲状腺肿伴甲亢（Graves 病，GD）最常见，约占所有甲亢患者的85%，其次为结节性甲状腺肿伴甲亢和亚急性甲状腺炎伴甲亢。甲亢的发病率随摄入碘含量不同有所差别，发病率大约为 0.5%，随着人们生活和工作压力的不断增加，近年甲亢的发生明显增多。

（一）发病机制

GD 的发病机制和病因尚不十分明确，但公认 GD 是一种自身免疫性甲状腺疾病。一般认为该病是遗传因素、环境因素及免疫因素共同作用的结果。

1. 遗传因素　本病有明显的家族聚集现象，部分 GD 患者有家族史，但 GD 是通过何种方式遗传目前尚不清楚。人类白细胞抗原（human leukocyte antigen，HLA）Ⅱ类基因产物 HLA-DP、DQ、DR 能够递呈抗原，与甲状腺组织内的 $CD4^+$ 或 $CD8^+$ T 细胞受体结合，使 T 细胞活化，产生淋巴细胞因子，调节免疫反应；并可通过激活 B 淋巴细胞产生自身抗体，从抗原递呈以及影响 T 细胞受体的选择两方面调节免疫反应，引起 GD 发病。细胞毒性 T 淋巴细胞抗原-4（cytotoxic T-lymphocyte antigen 4，CTLA-4）基因外显子 1A/G（49）单核苷酸的多态性（single nucleotide polymorphisms，SNP）与甲状腺自身抗体促甲状腺素受体抗体（thyroid stimulating hormone receptor antigen，TRAb）的产生显著相关。CTLA-4 基因多态性导致了 CTLA-4 的表达和功能缺陷，参与了 GD 的发病。甲状腺固有基因主要包括甲状腺球蛋白（thyroglobulin，TG）基因及促甲状腺素受体（thyroid stimulating hormone receptor，TSHR）基因。TG 是重要的甲状腺蛋白抗原，TG 基因系列的改变可增强 TG 的免疫原性，改变它与 HLA 分子的相互作用；而 TSHR 是甲状腺细胞的一种特异性蛋白质，TSHR 基因突变时，细胞内环磷酸腺苷（cyclic adenosine monophosphate，cAMP）水平增高，从而使该受体 cAMP 第二信使系统处于持续激活状态，导致甲状腺功能异常，引起 GD。

2. 环境因素　细菌或病毒可通过多种途径启动 GD 的发病，耶尔森菌、反转录病毒等与 TSHR 在抗原决定簇方面有相似的分子结构，可引发机体产生针对 TSHR 的自身抗体。最近很多研究证实，丙型肝炎及相关的干扰素治疗在甲亢的发病过程中具有一定的协同作用。碘是合成甲状腺素的主要原料，碘过量或不足均可导致甲状腺结构与功能的变化。部分 GD 患者发病前有精神创伤史，部分学者认为，精神创伤是通过中枢神经系统多种激素水平变化作用于免疫系统，使免疫监视功能降低，自身抗体分泌增多，导致 GD 的发生。

3. 免疫因素　GD 自身免疫发病机制尚不明确，一般认为是以遗传因素为背景，在上述环境因素的作用下，诱发体内的免疫功能异常，机体不能控制对自身组织的免疫反应，抑制性 T 细胞（suppressor T cell，Ts）减弱了对 T 辅助细胞（helper T cell，Th）的抑制，特异性 B 细胞在 Th 细胞辅助下产生自身抗体，Ts 功能缺陷、Th 不适当致敏和 IL-1、IL-2 等的参与使 B 淋巴细胞产生大量自身抗体。目前认为主要的甲状腺自身抗原有 TG、TSHR、甲状腺过氧化物酶(thyroid peroxidase,TPO),主要的抗体有 TGAb、TRAb 及 TPOAb。

(二)甲状腺激素对心脏的影响

机体几乎所有器官和组织的生长、发育、代谢等各种功能均受 TH 的影响。TH 是通过 T_3 与相关受体或蛋白作用,调控蛋白质的表达。T_3 来源于甲状腺的分泌和甲状腺组织外 T_4 的脱碘反应,甲亢时,过多的甲状腺激素主要通过以下几个方面对心脏发挥作用。

1. 心肌代谢的变化　甲亢时,心肌细胞膜上 Na^+-K^+-ATP 酶活性增强,促进 Na^+ 外流,K^+ 内流,改变心肌细胞电生理,导致其动作电位时程缩短,心肌代谢加速,造成心肌缺氧,心肌细胞变形与肥大。

2. 肌球蛋白重链(myosin heavy chain,MHC)基因　肌球蛋白作为心肌的主要收缩蛋白,其重链分为 α 和 β 两种型,即 α-MHC 和 β-MHC,其重链基因是 TH 调节的重要靶基因。α 链有很强的 ATP 酶活性,能使 ATP 转化为 ADP,引起心肌收缩,而 β 链的转化能力较弱,过多的甲状腺激素使 α-MHC 表达上调,β-MHC 表达下调,心肌收缩能力增强。

3. 心肌肌浆网钙泵(sarcoplasmic reticulum calcium ATPase,SERCA)与受磷蛋白(phospholamban,PLB)　SERCA 是心肌细胞重要的钙转运蛋白,它将细胞内游离的钙摄入肌浆网内存储,PLB 是存在于肌浆网中的内源性抑制物,可通过蛋白激酶磷酸化调节 SERCA 活性,使其对 Ca^{2+} 的亲和力降低,Ca^{2+} 浓度减少,心肌收缩与舒张频率下降。甲亢时 SERCA 活性显著升高,PLB 活性下降,心肌收缩力增加,心率加快。

4. Na^+/Ca^{2+} 交换体(Na^+/Ca^{2+} exchanger,NCX1)　NCX1 是心肌细胞细胞膜上的一种阳离子转运蛋白,由于心肌细胞兴奋-收缩耦联中胞外流入胞内的 Ca^{2+} 大部分由 NCX1 排出,因此 NCX1 对于维持细胞内的 Ca^{2+} 稳态非常重要。研究显示,甲状腺激素可能通过抑制 NCX1 的过度表达和促进 NCX1 的逆向转运,影响心肌收缩。

5. 磷脂酰肌醇-3-激酶(phosphatidylinositol 3 kinase,PI3K)-蛋白激酶 B(protein kinase B,PKB 或 Akt)信号通路　PI3K/Akt 是细胞内重要的信号转导通路,参与增殖、凋亡等多种细胞功能的调节,哺乳动物雷帕霉素靶蛋白(mammalian target of rapamycin,mTOR)为其下游信号分子,甲状腺激素通过激活 PI3K/Akt-mTOR 信号通路,促进细胞肥大。

6. 血流动力学改变　过多的 TH 导致产热过多,散热增加,毛细血管扩张,外周循环阻力下降,回心血流量及心输出量增加,严重者可发展为充血性心力衰竭,同时交感神经张力增高,可导致冠状动脉痉挛,发生心绞痛。

7. 儿茶酚胺活性增强　甲亢时,心脏儿茶酚胺受体数量及亲和力增加,心肌儿茶酚胺的敏感性升高,交感神经兴奋性增强,迷走神经张力下降,心肌细胞动作电位时程缩短,心房不应期缩短,电兴奋增高,从而导致心率加快及心律失常的发生。

(三)临床表现

1. 心动过速　心动过速是甲亢患者心血管系统最早最突出的表现,大部分患者为窦性心动过速,静息和睡眠时心率高于正常。同时,由于心肌收缩力增强,心尖部第一心音亢进,常有收缩期杂音。

2. 房性期前收缩与心房颤动　房性期前收缩为最常见的心律失常,其次为心房颤动,房颤发生率约为 10% ~15%,多见于老年及甲亢长期未控制患者,有些患者仅表现为原因不明的阵发性或持续性房颤。因此,对于房颤患者,建议常规检测甲状腺功能。

3. 心力衰竭　亦见于久病及老年患者,常合并冠心病,心房颤动也是影响心脏功能的因素之一，甲亢患者发生心力衰竭时，30%～50%与心房颤动并存，心脏负荷加重、感染及应用β受体阻滞剂常为甲亢患者发生心力衰竭的诱因，一般随甲亢控制后，心功能可恢复正常或得到部分改善。

三、甲状腺功能减退症

甲状腺功能减退症（hypothyroidism，简称甲减），由于各种原因导致的甲状腺激素合成、分泌或生物效应不足或缺少所致的以甲状腺功能减退为主要特征的疾病。本病临床上并不少见，各年龄均可发病，根据起病年龄分为3型：呆小症、幼年型甲减、成年型甲减。本病女性较男性多见。每年女性临床型甲减的发病率为3.5/1000，男性为0.6/1000，60岁以后发病比例明显升高。根据病因分为原发性甲减（或甲状腺性甲减）、继发性甲减（或垂体性甲减）、三发性甲减（或下丘脑性甲减）、TH不敏感综合征和消耗性甲减5类。临床上以原发性甲减常见，其中绝大多数系由自身免疫性甲状腺炎、甲状腺放射性碘治疗或甲状腺手术所致。

该病临床表现一般取决于起病年龄和病情的严重程度与病因。甲减发生于胎儿和婴幼儿时，由于中枢神经系统和骨骼的生长发育障碍，可致身材矮小和智力低下，多属不可逆性。成年型甲减主要影响脏器及代谢功能，及时诊治多可逆，一般表现为低基础代谢症候群、黏液性水肿、神经系统症状等，严重者可发生黏液性水肿昏迷，常发生在病程长且未经适当治疗的重型甲减患者，多在冬季发病，多由TH替代中断、感染、手术、麻醉剂或镇静药使用不当而引起，病死率可达50%以上。

（一）发病机制

甲减时心脏的病理生理改变主要有以下几个方面：

1. 肌球蛋白重链（myosin heavy chain，MHC）基因　肌球蛋白作为影响心肌收缩的主要结构蛋白，其重链基因是甲状腺激素调节的重要靶基因，甲减时，心肌细胞α-MHC mRNA表达下调，受TH负向调节的β-MHC mRNA表达量呈显著上升，心肌收缩能力减弱。

2. 心肌肌浆网钙泵（sarcoplasmic reticulum calcium ATPase，SERCA）与受磷蛋白（phospholamban，PLB）　SERCA与PLB的定量变化是调节心脏收缩与舒张功能的重要因素，与甲亢相反，甲减可致SERCA表达下降，PLB表达上升，肌浆网Ca^{2+}摄取速度减慢、摄取量减少，导致细胞内钙超载，心肌舒张功能不全，兴奋-收缩偶联障碍，最终导致心肌收缩力下降。

3. 脂质代谢　甲减时，脂质代谢异常主要包括以下几个方面。

（1）胆固醇合成代谢的限速酶3-羟基-3-甲基戊二酸单酰辅酶A（3-hydroxy-3-methylglutaryl CoA，HMG-CoA）还原酶的合成减少，以及HMG-CoA还原酶的活性减弱，从而促进胆固醇的合成减少。

（2）细胞膜上LDL受体数目及受体活性减少，LDL降解减弱。

（3）7α羟化酶是胆汁酸代谢中由胆固醇生成胆汁酸的主要限速酶，甲减时该酶活性降低，胆固醇合成胆汁酸减少。

（4）脂蛋白脂肪酶活性下降，甘油三酯清除率下降，胆固醇、胆酸排泄减少，可造成胆固醇、甘油三酯升高。

（5）ApoB的清除减少。

（二）临床表现

1. 心动过缓、心输出量减低、心音低弱、脉压变小，部分患者表现为轻度高血压。心电图变化包括窦性心动过缓、P-R间期延长、P波和QRS波群低平、T波低平或倒置等。心脏扩大较常见，多伴有心包积液。

2. 高脂血症与冠心病　高胆固醇血症是甲减最常见的高脂血症类型，LDL 及 ApoB 常高于正常，病史较长患者易发生动脉粥样硬化及冠心病，甲减患者的心肌梗死发病率明显升高。

四、原发性醛固酮增多症

原发性醛固酮增多症（primary hyperaldosteronism）简称原醛，是 1955 年由 Conn 首先从大量原发性高血压患者中发现的一种内分泌性高血压类型，是由于肾上腺本身病变而分泌过多的醛固酮导致的一种综合征。

原醛的病因主要分为以下几类：肾上腺醛固酮瘤、特发性醛固酮增多症、糖皮质激素可抑制性醛固酮增多症、原发性肾上腺皮质增生、分泌醛固酮的肾上腺皮质癌、家族性醛固酮增多症、混合型肾上腺皮质瘤和其他类型的醛固酮增多症，临床以肾上腺醛固酮瘤和特发性醛固酮增多症多见。患者的主要临床特征为高血压、低血钾、肌无力、多尿、血浆肾素活性受抑及醛固酮水平升高。以往认为原醛心血管系统的表现多为高血压，原醛导致的高血压占继发性高血压患者 5% ~10%，为继发性高血压最常见的病因，但近年研究发现，醛固酮增多症是导致心肌肥厚、心力衰竭的重要危险因素。

（一）心肌肥厚

心肌肥厚，近年来被认为是原醛的主要并发症，原醛患者较原发性高血压患者更易发生左心室肥厚，其病变程度与高血压的严重性不成比例，而且早于其他靶器官损害出现。过多的醛固酮致心肌肥厚的机制包括：①醛固酮直接作用于心肌与冠状动脉血管，导致炎症反应和氧化应激，进而造成心肌重构和纤维化；②醛固酮可以增强胶原Ⅰ型和Ⅲ型基因的表达从而增加细胞外基质和胶原沉积；③醛固酮可以刺激内皮素产生，降低 NO 活性，从而使血管平滑肌细胞增生肥大，心肌间质纤维化；④醛固酮可促进去甲肾上腺素的摄取和纤维蛋白溶解。

（二）心力衰竭

醛固酮在充血性心力衰竭的病理生理过程中起重要作用，它不仅引起高血压和电解质紊乱，还促进心肌纤维化，严重者可出现心脏扩大和顽固性心力衰竭，醛固酮拮抗剂和钙通道阻滞剂有心肌保护效应。

（三）心律失常

原醛相关心律失常与低血钾相关，可引起程度不一的心律失常，以期前收缩、阵发性室上性心动过速较常见，严重者可诱发心室颤动。心电图可有典型的低血钾图形，如 Q-T 间期延长、T 波增宽或倒置、U 波明显。

五、嗜铬细胞瘤

嗜铬细胞瘤（pheochromocytoma）是由起源于胚胎神经嵴的副神经节细胞转化而来的嗜铬细胞肿瘤，肿瘤细胞主要合成和分泌大量的儿茶酚胺（catecholamine，CA）。肿瘤大多来源于肾上腺髓质的嗜铬细胞，称为嗜铬细胞瘤；小部分来源于肾上腺外的嗜铬组织，称为副节瘤，多位于从颈部至膀胱的交感神经节或颈动脉体、迷走神经体等。副节瘤又分为源自交感神经和副交感神经两种，除了源自副交感神经的副节瘤，几乎所有瘤细胞阵发性或持续性地分泌大量的 CA，临床上表现为阵发性或持续性高血压及代谢紊乱症群。本文所指嗜铬细胞瘤是指肾上腺嗜铬细胞瘤和源自交感神经的副节瘤。

嗜铬细胞瘤的发病率较低，初诊的高血压患者中约占 0.1% ~0.5%，各年龄段均可发病，该病病因未明，目前研究主要集中在遗传性嗜铬细胞瘤和交感神经副神经节瘤方面，约1/4的嗜铬细胞瘤与交感神经副神经节瘤为家族性肿瘤综合征的组成部分，并存在多个易感基因，家族型嗜铬细胞瘤多累及两侧肾上腺，肾上腺外少见，单侧嗜铬细胞瘤多为散发。由于肿瘤大小、部位差异，分泌激素比例不同，临床表现各异。高血压是嗜铬细胞瘤患者最常见的临床表现，且一般为常规抗高血压药物治疗效果欠佳的难治性高血压，可表现为阵发性、持续性或持续性高血压阵发性加重，头痛、心悸、多汗三联征是嗜铬细胞瘤高血压发作时最常见的3个症状。大部分嗜铬细胞瘤为良性，只有10%左右发生恶变，但可造成难以控制的高血压、血压剧烈波动、休克、低血压以及心肌损害等心血管系统并发症，甚至危及生命。

(一)心肌损害

无冠心病的嗜铬细胞瘤患者可出现心绞痛、心肌损伤，心电图ST-T改变，心肌损伤标志物升高，需与急性冠状动脉综合征鉴别，嗜铬细胞瘤导致的心肌损害经冠状动脉造影常无异常发现。上述病变的可能机制有CA诱导内皮功能障碍、冠状动脉痉挛导致心肌缺血，通过正性肌力与正性频率作用增加心肌耗氧量加重心肌损伤和通过钙超载、氧化应激等作用产生心肌损害。

(二)心肌肥厚与心力衰竭

多表现为左心室明显肥厚为特点的肥厚型心肌病样表现，或表现为左心室射血分数降低的扩张型心肌病样改变，但左心室不变薄或轻度肥厚，其发病机制是由于高浓度的CA长期作用于心肌引起心肌细胞灶性坏死、变性、心肌纤维化。长期的高CA血症可导致心肌细胞出现损害，病理形态上可见心肌细胞变性、坏死和纤维化，残留的心肌细胞呈代偿性增生、肥大、心室壁增厚、心肌收缩力下降，最终出现充血性心力衰竭。

(三)心律失常

由于过量的CA刺激β肾上腺素能受体，患者常出现心律失常，以窦性心动过速最常见，其他心律失常如窦性心动过缓、室上性心动过速、室性期前收缩、束支传导阻滞、尖端扭转室速等均有报道。50%～70%患者诉心悸，对于伴有心悸、出汗、高血压、面色苍白的患者，应警惕嗜铬细胞瘤的可能。

六、系统性淀粉样变性

系统性淀粉样变性(systemic amyloidosis)是由于不可溶性淀粉样蛋白在全身细胞外组织间隙中沉积，从而破坏细胞和器官功能的疾病，是一组由遗传、变性和感染等不同因素引起的，因蛋白质分子折叠异常所致的淀粉样物质的沉积综合征，它属于蛋白质构象病。

临床根据病因将其分为以下五种类型：原发性淀粉样变性、继发性淀粉样变、家族性淀粉样变、透析相关的系统性淀粉样变、老年性系统性淀粉样变。此病多发生于40岁以上的中老年人，临床表现极不均一，与类型、淀粉样蛋白沉积的部位、淀粉样蛋白特性和受累器官受损的程度有关。常见受累器官和组织为肝、肾、血管、皮肤、骨髓和心脏。

淀粉样变性是浸润性心肌病最常见的类型。心脏受累率随病因而有所不同，原发性、老年性系统性和单纯心房淀粉样变者常有心脏受累。由于心肌细胞间隙有淀粉样蛋白沉积，加上心肌营养血管基底膜淀粉样蛋白沉积使基底膜增厚，血管管腔变窄，可导致心肌细胞功能不全。原发性淀粉样变性是预后最差的淀粉样变性，1/3～1/2的患者有心脏受累，超过1/4的患者发生症状性心力衰竭，该类型患者平均存活12～15个月，心脏受累者平均生存期不足5个月，主要死因为猝死、心力衰竭等。继发性淀粉样变性由于其淀粉样蛋白沉积的部位仅仅局限于微小动脉内膜和中层，较少累及心脏，其心脏受累率低。老年性系统性淀粉样变心肌受累比较常见，但通常无明显的临床症状。家族性淀粉样变是最罕见的全身性淀粉样变性，心脏受累不足4%，多表现为心肌病。淀粉样变性心脏受累早期以心脏舒张功能不全为主，当心肌发生淀粉样变性时，收缩功能障碍则成为主要表现，病变晚期淀粉样物质明显沉积时，左室收缩功能恶化，临床表现为充血性心力衰竭，右室也常受累。房性心律失常尤其是心房颤动较为常见。部分患者表现为心绞痛、心肌梗死或猝死。而有些患者尽管冠状动脉造影正常也可发生心绞痛，其原因可能是冠状动脉血液供应下降所致，心电图上可出现心肌梗死图形。

（刘继东）

第五节　自身免疫性疾病相关性心肌损伤

一、概述

正常情况下，免疫系统自身稳定，对自身的细胞或分子形成免疫耐受状态而不发生病理性免疫应答。当机体受内外因素或遗传因素影响，机体免疫系统对自身成分发生免疫应答，产生自身抗体和（或）自身反应性淋巴细胞的现象，称为自身免疫。自身免疫性疾病（autoimmune diseases）是在某些情况下，自身耐受遭到破坏，机体对自身抗原发生免疫反应而导致自身组织损害所引起的疾病。与心血管疾病有关的自身免疫性疾病包括类风湿关节炎（rheumatoid arthritis，RA）、多发性肌炎（polymyositis，PM）、皮肌炎（dermatomyositis，DM）、系统性红斑狼疮（systemic lupus erythematosus，SLE）及系统性硬化病（systemic sclerosis，SSc）等。

二、类风湿关节炎

类风湿关节炎（rheumatoid arthritis，RA）是一种以关节滑膜为主要靶组织的慢性、系统性、炎症性的自身免疫性疾病。特点是慢性滑膜炎症和增生，导致关节侵蚀变形，手和腕的对称性受累最为常见，上下肢的其他关节、颞下颌关节也可受累。我国患病率约为0.32%～0.36%，女性：男性为3：1，发病年龄在30～50岁。

RA是在遗传、感染、环境等多种因素共同作用下，以自身免疫反应导致的免疫损伤和修复为发病基础。T细胞是RA滑膜组织中的主要炎性细胞，以$CD4^+$ T细胞为主。RA的滑膜内T细胞表面主要表达CD45RO（缺乏3个外显子的CD45亚型）等急性细胞表型，CD45RB表达很少，说明滑膜内的T细胞曾受过刺激或持续受到抗原刺激。T细胞被激活后，通过活化其他免疫细胞及滑膜成纤维细胞，诱导炎性细胞因子、自身抗体和氧自由基等生成，引起滑膜炎、血管炎，进而破坏软骨及骨。另外，B细胞、巨噬细胞及滑膜成纤维细胞等作为抗原递呈及自身抗体来源细胞，也参与到了疾病的演变过程。HLA-DR被证实与RA的发病相关。RA共同表位可诱发自身免疫反应，在RA的发病中至关重要。

RA多为慢性起病，以对称性双手、腕、足等多关节肿痛为首发表现，可伴有乏力、低热、肌肉酸痛等关节外症状。除关节病变外，可累及多个器官，心脏损害表现为心包、心肌、心内膜、传导系统以及冠状动脉等处的损害。国外报道RA患者的心脏损害发生率为30%～50%，一项应用超声心动图、Holter监测和心电图的研究显示70%有结节性病变的患者存在窦房结病变，而40%的非结节性病变的患者合并有瓣膜病变和心功能不全。

（一）心包病变

心包炎是RA心脏损害最常见的表现，可发生于疾病的任何时期，约50%的RA患者发生弥散的、非特异性的纤维性心包炎，临床上通常无症状，易被胸膜炎和关节症状掩盖。心包积液多为广泛血管炎引起，某些患者心包炎的诊断可能早于RA的诊断。类风湿心包疾病患者心包内可有$CD8^+$淋巴细胞浸润，提示这些细胞在心包疾病的发展中起一定作用。心包炎急性期过后，渗液逐渐吸收，纤维性瘢痕组织形成，心包广泛粘连、增厚、壁层与脏层融合在一起，导致缩窄性心包炎，但这种情况少见。部分患者可表现为发热、心前区疼痛、呼吸困难、干咳等。主要体征：心浊音界向两侧扩大，心尖冲动微弱，心音低而遥远等。缩窄性心包炎患者的临床表现包括呼吸困难、水肿、胸痛和奇脉。RA患者伴发心包疾病可降低存活率，特别是老年患者及合并其他心脏疾病者。

（二）心肌损害

心肌炎可表现为肉芽肿性和间质性两种形式，肉芽肿性病变类似于皮下结节，具特异性。尚未形成肉芽肿的淋巴细胞、浆细胞和组织细胞等的浸润，也常累及心肌和心瓣膜。另外，一些治疗RA的药物如皮质类固醇和抗疟药也被认为与心肌损害有关，其相关病变多为局限性，少数为弥漫性，一般临床症状轻微。RA合并心脏淀粉样变较为罕见，病程较长的男性RA患者易发生，心脏淀粉样变性易导致心力衰竭。

（三）心瓣膜病变

RA瓣膜受累以二尖瓣最为多见，其次为主动脉瓣、三尖瓣和肺动脉瓣。常侵犯瓣膜基底部与瓣叶中心部，因此一般不引起粘连性二尖瓣狭窄，但可引起瓣膜乳头肌挛缩、粘连、变形，致二尖瓣关闭不全。多数患者无临床症状而被漏诊。临床表现主要有受损瓣膜区听诊杂音。心脏超声检查可明确心瓣膜损害的部位、程度等。

（四）冠状动脉炎

研究显示，类风湿性冠状动脉炎的发生率约为20%。RA引起的冠状动脉炎常累及小冠状动脉分支，管壁有圆形细胞浸润、水肿、纤维化和内膜增生。严重的RA伴有严重血管炎时可出现心肌梗死。

（五）心律失常

RA累及心脏可导致心律失常的发生，可能与心肌缺血、类风湿结节、淀粉样变性引起的传导异常有关。一度传导阻滞多见，极少数患者可出现完全性传导阻滞。

三、多发性肌炎和皮肌炎

多发性肌炎（polymyositis，PM）和皮肌炎（dermatomyositis，DM）均为累及横纹肌的特发性炎症性肌病。以对称性近端肌无力为主要临床表现，DM尚有特征性皮疹。病理上以横纹肌肌纤维变性和间质炎症为特点。常累及全身多个脏器，可伴发其他类型的结缔组织病。患病率为0.5/10万～8.4/10万，男∶女为1∶2，发病高峰在10～15岁和45～60岁。儿童期发病以DM为主，男女比例接近。

PM/DM的发病机制尚不明确，有研究表明，患者主要表现为自身抗体阳性，外周血淋巴细胞呈肌毒性，免疫抑制治疗有效。病毒感染以及人组织相容性复合体也参与发病过程。目前认为，PM/DM是由免疫介导的，在特定的遗传易感背景下，由环境因素触发而发病。以横纹肌为主要靶组织，可以多系统受累的自身免疫性弥漫性结缔组织病。

骨骼肌受累为本病的主要特征。起病多隐匿，多累及四肢近端肌肉、颈部屈肌、脊柱旁肌肉、咽部肌肉、呼吸肌等。皮肌炎可出现特异性皮肤表现。部分患者可出现肺间质病变。PM/DM的严重程度、病程长短与心脏损害发生率的关系尚无定论。心肌受累患者临床表现有心电图 ST-T 改变、充血性心力衰竭等，严重心律失常的发生少见。因再生的骨骼肌纤维可释放 CK-MB，该同工酶的升高并不意味着心肌受累，需结合更为特异的心肌肌钙蛋白与心肌梗死等相鉴别。受累心肌和骨骼肌的病理改变相似，呈现为间质和血管周围弥漫性单核细胞浸润，心肌纤维灶性肿胀、变性、坏死、断裂、再生及纤维化。

四、系统性红斑狼疮

系统性红斑狼疮（systemic lupus erythematosus，SLE）是以免疫性炎症为突出表现的弥漫性结缔组织病。以血清中出现抗核抗体为代表的多种自身抗体和多系统累及为主要临床表现。本病多见于 15～45 岁，女∶男为（7～9）∶1。我国 SLE 的患病率为 70/10 万人，女性中则高达 113/10 万人。

SLE 的发病机制尚未明确，既有遗传、性激素等内因，也与环境、药物等外因有关。从免疫遗传学角度来看，SLE 的发病是多基因相互作用的结果。其免疫表型可能为 3 个不同层次的病理途径的综合效应：对核抗原免疫耐受的丧失；免疫调节紊乱，包括调控淋巴细胞免疫应答的多种基因异常；免疫效应阶段的终末器官损害，主要涉及免疫复合物的形成和在特定组织的沉积。另外，性激素如雌激素、泌乳素等水平增高可影响病情进展。

SLE 多起病隐匿，开始仅累及少数系统，表现为轻度的关节炎、皮疹、隐匿性肾炎、血小板减少性紫癜等，部分患者长期稳定在亚临床状态或轻型狼疮，部分患者可由轻型突然变为重型，大多数逐渐出现多系统损害；也有患者起病即累及多个系统，甚至表现为狼疮危象。

心脏是 SLE 累及的重要器官之一，国内报道的心脏受累率为 54%～87%，国外报道的也在 50% 以上，而且近年来 SLE 患者因心脏损害所致的死亡率有所上升。SLE 的心脏病变可由疾病本身所致，也可由 SLE 病程中感染和（或）用于治疗的主要药物等所导致的不良反应引起。

SLE 患者的心脏病变常为心包炎，表现为心包积液，但心脏压塞少见。还可有心肌炎、心律失常，多数情况下 SLE 的心肌损害不太严重，但在重症 SLE，可伴有心功能不全，多预后不良。

（一）心包病变

心包病变主要表现为心包炎，发生率约为 25%。病理示心包结缔组织发生纤维蛋白样变性，伴淋巴细胞、浆细胞、组织细胞和成纤维细胞浸润。心包腔内可有炎症渗出，多数为小量心包积液。心包积液多清晰，可为浆液纤维素性或血性，其中白细胞和蛋白含量增高。免疫复合物可呈阳性，补体水平降低，抗核抗体可阳性。除心包积液外，心包病变还可表现为心包增厚、僵硬、粘连、缩窄和（或）填塞，其中心包压塞少见，这可能与狼疮性心包炎大多为慢性过程有关。心包炎患者可表现为胸骨后或心前区钝痛或尖锐性胸痛，随呼吸、咳嗽或吞咽动作而加重，身体前倾时胸痛减轻。当心包积液量较大时，患者可出现呼吸困难及相应的体征，如心界扩大，可闻及心包摩擦音、心音低钝而遥远等。心电图检查示低电压，有些可并发心律失常。还有些患者的心包炎轻微，无任何临床症状与体征。心包病变多见于 SLE 病程早期或者复发时，提示心包病变、尤其是心包积液与 SLE 活动有关，原因可能为 SLE 活动期间自身免疫反应加强，产生免疫复合物沉积于心包，引起心包膜通透性增强，进而导致心包积液。另外，SLE 活动期间启动的补体系统可能也参与了心包积液的形成。

（二）心肌病变

心肌病变的病理特征为非特异性间质性炎症，表现为肌束间结缔组织水肿、炎性细胞浸润以及纤维蛋白样变性，心肌坏死少见，慢性期可见斑点状纤维化及瘢痕。免疫荧光检查提示心肌血管的管壁以及周围组织有颗粒状免疫复合物及补体沉积，这也证实了狼疮性心肌炎并非是病变直接损害肌原纤维而是由免疫介导的间质改变。与其相关的自身抗体有抗 Ro/SSA 抗体、抗核糖核蛋白抗体、抗心肌抗体、抗磷脂抗体等。心肌炎的发生既与疾病本身有关，也与其他诸多因素有关，如冠状动脉炎、瓣膜疾病、肺动脉高压、肾功能不全、贫血、药物使用（激素、抗疟药）等。

SLE 心肌病变的临床表现与一般的心肌病变的表现相似，可表现为心前区疼痛不适、心悸、心动过速，重者可表现为端坐呼吸、咳泡沫血痰以及颈静脉怒张等心力衰竭征象。听诊时心音减弱，可闻及舒张期奔马律，二、三尖瓣区收缩期杂音。X 线片上可有全心增大表现。心脏超声检查示心腔扩大和左室射血分数降低。心电图检查可见窦性心动过速、QRS 低电压、ST-T 改变及室上性心律失常、室性心律失常等。另外，实验室检查可有心肌损伤标志物的升高，其中以肌钙蛋白的特异性及敏感性最高，可在心肌损害的早期就表现出来。而且有报道指出肌钙蛋白的水平与 SLE 患者病情活动性呈正相关。

狼疮性心肌炎的诊断多依据于其临床表现。当临床上出现以下表现时应高度怀疑心肌炎：①与体温不成比例的心动过速；②心影扩大但无心包积液；③不能用其他病症解释的奔马律及难以纠正的心力衰竭；④新近出现的传导阻滞或心律失常。虽然心肌活检是诊断心肌炎的金标准，但其特异性及敏感性均不高，且为有创性检查，多不采用。近年来有报道一些无创性检查方法可用于协助诊断，包括有磁共振成像（magnetic resonance imaging，MRI）、单光子发射计算机断层摄影术、闪烁扫描术、抗肌凝蛋白抗体 Fab 片段检测等。

（三）心内膜或瓣膜病变

SLE 心内膜病变的特征是 Libman-Sacks 心内膜炎，关于瓣膜病变的发生机制目前解释：①抗磷脂抗体以及抗内皮抗体黏附于活化的内皮细胞，从而导致血小板聚集、血栓形成；②免疫复合物沉积于内皮与基底膜之间，炎性细胞浸润。Libman-Sacks 心内膜炎主要表现为受累心内膜上出现多发性小赘生物。病变最好发部位为二尖瓣，其次是主动脉瓣。这种赘生物直径约为 1～4mm，单个或多个聚集在一起，紧贴于心内膜，呈菜花样或扁平状，颜色为红色。其有两种病理表现形式：①是活动性损害，赘生物由纤维组织、局部坏死物质、单核细胞的渗出物组成，多见于年轻患者病程早期，这种赘生物很少会引起血流动力学改变；②是陈旧性损害，由血管化的纤维组织组成，偶尔还伴有钙化，这种表现多见于有较长病程或者长时间使用糖皮质激素的患者，多伴有瓣膜功能异常，尤其是瓣膜关闭不全。

（四）冠状动脉病变

冠状动脉病变是冠状动脉的一种免疫性血管炎，现在已成为影响 SLE 患者发病率以及死亡率的一个重要因素。SLE 患者中，冠心病的发病率为 6%～10%。SLE 患者心血管事件的发病率比正常人高出 5～8 倍，而且首次发病年龄要早得多。还有研究指出，在 35～44 岁年龄组的 SLE 女性患者中，心肌梗死发病率为与之年龄匹配对照组的 50 倍。

粥样硬化是冠状动脉病变发生的主要原因，SLE 患者更易形成粥样斑块的机制尚不完全清楚，但绝不仅仅只是与传统的冠心病致病因素（包括吸烟、高血压、高脂血症、糖尿病等）有关。SLE 病变的病程、活动性评分、激素使用的时间和（或）剂量、生活方式以及高同型半胱氨酸等对其发生都有影响，最近又提出一些其他的危险因子，包括炎症标志物、免疫因子、脂蛋白等，但是目前对这些因素的研究尚有限。

冠状动脉病变在病理上表现为冠状动脉内膜纤维增生、管腔呈灶性狭窄、内皮细胞变性、管壁坏死、血栓形成,甚至完全闭塞,从而引起冠状动脉粥样硬化、动脉瘤样扩张及动脉炎。在SLE发生冠状动脉病变的患者中大多数无明显临床症状,只有少数患者出现心肌梗死或心绞痛等。突出的特点是心肌梗死或心绞痛发病时患者相对年轻,大多数为围绝经期女性。

总之,SLE的心脏病变发生率较高,因其病死率较高现已越来越受到关注。SLE心脏病变的病理基础为全心炎,包括心内膜、心肌和心外膜,以及冠状动脉血管均有不同程度的炎症,相应部位有类纤维蛋白沉积以及细胞浸润,局部有免疫球蛋白及补体出现,提示此种损害有免疫过程参与。炎症的修复形成局部纤维增厚及瘢痕,继而加重心肌及心瓣膜的功能障碍。在临床上有的仅累及心脏的某一方面,有的则可弥漫性地侵及心脏各部位,大多数的患者在发病后1年出现心脏病变,但其中有超过50%的患者累及心脏时属于无症状型,症状可以较轻微,如心包炎,也可以危及生命,如心绞痛、心肌梗死、心律失常、血栓、心力衰竭和猝死。临床中,SLE患者多以皮肤、肾脏、血液和免疫学等表现为主,所以心脏病变早期所出现的轻微的症状及体征常被忽略或误诊,一旦出现胸痛、重度心包积液、心脏扩大时,病情一般较晚,难以逆转。因此,对于SLE患者或者疑似SLE患者应早期关注心脏病变,可常规行心电图、超声心动图等无创性检查以尽早发现异常,从而及时采取相应措施。

五、系统性硬化病

系统性硬化病(systemic sclerosis,SSc)是指结缔组织的异常增生,不仅在皮肤真皮层内增生造成皮肤肿胀,继以变厚变硬,最终萎缩,还累及血管、肺、消化道、肾、心等器官造成内脏受损的表现。男:女为1:4,儿童相对少见。

SSc病因尚不明确,目前认为是遗传和环境共同作用的结果。本病多有家族聚集现象,表明遗传因素导致疾病的易感性。HLA与本病也有一定的相关性,HLA-DR1、DR3、DR5都被证实与本病相关,此外,特异性HLA基因与自身抗体之间也存在关联性。

SSc的初期表现为雷诺现象,约发生于70%的患者。临床特点为手指(足趾)端遇冷、情绪激动后出现麻木感和颜色的顺序变化,首先是颜色变白,继以紫,再变红。皮肤改变为SSc的标记性症状。本病还可引起心脏病变,表现为心包炎,伴或不伴心包积液、心力衰竭和不同程度的传导阻滞等。病理检查示80%的患者有片状心肌纤维化。临床表现为气短、胸闷、心悸和水肿等。超声心动图显示约半数患者有心包肥厚或积液,但临床心肌炎和心脏压塞少见。

(刘继东)

第六节　脓毒症相关性心肌损伤

一、概述

脓毒症(sepsis)是感染引起的全身炎症反应综合征(systemic inflammatory response syndrome,SIRS),进一步发展可导致感染性休克和多器官功能障碍综合征,是重症患者常见的死亡原因之一。脓毒症患者中有40%~50%合并心脏功能不全,其中出现严重心力衰竭者约占7%,脓毒症合并心功能不全时病死率可由不合并时的20%~30%增加至70%~90%。近些年来的研究主要集中在脓毒症导致心肌损害的机制,主要有细胞因子、NO、心肌能量代谢障碍、氧化应激损伤、细胞钙超载、自主神经功能紊乱等,多种机制互相影响,互为因果,共同导致脓毒症心肌损伤。

二、发病机制

(一)细胞因子对心肌的损伤

脓毒症时可产生多种细胞因子,它们可直接或间接对心肌造成损伤,其中肿瘤坏死因子α(tumor necrosis factor-α,TNF-α)和白细胞介素(interleukin,IL)已被证明是脓毒症发展过程中的中心介质。脓毒症患者血清TNF-α水平显著升高,且与血清心肌酶及血清cTnT的变化正相关,提示脓毒症后大量产生的TNF-α在心肌损伤中起着重要的作用。TNF-α是机体受到有害刺激后最初分泌,起关键始动作用的细胞因子,其核心作用是在炎症反应中激活细胞因子级联反应。心肌细胞膜上存在TNF-α的受体,心肌既是TNF-α作用的靶器官,又是合成TNF-α的场所。

IL-1β可由内毒素直接刺激产生,也可由TNF-α诱导产生,IL-1β升高后可与TNF-α协同作用共同刺激IL-6的产生,这些细胞因子相互作用,可形成许多正反馈环,导致炎症反应持续加重。

研究发现,脓毒症早期TNF-α、IL-6升高并达高峰,而IL-10于晚期达高峰,呈现出早期炎症反应过激与晚期免疫抑制双向异常状态。炎症反应过激和免疫抑制均可直接或间接的损伤心肌细胞,影响心肌线粒体内质网代谢、心肌细胞钙循环以及诱导心肌细胞凋亡等,最终导致心功能障碍的发生。

近来证实补体C5a在脓毒症心肌抑制中也扮演重要角色。C5a是一种强有力的过敏毒素,也是一种化学趋化介质,可增强中性粒细胞的趋化性,促使其颗粒酶的释放、活性氧自由基的产生和心肌抑制因子的合成。研究发现,脓毒症大鼠心肌细胞C5a受体表达明显增加,于脓毒症发生后24小时达到高峰,左心室压力也显著降低,应用抗C5a抗体可逆转,说明在脓毒症早期补体系统就参与了心肌损伤的发生发展。

近期的研究表明,基质金属蛋白酶在脓毒症心肌损害中有重要作用。在脓毒症鼠模型中,心脏MMP-2和MMP-9活性与心率正相关,与左心室心搏做功指数负相关,MMP-2和MMP-9活性增加与心肌细胞凋亡正相关。

(二)一氧化氮

研究发现,内毒素血症时NO释放过多,参与脓毒症休克的发生。NO是由一氧化氮合酶催化L-精氨酸而产生,在生理状态下介导正常的生理信号的转导,产生如调节血管张力,抑制血小板聚集,抑制白细胞黏附等生理效应。脓毒症时NO生成处于失控状态,乙酰胆碱、缓激肽、组胺和腺苷等均能激活内皮细胞相应受体,使内皮细胞合成NO增加,导致血管过度扩张,并使血管对各种缩血管药物反应低下。NO还可以抑制线粒体呼吸相关酶,抑制心肌能量产生,诱导心肌收缩功能障碍。大剂量的NO通过减少GMP依赖的蛋白激酶,致心肌肌丝对Ca^{2+}的反应下降,对心肌起负性肌力作用。过量的NO与氧自由基反应又可以生成大量的过氧化物阴离子,降低心肌的收缩力。早期的研究还发现内毒素血症时NO释放过多不仅出现持续低血压,而且具有抑制正常心肌细胞基因表达的毒性效应,可直接引起组织损伤而加重多器官功能障碍综合征(multiple organ dysfunction syndrome,MODS)。因此,在脓毒症休克的病理生理过程中,NO通过直接或间接作用参与心肌损伤。

(三)氧化应激

氧化应激是指活性氧(reactive oxygen species,ROS)产生过多或代谢障碍并超过内源性抗氧化系统对其的消除能力时,过剩的ROS参与氧化生物大分子的过程,致使脂质过氧化、蛋白质变性、核酸受损及线粒体、内质网等细胞器损伤。氧自由基损伤是脓毒症心肌功能下降的主要机制之一。ROS 通过攻击线粒体 DNA 和线粒体蛋白引起线粒体损伤,使线粒体有氧代谢能力受损,线粒体呼吸链功能障碍也会使 ROS 产生增加,由此产生恶性循环。

(四)线粒体功能障碍

线粒体损伤引起的能量代谢障碍在脓毒症心肌功能障碍中发挥重要作用。最初的研究认为,脓毒症时器官的损伤是由于氧供的减少,但随后的研究表明,脓毒症初期以高心输出量为特点。因此脓毒症时心肌的损伤并非由氧供减少所引起,而是可能与线粒体功能受损引起能量代谢障碍相关,已经证实线粒体呼吸链中的复合物 1 和复合物 2 在此过程中发挥重要作用。

线粒体是能量代谢、合成 ATP、呼吸链传递的主要场所,近期研究表明脓毒症急性期线粒体是受损的主要目标。电镜下观察,脓毒症心肌线粒体会出现肿胀、紊乱、嵴消失、空泡变性、凋亡等改变。在脓毒症晚期,细胞氧耗降低提示线粒体呼吸功能受损。脓毒症时,氧自由基直接攻击线粒体的膜蛋白和核苷酸等,破坏线粒体膜的完整及生物酶的活性,线粒体膜的损伤可导致呼吸链氧化磷酸化障碍,影响 ATP 生成,导致能量代谢障碍。能量代谢障碍可造成心肌细胞基因结构及表达的异常,细胞内的 ATP 水平是决定细胞发生凋亡或坏死的主要因素。脓毒症时,氧自由基除了破坏心肌线粒体膜的完整性外,还可以损害线粒体膜上的钙转运系统,线粒体内积聚或摄取过量的 Ca^{2+} 形成钙超载,引起线粒体通透性转运孔呈高通透状态,线粒体通透性转运孔广泛而持久的开放导致线粒体肿胀破坏,功能失调,继发心肌损伤和收缩功能障碍。线粒体上的功能蛋白参与信号传递、Ca^{2+} 浓度调节等过程,心肌细胞线粒体膜功能蛋白的变化可导致心肌细胞信号传导异常、兴奋-收缩耦联障碍,影响心脏的收缩舒张功能。

(五)细胞钙超载

Ca^{2+} 作为体内重要的第二信使,参与心肌细胞兴奋、收缩等,Ca^{2+} 转运在脓毒症发病过程也起重要作用。有研究表明,脓毒症时感染动物 L 型钙通道减少,导致心脏收缩力降低;舒张期由于 Ca^{2+} 不能及时摄取到肌浆网,导致处在复极中的心肌细胞内 Ca^{2+} 浓度不能迅速下降,致使舒张功能降低。在兔的内毒素休克模型中,观察到肌原纤维对 Ca^{2+} 敏感性降低,这可能是感染性休克急性期容量复苏后心室扩张的机制。

(六)自主神经功能紊乱

研究发现,脓毒症休克伴有心血管中枢神经元及胶质细胞凋亡,其后果是心血管调节失控。其表现除了降低心肌收缩力以外,还会加快心率,两者均影响预后。另外,对迷走神经胆碱能调节的抑制使得胆碱能神经抗炎效应下降,导致预后变差。

(七)心肌细胞凋亡

近年研究显示,细胞凋亡是脓毒症重要的病理变化之一。在脓毒症心肌细胞发现有不同的 caspase 活化以及线粒体细胞色素 c(cytochrome c)释放,显示细胞凋亡参与脓毒症心肌损害病理过程。新近关于脓毒症心肌抑制的研究显示,凋亡相关的级联系统激活对触发脓毒症大鼠心功能障碍发挥了关键作用,心肌凋亡通路激活可能直接妨碍心室收缩功能。

综上所述,脓毒症所致心肌损伤机制十分复杂,尚未完全阐明。目前认为其存在多重病理生理机制相互作用,构成了极为错综复杂的网络。因此,对脓毒症心肌损害的防治应针对相关机制进行,才能降低发病率,改善脓毒症患者预后。

(吕瑞娟)

第七节 中毒、理化因素相关性心肌损伤

对机体有危害的因素包括物理性、化学性、生物性等。本节主要阐述理化因素对心血管系统的影响。在特殊环境下,引起疾病的主要物理因素有高温、低温、高气压、低气压、电流及射线等。化学致病因素,可以来自自然界,如各类有毒的动植物等,也可以来自日常生产生活,如农药、化工材料等。

一、物理因素

(一)高温

中暑(hyperthermia)是指在高温和热辐射的长时间作用下,机体体温调节障碍,水、电解质代谢紊乱及神经系统功能损害的症状的总称。中暑患者实验室检查可发现心肌损伤标志物:LDH、CK、CK-MB、cTnI 和 cTnT 增高;心电图各种心律失常。

其可能的机制:①中暑时体温过高,直接损伤细胞膜等。体温 >41.5℃时,线粒体的氧化磷酸化作用障碍,42~43℃持续数分钟,细胞不可逆损伤,使心肌严重损害;②高温应激状态下,心肌能量代谢增强,耗氧量增加,而中暑后出汗多,有效循环血量减少,心肌供血和微循环异常,故心肌缺血缺氧;③心肌缺血缺氧后,PKA 通道开放,使动作电位时程和有效不应期缩短,诱发心律失常;④中暑后自主神经调节功能紊乱,交感神经过度兴奋,儿茶酚胺等活性物质释放增多,易促发快速性心律失常;⑤中暑后水电解质紊乱,酸碱平衡失调,心肌细胞内外环境和电解质改变、电活动异常;⑥心肌线粒体 ATP 酶活性明显升高,加速了 ATP 的分解和过度依赖,心肌能量代谢障碍,细胞内钙超载。

(二)低温

冻僵又称意外低温,是寒冷环境引起体温过低所导致以神经系统和心血管损伤为主的严重的全身性疾病。多发生于在寒冷环境中停留过久,而保暖御寒措施不足。陷埋于积雪或浸没于冰水等情况时也可发生。

水的导热系数比空气大 25 倍,人体浸泡在冷水中,可在极短时间内耗尽代谢产热,出现一系列病理生理变化,直至死亡。

按中心温度,冻僵分 3 度:①轻度冻僵——兴奋期:中心温度自 34℃至略低于正常,同时出现储热和产热两种反应过程;②中度冻僵——衰弱期:中心温度在 31~33℃之间,产热减少,意识模糊,脉搏、血压难以测得;③重度冻僵——麻痹昏迷期:中心温度低于 30℃,由于极度寒战,体内能源储备可在几小时内耗尽。体温每降低 10℃,代谢率下降 50%。24℃以下呼吸频率减低,严重时每分钟只有 2~4 次。呼吸频率和潮气量减少,引起组织缺氧,导致混合型酸中毒。体温继续降低,出现进行性心率减慢,两者有线性关系。每搏输出量不变,而每分钟输出量减少。心电传导速度减慢。组织和血液中乳酸积聚。28℃是室颤的临界温度,低于此值容易触发心室纤颤,自发房颤。25℃出现自发室颤。室颤是低温患者死亡的重要原因。

(三)高气压

当人体直接暴露于高气压环境(潜水、加压舱等)时,必须呼吸与外界环境压强相等的压缩空气或氧气。由于吸入气体的气压升高以及该气体的各组分的分压也相应升高,这样,除压力本身对机体将产生机械作用,同时各组成气体由于分压的升高也将产生一系列的生理变化。

高气压条件下副交感神经兴奋,可以出现心率减慢、心输出量减少,并出现心电不稳,早期

复极和异位搏动等。此外,心率过慢又可造成心肌供血不足。

(四)低气压

医学上将海拔3km以上,能引起明显生物学效应的广泛地域称为高原。由于高原低氧、低气压等特殊的气候环境,人们在急进高原后全身各系统都会发生一系列的变化。其中,心血管系统作为全身最大的供血供氧组织,对大气中氧含量的变化十分敏感,因此,当人们急速进入低氧环境时,心血管系统在第一时间就会出现明显的反应。进入高原地区后短期时间内,低氧刺激增强交感神经活性。而交感神经兴奋会引起心率的增加。所以,在急进高原早期,心率明显增加,从而使心输出量增加。这保证了进高原初期的心输出量能维持机体供血供氧需求。在进入高原一段时间后,机体适应高原低气压缺氧环境,血中红细胞、血红蛋白增加,携氧能力增强,心率及心输出量可恢复正常,但是肺动脉压在进入高原后,始终保持逐渐增高趋势。

(五)电损伤

电损伤可见于生活、工作中的意外触电,雷雨天闪电伤害。电击死亡多发生于心律失常(如室颤),也可能因为内脏损伤后继发的心脏并发症。

电流导致的身体损害程度取决于电流量、组织绝缘性以及接触时间。高压交流电导致的热损伤性组织坏死更加严重。神经及血管组织几乎没有绝缘性,所以心脏和血管神经束可作为电流经胸廓的传导通路。电流可以直接造成心肌坏死,也可以使儿茶酚胺大量释放间接损伤心血管系统。

家用交流电击中可导致心肌坏死和传导异常,心电图表现与心肌梗死相似。220V电压即可导致猝死,尤其是通过上肢-上肢途径,或受害者被击中部位的皮肤湿、绝缘性差时。

(六)放射线

临床上放射线可用于影像学检查和放射治疗。随着肿瘤发生率的增高,接受放射治疗的人群扩大。放射线可导致急性或慢性心包炎,冠状动脉疾病,心室收缩和舒张功能失调等。越来越多的肿瘤患者生存期延长,因此更容易发生放射治疗的晚期并发症。放射线引起心脏疾病的危险因素包括:总辐射量>35Gy,单次高辐射量>2.0Gy/d,心脏受辐射的体积大,年龄小,长时间照射,纵隔肿瘤,传统心血管病危险因素和同时服用蒽环类药物。

放疗可诱发急性心包炎、缩窄性心包炎、渗出性缩窄性心包炎。心包炎可在放疗后4~12个月出现明显症状,也可出现急性心包炎、无症状心包渗出及心脏压塞。渗出性心包炎继发心包纤维化,这由成纤维细胞增殖和胶原沉积导致。大多数渗出性心包炎可自行好转,但仍有不到20%的患者在5~10年后发展成为慢性缩窄性心包炎。

放射线可导致弥散性间质纤维化,更易于导致舒张功能障碍。收缩功能障碍较为少见。常与蒽环类药物治疗相关。无症状患者通常有局灶性或弥散性心肌纤维化。

放疗可能导致窦房结及结下传导路径纤维化从而引起各水平的房室传导阻滞。右束支传导阻滞更常见,也可导致病窦综合征。发生持续性心动过速可能与自主神经系统功能失调有关。

二、化学因素

(一)植物毒物

我国幅员辽阔,植物多种多样,其中有毒植物品种之多不胜枚举。有毒植物一般指含有毒化学成分能引起人类或其他生物中毒的植物。我国传统医学的药物大多数为草药,还有将一些植物作为食物的补充,而对其潜在的副作用知之甚少。

植物的毒性大多来源于生物碱。这些生物碱或者具有血管活性，或者兴奋（抑制）心血管中枢，或者影响细胞代谢，从而造成心血管系统的损伤。

1. 血管活性物质

（1）麻黄碱：主要存在于麻黄科植物中，激动 α 受体和 β 受体，兴奋心脏，增加心率，缩短 Q-T 间期，收缩血管，升高血压，造成心动过速、高血压、心前区疼痛、心肌梗死、室颤。

（2）托品类生物碱：广泛存在于茄科的曼陀罗属、山莨菪属、天仙子属、颠茄属、酸浆属等植物，具有抗 M 胆碱受体作用，导致心率增快。

（3）丁公藤甲素：多见于旋花科植物丁公藤，激动 M 胆碱受体，从而导致窦性心动过缓，窦性停搏，结性心律，血压下降。

（4）L-缬氨酰-L-缬氨酸酐：存在于天南星科植物，抑制乳头肌收缩力以及窦房结频率，扩张冠状动脉血管，从而导致的窦性心动过缓以及血压下降。

（5）金雀花碱、石榴皮碱、钩吻素甲：存在于豆科植物朝鲜槐和石榴科、马钱科植物，小剂量升高血压，大剂量抑制循环，中毒后表现为心率、血压波动。

（6）苦豆子总碱：见于豆科植物苦豆子，可抑制 β 受体，造成心率、血压降低。

（7）脱氧肾上腺素、N 甲基色胺：存在于芸香科植物吴茱萸和台湾相思中，具有拟交感神经作用，从而造成心率、血压升高。

（8）石蒜碱、茵芋碱：存在于石蒜科植物和芸香科植物茵芋中，直接扩张外周血管，抑制心脏，造成血压下降。

2. 作用于迷走神经和血管运动中枢物质

（1）烟碱：存在于茄科植物烟草中，又称尼古丁，在日常生活中被广泛接触。摄入大量烟碱后，刺激交感神经，心率先降低后升高、血压升高。

（2）黄杨总碱、山梗菜碱、藜芦生物碱：见于黄杨科、桔梗科、马桑科、藜芦属植物，兴奋迷走神经，导致窦性心动过缓、心肌局部缺血、窦房传导阻滞，血压下降。

（3）鱼藤酮、豆薯酮：存在于豆科植物鱼藤和豆薯中，中毒后心率增加，然后血压下降，心跳减慢，甚至心脏骤停。

（4）毒芹碱：见于伞形科植物毒芹，有兴奋延髓心血管中枢的作用，从而造成血压升高。

3. 影响心肌细胞膜性结构物质　乌头碱、博落回总碱：见于毛茛科乌头属植物和罂粟科植物博落回，对心肌细胞细胞核及膜性结构造成严重损伤，可能机制为该类生物碱抑制心肌细胞 Na^+-K^+-ATP 酶活性，导致细胞内 Na^+ 浓度升高，K^+ 浓度降低，引起细胞的兴奋性升高和细胞内 Ca^{2+} 超载，导致细胞形态和功能的损伤。中毒后表现为心率减慢，舒张期延长，收缩期缩短，脉细弱，血压微降。剂量增大则加速心率及增强心肌收缩力，最终导致室颤及心脏骤停。

以上为最常见的植物毒素心血管系统损伤作用机制。在种类繁多的心脏毒性植物中有一类生物碱作用涵盖上述 3 种途径，即强心苷类生物碱。广泛存在于玄参科（洋地黄属）、夹竹桃科（海杧果、夹竹桃）、萝藦科（牛角瓜）、十字花科（糖芥属、桂竹香属）、豆科（格木属）、百合科（铃兰属、万年青属）、桑科（见血封喉）、毛茛科（铁线莲属）、椴树科等植物中，它们抑制心肌细胞膜上的 Na^+-K^+-ATP 酶，抑制钠泵；兴奋迷走神经；增强血管收缩力。

4. 影响心肌细胞代谢物质

（1）吐根碱、望江南生物碱：存在于八角枫科植物割舌罗中，影响心肌细胞内蛋白合成；抑制心肌细胞的丙酮酸代谢，阻断呼吸链，影响心肌代谢。主要表现为心力衰竭。

（2）氰苷类生物碱：可见于金粟兰科植物，破坏线粒体、内质网等膜性结构，阻断呼吸链，心肌出血水肿。

5. 其他

(1)雷公藤甲素:存在于卫矛科植物雷公藤中,是一种细胞毒性药物,直接损伤心肌细胞,并抑制 Ikr 通道,导致 Q-T 间期延长。

(2)川楝素:见于楝科植物苦楝,抑制心肌的延迟整流 K^+ 电流(Ik),造成心律不齐、血压下降。

(3)棉酚:见于锦葵科植物,存在于未经处理的棉籽油中,是一种公认的男性节育药,它可以减慢心室肌细胞动作电位的 0 相最大上升速度、减慢心室肌细胞传导速度,导致心肌炎,心律失常。

(4)毛叶冬珊瑚碱:存在于茄科植物珊瑚樱中,直接作用于心肌,使起搏点的冲动形成缓慢,心脏传导受阻,造成窦性心律失常,房性期前收缩,房室传导阻滞。

以上所述均为被子植物,裸子植物心脏毒性尚未见报道,此外毒蕈中毒蕈碱具有两种毒理效应:拮抗阿托品作用,兴奋副交感神经,心跳减慢减弱;类阿托品毒素表现为心动过速。亚稀褶黑菇可引起中毒性心肌炎,具体机制不明确,其他毒蕈引起心脏损伤少见。

(二)动物毒物

常见的引起心脏损伤的动物性毒物有蛇毒、蝎毒、蜂毒、水母、河豚等。动物毒物对心血管系统的影响广泛,可能通过以下各种机制:①心肌直接作用;②血管活性物质;③心血管中枢作用;④其他。

(三)化学毒物

在日常生活、生产中人们不可避免地要接触各类化学物质。这些化学物质通过各种途径进入人体,累积到一定量对机体造成危害时便可称之为毒物。有些可以产生一定的心脏损伤。

(吕　园)

第八节　药物性心肌损伤

本节主要阐述非心血管药物对心脏的毒副作用,这些毒性作用可能急性发作,也可能在未来的数天甚至数年内发生。

一、化疗药物

化疗药物可以产生心血管毒性作用,包括心肌病、心肌炎、心包炎、心肌缺血及心律失常等。

(一)蒽环类药物

蒽环类药物包括多柔比星、柔红霉素、表柔比星等,是导致化疗相关性心脏疾病的主要原因。这些药物在治疗期间、治疗结束后数周甚至数年后均可发生心脏病。治疗早期部分患者心电图发生变化,包括 ST-T 改变、QRS 低电压、Q-T 间期延长、房性室性异位心律等。早期出现心电图改变不是中止治疗的指征,但是应当引起注意。充血性心力衰竭与摄入蒽环类药物的累积量相关。蒽环类药物产生心肌毒性的机制尚不明确,可能是自由基损伤作用。一种可能是蒽环类药物的苯醌结构发生还原反应,导致脂质过氧化和细胞膜损伤;另一种可能是损伤线粒体等膜性结构,钙交换也受到影响。

（二）蒽二酮

蒽二酮心脏毒性类似于蒽环类药物，但是作用相对较弱。

（三）环磷酰胺

大剂量环磷酰胺易产生急性心脏毒性，心脏收缩功能障碍，心电图示 QRS 波群低电压。停药后可恢复正常。也可见心包渗出，出血性心肌炎等。环磷酰胺代谢产物可引起内皮损伤，从而导致细胞间隙纤维蛋白沉积和毛细血管微循环形成。环磷酰胺可以增强蒽环类药物的心脏毒性。

（四）氟尿嘧啶

氟尿嘧啶可以引起心绞痛但较少出现心肌梗死，心电图呈缺血性改变。这可能与冠状动脉痉挛有关。

（五）安吖啶

安吖啶与 Q-T 间期延长有关，少数患者可以发生恶性室性心律失常，低钾血症更加加重病情。

（六）紫杉醇

无症状的一过性心动过缓，一般不造成严重的后果。紫杉醇可以改变蒽环药物的药代动力学，并增强阿奇霉素的心脏毒性。

二、免疫调节剂

白介素-2 可以引起心动过速、低血压、毛细血管渗出综合征等。个别死亡患者中发现心肌炎。

干扰素可引起室上性快速性心律失常，有文献报道了可逆性心肌病。

三、抗生素

（一）大环内酯类抗生素

大环内酯类抗生素可引起尖端扭转型室性心动过速（torsade de pointes，TDP）。尤其与其他药物如丙吡胺、地高辛及细胞色素 P450 系统代谢药特非那定等合用时更易引起心脏毒性。由于口服相同剂量红霉素后的血药浓度较静脉滴注时低，发生 Q-T 间期延长及 TDP 的机会相对较少，此外 Q-T 间期延长程度与红霉素的静脉滴注速度呈正相关，应用时应控制滴注速度，红霉素诱发的 Q-T 间期延长及 TDP 呈剂量相关性，与 IA 类抗心律失常药物相似。其他可以引起 TDP 的药物还有三环类抗抑郁药、四环类抗抑郁药、盐酸普罗吩胺、氟哌啶醇、水合氯醛、复方磺胺甲噁唑片、阿司咪唑、西沙必利、普罗布考、有机磷酸盐等。

（二）喹诺酮类

喹诺酮类影响 Q-T 间期。喹诺酮是钾通道抑制剂，可以引起心律失常。

四、抗精神病药物

（一）三环类抗抑郁药

三环类抗抑郁药包括三线药（阿米替林、氯米帕明、多塞平、丙米嗪、曲米帕明）和二线药（地昔帕明、去甲替林、普罗替林）都具有严重的潜在的心血管毒性作用。这些作用有心率增快、直立性低血压、心电图改变。此类药物与 IA 类抗心律失常药物的电生理特性相似，故患有器质性心脏疾病的患者服用此类药物有致心律失常风险。

(二)选择性血清素再吸收抑制剂

选择性血清素再吸收抑制剂(selective serotonin reuptake inhibitors,SSRIs)影响细胞色素P450系统,从而改变多种药物的代谢,包括抗心律失常药物、β受体阻滞剂、钙通道阻滞剂和华法林。

(三)单胺氧化酶抑制剂

单胺氧化酶抑制剂(monoamine oxidase inhibitor,MAO)常见直立性低血压。与含酪胺药物相互作用可导致高血压危象。

(四)碳酸锂

心动过缓,主要由窦房结自律性降低导致。这可能与碳酸锂导致的甲状腺功能减退有关。心电图可见T波倒置、U波出现、Q-T间期及PR间期延长,束支传导阻滞和完全性房室传导阻滞较罕见。

(五)精神抑制药

心脏毒性类似三环类抗抑郁药。可导致窦性心动过缓、Q-T间期及PR间期延长和室内传导阻滞。还可引起TDP。

五、偏头痛药物

(一)美西麦角、麦角胺

美西麦角、麦角胺可诱发瓣膜异常,轻度主动脉瓣反流最常见,停药后可改善。在正常瓣膜结构上可见心内膜纤维性增生斑块形成,超声发现瓣膜增厚和退缩,瓣膜反流。

(二)舒马曲坦

舒马曲坦为选择性的Ⅰ型5-HT拮抗剂,可诱发冠状动脉痉挛,从而引起心绞痛。美西麦角和麦角胺也有类似作用,禁用于冠心病患者。

六、其他

(一)氯喹

氯喹所致限制型心肌病,心电图可见T波改变和传导异常。氯喹急性中毒可见低血压、心动过缓、QRS延长。

(二)促蛋白合成类固醇

促蛋白合成类固醇,导致脂质异常,左心室肥大,血容量增加,高血压等。

(三)可卡因

可卡因具有拟交感活性,导致心动过速、高血压、心肌收缩力增强以及血管收缩。严重时可出现猝死、急性心肌梗死、室颤等。可卡因的局麻作用通过阻滞快钠通道实现,可使心肌组织传导减慢,导致电生理异常,包括P-R、QRS及Q-T间期延长。

(四)麻黄碱

麻黄碱生物效应类似可卡因,毒性包括心动过速、高血压、心律失常。胸痛和心肌梗死较可卡因少见。长期使用可导致儿茶酚胺介导的扩张型心肌病。

(五)局麻药物

此类药物中罗哌卡因、布比卡因被证实有显著的心脏毒性,主要表现在负性肌力作用和心律失常,还可出现心肌损伤标志物升高。其可能机制如下:

1. 抑制心肌细胞膜钠钾钙离子通道,干扰电活动。

2. 影响心肌细胞线粒体的能量代谢，ATP 合成减少。

3. 抑制肾上腺素能受体。

(六) 水合氯醛

大剂量水合氯醛有抑制心肌收缩力，缩短心肌不应期，抑制延髓的呼吸及血管运动中枢的作用。最终导致心律失常，血压下降甚至休克，也可诱发 TDP。

(七) 甘露醇

甘露醇可出现心绞痛。可能与甘露醇导致循环血量增加，心脏负荷加重有关。

（吕　园）

第九节　外伤性心肌损伤

一、概述

因外伤所致心肌损伤和功能障碍者统称为外伤性心肌损伤。根据心肌损伤同时有无通入胸腔的伤口分为开放性心肌损伤和闭合性心肌损伤。本节主要讨论闭合性心肌损伤。闭合性心肌损伤根据损伤程度和部位不同，又分为外伤性心肌挫伤、外伤性心肌裂伤和外伤性冠状动脉损伤。

二、病理生理学特点

(一) 外伤性心肌挫伤

轻度心肌挫伤可无明显症状，或仅有心前区疼痛。检查可发现心音减弱，心律失常，严重者可出现心脏扩大，心排血量下降，心力衰竭。也可出现心肌梗死症状及其心电图改变，临床称为外伤性心肌梗死。外伤性心肌梗死形成的原因尚不十分清楚，一般认为与下列因素有关。

1. 心肌挫伤引起的广泛心肌出血坏死。

2. 心肌挫伤血肿压迫冠状动脉。

3. 冠状动脉挫伤，致其管腔狭窄破裂或血栓形成。

4. 外伤性夹层动脉瘤累及冠状动脉。

5. 心脏挫伤致冠状动脉痉挛或冠状动脉粥样硬化斑块出血等。心肌挫伤所致心肌坏死、软化、纤维化、瘢痕化等，可导致心室壁变薄并局限性膨凸，形成外伤性室壁瘤。

(二) 外伤性心肌裂伤

外伤性心肌裂伤是心脏挫伤最常见的死亡原因。心房、心室游离壁是最易发生裂伤的部位。心脏介入性检查或治疗可引起心肌穿孔或裂伤。心肌裂伤可在外伤后即刻发生，也可在心肌挫伤引起心肌出血性坏死后发生延迟性心肌裂伤，甚至可出现出血性休克。心包积血或心包压塞是最常见的临床表现。

(三) 外伤性冠状动脉损伤

有冠状动脉狭窄、冠状动脉裂伤或冠状动脉血栓形成。冠状动脉裂伤可见于胸部钝挫伤，也可见于冠状动脉造影或冠状动脉介入性治疗。外伤性冠状动脉损伤可引起心包积血或心包压塞，也可出现心肌梗死征象。

三、诊断

患者平时健康，在胸部或上腹部钝挫伤后，出现心脏病的症状体征；外伤当时或以后 X 线、心电图、超声心动图或放射性核素等检查心脏有改变并除外其他心脏病，即可诊断外伤性心脏病。

X线检查要注意心脏搏动、形态，上纵隔是否增宽，有无胸膜、肺或肋骨损伤。

外伤后心电图出现心律失常、ST-T改变或心肌梗死等图形时，应考虑心肌挫伤。由于心肌挫伤心电图改变可延迟出现，需连续进行心电图观察。

超声心动图检查其方法简单又安全可靠，对外伤性心包积液、瓣膜损伤、室间隔破裂和室壁瘤等病变，检出率高而准确。二维脉冲多普勒还能对心脏血液分流、反流及涡流等做出诊断。

心脏挫伤可出现AST、CK-MB、LDH等血清酶学改变，但这种改变不具有特异性，同时并发肌肉、肺、肝、脑等损伤也可出现血清酶学改变。放射性核素扫描可早期发现轻度心肌挫伤。

心脏超声可明确室间隔、瓣膜有无损伤及损伤的程度，可了解有无室壁瘤的形成及其大小范围等。

（刘德杰）

第十节　心肾综合征

一、概述

现代医学逐渐认识到机体器官之间存在着相互影响和相互作用，心、肾作为循环系统上的两个器官相互关联的密切程度，再没有哪两个器官能够比拟，它们协作、补充、互助，维持机体内环境稳定。在病理状态下心脏和肾脏更互相影响，互为因果，产生叠加、放大、倍增的效应。2008年Ronco等提出心-肾综合征（cardio-renal syndrome，CRS）的定义和分类，使得医学界对心肾的关系有了更清晰的认识。

广义的CRS是指心肾功能在病理生理紊乱状态下，一个器官的急性或慢性功能损害，能引起另一个器官的急性或慢性功能障碍的症候群。

根据此概念，将CRS分为5型：①Ⅰ型CRS（又称为急性心肾综合征）指心脏功能的急性恶化导致急性肾损伤或功能不全。②Ⅱ型CRS（又称为慢性心肾综合征）指慢性的心脏功能不全导致慢性肾损伤或功能不全。③Ⅲ型CRS（又称为急性肾心综合征）指肾脏功能的急性恶化导致急性心脏损伤或功能不全。④Ⅳ型CRS（又称为慢性肾心综合征）指慢性肾脏疾病导致心脏损伤或功能不全。⑤Ⅴ型CRS指系统性疾病同时影响心肾功能，如自身免疫性疾病、糖尿病及脓毒症等。

二、发病机制

CRS的发病机制尚未完全了解，目前主要集中在血流动力学和心肾相关的神经内分泌激素及医源性因素。

（一）Ⅰ型CRS

引起急性心功能不全的原因很多，常见的有急性冠状动脉综合征、暴发性重症心肌炎、应激性心肌病、高血压急症等，这些疾病引起急性失代偿性心力衰竭或心源性休克。正常情况下，肾血流量是心排血量的25%，肾脏对于肾血流量的改变非常敏感，各种原因引起的急性心功能不全均可引起心输出量的减少，肾灌注不足。此时激活RAAS，导致出球小动脉收缩，小球后阻力升高，毛细血管内静水压升高，尽管收缩压下降，肾小球灌注压下降，但能维持稳定GFR，此为急性心力衰竭时肾脏的代偿机制。若血压显著下降，或各种原因导致的RAAS显著活化，入球小动脉显著收缩，肾小球前阻力明显升高，肾小球灌注压和毛细血管内静水压明显下降，尽管也增加了球后血管阻力，但出现了肾小球灌注压下降，肾小球滤过面积下降，引起肾小球滤过率下降。持续的低灌注最终引起肾皮质缺血缺氧，造成肾单位的坏死和凋亡。急性心功能不全可使静脉压升高，使肾静脉淤血，造成肾功能损害。静脉淤血，肾脏间质内压升高，小管的外部压力升高，继而小管静水压升高，波曼囊内的静水压升高，引起滤过梯度的下降和小球滤过率的下降。升高的腹内压可以导致肾血流量下降，升高肾间质和肾静脉压力，致跨肾灌注压下降，引起血浆肾素活性的升高，加重肾的损害。急性心功能不全时常伴有交感神经兴奋，可引起肾血管的收缩，使肾灌注减少。医源性因素也是致病原因。急性心功能不全时常应用扩血管药物、利尿药等治疗，这些药物均可使血压降低，使肾灌注压降低。如这些药物剂量过大，可使肾灌注进一步减少。大剂量袢利尿药本身可造成急性肾脏损害。当存在高钾血症时常减少或停止使用RAAS抑制剂，可使排钠利尿作用减弱。应用造影剂也会对肾脏造成一定损害。急性心力衰竭患者如机械通气可造成回心血量减少，体循环压力增加，肾淤血加重。

（二）Ⅱ型CRS

高龄、高血压、糖尿病、ACS是Ⅱ型CRS的危险因素。慢性心力衰竭患者肾功能不全的发生率约25%。慢性心功能不全时心输出量减少，肾脏长期处于低灌注状态，长期的肾脏缺血缺氧可使肾脏对各种刺激因素和损害因素变得敏感，可造成肾单位的坏死和凋亡。利尿剂相关性低血容量和扩血管药物诱发的低血压是肾功能恶化的主要原因。冠心病各种危险因素导致的肾动脉粥样硬化使肾动脉狭窄，肾灌注减少。慢性心功能不全时交感神经和RAAS激活，使肾血管阻力增加。慢性肾脏淤血降低了跨肾灌注压，使肾小球滤过率降低也是机制之一。

（三）Ⅲ型CRS

Ⅲ型CRS常见于急性肾小球肾炎、急性肾缺血、急性肾小管坏死等急性肾脏损害患者，急性肾功能恶化可诱发或加重急性心功能不全，使患者预后不良。容量超负荷可导致急性左心衰竭，也可以使血压升高，增加心脏负担。高钾血症可引起心律失常甚至导致心脏停搏，氮质血症的心肌抑制因子累积可抑制心肌收缩力。代谢性酸中毒和尿毒症毒素对心肌有负性肌力作用，还可使肺血管收缩和右心衰竭。急性肾功能恶化可激活炎症反应，诱导心肌细胞凋亡。交感神经兴奋可使总外周血管阻力增加，还诱发心肌细胞凋亡、心肌肥大和局灶性坏死。

（四）Ⅳ型CRS

慢性肾脏疾病造成心脏收缩、舒张功能减退，左心室肥厚和心脏不良事件增加。50%的慢性肾脏病患者死于心血管事件。长期的肾小球滤过率降低可使水钠潴留，诱发或加重心功能不全。RAAS的持续激活不仅导致水钠潴留、增加外周血管阻力，而且引起心脏和血管的重构，导致心肌纤维化和心功能障碍。体内毒性代谢产物也可直接对心肌产生毒性作用。慢性肾功能不全时的肾性贫血，使代偿性的心率加快，心肌收缩力加强引起心脏的重构。慢性肾功能不全时炎症反应剧烈，氧自由基产生增加，血管内皮功能减退，使动脉粥样硬化进展，造成心功能不全。肾功能不全时一些心力衰竭的有效治疗药物如RAAS阻滞剂应用不足，也是心力衰竭进展的原因。

（五）Ⅴ型CRS

Ⅴ型CRS机制了解不多，常伴发多器官功能障碍，病死率增加。心脏功能的下降可影响肾脏功能，急性肾衰竭、肾脏缺血又可导致心脏损害，形成恶性循环。炎症反应、交感神经和RAAS激活、过氧化损伤等可能是心肾损害的共同机制。

（吕瑞娟）

第十一节　脑心综合征

一、概述

脑心综合征（cerebrocardiac syndrome，CCS）是一种临床综合征，指各种急性颅脑疾病如急性脑血管病、颅脑外伤、颅内炎症等累及下丘脑、脑干自主神经中枢等所引起的继发性心脏损伤，临床上表现为类似急性心肌缺血、心肌梗死、心律失常或心力衰竭的症状和体征。临床上常用的相对狭义的概念是将急性脑卒中引起的继发性心脏病变称为CCS。

二、流行病学

1947年Byer首次报告了中枢神经系统疾病引起心电图的变化，并命名为CCS。CCS的发病率国内外报道不一。急性脑卒中患者心律失常发生率为65%～75%，常见类型为室性异位搏动、室上性异位搏动；蛛网膜下腔出血（subarachnoid hemorrhage，SAH）患者心律失常的发生率为66.7%～100%，常见类型为室性心动过速、心房扑动及心房颤动；77%的颅内出血患者和22%脑梗死患者可出现心律失常。

随着Holter及脑电长时程监测技术的普及，提高了心律失常的检出率，并可在整个病程中同步动态观察患者的心脑功能异常变化。特别是在严重意识障碍的重症脑病中，因患者不能自述发病当时症状及疼痛反应，Holter及脑电长时程监测技术尤为重要。

CCS通常可伴有心肌损伤标志物的升高，包括肌酸激酶（creatine kinase，CK）、肌酸激酶同工酶（creatine kinase-MB，CK-MB）、乳酸脱氢酶（lactate dehydrogenase，LDH）、谷草转氨酶（aspartate transaminase，AST）、心肌肌钙蛋白I（cardiac troponin I，cTnI）等，而其中CK-MB升高对诊断意义大。

三、诊断

患者既往无任何冠状动脉粥样硬化性心脏病病史及心电图改变；发生急性颅脑疾病时伴发心肌缺血、心肌梗死和（或）心律失常等症状及相应的心电图和心肌损伤标志物的改变；当脑病渐趋平稳或好转时，心电图、心肌损伤标志物的改变随之好转或消失。

四、发病机制

（一）CCS出现心功能及ECG异常的发病机制

CCS出现心功能及ECG异常的发病机制经临床研究证实可通过以下几方面而形成：

1. 下丘脑-垂体-肾上腺皮质系统　急性脑血管病时可发生不同程度的脑水肿，引起脑组织循环受压、脑组织移位、颅内压增高等，常直接或间接的累及下丘脑和脑干的重要核团，从而出现下丘脑的调节功能障碍，导致交感、副交感神经的失衡进而影响心脏功能。当发生急性颅脑疾病造成下丘脑部位受损后，可通过垂体-肾上腺轴使血液中皮质激素（包括糖皮质激素及盐皮质激素）增高，引起心率增快、血压升高等心血管系统的变化；过多皮质激素可导致电解质紊乱，特别是血清钾下降可致心肌复极化过程障碍，可有 ECG 的 ST-T 改变及 U 波出现，血清钾下降还可导致心肌兴奋性增加，易导致期前收缩，严重者可有室性心动过速或室颤。

2. 交感-肾上腺髓质系统 当下丘脑受累后还可激活交感-肾上腺髓质系统，导致其活动异常，可通过促肾上腺皮质激素（adrenocorticotropic hormone，ACTH）使儿茶酚胺的合成增多，过多的儿茶酚胺从心脏的肾上腺素能神经末梢游离到心肌内，可直接对心肌细胞产生毒害作用，引起心肌细胞的灶性溶解坏死，造成心肌损害；此外，儿茶酚胺可作用于冠状动脉，造成其收缩或痉挛，导致心肌缺血、缺氧。另外，外周血中儿茶酚胺浓度增加可导致高血压，从而进一步加重心肌的缺血、缺氧，引起心肌纤维变性及心内膜下缺血从而导致左心室劳损及 Q-T 间期延长、传导阻滞等。

3. 急性颅脑疾病后心脏本身改变 高血压、动脉硬化是心脑血管病变的共同病理基础，特别是对于高龄患者，在发生急性颅脑疾病的同时可能早已经存在冠状动脉硬化。急性颅脑疾病后，加重了病变心脏的负担，从而诱发心脏损伤。在急性颅脑疾病后心脏本身是否有组织学损害曾有过争议，但目前多数学者认为 ECG 异常和心脏损害是一致的，两者间有密切关系。急性颅脑疾病发病 1 周内多可出现心肌损伤标志物的升高，在发病 72 小时内最为明显，以肌酸激酶同工酶和总肌酸激酶升高为主，10～15 天逐渐下降。与急性心肌梗死心肌损伤标志物变化规律不同，其急性期升高幅度虽不太高，但持续时间较长，且 cTnI 升高不明显。组织学显示心脏可发生如下变化，包括局灶性心肌细胞溶解和心内膜下缺血坏死，左心室心肌多灶坏死，心肌毛细血管扩张伴红细胞淤滞，血管周围水肿，心肌发生纤维化或透明变性，心肌纤维周围出现炎性细胞等。从而影响心肌除极和复极，进而导致 ECG 异常。在脑卒中尤其是左侧岛叶卒中患者中发现，可出现神经源性左心室功能不全，也称为神经源性心肌顿抑，表现为左心室功能不全伴或不伴血流动力学障碍，常伴心电图的改变及心肌损伤标志物的升高。病理检查可见特征性的心内膜下点状出血及“收缩带坏死”。

4. 迷走神经皮质代表区及脑干有关迷走神经核团及迷走神经节 额叶眶面 13 区有迷走神经皮层代表区，该部位受刺激可出现 ECG 异常。前中颅窝、大脑前中动脉缺血如果累及边缘系统受损，ECG 波幅低下；脑干中上部缺血可致窦性心动过速、一过性期前收缩或心肌缺血；脑干下部受损可致窦性心动过缓或心肌缺血；大脑深部、脑室或中脑出血则有明显 ECG 异常；另外，SAH 后致脑血管痉挛特别是丘脑下部穿动脉主干及分支痉挛致该部缺血引起 ECG 异常。

5. 某些细胞因子或炎性介质的释放 急性颅脑疾病发生后一些细胞因子或炎性介质如神经肽 Y（neuropeptide Y，NPY）、内皮素（endothelin，ET）、氧自由基、血栓素 A_2（thromboxane A_2，TXA_2）、前列腺素 2a（prostaglandin 2a，PG-2a）、内源性阿片肽等含量增高，一方面可通过其强烈的缩血管作用增加心脏前负荷、加重心脏负担，另一方面可直接抑制心肌细胞内乳酸的转运和能量代谢，从而导致心肌损伤。

（二）脑病灶部位和 ECG 异常的关系

急性颅脑疾病后发生心脏损害与脑实质特定部位的损害有关，且呈“同心圆”性改变，即越靠近脑干、岛叶、丘脑、下丘脑、脑桥等中轴附近的功能区时，心脏损害发生概率越高，心电图异常率也越高。目前发现脑病灶部位与心电图的相关性如下：大脑半球卒中时室性、房性期前收缩及房颤较脑干卒中者多；右侧大脑半球卒中患者较左侧大脑半球卒中者更易出现心律失常，机制为窦房结由右侧自主神经控制，由于神经功能的“一侧优势”规律，右侧延髓、下丘脑和大脑半球对心率的影响大于左侧；颞顶叶血肿伴发窦性心动过缓及室性期前收缩多见；左额叶血肿多伴发Q-T间期延长和T波异常；左岛叶皮层头侧受损可出现心动过速，尾侧受损则出现心动过缓、房室或室内传导阻滞；丘脑及基底节出血发生窦性心动过缓常见；脑干出血则多发生阵发性房颤或房性期前收缩；大脑中动脉闭塞后，Q-T间期延长最显著，是致死性心律失常的前奏。另有研究发现，患颈动脉疾病患者中约40%存在无症状性冠心病，并随年龄增加而增多，故此类患者在发生急性颅脑疾病时更易出现ECG异常。

五、临床表现

临床表现可见各种类型的心律失常，如窦性心动过速、窦性心动过缓、心房颤动、心房扑动、房性期前收缩、阵发性室上性心动过速、室性期前收缩、阵发性室性心动过速、心室颤动等，其中室上性或室性心动过速、室颤是猝死的主要原因之一。Q-T间期延长者，易导致尖端扭转型室性心动过速的发生，故ECG监测对早期发现至关重要。需要除外低钾、低镁、低钙等电解质紊乱而继发者，常为诱因，纠正后即可消失。

ECG异常出现的时间为发病后12~48小时者占80%~90%，异常持续1~2周，长者可达4周。急性颅脑疾病后心电图出现U波是其特征性改变，发生率约30%，U波的出现或消失和低钾血症无关。另外还可出现高尖P波、10mm以上的巨大倒置T波等。心律失常多半在2~7天消失。急性期后仍有心律失常者则多数考虑为心源性引起。

ECG异常和病情严重程度的关系不完全一致，有的ECG改善但临床症状加重，下列情况需要注意：严重窦性心动过缓或过速、室性心律失常、传导阻滞、异常Q波是预后不良因素；明显Q-T延长需要警惕尖端扭转室速的危险性；ST-T变化特别是ST段抬高者死亡率高；心动过速及P波增高多见于高热脑室、脑干出血或中枢性肺水肿。

（马静静）

第十二节　胆心综合征

一、概述

胆心综合征（chole-heart syndrome）是指由急慢性胆囊炎、胆结石等胆道疾病引起的伴有心脏症状及心电图异常的一种临床综合征，其严重程度与胆道疾病病情相关，通过治疗胆道疾病心脏症状可缓解甚至完全康复。该病易与心脏缺血性疾病相混淆，需仔细鉴别。

二、发病机制

（一）胆道神经反射学说

该学说的解剖生理基础是基于心脏受T_2~T_8脊神经支配，而胆囊受T_4~T_9脊神经支配，两者在T_4~T_5脊神经处存在交叉。20世纪70年代开始，一些学者发现当胆道疾病所致胆囊胆道压力增高或胆道受到牵拉时，可通过内脏-内脏神经反射的途径引起冠状动脉血流变化。具体途径为胆囊病变刺激该处迷走神经，刺激信号上行传入脑干网状结构，再经迷走神经传至冠状动脉，引起冠状动脉收缩、痉挛，使其血流量减少，导致心肌缺氧，从而诱发心绞痛甚至心肌梗死，易发于有冠心病病史患者。由于心电活动受迷走神经影响，异常迷走反射可诱发心动过缓、传导阻滞、严重时可出现阿-斯综合征。胆道神经反射学说直到近几年仍在研究中被不断证实，已被大多数人所接受。

(二)感染中毒及水、电解质、酸碱平衡紊乱学说

胆道感染及胆道梗阻可使胆道压力增高，继发出现一系列病理、生理变化。当胆道、胰腺出现化脓性炎症时，感染及胆道高压可伴随毒素吸收，诱发水、电解质尤其是钾、钙及酸碱平衡紊乱，导致心电功能紊乱及心肌代谢异常，诱发冠状动脉痉挛，从而引起心绞痛或心律失常。有报道显示急性胆管炎重症患者较轻中度患者具有更加严重的心脏反应，而前者胆道、胆总管压力明显高于后者，据此认为胆道压力增高程度是决定病情轻重的因素之一。在胆源性胰腺炎中，胰蛋白酶原及胰脂肪酶被激活、胰淀粉酶升高可造成代谢紊乱甚至全身中毒反应，心脏可出现继发性改变。

(三)胆道-心脏内分泌学说

近年来随着心肌抑制因子、心钠素、内皮素等心脏分泌的调节肽的发现，证实了心血管系统的内分泌功能。胆系及胰腺疾病可伴随菌血症，同时出现胆道压力升高，两者可能直接或通过神经介质使心脏释放心肌抑制因子，进一步加重心脏的损害。而冠状动脉痉挛、缺血可进一步诱发心钠素、内皮素等释放。除肾上腺素能和胆碱能神经之外，通过免疫组织化学可于胆囊及胆管壁内观察到肽能神经纤维、生长抑素、前列腺素、血管活性肠肽、P 物质等。在胆道感染、失血、缺氧时，前述物质释放量增加，进而对心脏产生影响。胆道-心脏内分泌的联系及相关机制目前尚不完全明确，有待进一步研究。

三、心血管临床表现

(一)心前区疼痛

其原理为牵涉性疼痛，支配心脏和胆囊的自主神经于 $T_4 \sim T_5$ 脊神经存在交叉，胆道疾病引起的疼痛可通过内脏大神经产生心前区牵涉性疼痛，其性质可类似心绞痛，但持续时间较心绞痛更长，常于饱食尤其是进食脂肪性食物后发作，夜间休息时亦可发作，使用抗心肌缺血药物如舌下含服硝酸甘油无效。此外，根据胆道神经反射学说，胆道疾病可引起冠状动脉痉挛、收缩，导致心肌缺血，诱发心绞痛，常见于冠心病患者。

(二)心律失常

胆道疾病患者常可并发心律失常，出现心悸、胸闷等症状。其机制可能与胆道疾病引起迷走神经功能紊乱，进而致使心脏自主调节紊乱，易产生折返激动有关。此外，菌血症及胆道高压，诱发水、电解质尤其是钾、钙及酸碱平衡紊乱亦可导致心律失常。临床上以缓慢性心律失常、期前收缩多见，偶可诱发房颤和阵发性室上性心动过速，当胆道疾病治愈后，心律失常可逐渐消失。

四、胆心反射

胆心反射是指进行胆道手术时由于牵拉胆囊或探查胆道引起的心率减慢、血压下降甚至心脏骤停等。胆心反射是经内在或外源性刺激引起的一次完整的反射过程，具有完整的反射弧：胆囊壁的内脏感觉神经末梢-左侧迷走神经传入纤维-延髓内副交感低级中枢(迷走神经背核)-左侧迷走神经内副交感纤维-心脏。其结果引发冠状动脉痉挛，降低窦房结兴奋性，减慢特异性传导系统传导速度，减弱心肌收缩力，致使心输出量减少，引起血压下降甚至心脏骤停。而胆心综合征是指由于胆道疾病引起心脏电活动失调以及心电图异常的临床综合征，其有更为复杂的病理生理过程，正如发病机制中论述的，除神经反射外，水、电解质平衡紊乱及神经内分泌因素均参与了发病过程。胆心反射与胆心综合征均以胆心反射弧为基础，但又有着本质

的区别。需要注意的是,在有胆心综合征的患者中胆心反射的发生率会大大增加。

（王纯奕）

第十三节　颈心综合征

一、概述

颈心综合征是指由于颈椎病、颈椎关节增生压迫心脏相关交感神经产生内脏感觉反射,引起以冠状动脉供血不足及心律失常为主要表现的症候群。颈心综合征多见于中老年人,约占颈椎病发病的13%,其发病年龄、临床表现与冠心病多有相似之处,易造成误诊。

二、心脏交感神经系统

根据心脏的解剖,支配心脏的交感神经起于上胸神经节,由 $T_1 \sim T_5$ 脊髓侧角细胞柱发出,其节前纤维随脊神经出椎间孔,于交感干颈上、中、下神经节内换神经元后发出节后纤维,即心上、心中、心下神经,至主动脉弓周围的心丛,心丛神经纤维进一步沿冠状动脉分支分为左、右冠状动脉丛,分布至心脏各腔室。心丛及各副丛的神经纤维进入心脏后分别到达并负责支配心脏传导系统、心肌及冠状动脉血管壁。因此,心脏是由颈、胸椎交感神经节后神经纤维组成的心丛支配,任何该部位的神经病变均可导致冠状动脉供血障碍或心脏传导系统功能的紊乱而出现颈心综合征。

三、发病机制研究进展

近年来颈椎病发病率逐年升高,由颈椎病引起的心肌缺血、心律失常也越来越受到临床医师的关注,相关的研究报道逐年增多。目前国内外所研究讨论的颈椎病与心脏病的关系归类于脊柱相关疾病的范畴。其发病机制尚不完全明确,研究认为与以下机制有关:

(一)交感神经紊乱学说

颈交感神经节发出心上、心中、心下神经构成心交感神经丛,支配心脏的活动及血管舒缩。颈椎间盘突出或局部骨赘对颈交感神经刺激压迫可导致自主神经功能紊乱。当交感神经兴奋时,心率加快,房室传导增快,可表现为心悸、心动过速、心律失常;当交感神经受到抑制时,迷走神经兴奋,心率减慢,抑制房室传导,降低心脏收缩力;同时交感神经受刺激可使存在粥样硬化或血管内皮损伤的冠状动脉管壁内交感神经纤维末梢5-羟色胺释放增加,导致冠状动脉收缩,心肌缺血,可表现为心前区疼痛、心动过缓、心律失常、胸闷、气短等类似冠心病的症状。

(二)颈神经根刺激学说

颈椎间盘突出、局部骨赘或椎间孔狭窄使支配前胸壁感觉和运动的 $C_4 \sim C_7$ 脊神经受压而产生心前区疼痛;若脊神经前根受压,在该神经支配区可引起深部“粗感觉”性质样的疼痛;此外颈部病灶的疼痛刺激可通过受累的脊神经前根在远处无该神经根支配的区域产生牵涉性疼痛。

(三)椎动脉-延髓-交感神经学说

当椎动脉供血不足时,延髓内的心血管调节中枢功能障碍,异常冲动通过脑脊髓反射传导至脊髓侧角,再通过交感神经节后纤维到达心脏及冠状动脉,使冠状动脉平滑肌和心脏自律性发生异常,出现心肌缺血及心律失常。

(四)神经-免疫-内分泌学说

心交感神经节后纤维末梢释放去甲肾上腺素,对心脏产生兴奋作用。迷走神经节后纤维末梢释放乙酰胆碱,对心脏产生抑制作用。颈椎骨质增生因刺激心上、心中、心下3个神经节,使体内释放的去甲肾上腺素或乙酰胆碱增多,出现各种心律失常。

(五)脊髓/脊髓血管受压学说

骨赘压迫颈髓或脊髓血管,可造成侧角内交感神经细胞功能障碍而引起冠状动脉缺血,亦可使脑干及高颈髓内的网状结构缺血缺氧,造成心脏活动及冠状动脉舒缩障碍。

四、心血管临床表现

颈心综合征临床表现与冠心病多有相似之处,可出现心前区疼痛、胸闷、憋气、心悸、气短等症状,甚至心律失常,误诊率较高。颈心综合征的心绞痛与冠心病中的心绞痛是有区别的。其临床特点为:①与劳力负荷增加、情绪激动无关,可因压迫颈及(或)胸椎椎旁压痛区或颈、背部活动而诱发或加重症状,或自觉改变头颈姿势可减轻不适;②心前区为针尖样刺痛或胀痛,持续时间多在15分钟以上,甚至可长达数小时;③硝酸酯类药物不能缓解颈源性假性心绞痛,心脏负荷试验心电图无特异改变;④心绞痛症状常与心电图改变程度不一致;⑤颈椎影像学检查可见明显解剖学改变;⑥针对颈椎病、胸椎病变的各种有效治疗可解除或缓解其疼痛等症状及心律失常。

(王纯奕)

第三篇　临床心肌保护策略

第十一章　胸痛中心及急性心力衰竭单元的规范化建设

第一节　胸痛中心的规范化建设

一、胸痛中心概念及建设理念

急性胸痛是常见急危重症，病因繁多，严重性悬殊极大，预后与疼痛程度并不总是呈平行关系，及时正确的诊治有非常重要的临床意义。其主要致命性病因包括急性冠状动脉综合征(acute coronary syndrome，ACS)、主动脉夹层、肺栓塞等，这些疾病具有发病急、变化快、死亡率高、经快速诊断和及时救治可显著改善预后等特点。

胸痛中心(chest pain center，CPC)是采用标准化的诊治流程、质量控制等，保障急性胸痛患者到达医院后得到早期评估、危险分层、正确分流与合理救治，既避免高危患者的漏诊，使其得到及时诊断、及时救治，最终改善预后，又可以减少低危患者住院检查和治疗的医疗费用。

二、发展史

1981 年，全球第一家胸痛中心在美国巴尔地摩 St. Angel 医院建立，至今美国胸痛中心已发展到 5000 余家，其他多个国家如英国、法国、加拿大、澳大利亚及德国等也广泛成立了胸痛中心。美国还成立了专门致力于发展胸痛中心相关工作的非营利性学术组织——美国胸痛中心协会(现已更名为心血管患者关怀协会)。该协会经过多年的发展，在胸痛中心的运作、管理及培训等方面积累了丰富的经验，其开展的国际认证工作以其权威性、规范性、引导性和高效性得到了全世界医疗机构的普遍认可。迄今，我国的胸痛中心建设也已走过了十余年的历程，目前仍属方兴未艾。国内较早建立的胸痛中心包括山东大学齐鲁医院(2002 年 10 月)、北京大学人民医院(2010 年 6 月)、河南中医学院第一附属医院(2010 年 10 月)、广东省中医院(2010 年 12 月)。2011 年起至今，大量胸痛中心如雨后春笋般成立，如广州军区广州总医院、上海胸科医院、解放军总医院、广州军区武汉总医院、西安交通大学第二附属医院、深圳市第四人民医院、广州医学院第二附属医院、太原市中心医院及哈尔滨医科大学第一附属医院等。目前国内胸痛中心的模式主要有 3 种：急诊科主导模式、多学科协作模式和心内科主导模式。2010 年 10 月，《胸痛中心建设中国专家共识》发表，使中国胸痛中心建设有章可循，并于 2014 年进行了更新。

三、CPC 的“齐鲁模式”

2002 年 10 月，山东大学齐鲁医院在国内较早、在山东省率先成立“胸痛中心”，中心挂靠于急诊科，并在全省首家开通“急性胸痛 24 小时咨询热线”，随时接受急性胸痛患者的咨询。

中心成立后，积极贯彻“早期诊断、危险分层、正确分流、科学救治”的 16 字方针，制订了各类胸痛的诊治流程,协调了齐鲁医院多个学科的力量,完善了急性心肌梗死、急性主动脉夹层、急性肺栓塞等胸痛急症的“绿色通道”建设。迅速评估、准确筛查、合理分流,保障危重胸痛患者获得及时有效的诊治,降低致死、致残率。

时效性是急性胸痛救治的核心问题。齐鲁医院胸痛中心目前已建设成包括“院前移动胸痛中心工作站”、“急性胸痛门诊”、“胸痛中心病房”、“重症监护室”、“冠脉介入随访办公室”、“爱心俱乐部”在内的涵盖院前、院内、出院后各个阶段的一体化、无缝衔接的急性胸痛救治体系,避免了院前与院内、院内不同科室间、院内与出院后互相衔接、沟通、配合不流畅,认识不统一等常见影响胸痛高效救治的因素,并与济南多家市、区级医院签署协议,建立了“区域性急性心肌梗死规范化救治网络”。中心主要开展“急性胸痛院前急救、急诊诊断和鉴别、急性心血管疾病诊治、心血管疾病健康教育、冠脉介入术后随访和健康指导”等工作,尤其强化了急诊介入手术治疗 ST 段抬高型急性心肌梗死(ST-segment elevation myocardial infarction,STEMI)的“绿色通道”建设,在国内率先开展了多种有效措施提高抢救效率。

院前移动胸痛中心工作站配备标准 12 导联心电图、生命体征无线传输系统及各种急救复苏设备。急性胸痛门诊设在急诊科,配备独立的急性胸痛救治单元,各种先进的急救复苏设备配套齐全。专职急诊介入医师 24 小时轮流值班,随时接诊急性胸痛患者,尤其是 STEMI 患者,专职 STEMI 护士在“绿色通道”全程陪同,导管室 24 小时全天候待命,突出“时间就是心肌、时间就是生命”的理念。对复杂疑难患者,强调综合救治措施。重症监护室随时收治危重患者,真正实现生命的“绿色通道”。冠脉介入随访办公室方便介入术后患者快捷复诊,帮助患者掌握对自身疾病治疗和预防的知识,提供长期系统、专业的检查、治疗和健康指导等服务,并通过患者反馈不断优化提高服务水平。中心成立以来深受广大患者的欢迎,取得了显著的社会效益和反响。

四、CPC 与心肌保护

对于 ACS 等致命性胸痛,缩短从发病到获得专业救治的时间是减少心肌损伤、改善预后的关键措施,最新欧美《心肌梗死指南》均已由最初强调的‘就诊到球囊扩张’(door to balloon,D-to-B)时间发展到‘与患者首次医疗接触到球囊扩张’(first medical contact to balloon,FMC-to-B)时间。大量研究已证实,缩短上述时间有利于心肌再灌注,保护心肌,挽救心功能,进而改善预后。欧美国家已建立多个急性胸痛区域协同救治中心,显著缩短了 ACS、主动脉夹层及肺栓塞等从发病到获得专业救治的时间,降低了死亡率;并能高效筛查低危胸痛患者,避免医疗资源浪费,降低医疗费用,将有限的医疗资源更合理的应用。可以想象,伴随着发展,我们应该提出‘从胸痛发病到球囊扩张’时间(onset to balloon,O-to-B)的概念,只有有效缩短了 O-to-B 的时间,才能实现早期合理救治患者的目的,真正改善患者预后。

关于胸痛中心的一系列研究已证实,建立胸痛中心可以缩短患者发病至首次接诊时间、绿色通道时间、专业治疗时间及住院时间。

德国的研究显示,利用覆盖全国范围的胸痛中心网络能使胸痛患者的医疗服务时间得到优化。胸痛患者从最早出现发病症状到医疗机构接触的平均时间为 2.08 小时,住院延迟为 31(11 ~75)分钟,在此时间内有 98.2% 的患者进行侵入性诊断。巴基斯坦 Rizvi 等比较了 STEMI 患者分别在胸痛中心、冠脉治疗中心、急诊科的绿色通道时间,显示在胸痛中心的总溶栓时间最短,为 3 小时 52 分钟,而冠脉治疗中心、急诊部门的溶栓时间分别为 5 小时 29 分钟和 4 小时 55 分钟,绿色通道时间在胸痛中心也显著缩短。新西兰全国范围内的调查研究发现,胸痛中心的非 ST 段抬高型心肌梗死患者和心绞痛患者行血管造影的时间为发病后 2.1 天,较非胸痛中心的患者等待 3.8 天的血管造影时间更短。德国的 Keller 等调查了 2004 年 5 月至 2006 年 5 月就诊于医院急诊科的 247 例患者以及新成立的胸痛单元的 765 例患者,研究发现,就诊于胸痛单元的 STEMI 和非 ST 段抬高型心肌梗死患者的住院时间均明显短于就诊于急诊科患者的住院时间,但对于不稳定型心绞痛患者的住院时间,该研究未显示出差异。以色列 Rambam 医院在建成胸痛中心后,胸痛患者的平均住院时间也从 66.8 小时缩短至 37.8 小时。国际上许多胸痛中心也在一直致力于对 ACS 等高危胸痛早期识别、危险分层,以便更早的开展更有针对性的专业救治,缩短患者住院时间,改善预后。

近期,有研究探讨了应用 TIMI(the thrombolysis in myocardial infarction)评分对胸痛中心就诊患者进行危险分层的价值。美国 St. Joseph 医疗中心的 Shah 等研究了 TIMI 评分对急诊科胸痛观察单元患者住院时间和花费的影响。研究纳入了自 2010 年 7 月至 2011 年 6 月该院 777 例胸痛患者。TIMI 评分 0 ~ 2 的患者被观察 12 小时,评分 3 ~ 4 的患者被观察 29 小时,评分 >4 的患者直接住院。最终发现,运用 TIMI 评分后的总住院时间和费用均显著降低。2013 年发表在 *Am J Emerg Med* 的一篇文章,美国犹他大学医学院的 Holly 等通过前瞻性研究,探讨了 TIMI 评分作为急诊科胸痛观察单元患者风险分层工具的可能性。结果发现,胸痛患者 30 天复合终点事件发生率随 TIMI 评分的升高而升高,且高 TIMI 评分的患者收住院可能性更大。该研究提示,TIMI 危险评分可作为胸痛患者一种有效的风险分层工具,TIMI 评分高的患者应考虑住院并进行更积极的评价和治疗。

五、存在问题及未来展望

我国研究显示,ACS 导致的死亡占我国居民总死亡的 20%;且存活者预后不良,心力衰竭等不良事件的发生率远高于国际数据。目前我国心力衰竭患者高达数百万,其中大约 50% 病因为冠心病。亦有数据显示,我国 STEMI 患者从发病到获得专业救治的时间过长,院前急救和院内救治的延迟时间均显著高于欧美发达国家,尤其以院前急救的时间延迟为著。因此,改善我国急性胸痛救治现状刻不容缓。

目前,我国尤其是在大型区域医疗中心急性非创伤性胸痛的院内急救流程、临床路径已逐渐完善,但是仍缺乏可操作性强的院前及院内危险评分标准。国内多家医疗机构已经意识到将急救服务发展重点从优化院内救治流程延伸到优化院前急救和转运的重要性,开始创建“移动胸痛单元”、“移动 ICU”、“远程 ICU”等新型急救医疗模式,但尚有许多待完善之处:“早期评估、危险分层、正确分流”的能力、效率尚不足,未形成规范、高效的急性胸痛分层救治体系。同时,我国医疗资源分布严重不均衡,许多基层医疗机构缺乏对急性非创伤性胸痛患者的筛选和救治能力,严重影响了 ACS 等危重胸痛患者的救治质量及预后,难以达到“科学救治”的目标。因此,面对急性非创伤性胸痛患者如何进行高效筛选、开展分层救治,如何优化急性胸痛患者由发病到获得专业性救治的流程,如何合理利用医疗资源,建立区域医疗中心与基层医疗机构双向转诊的机制及流程,最终改善患者预后,是我国医疗卫生行业面临的重要挑战。

应针对急性非创伤性胸痛,尤其是 ACS、主动脉夹层、肺栓塞等急性心血管疾病的救治服务体系进行探索。利用国际前沿的先进技术和管理理念等,通过整合医疗资源、优化救治流程,探讨和制定区域医疗中心、基层医疗机构、急救医疗系统三位一体,早期评估、危险分层、正确分流、双向转诊、高效衔接、规范化治疗方案与个体化治疗相结合的救治流程,从而最大限度地既减少误诊、漏诊,又避免过度医疗,提高救治效率,降低死亡率。增加区域医疗中心、基层医疗机构和急救医疗系统之间的联动，进一步提升我国急性非创伤性胸痛的救治成效，逐步探索出符合中国国情的胸痛规范化救治流程和诊疗规范，并为国家临床路径的制定提供重要科学依据。同时，通过区域性医疗中心与基层医疗机构的互动，对筛选出的高危及低危胸痛患者给予分层救治，带动基层医疗机构的发展。尤其应当注意，要在实践中持续改进、不断优化我国急性胸痛救治，制定比现有策略更有效的救治流程、救治体系，尽可能优化从发病到获得专业性救治的每一个环节。近年来，齐鲁医院通过联合国内多家医院，积极申请并有多个省部级重点项目立项，建立 ACS 临床数据和样本资源库，开展了大量相关科研工作，取得了显著成绩。2014 年，经过层层筛选，中心关于"急性胸痛新型救治体系及救治策略"的项目获得国家卫生计生委公益性行业专项资助。

随着社会人口的寿命不断延长和日益老龄化，心血管疾病的患者群越来越庞大，缩短专业救治时间，保护心肌，改善患者生活质量，降低致残致死率，这已成为我国乃至全世界 21 世纪面对的严峻公共卫生问题，胸痛中心建设以及不断优化急性胸痛救治体系和流程的意义尤为重大，需要国家、地方政府、各级医疗机构、医护人员和社会各界的共同关注、共同重视和共同努力。

（徐 峰）

第二节 急性心力衰竭单元的规范化建设

一、急性心力衰竭单元概念及建设理念

心力衰竭是各种心脏疾病发展的终末阶段，是一个复杂的临床综合征，具有发病率高、住院率高、住院时间长、医疗费用高、再住院率高及预后差的特点，带来巨大的家庭及社会负担。据统计，目前全球心力衰竭患者数已超过 2250 万，并且仍以每年 200 万人的速度递增，其中有症状的心力衰竭患者 5 年存活率 <50%。美国的数据显示，每年因心力衰竭住院患者的花费大约 147 亿美元，加上患者院外花费，共带来约 280 亿美元的经济负担。目前，我国 35 ~ 74 岁人群中约有 400 万心力衰竭患者，随着人口老龄化及心血管病患病率升高，这个数字还在不断增加。心力衰竭的治疗是 21 世纪的重要课题。

为了规范、优化急性心力衰竭的诊治流程，提高治疗效果，保护心肌，改善心功能，降低急性心力衰竭患者住院率和再住院率，提高生存率，节约医疗资源，急性心力衰竭单元（acute heart failure unit，AHFU）这一管理模式应运而生。急性心力衰竭单元是为急性心力衰竭患者提供短期重症救治、监护和积极管理环境的一种新型医疗模式。

二、发展史

建立独立心衰管理机构的概念于 1983 年第一次被提出。1990 年，第一家心衰门诊在瑞典成立。随后不同模式（心衰门诊、心衰单元、心衰观察单元）的独立心衰管理机构相继在欧美各个国家成立。20 世纪 90 年代末期，心衰单元已经普及到 2/3 的瑞典医院、60% 的荷兰医院、41% 的西班牙医院。2001 年欧洲心脏病学会（European Society of Cardiology，ESC）发布的《心衰指南》指出，心衰管理机构有助于提高心力衰竭患者生存质量，减少再入院率和花费。该指南 2005 年的更新中明确指出，专业的心衰管理机构可以改善心力衰竭患者症状，减少再入院率及死亡率。建设独立心衰管理机构已经成为欧美等国家和地区的共识。

2014年8月5日,山东大学齐鲁医院急诊科在经过近两年的探索后,正式成立了急性心衰单元,这是具有中国特色的急性心衰系统化规范化管理模式。随后,还携手多家各级医院成立了急性心衰单元协作组,揭开了急性心力衰竭救治的新篇章。该AHFU的建设理念是打造一种系统的规范化管理模式,对急性心力衰竭患者给予从院前急救到住院期间的全程系统管理。它不是一种治疗方式,而是一种医疗管理系统。这个系统为急性心力衰竭患者提供专业而标准的诊断、治疗和健康教育,体现了以人为本。目的是通过规范和优化救治流程,减少急性心力衰竭漏诊、误诊,提高救治效率;通过健康教育和规范的二级预防,减少急性心力衰竭复发和再入院率;通过社会医疗资源的重新整合,减少家庭和医疗机构的负担,提高患者及家属满意度;通过建立急性心力衰竭信息化平台和数据库,开展现况调查及多中心研究等,为急性心力衰竭救治及早期预警提供理论和临床依据;最终,更好地保护患者心肌,改善心功能,提高生活质量,降低致残、致死率。

三、运作模式

从1990年第一家独立心衰管理机构建设到现在,AHFU在欧美等发达国家已经非常普及,但尚无统一的AHFU建设标准。因为各个国家甚至地区之间的经济水平、医疗体系、政策不尽相同,AHFU的建设理念也各有差异。ESC心衰指南指出要根据当地情况、资源以及服务的目标人群选择适合的模式。下面将结合国内外情况进行简介。

(一)建设模式和位置选择

AHFU有不同的建设模式,它可以是一个实体单元,也可以是进行了功能整合的虚拟单元。实体单元多建于急诊科内部,或毗邻急诊科和胸痛中心,便于共享医疗设备和医护人员,充分利用医疗资源;另外,急性心力衰竭患者在急诊经过诊断和初步处理,可以就近转入AHFU,急性冠状动脉综合征患者于胸痛中心行介入治疗术后也可以转入AHFU,AHFU中的急性心力衰竭患者需要侵入性治疗也可以于胸痛中心就近进行,有利于缩短救治时间,减少转运过程中的风险。

虚拟心衰单元则不必设立独立、固定的病房,而是将观察室或普通病房中的符合条件的患者划分到虚拟心衰单元中,对各科室医护人员定期进行培训,遵循标准化的诊疗和护理原则对患者进行管理。虚拟心衰单元可以节省人员和空间,但缺点也显而易见:独立心衰单元有更合理的空间布局、硬件设施,更有利于工作的开展;而虚拟心衰单元由于空间和设备的限制,医护人员需兼顾其他工作,在一定程度上影响了工作效率,增加了工作难度。

(二)组织架构

患者急性心力衰竭发作时往往到急诊而非普通门诊就诊,且病情危重,进展迅速,救治不及时易导致预后不良。因此,AHFU应是由急诊科牵头,心血管内科、心血管外科、呼吸科、ICU等多学科共同参与。心力衰竭是各种心血管疾病发展的严重阶段,多数患者具有基础心血管疾病,例如高血压、冠心病、心律失常、心肌病、瓣膜病、心包疾病等;此外,心力衰竭患者多为老年人,常同时合并有糖尿病、慢性肺疾病、肾功能不全等多个系统的疾病。因此,急性心力衰竭患者的诊疗需要多学科通力合作,以达成挽救患者生命、改善预后的目的。

(三)人员配备

根据医院具体情况和AHFU的建设模式,独立心衰单元可以采用具备急诊医学或心血管病专业背景的医师和护士为主体,各学科及社会工作者共同参与的人员配备模式,采用24小时工作制。对人员不足的中心,可以采用日工作制,夜间由经过培训的护士负责。虚拟心衰单元则需要一个量化的详细的管理原则来弥补人员和硬件的不足。所有医护人员均应该接受急诊医学(包括危重症医学)和心血管病学专业知识培训,充分了解 AHFU 的意义、目标和工作流程,掌握相关医疗技术,并定期进行考核。以往的研究显示,在急诊科中设立的收治轻、中度心力衰竭患者的急诊心衰观察单元的护患比一般以 1:4 或 1:5 为适宜。

四、工作流程

AHFU 通过标准化的诊治流程、质量控制等,可以保障急性心力衰竭患者得到更好的早期评估、危险分层、正确分流与科学救治。美国克利夫兰医学中心的 Peacock 等在 20 世纪 90 年代末就曾制定了一套急性心力衰竭观察单元工作原则,包括患者的纳入和排除标准、处理原则和出院标准。研究发现,该原则施行后,急性心力衰竭患者由 AHFU 出院 90 天内,其急诊再就诊率减少 56%,再入院率减少了 66%,死亡率由 4% 降至 1%。当然,AHFU 的管理原则不能生搬硬套,必须根据当地经济、政策、医疗体系和 AHFU 的建设模式制定。

(一)急性心力衰竭的诊断

准确的诊断和分诊是 AHFU 运行流程的第一环。急诊是多数急性心力衰竭患者最先就诊的机构,急诊医师对急性心力衰竭的准确诊断有助于早期分诊和早期处理。然而,心力衰竭的症状和体征常不具有特异性,心力衰竭的诊断尤其是早期诊断仍很困难。有研究表明,急诊急性心力衰竭临床诊断的准确率为 80%。对此,国外学者提出了一个包含临床诊断和 N 末端 B 型利钠肽原(N-terminal pro-brain natriuretic peptide,NT-proBNP)测定提高急性心力衰竭诊断准确率的模型,经证实其准确率达到 99%。一旦急性心力衰竭诊断成立,应立即给予必要的紧急处理,并评估其收入 AHFU 的可行性。

(二)患者的纳入和排除标准

急性心衰单元需要一个量化的患者纳入、排除标准。患者到急诊后,进行病史采集及相关检验、检查,符合纳入标准的收入 AHFU,其他收入相关病房或者 ICU 治疗。这个标准应该是什么样的?回答这个问题,首先要明确 AHFU 服务的目标人群是特定类型的急性心力衰竭患者还是所有急性心力衰竭患者。

广义上的或者虚拟的 AHFU 可以将所有急性心力衰竭患者作为目标人群;而急性心衰观察单元,多设于急诊科内部,主要是为轻～中度急性心力衰竭患者提供短期治疗;高级心衰单元或设于重症监护室的心衰单元则以重度心力衰竭患者为服务人群,可以提供更专业和更高级的治疗手段。有数据显示,急诊上约 80% 的急性心力衰竭患者被收入院治疗,住院的急性心力衰竭患者中 80% 来自急诊,急诊医师在减少急性心力衰竭患者的入院率和再入院率中起到关键作用。研究发现,无高危因素的急性心力衰竭患者经过急诊短期治疗和观察之后,可以直接出院,这部分患者的比例可能达到 50%;对收入急性心衰观察单元的患者,采用快速处理的原则,可以有效减少住院天数,提高床位利用率,而再入院率未明显升高。但是在患者的选择上要十分慎重,需要有效的纳入、排除标准,保证患者得到恰当的分流和诊疗。对此,美国克里夫兰医学中心的 Peacock 等人做了一系列研究,摸索出一套急性心力衰竭患者的纳入、排除标准。此外,急性心力衰竭患者往往需要快速分诊和处理,瑞典的研究者提出并验证了一个简单有效的分诊标准:80 岁以下的心功能Ⅲ～Ⅳ级(NYHA 分级)的急性心力衰竭患者,其死亡率与心力衰竭及其并发症密切相关,应该被收入高级心衰单元。

AHFU 应该明确服务人群,并制定量化的患者纳入、排除标准,尤其对于急性心力衰竭观察单元,应在排除高危因素后再收入观察单元,以免贻误治疗时机。

（三）AHFU 的工作内容

尽管 AHFU 的模式多样，但是工作内容有很多相似之处，主要包括：密切监护、明确诊断、药物治疗及心理干预、患者及家属教育、随访调查、提供电话咨询等方面。急性心力衰竭患者尤其是初次诊断心力衰竭的患者应进一步完善相关检查，行超声心动图、磁共振及各种生物学标志物检查协助明确诊断。具体治疗方案的制定应参考心力衰竭治疗指南，病情复杂的患者尤其是老年人，提倡多学科共同参与。在欧洲，98% 的心衰管理机构都将患者及家属的教育作为工作重点，教育的主要内容包括心衰相关知识、饮食生活习惯调整、药物治疗及副作用、急性失代偿心力衰竭发作的症状和体征及获得医疗救治的途径。研究证实，患者教育可以有效地降低再入院率和住院花费。患者出院前应根据治疗方案及阶段制定随访计划，以便提高医嘱顺从性，及时调整治疗方案。对于出院患者提供电话咨询，可以减少不必要的就诊和医疗风险。

（四）出院或收住病房标准

心力衰竭患者出院应掌握严格的标准，出院前应对急性心力衰竭患者进行全面评估。对此，克里夫兰医学中心制订了急性心衰观察单元中患者的出院标准，包含主观症状改善，心率、血压、尿量、血氧饱和度达标以及排除缺血和心律失常等指标，并验证了其安全性。未达到出院标准的患者考虑收入病房或者安装心脏辅助装置等措施。经心衰单元处理后，约 25% 的高危患者应收入病房或加强医疗病房继续治疗。

对于终末期心力衰竭患者，日本广岛大学医院提供了一种 AHFU 与心力衰竭临终关怀医院合作，医护人员与患者家属共同参与的姑息治疗模式。一个量化且有效的出院标准对于减少出院患者再入院率和死亡率有重要意义。

五、AHFU 与心肌保护

近十余年来，关于 AHFU 的一系列研究发现，AHFU 可以改善患者结局、减少不良事件和再住院率、降低花费，提示 AHFU 的设立能够在现有的治疗手段状况下，进一步保护心肌、改善心功能，从而改善患者预后。

对美国 ADHERE 心衰登记系统 1989 例心力衰竭患者的一项研究显示，1320 例收入院后给予重组人脑利钠肽（recombinant human brain natriuretic peptide，rhBNP）治疗的患者对比另外 669 例在 AHFU 给予 rhBNP 治疗的患者，其结局有明显差异，前者比后者平均住院时间多 3 天（分别为 8.7 天和 5.2 天），收入 ICU 的比例增加 3 倍（分别为 16% 和 4%），ICU 住院天数增加 1 倍（分别为 7.9 天和 3.1 天），死亡率也有所增加（分别为 7.9% 和 4.3%）。

2013 年，*J Am Coll Cardiol* 的一篇文章显示，50% 的心力衰竭患者在急诊经过短期观察后可直接出院，避免不必要的住院或再住院。保守估计，将收入院的 400 000 例非高危心力衰竭患者中 5% 改收至 AHFU，每年能减少 80 000 个住院日和 8000 万美元费用。除高风险患者外，仍有超过 50% 的患者适合收入 AHFU，经过处理，约 75% 的患者，治疗反应好、无高风险、有良好的随访治疗计划，可以出院。这些患者的再入院概率要接近或小于住院患者，治疗反应欠佳或有高风险的患者转入病房或 ICU 继续治疗。

法国 Pontoise 等的研究表明，2002 年建立心衰单元后，心力衰竭相关住院率由 2002 年的 21.7% 减少至 2007 年的 15.6%，而在建立心衰单元前的 1997 年至 2001 年 5 年间心力衰竭相关住院率约在 34.3%，住院期间全因病死率由 1997 年的 9.3% 减少至 2007 年的 5.1%，并在建立心衰单元后呈现出一个明显的下降趋势。

六、存在问题及未来展望

急性心衰单元旨在对急性心力衰竭的诊治形成系统化、规范化的管理模式，大力推广此管理模式更有利于提高各级医疗机构医护人员对急性心力衰竭的评估和救治能力，更合理地利用医疗资源，开展及时、高效的救治，保护存活心肌，减少心肌损害，从而全面提升急性心力衰竭救治效果，改善患者的预后。目前，这一管理模式，在当前传统治疗药物效果有限、新型药物乏善可陈，干细胞移植等治疗手段尚处于研究阶段的严峻形势下，有着尤为突出的意义。但是，AHFU 在我国刚刚起步，急性心力衰竭及其救治的流行病学数据匮乏，AHFU 运行模式、工作流程等各方面经验尚少，因此，开展相关的单中心和多中心研究，必将成为我国急性心力衰竭救治领域的研究热点。同时，在临床和流行病学研究的基础上，可以开展急性心力衰竭的基础研究，为心肌保护提供科学依据和寻找新的治疗靶点。

（徐　峰）

第十二章　冠状动脉血运重建治疗

第一节　冠状动脉介入治疗

近年来，随着技术和器械的不断进步，经皮冠状动脉介入治疗（percutaneous coronary intervention，PCI）已成为冠心病治疗的重要手段。PCI 是指经皮穿刺外周动脉、行冠状动脉造影明确冠状动脉病变情况后，通过指引导管及导引导丝等器械，对冠状动脉病变进行治疗的一种技术，包括球囊扩张、支架置入、血栓抽吸及斑块旋磨等。冠状动脉介入治疗对于解除冠状动脉狭窄、阻塞并进一步改善心肌灌注具有确切的疗效，该项技术已经成为冠心病治疗的重要手段之一。

一、经皮冠状动脉介入治疗适应证

冠心病行冠状动脉介入治疗要根据危险分层评价风险-获益比，多种危险分层及风险评价系统常根据临床评估、左心室功能及冠状动脉造影情况等进行综合判断。PCI 常用的评分系统如下。

1. SYNTAX 评分　用于左主干和三支病变患者冠状动脉病变解剖复杂性的分级，是 PCI 后患者长期心脑血管严重不良事件的独立预测模式。该评分系统以病变解剖为基础，每个病变的积分都分别计算，总积分则是各个病变积分的和。这种评分系统可以对冠状动脉病变复杂程度进行分层，从而提供最优化血运重建策略（PCI 或冠状动脉旁路移植术）选择的循证指南。

2. TIMI 危险评分　是临床上针对急性冠状动脉综合征（acute coronary syndrome，ACS）患者预后的危险评分，其评分的变量来自 TIMI 试验人群经多因素 Logistic 回归分析法筛选出的对预后具有独立预测作用的变量，该评分方法简单易行，有利于判断患者临床预后情况，从而选择最佳的治疗方案。

3. GRACE 评分　源于急性冠状动脉事件的全球性注册研究风险评分，评价指标包括年龄、心率、收缩压、肌酐、Killip 分级、是否有已知心脏事件、心肌生化标志物、ST 段变化。是预测 ACS 患者住院期间和出院后死亡风险的有力工具，可用来对 ACS 患者进行危险分层并制定早期治疗策略。

4. SYNTAX Ⅱ积分　是解剖和临床因素的联合模式（年龄、肌酐清除率、左室功能、性别、慢性阻塞性肺疾病，以及周围血管病），并预测复杂三支病变或左主干冠状动脉病变患者的死亡率。在 SYNTAX 试验中发现其对指导冠状动脉旁路移植术（coronary artery bypass grafting，CABG）和 PCI 选择决策，优于传统的 SYNTAX 积分，随后在药物支架治疗左主干病变的 DELTA 注册试验中得以验证。

5. PAMI 评分　将不同的危险因素设为不同权重，主要内容包括年龄、心功能分级、心率、病史等。该积分对出院前、1 个月、6 个月和 1 年的病死率有较好的预测价值，因此该积分不仅用于早期定义高危患者以选择介入治疗，而且可对出院前的患者进行危险评价，高危患者需要接受强化的危险因素矫正治疗。

6. NCDR CathPCI 评分　美国学者通过分析美国国家心血管注册数据库（NCDR）2004～2006 年的 18 万余例 PCI 手术资料，建立的一系列可独立预测同期及前瞻性队列的 PCI 术后患者院内死亡风险评分体系。

（一）稳定型冠状动脉疾病

稳定型冠状动脉疾病通常表现为一系列与缺血或缺氧相关的可逆性的心肌需求/供应不匹配现象，可由运动、情绪波动等诱发或自发。稳定型冠状动脉疾病包括稳定型心绞痛及无症状性心肌缺血。患者调整生活方式并接受系统药物治疗后仍存在心绞痛症状或心肌缺血的客观证据，可在明确冠状动脉病变情况后选择心肌血运重建治疗。

根据 2014 ESC 心肌血运重建指南，稳定型心绞痛或无症状性心肌缺血出现下列情况为改善预后或症状推荐行血运重建。

1. 左主干病变狭窄 >50% *（ⅠA）。
2. 前降支近段狭窄 >50% *（ⅠA）。
3. 两支或三支狭窄 >50% * 的冠状动脉病变合并左室功能受损（左室射血分数 <40%）（ⅠA）。
4. 大面积心肌缺血（>10% 左室）（ⅠB）。
5. 仅存的单支血管狭窄 >50% *（ⅠC）。
6. 出现活动受限的心绞痛或心绞痛等同症状，对药物治疗无反应，冠状动脉任何部位狭窄 >50% *，为改善症状，推荐行血运重建治疗（ⅠA）。

注：* 存在明确心肌缺血证据或血管狭窄 <90% 但 FFR≤0.8。

根据患者冠状动脉解剖结构及冠状动脉评分，可选择冠状动脉介入治疗或冠状动脉旁路移植术，手术方式的选择还要考虑手术医院心脏治疗团队的意见及患者意愿，指南Ⅰ类推荐 PCI 术的情况包括：①单支、双支病变不合并前降支近段狭窄（IC）；②单支合并前降支近段狭窄（ⅠA）；③双支病变合并前降支近段狭窄（ⅠC）；④左主干病变，SYNTAX 积分≤22（ⅠB）；⑤三支血管病变，SYNTAX 积分≤22（ⅠB）。

而冠状动脉病变更复杂且风险评分更高时，指南Ⅰ类推荐 CABG 术，主要包括：①左主干病变，SYNTAX 积分 >32（ⅠB）；②三支血管病变，SYNTAX 积分 >23（ⅠA）。而左主干病变，SYNTAX 积分在 23～32 之间时，根据当地心脏治疗团队的协商及患者要求，选择血运重建手段。

（二）非 ST 段抬高急性冠状动脉综合征（NSTE-ACS）

动脉粥样硬化进展过程中，如果血管壁炎症损伤加剧、炎症细胞分泌基质金属蛋白酶进一步导致斑块不稳定，临床表现为 ACS。不稳定斑块导致冠状动脉内血流受限，可引起心绞痛症状加剧，甚至发生心肌梗死，预后不佳。非 ST 段抬高型急性冠状动脉综合征（non ST-elevation acute coronary syndrome，NSTE-ACS）早期治疗的最主要目的在于避免患者发生心肌梗死、死亡等恶性事件，因此对于 NSTE-ACS 患者早期危险分层的目的就在于识别高危患者、强化治疗、稳定斑块、降低严重心脏事件的发生风险；对于低危患者需进一步评估冠状动脉病变导致的心肌缺血的范围和严重程度，再根据评估的结果决定治疗方案。

危险分层高危需行介入治疗的主要标准为：①缺血相关的肌钙蛋白升高或下降；②动态性 ST 段或 T 波的改变（症状相关或无症状性）；③GRACE 评分 >140。次要标准为：①糖尿病；②肾功能不全[肾小球滤过率的估算值 eGFR < 60ml/(min · 1.73m^2)]；③左室功能减低(射血分数 < 40%)；④梗死后早期心绞痛；⑤近期 PCI；⑥既往 CABG、GRACE 风险评分中到高危。

《2014 ESC 心肌血运重建指南》对于 NSTE-ACS 患者选择血运重建的推荐如下。

1. 极高危患者(难治性心绞痛、相关性严重心力衰竭、心源性休克、致命性室性心律失常、或血流动力学不稳定)推荐紧急冠状动脉造影(2 小时内)(ⅠC)。

2. 合并至少一项主要高危标准，推荐早期有创性策略(< 24 小时)(ⅠA)。

3. 合并至少一项次要高危标准或症状复发的患者，适应于有创性策略(首次就诊后 72 小时内)(ⅠA)。

4. 无症状复发的低危患者，决定有创性评价前，建议进行无创性诱发心肌缺血检查(ⅠA)。

5. 按照当地心脏团队协议方案，依据临床病情、伴发病以及冠状动脉病变的严重性如冠状动脉分布和冠状动脉病变特点(如 SYNTAX 积分)，进行血运重建策略选择(ⅠC)。

6. 新一代药物支架推荐用于 ACS 患者冠状动脉显著狭窄病变的经皮冠状动脉介入治疗(ⅠA)。

(三)急性 ST 段抬高心肌梗死(STEMI)

急性 ST 段抬高心肌梗死(ST segment elevation myocardial infarction，STEMI)的病理基础是冠状动脉内急性闭塞性血栓形成，导致供血范围内心肌透壁性坏死，心电图表现为相应导联 ST 段抬高或新发的左束支传导阻滞。通过症状、心电图改变(合并或不合并生化标志物的升高)确诊后，在治疗窗内尽早开通梗死相关血管，缩短胸痛发病到球囊扩张时间(onset to balloon，O-to-B)是改善患者预后的最关键治疗。

STEMI 早期开通梗死相关血管主要考虑以下几个因素：①是否在治疗时间窗内；②是否存在缺血症状；③有无心力衰竭表现；④有无血流动力学不稳定或电活动不稳定表现；⑤血运重建治疗的风险。

《2014 ESC 心肌血运重建指南》对 STEMI 患者血运重建的推荐如下：

1. 症状发作持续 < 12 小时以及持续 ST 抬高或新发左束支传导阻滞(LBBB)的所有患者，适用于再灌注治疗(ⅠA)。

2. 直接 PCI 如果由经验丰富的团队及时进行，为推荐的再灌注治疗手段，优于溶栓治疗(ⅠA)。

3. 症状发作 > 12 小时的患者，缺血仍持续、出现致命性心律失常或间歇性疼痛和心电图变化仍间断出现，应实施直接 PCI(ⅠC)。

4. STEMI 发生急性严重心力衰竭或心源性休克，建议行直接 PCI，而不考虑症状发作时间的延误(ⅠB)。

STEMI 患者若就诊于不能行直接 PCI 的医院并估计转运时间超过 30 分钟，应首选溶栓治疗。溶栓治疗后《管理和血运重建指南》推荐如下：

1. 溶栓治疗后 24 小时内，所有患者宜转至可行 PCI 的中心(ⅠA)。

2. 溶栓治疗成功 24 小时内，建议冠状动脉造影和梗死相关动脉的再血管化治疗(ⅠA)。

3. 溶栓治疗后心源性休克或急性严重心力衰竭患者，适用急诊冠状动脉造影并进一步再血管化治疗(ⅠB)。

4. 溶栓治疗失败后(60 分钟 ST 段回落 < 50% 或持续胸痛)，适用急诊补救 PCI(ⅠA)。

5. 最初溶栓成功后，缺血复发、血流动力学不稳定和威胁生命的室性心律失常、或证据显示血管再闭塞,适用急诊 PCI(ⅠA)。

6. 溶栓治疗成功后稳定的患者,最佳的冠状动脉造影时间为 3～24 小时(ⅡaA)。

二、经皮冠状动脉介入策略选择

介入策略的选择甚至比介入操作本身还重要,它直接影响手术的成败、近期和远期的治疗效果。每位患者、每处病变都不相同,制订介入治疗策略要遵循个体化原则。在遵循目前循证医学证据的前提下,还要充分考虑患者病情轻重缓急、全身情况、血管情况及病变本身特点和当地医院所能提供的器械、设备及术者技术水平等。

(一)临床病情

根据患者病情轻重缓急情况,选择最佳手术方式。对 STEMI 患者,要选择操作方便、快捷的手术方式,迅速解除靶血管闭塞,恢复血流,必要时结合血栓抽吸技术开通血管,根据靶血管、靶病变及患者基本情况选择是否置入支架,尽量缩短手术时间、简化手术方式,以开通梗死相关血管为主,可择期开通非靶血管。对于病情相对稳定的 NSTE-ACS、稳定型心绞痛、陈旧性心肌梗死患者,可择期 PCI,必要时以血管内超声(intravascular ultrasound,IVUS)、光学相干断层扫描(optical coherence tomography,OCT)、冠状动脉血流储备分数(fractional flow reserve,FFR)充分评价病变性质、狭窄程度,进而决定是否需要置入支架及支架置入方式,达到有效的血运重建。

(二)患者全身情况

1. 年龄　老年人作为一个发病的特殊群体,往往并发多种衰老相关疾病。老年人循环、呼吸、消化、神经系统都会出现不同程度的下降,要充分评价患者手术风险,选择合适的造影剂、抗凝、抗血小板策略。老年人常伴随外周动脉斑块形成、走形迂曲、管腔狭窄、内膜钙化等情况,选择介入路径时要根据具体情况选择安全入路,保证安全。根据患者窦房结功能、心脏功能提前做好临时起搏或主动脉内球囊反搏(intra-aortic balloon pump,IABP)支持准备。

年轻患者身体各器官功能较好,对手术刺激、造影剂相关肾脏负担等耐受力较强。但患者冠状动脉病变时间相对较短,血管重构发生少,冠状动脉侧支循环形成不丰富,一旦出现冠状动脉急性闭塞,对心脏打击较严重,再灌注损伤也更加明显。因此对待年轻患者要强化术前沟通,尤其是首次发生急性心肌梗死患者,围术期做好充足准备,尽量预防再灌注损伤导致的恶性心血管事件。

2. 糖尿病　糖尿病患者病变弥漫,再次血运重建率高。《2014 ESC 心肌血运重建指南》对糖尿病患者提出以下策略。

(1)以 STEMI 就诊的患者,如果直接 PCI 能够在推荐的时间范围内进行,则推荐直接 PCI 优于纤溶治疗(ⅠA)。

(2)NSTE-ACS 患者,推荐早期有创性治疗策略优于无创性治疗(ⅠA)。

(3)多支冠状动脉血管病变和(或)证据显示缺血的稳定冠心病患者,推荐再血管化治疗以降低不良心脏事件(ⅠB)。

(4)多支血管病变以及外科手术风险可接受的稳定冠心病患者,推荐 CABG 优于 PCI(ⅠA)。

(5)多支血管病变以及 SYNTAX 评分≤22 分的稳定冠心病患者,应该考虑 PCI(ⅡaB)。

(6)推荐新一代 DES 优于 BMS(ⅠA)。

(7)应考虑双侧乳内动脉为移植桥血管(ⅡaB)。

(8)服用二甲双胍的患者,冠状动脉造影/PCI 后应严密监测肾功能 2～3 天(ⅠC)。

3. 慢性肾脏疾病 对于慢性肾脏疾病患者主要考虑患者肾脏滤过对比剂的能力,应根据病变复杂情况、患者预期寿命、肾功能情况综合判断选择 PCI 或 CABG 术,PCI 建议使用低渗或等渗对比剂,围术期进行水化治疗,必要时可选择血液透析减轻患者肾脏负担。

(三)血管及病变情况

1. 病变血管数量 单支血管病变行 PCI 术时,术式尽量简单,避免累及分支,术中尽量一次成型,减少器械对血管内皮的损伤。

多支血管病变在急性期应尽量处理靶血管,以尽快缓解心肌缺血、改善症状、挽救生命,若出现心源性休克、心功能恶化则可考虑完全血运重建。急性期过后根据患者临床病情决定是否行择期 PCI。对于稳定型冠心病患者多支血管病变要充分评价患者心脏功能,选择一次或多次手术,根据 SYNTAX 评分考虑血运重建方式。

2. 病变位置

(1)左主干病变:左主干(left main coronary artery,LM)开口、体部病变相对简单,注意操作快捷,避免阻断血流时间过长;远端分叉病变治疗策略选择较复杂。要以 LM、前降支(left anterior descending,LAD)、回旋支(left circumflex,LCX)的解剖结构关系和各自管腔直径决定。术前考虑路径及指引导管选择,若处理分叉病变,尽量选择内径更大的指引导管。术中可选择 Cullote 支架技术、V 支架技术、T 支架技术、Crush 技术等。LM 内若置入支架,因管腔较粗大,支架长度可略长避免支架纵向回缩导致病变覆盖不全。IVUS 在 LM 病变治疗中指导意义重大,不仅有助于策略制定,更能准确评价支架置入情况。

(2)开口病变:对于 LM 末端无狭窄的 LAD 开口病变,根据其与 LCX 之间的角度,大于 60°可采取精确定位的方法。若 LAD 与 LCX 夹角较小,可根据 LAD 与 LCX 管腔直径差距选择单支架或双支架技术。LCX 开口部病变同样考虑其与 LM、LAD 之间的夹角。

(3)分叉病变:不同位置分叉病变处理策略不同,常用技术策略同 LM 末端分叉病变处理策略。分叉病变处理原则是尽量不丢失分支,防止围术期心肌梗死的发生。多项临床研究显示分叉病变单支架 + 球囊对吻技术与双支架技术对比长期预后无明显差别,单支架技术可适用于大部分分叉病变患者。当分支血管管腔直径较大时,可考虑双支架术,并最终应用球囊对吻技术。

3. 病变性质

(1)慢性闭塞病变:慢性闭塞性病变(chronic total occlusion,CTO)特点为闭塞血栓性病变发生纤维化并成为动脉粥样硬化病变的一部分。一般将闭塞性病变形成大于 3 个月者定义为 CTO 病变。器械选择是处理 CTO 病变的重要步骤。要选择有足够支撑力的指引导管,XB、EBU、AL 系列等指引导管可提供较强支撑力。导引导丝的选择是处理 CTO 病变成功的关键,遵循从软到硬的原则,术中可使用微导管、OTW 球囊增加支撑力或精确指引导丝前进方向。术前需准备 IABP、带膜支架和弹簧圈栓塞包等器械防止严重并发症的发生。

(2)钙化病变:对于严重钙化病变若球囊预扩张不充分,支架通过困难、释放不理想,将增加支架脱落、急性血栓形成等并发症。置入支架前可使用 IVUS 详细评价血管钙化情况及残余管腔结构,选择切割球囊或旋磨技术处理钙化斑块,使球囊充分预扩张。支架选择不宜过大,以防止支架释放过程中因压力过大而导致支架边缘血管撕裂。

4. 血管条件

(1)小血管病变、弥漫长病变:根据临床病情、IVUS 评价决定是否处理小血管病变。有临床研究显示支架置入较经皮腔内冠状动脉成形术(percutaneous transluminal coronary angioplasty,

PTCA)可减少小血管病变6个月再狭窄率和闭塞率。尽量保持指引导管同轴性并选用头端较软的导丝,应选择球囊直径/管腔直径为1:1,支架/管径也同样选择1:1。支架扩张压力不宜过大。长病变多见于糖尿病、老年患者,术中易导致撕裂或夹层、旋磨后无复流现象较多。由于长病变和长支架再狭窄率高,支架应仅用于受益可能较大的病变,根据解剖特征及球囊扩张结果决定支架置入方式,即合理化支架术原则。对局限性回缩或夹层处放置短支架,即点支架技术,再狭窄率发生率低。术中注意长病变两端直径差别,选择不同直径的球囊或支架。此类病变药物洗脱支架的置入可降低病变两端及支架内再狭窄率。

(2)桥血管病变:桥血管指引导管不易到位,首选股动脉路径,为防止桥血管病变远端栓塞,应考虑使用远端保护装置。

(四)其他

患者对PCI术的主观要求及经济承受能力也是术者制定手术策略的重要参考。充分评价患者血管、病变情况后,各医疗中心要根据其PCI术者技术水平、导管室所提供的器械设备并考虑心脏外科CABG水平,最终为患者选择PCI、CABG、杂交手术或药物保守治疗,综合考虑各种治疗策略后也可转至上级医疗中心救治。

三、冠状动脉介入器械及技术

冠状动脉介入治疗经历了单纯球囊扩张及支架置入术的发展阶段,目前,多种技术的成熟及开发使得冠状动脉介入治疗趋于多样化。本节将介绍冠状动脉介入基础知识及治疗路径、器械、技术等方面的内容。

(一)设备要求

冠状动脉介入治疗属于微创手术的一种,但由于过程涉及心脏、血管的操作,这类手术比一般微创手术风险更大,因此对设备的要求也相当严格。

1. C臂X线机 是冠状动脉造影的核心设备,机器的放射和显像系统必须符合冠状动脉造影的标准。完整的大型C臂X光机设备包括:机架、导管床、高压发生器、X线球管、影像增强器、电视摄像系统、影视数字处理系统、图像显示和外部数据储存系统。

2. 辅助设备 是保证造影正常进行和手术安全监测的重要组成部分,主要包括心电、血压及氧合监测仪、心电除颤仪、主动脉内球囊反搏泵、心肺复苏所需药品和设备。

3. X线防护设备 X线照射人体后,能产生不同程度的影响,对于暴露在放射线下的患者及术者应采取防护措施。常用的防护设备包括铅眼镜、铅衣、铅帽、铅玻璃板等。

(二)手术路径

冠状动脉介入术的传统路径是股动脉,上肢动脉PCI路径包括桡动脉、尺动脉和肱动脉。尺动脉与肱动脉路径,在桡动脉、股动脉均无法操作时可选择,日常使用较少。经桡动脉PCI具有止血方便、血管并发症少、患者活动不受限、恢复快等优点,已经成为PCI的首选路径。

桡动脉路径特点:桡动脉起源于肘窝,是肱动脉的末级分支,与尺动脉通过掌浅弓和掌深弓互相吻合,约10%患者这种侧支循环不完全,有可能发生桡动脉闭塞后导致手部缺血,这类患者不适合经桡动脉PCI。

经桡动脉PCI有以下优点:①患者术后不需要卧床,减少了静脉血栓的发生概率;②桡动脉相对表浅,容易压迫,大出血发生率低;③腹主动脉、髂动脉、股动脉是粥样硬化斑块形成的多发区,频繁操作可增加损伤风险。

股动脉路径在一些复杂病变PCI、需要较大管径指引导管或桡动脉路径不成功等情况下也经常应用。

（三）手术器械

正确选择、合理应用适合患者病变的器械，是PCI手术成功的前提。

1. 指引导管　指引导管是冠状动脉介入治疗的通路，器械传送及支撑、血流动力学监测、注射造影剂等功能均为指引导管的关键功能。合适的指引导管将保证介入治疗的顺利进行。

选择指引导管的原则：能够提供足够的支撑力，稳定地定位于冠状动脉开口，不易损伤血管；指引导管头端形态尽量与冠状动脉开口保持一致，保证器械的同轴性；足够的内径保证导丝、球囊等器材的顺利通过，必要时需要支持多个器械同时操作。

临床常用指引导管类型：Judkins型，JL、JR分别适用于左、右冠状动脉介入治疗，根据主动脉根部直径选择不同大小型号；XB、EBU、Amplatz型指引导管具有较强的支撑力，可用于闭塞病变、器械通过阻力较大的病变等；对于开口异常、桥血管等病变的治疗，可选用MP、IMA等特殊类型指引导管。

2. 导丝　导丝主要用于通过冠状动脉病变，引导球囊、支架、旋磨探头等设备。常用的导丝直径0.014″。导丝的性能主要包括其柔软性、方向可控性、推送力、支持力、涂层等，根据病变特点的不同选择不同性能的导丝，在尽量不损伤血管的情况下推送导丝通过靶病变。

3. 球囊导管　球囊导管由球囊、导管、抽吸加压口、导丝腔组成。常用的球囊有：①快速交换球囊：球囊导管远段设有导丝腔，中间部分为球囊杆，目前大部分球囊为此类设计；②OTW球囊：导丝贯穿整个导管的导丝腔，可用来注入造影剂并避免药物外渗；③切割球囊：此类球囊表面有3～4把刀片，未使用前刀片紧贴球囊，充盈后刀片可破坏血管内斑块完整性，可用于支架内再狭窄及局部钙化病变；④药物洗脱球囊：球囊表面增加药物涂层，在球囊扩张时将药物释放至斑块部位，优点是可减少双联抗血小板时间，缺点是释放时需要阻塞靶血管1分钟左右。

选择球囊导管时要充分考虑病变特点、球囊的顺应性、通过性等特点，尽量选择容易通过又能充分扩张病变的球囊导管。

4. 支架　目前临床上支架种类繁多，理想的支架应该具备以下特征：灵活、头端小、生物相容性好、扩张性能可靠、覆盖好、可视性好、符合流体力学、涂层载体量少等。在多种冠状动脉病变中，没有一种支架能够完全满足各类病变需求，熟悉每种支架特点，选择最适合靶病变的支架是介入治疗成功的保证。

（四）介入相关技术

1. PTCA　根据病变选择指引导管，充分考虑病变特点，尽量选择对血管损伤小的导丝，引导球囊导管到达靶病变位置[球囊：靶病变直径＝(1～1.1)：1]，根据球囊扩张压力结合病变情况，充分扩张靶病变。

2. 支架置入术

(1)支架选择：支架与血管直径1：1；根据病变性质、位置选择相应支撑力、通过性的支架；一般情况支架应该略长于病变；对于转弯处的支架，应覆盖转弯近端、远端的部位；对于长病变需要串联支架的，尽量由远及近置入。

(2)支架释放：释放压力不低于标准释放压力，最高根据支架膨胀是否充分以及与血管直径比例决定，还应参考爆破压。支架球囊扩张的时间也很重要，足够的膨胀时间可以使支架充分贴壁，减少后扩张、或支架径向塌陷的可能。

(3)支架置入后效果判断：多角度造影；观察支架膨胀是否满意；位置是否正确；近端、远端是否存在病变未覆盖的情况。

(4)IVUS:是无创性的超声技术和有创性的导管技术相结合。IVUS是利用导管将一高频微型超声探头导入血管腔内进行探测,再经电子成像系统来显示心血管组织结构和几何形态的微细解剖信息,不仅可准确测量管腔及粥样斑块的大小,还可提供粥样斑块的大体组织信息,在显示因介入治疗所致的复杂病变形态时明显优于造影。

IVUS在冠心病介入治疗中的应用:①指导确立最优化的治疗方案;②选择器械的大小;③确定介入性治疗的终点;④确定支架的位置及膨胀效果;⑤对于支架内再狭窄病例,应行血管内超声检查以确定其狭窄的具体原因及相应的治疗方案;⑥预测术后再狭窄的发生。

(5)OCT:是近十年迅速发展起来的一种成像技术,它利用弱相干光干涉仪的基本原理,检测生物组织不同深度层面对入射弱相干光的背向反射或几次散射信号,通过扫描,可得到生物组织二维或三维结构图像。冠状动脉OCT可以更加详细地观测到斑块的性质及组成成分,可以分辨出纤维帽的形态及厚度。

(6)FFR:是利用特殊的压力导丝精确测定冠状动脉内某一段的血流量,以评估冠状动脉血流的功能性评价指标。FFR是一个0~1的分数,是有狭窄病变的血管所能提供的最大血流与没有病变的理想血管所能提供的最大血流的比值。FFR可以从功能的角度对狭窄病变进行评价,可以给介入医师提供多角度的信息以更好的处理病变。目前的循证证据也肯定了FFR在处理冠状动脉病变中的地位。FFR操作并不复杂,且FFR导丝几乎可以当作普通的冠状动脉介入导丝使用,因此并不会在PCI中额外增加过多的手术时间和难度。

(7)冠状动脉旋磨术:旋磨术通过高速的旋磨头将钙化的动脉粥样硬化斑块磨成细小的碎屑,清除冠状动脉阻塞,扩大管腔。冠状动脉旋磨术的应用增加了PCI的成功率,对于严重钙化等病变的介入治疗起到了关键的作用。但冠状动脉旋磨术带来的手术风险、花费、再狭窄率也相对较高。

(五)冠状动脉介入成功的定义

1. 血管造影成功　残余狭窄<20%,TIMI血流3级。

2. 临床成功　血管造影成功后,患者近期心肌缺血症状或体征缓解,为近期临床成功;长期临床成功指近期临床成功后心肌缺血症状缓解6个月以上。

四、并发症及防治

目前桡动脉PCI路径较常用,穿刺损伤神经、动静脉瘘、大出血等可能性较小,而两种路径的冠状动脉内操作相同,其心脏并发症发生率并无差别。不论出现任何并发症,一旦出现均要积极处理。

(一)并发症的预测因素

1. 年龄　虽然介入技术发展迅速,70岁以上的高龄患者并发症的可能性仍明显高于年轻患者。

2. 性别　国外多中心研究发现,女性患者PCI后院内死亡率高于男性,进一步分析显示,患者体表面积较小是病死率增高的重要原因。

3. 冠状动脉病变特征　冠状动脉病变的特点及严重程度直接影响冠状动脉介入的效果。美国及欧洲指南均指出,多支血管病变的患者均应进行危险评分和危险分层,用于预测血运重建后的死亡率和心血管事件发生率。常用SYNTAX评分评价冠状动脉病变特点及事件发生率。

4. 患者疾病情况　STEMI、NSTE-ACS、心功能不全、糖尿病、肾功能不全、慢阻肺、合并脑血管意外、外周血管病变的患者，发生严重并发症的概率较其他患者明显增高。

5. 技术操作熟练程度　介入治疗技术学习均有一定的学习曲线，术中多种并发症与手术操作相关。

(1)穿刺技术不熟练。

(2)造影导管深插或冠状动脉超选，导致冠状动脉缺血，发生恶性心律失常等情况。

(3)指引导管反复深插冠状动脉，可导致冠状动脉开口损伤或冠状动脉夹层发生。

(4)球囊与支架尺寸选择不当。

(二)局部并发症

1. 穿刺部位出血　由于桡动脉较表浅，容易压迫止血，若术后压迫不完全、不注意制动或围术期抗凝力度较大，可导致局部出血、前壁血肿等情况。股动脉穿刺后易出现局部血肿，需严密观察。预防与处理策略有：

(1)严密观察，介入术后应常规加压包扎，可用弹力绷带、止血器等。注意穿刺处有无出血、肿胀。

(2)患肢制动，桡动脉、股动脉穿刺后相关肢体均要制动，避免压迫位置变化等情况出现。

(3)彻底止血，调整抗凝药物。

(4)皮下血肿及淤血可在2~4周自行吸收，必要时可局部理疗。

2. 血管痉挛　经股动脉穿刺血管痉挛情况较少，而经桡动脉路径穿刺中可出现桡动脉、肱动脉痉挛。

反复穿刺及患者精神高度紧张可引起桡动脉痉挛，导致穿刺失败，穿刺成功后向桡动脉内注射硝酸甘油和维拉帕米可减少痉挛发生。

3. 桡动脉闭塞　早年研究发现约3%的患者PCI术后发生桡动脉闭塞，部分患者1个月内自发性开通。术中充分抗凝，术后及时解除压迫可预防桡动脉闭塞的发生。术前严格行Allen试验，阳性者方可行桡动脉PCI，必要时行超声了解手部血供情况。

4. 血栓形成　发生率<1%，术中保证肝素化，可监测ACT。

(三)心脏并发症

1. 低血压　冠状动脉介入致低血压者常见，严重者可导致心源性休克，原因有：①导管刺激冠状动脉开口导致冠状动脉痉挛或嵌顿冠状动脉；②血容量不足；③迷走神经反射；④急性冠状动脉闭塞或心包压塞。

首先要分析原因、对因处理，及时解除导致低血压的病因，必要时使用升压药物、补充血容量或IABP以改善冠状动脉供血。

2. 冠状动脉急性闭塞　主要因素考虑术中冠状动脉夹层、血栓形成及冠状动脉痉挛所致。急性冠状动脉闭塞重在预防。术前严格选择病例并评估；术中应保持指引导管与冠状动脉同轴，操作器械要轻柔；术中检测ACT，足量肝素可预防血栓形成；必要时冠状动脉内注射硝酸甘油、硝普钠、腺苷、地尔硫䓬等缓解冠状动脉痉挛的药物。

3. 冠状动脉穿孔　冠状动脉穿孔是指造影剂或血液经冠状动脉裂口流至血管外。主要分3型：Ⅰ型，造影剂向管腔外膨出，但无外漏；Ⅱ型，造影剂漏至心包或心肌组织，无喷射状漏出；Ⅲ型，造影剂通过直径>1mm的破口，喷射状漏入心包、心腔或其他部位。Ⅰ型和Ⅱ型穿孔表现为包裹性，Ⅲ型穿孔表现为游离性。

冠状动脉穿孔的发生与患者自身血管及病变特点、操作方法、器械选择等情况相关。冠状动脉穿孔的治疗取决于穿孔大小、出血量、速度和患者血流动力学情况。一旦发现可疑穿孔，应严密观察并迅速做出判断及处理。冠状动脉穿孔的处理原则是封闭穿孔并保持血流动力学稳定：①迅速封闭穿孔，根据穿孔类型选择低压球囊扩张、置入覆膜支架，或可采取明胶海绵、弹簧圈封堵血管；②维持血流动力学稳定，及时心包穿刺引流；③若不能及时封闭穿孔，监测并纠正抗凝状态，如没有置入支架，可考虑使用小剂量鱼精蛋白对抗肝素化；④必要时选择外科手术治疗。

4. 支架内血栓　冠状动脉支架内血栓形成（stent thrombosis，ST）是PCI术后严重的并发症之一，临床上根据支架内血栓发生的时间，将ST分为以下几种：急性血栓形成（24小时内）、亚急性血栓形成（24小时～30天）、晚期血栓形成（30天～1年）、极晚期血栓形成（1年以上）。ST的发生与患者全身情况、血管病变情况、介入治疗操作及围术期抗栓药物的应用等有关。ST重在预防，ST一旦发生，静脉溶栓治疗效果不肯定，再次介入治疗仍是最为快捷有效的方法。可选非顺应性球囊高压扩张支架内血栓部位，必要时行冠状动脉内血栓抽吸或再置入支架。术中和术后加用血小板糖蛋白Ⅱb/Ⅲa受体拮抗剂等强化抗栓治疗。

5. 无复流现象　冠状动脉"无复流"指PCI术中再灌注治疗开通闭塞或严重狭窄的冠状动脉后，TIMI血流仅为0～1级。而相关的近端心外膜冠状动脉无痉挛、夹层、撕裂、血栓和严重残余狭窄。如果TIMI血流为2级，则称之为冠状动脉"慢血流"。

冠状动脉"无复流"的原因主要是微血管痉挛及机械性阻塞所致。防治冠状动脉无复流，需要采取的措施有：①尽可能减少球囊扩张次数；②适时采用血栓抽吸装置；③应用硝酸甘油、硝普钠、腺苷、地尔硫䓬等血管扩张药或血小板糖蛋白Ⅱb/Ⅲa拮抗剂等；④应用血管远端保护装置。对于空气栓塞导致的冠状动脉"无复流"，可快速回抽患者的血液，再把患者自身的血液推注到冠状动脉内，或者间歇性快速推注含肝素的生理盐水至靶冠状动脉内。有学者认为该方法也可用于其他原因导致的"无复流"，其具体效果仍需大规模研究进一步验证。

6. 冠状动脉支架脱载　随着PCI术的不断成熟，病变处理愈发复杂，支架脱载情况仍不罕见。脱载的支架可引起冠状动脉血栓或体循环栓塞，支架处理最好的结局是经介入手段取出。

处理支架脱载的策略在于预防，对于钙化严重、迂曲复杂的病例操作一定要轻柔，保证支架内导丝不撤出是随后处理的关键。

7. 心包压塞　常因术中器械操作不当导致冠状动脉穿孔、撕裂所致，表现为术后进行性低血压、心动过速、心悸、胸闷等。一旦发生应紧急处理：①超声确定心包积液量，立即心包穿刺引流；②急查红细胞、血红蛋白，必要时紧急输血；③密切观察病情变化，必要时行外科手术治疗。

8. 迷走神经反射　多发生于PCI术后，大多呈良性过程。术前可适当应用镇静药物，尽量避免精神过度紧张，适当补液。一旦发现迷走神经反射，应密切关注生命体征变化，补液或给予阿托品阻断迷走神经反射。

9. 心律失常　严重窦性心动过缓、停搏、传导阻滞常伴低血压，多见于右冠状动脉或回旋支病变。在处理右冠状动脉前若发现已有上述异常表现可置入临时起搏进行保护或给予阿托品、异丙肾上腺素等药物治疗；一旦发生室颤，立即行电除颤。

（四）非心脏相关并发症

1. 造影剂肾病　是由造影剂引起的肾功能急骤下降。防治方法可考虑：围术期水化治疗及碱化尿液；更换造影剂种类，对于有高危因素的患者应选用非离子性、等渗或低渗造影剂。

造影剂过敏轻者表现为风疹、瘙痒等,常发生于使用后几分钟;重者表现为血管神经性水肿,最严重者为过敏性休克。治疗上可使用苯海拉明、类固醇、肾上腺素等药物。

2. 血小板减少 肝素诱导的血小板减少常见。要充分排除假性血小板减少,避免错误停药,一旦发生后要尽快停用相关药物并寻找替代方案,一般停用药物后情况均可改善。

3. 脑卒中 是 PCI 术中不常见但预后差的并发症,多发于高龄、心功能不全、糖尿病、IABP 使用者等。出血性卒中与缺血性卒中发生率相当。

(五)死亡

主要由急性冠状动脉闭塞、无复流、急性血栓形成、心包压塞等引起。防止的关键在于 PCI 适应证要严格把握,手术者改进技术、术后密切观察等。

要完全杜绝 PCI 并发症是不可能的,要细心分析每例并发症的原因,找到可纠正的因素,这些因素是降低 PCI 并发症的关键所在。

五、术前准备及术后随访

冠状动脉介入治疗是一种创伤性治疗措施,术前需要精心准备以避免或减少术中并发症的出现。

1. 详细询问病史。

2. 完善各项辅助检查。

3. 用药准备 根据不同病情术前选择不同剂量抗血小板药物,术前 30 分钟可肌注地西泮,镇静、缓解紧张情绪。

4. 皮肤准备 术前清洁、备皮。

5. 穿刺准备 静脉通路建立在非手术肢体上,避免影响手术穿刺。

6. 配合训练 练习呼吸、屏气、咳嗽等动作,术前半小时排空大小便。

7. 心理准备 患者术前紧张、焦虑可增加术中血管痉挛及迷走神经反射的概率,患者要调整心态、消除疑虑、稳定情绪。

8. 饮食准备 清淡饮食,术前禁饮食 6 ~ 8 小时或少食。停服手术当天降糖药,照常服用其他口服药。

9. 特殊准备 对于肾功能异常的患者要充分水化,必要时行肾脏替代治疗。

术后随访:嘱患者出院后继续服用抗血小板、调脂等药物,注意皮肤淤血等情况;积极控制危险因素,改善生活习惯,提高自我保健意识;出院后第 1、3、6 个月后定期随访、复查,以便医师根据具体情况调整药物服用。病情变化及时就诊,必要时可复查冠状动脉造影。

(陈玉国 李传保 商 睿)

第二节 PCI 围术期药物治疗

冠状动脉介入治疗主要是针对冠状动脉粥样硬化导致的冠状动脉狭窄、闭塞采取的手术方式,大部分接受 PCI 治疗的患者冠状动脉斑块都存在破裂、血栓形成及不稳定的特点,而手术的刺激和器械的直接接触更进一步引起斑块破裂和内膜损伤,使血小板聚集并形成血栓的风险大大增加。术中血栓形成可导致冠状动脉急性闭塞、无复流,术后血小板还参与支架内血栓形成及后期再狭窄的过程。因此,抗栓治疗是围术期重要的药物治疗部分,其他药物治疗也通过相应机制改善患者预后。

一、抗血小板治疗

(一)阿司匹林

1. 稳定型冠心病PCI 择期支架置入前适宜阿司匹林治疗(ⅠB);PCI术前未使用阿司匹林,推荐服用300mg负荷剂量(ⅠC)。

2. NSTE-ACS PCI 排除禁忌证后所有患者推荐阿司匹林首次口服负荷剂量300mg,长期以75~100mg/d的剂量维持(ⅠA)。

3. STEMI直接PCI 排除禁忌证后所有患者推荐阿司匹林首次口服负荷剂量300mg,长期以75~100mg/d的剂量维持(ⅠA)。

(二)P_2Y_{12}受体阻滞剂

目前国际常用的P_2Y_{12}受体阻滞剂包括氯吡格雷、替格瑞洛和普拉格雷。根据PLATO研究、TRITON-TIMI-38研究结果显示,替格瑞洛对比氯吡格雷可以显著降低心血管事件及死亡率。根据上述研究结果,最新血运重建指南提升了替格瑞洛的推荐地位。

1. 稳定型冠心病PCI 显著冠状动脉病变可能性大的患者,可以考虑介入前给予氯吡格雷治疗(ⅡbC);氯吡格雷75mg/d维持治疗的患者,一旦PCI的适应证明确,可以考虑加服600mg或更高剂量的负荷量(ⅡbC)。

2. NSTE-ACS PCI 排除出血等禁忌后,推荐使用阿司匹林加一种P_2Y_{12}抑制剂,并维持12个月以上(ⅠA)。

(1)患者冠状动脉解剖明确并准备进行PCI时,使用普拉格雷(负荷剂量60mg,每日剂量10mg)(ⅠB)。

(2)不论最初治疗方案如何,中高危缺血风险的患者若无替格瑞洛禁忌,推荐使用替格瑞洛(180mg负荷剂量,90mg每日两次)(ⅠB)。

(3)仅当普拉格雷或替格瑞洛无药、或禁忌时,使用氯吡格雷(600mg负荷剂量,每日剂量75mg)(ⅠB)。

3. STEMI直接PCI 排除出血等禁忌后,推荐使用阿司匹林加一种P_2Y_{12}抑制剂,并维持12个月以上(ⅠA),具体推荐内容与NSTE-ACS相同,但在STEMI救治中,推荐首次医疗接触可给予P_2Y_{12}抑制剂(ⅠB)。

(三)血小板糖蛋白Ⅱb/Ⅲa受体拮抗剂

最新指南下调了NSTE-ACS患者紧急救助时GPⅡb/Ⅲa拮抗剂的推荐等级、证据级别;明确NSTE-ACS患者不推荐GPⅡb/Ⅲa拮抗剂预治疗,因为获益不明确;下调了STEMI患者紧急救助时GPⅡb/Ⅲa拮抗剂的推荐等级、证据级别,应急情况、或证据显示无复流、或出现血栓并发症时,应该使用血小板糖蛋白Ⅱb/Ⅲa受体拮抗剂(ⅡaC);针对STEMI患者,不再推荐常规GPⅡb/Ⅲa拮抗剂预治疗,强调高风险转运PCI者进行GPⅡb/Ⅲa拮抗剂预治疗(ⅡbB)。

二、抗凝治疗

(一)稳定型冠心病PCI

PCI过程中抗凝方案选择:普通肝素70~100U/kg(ⅠB);如果出现肝素诱导的血小板减少症,使用比伐卢定(ⅠC);出血高危患者,推荐使用比伐卢定(ⅡaA);依诺肝素0.5mg/kg静推(ⅡaB)。

(二) NSTE-ACS PCI

PCI 过程中,所有患者除进行抗血小板治疗外,推荐抗凝治疗(ⅠA);依据缺血和出血的风险及药物的疗效-安全性资料,选择抗凝药物治疗(ⅠC);PCI 过程中,推荐使用比伐卢定(ⅠA);如果患者不能接受比伐卢定治疗,推荐使用普通肝素(ⅠC);使用磺达肝癸钠抗凝的患者,PCI 过程中适宜静推一剂普通肝素(ⅠB);介入前皮下注射依诺肝素的患者,术中应该使用依诺肝素(ⅡaB),不推荐普通肝素和低分子肝素交叉使用(ⅢB)。

(三) STEMI 直接 PCI

抗凝剂选择原则与 NSTE-ACS 相同,普通肝素的使用剂量根据是否使用血小板糖蛋白Ⅱb/Ⅲa受体拮抗剂调整。术中也可选择比伐卢定或依诺肝素。

(四) 需要口服抗凝药患者 PCI 术后抗栓治疗

合并房颤的 PCI 患者,需行 CHA_2DS_2-VASC 评分和 HAS-BLED 评分。如果血栓风险高(CHA_2DS_2-VASc≥2)、出血风险低(HAS-BLED≤2),SCAD 患者三联抗栓(口服抗凝剂 + 阿司匹林 + 氯吡格雷)1 个月,随后双联(口服抗凝剂 + 阿司匹林或氯吡格雷)持续至 12 个月(ⅡaC);ACS 患者三联抗栓 6 个月,随后双联持续至 12 个月(ⅡaC)。对于需要口服抗凝剂出血风险高(HAS-BLED≥3)的患者,不论 SCAD 还是 ACS 患者建议三联抗栓 1 个月,随后双联持续至 12 个月(ⅡaC)。最近有临床研究表明,对于部分患者,口服抗凝剂 + 氯吡格雷双联抗栓治疗可以代替最初的三联抗栓治疗,出血风险低并能获得良好的临床效果。

三、其他 PCI 围术期常用药

(一) 改善冠状动脉血流药物

1. 硝酸甘油　硝酸甘油对冠状动脉的作用主要包括:舒张较大的心外膜血管及狭窄的冠状血管以及侧支血管,在冠状动脉痉挛时更明显;重新分配冠状动脉血流,改善缺血。术中给予硝酸甘油可明显缓解患者冠状动脉痉挛,改善冠状动脉血流状况。

2. 钙通道阻滞剂　维拉帕米、地尔硫䓬等钙通道阻滞剂可以通过调节动脉血管平滑肌细胞膜上的钙离子内流,扩张正常及狭窄部位的冠状动脉,改善冠状动脉血流。

3. 尼可地尔　尼可地尔是一种 ATP 敏感性钾通道开放剂,同时也兼具硝酸酯类药物作用。可激活细胞质鸟苷酸环化酶,增加了钾离子从细胞内的流出,导致血管平滑肌松弛和血管舒张,可解除冠状动脉痉挛,增加冠状动脉血流量。

(二) 改善预后药物

1. 他汀类药物　ARMYDA、NAPLESⅠ、NAPLESⅡ研究显示围术期他汀治疗可显著减少围术期心肌损伤,改善手术预后。多项研究显示术前 3～7 天使用他汀可显著减少围术期心肌损伤及房颤,术前负荷剂量及术后持续用药可显著改善术后 30 天预后。编者课题组一项荟萃研究表明术前给予负荷量他汀能明显降低远期心血管事件发生率。

2. β受体阻滞剂　交感神经兴奋与冠心病的发生、发展密切相关。交感神经激活、心率增快会引起外周阻力增加、内皮功能受损、血管壁剪切力增加,从而促进了粥样斑块的形成和发展,同时也增加了斑块破裂、血栓形成以及发生 ACS 的风险。β受体阻滞剂作为冠心病二级预防用药既有利于改善心室重构、减少心力衰竭发生,又能通过减少心源性猝死、再发心肌梗死等显著降低患者的死亡率和主要不良心血管事件发生率,提高患者生存率。

3. ACEI/ARB 血管紧张素转换酶抑制剂(angiotensin converting enzyme inhibitor, ACEI)、血管紧张素Ⅱ受体阻滞剂(angiotensin Ⅱ receptor blocker, ARB)通过降低 RAAS 活性,减少醛

固酮分泌、钠水潴留，并减缓心肌和血管重构。心力衰竭、心肌梗死后、冠心病高危因素、糖尿病、慢性肾病、预防脑卒中复发，均有较强适应证，PCI 围术期及术后长期合理应用 ACEI/ARB 类药物，可改善心肌重构，最大限度降低心血管病的死亡和病残风险。

PCI 可改善心肌缺血并降低由此引发的急性和慢性不良心血管事件风险，但 PCI 术中对病变斑块的挤压、促凝组织的暴露以及支架等器械置入等可促进血小板激活、血栓形成而导致 PCI 围术期不良心血管事件发生。大量循证医学的证据表明，合理应用抗血小板、抗凝、他汀类、β 受体阻滞剂及 ACEI 等药物能明显降低 PCI 围术期及术后长期不良心血管事件风险，对达到 PCI 预期效果和改善患者预后具有重要意义。

（陈玉国 李传保 商 睿）

第三节 静脉溶栓治疗

一、概述

静脉溶栓治疗急性 ST 段抬高心肌梗死（STEMI）是通过药物溶解梗死冠状动脉中的新鲜血栓使血管再通，从而部分或完全恢复心肌的血流灌注。该方法出现于 20 世纪 80 年代，临床实践证明该方法明显降低了急性 STEMI 的住院期间死亡率。近年来随着经皮冠状动脉内介入治疗（percutaneous coronary intervention，PCI）技术的日渐成熟，尤其是支架置入技术的广泛应用，直接 PCI 已成为 STEMI 急性期的首选治疗方法，静脉溶栓疗法的应用日渐减少，甚至在一些大型的三级甲等医院，静脉溶栓治疗急性 STEMI 已经弃置不用，年轻医师很少见静脉溶栓的病例。但溶栓治疗具有快速、简便、经济及易操作的特点，加之新型溶栓药物的研发提高了梗死冠状动脉的开通率和患者的安全性，在一些不能开展直接 PCI 的基层医院，尤其是偏远地区不能及时转运患者的医院，静脉溶栓疗法仍应提倡应用。因此应积极推进规范的溶栓治疗，以提高再灌注治疗成功率。

二、时机选择

STEMI 急性期静脉溶栓治疗的获益大小主要取决于开通梗死相关冠状动脉的快慢和达到的 TIMI 血流分级，开通越早，获益越大。所谓“时间就是心肌，时间就是生命”，就是指要尽早完全恢复梗死相关动脉血流和梗死区心肌灌注，以使患者获得最大的益处。

研究发现，在发病 3 小时内行溶栓治疗，梗死相关血管的开通率高，病死率明显降低，其临床疗效与直接 PCI 相当。发病 3～12 小时内行溶栓治疗，其疗效不如直接 PCI，但仍能获益。发病 12～24 小时内，如果仍有持续缺血症状和 ST 段抬高，溶栓治疗可能有效，但需要平衡获益与风险，其疗效不如直接 PCI。左束支传导阻滞、大面积梗死（广泛前壁心肌梗死、下壁心肌梗死合并右心室梗死）患者，溶栓获益最大。

因此，为了尽早开通梗死相关冠状动脉，提倡院前溶栓。目前来看，一旦确诊为急性 STEMI，在救护车上进行静脉溶栓治疗能够最大程度地缩短开通梗死相关血管的时间，进而挽救更多的生命。但救护车上溶栓需要具备较高的医疗条件：①院前医师熟悉静脉溶栓疗法；有良好的医疗急救系统；②配备有传送十二导联心电图的设备等；③与救护车联网的医疗中心有心电远程监控系统，有能够解读心电图的全天候一线医务人员；④有能负责远程医疗指挥的医师等。由于达到上述条件的医疗单元较少，因此溶栓治疗多是在医院内进行。

由于STEMI急性期再灌注治疗方法不只是静脉溶栓，还包括直接PCI和急诊冠状动脉旁路移植术。因此根据大量的循证医学证据，指南对静脉溶栓疗法的使用原则作出了如下推荐：适合行再灌注治疗的急性STEMI患者，如果首次就诊到达了不能行急诊PCI的医院，首先要评估该患者能否在120分钟内转运到能施行急诊PCI的医院并开始球囊扩张，如果能够达到，则立即转运，反之，则应在30分钟内尽快开始静脉溶栓治疗。溶栓后，如果临床判断梗死相关血管没有再通，或再通后再次梗死，还应紧急转运患者到能够行急诊PCI的医院，进行冠状动脉造影以明确血管状态，根据病情决定行单纯药物保守治疗、急诊PCI术还是急诊CABG。溶栓后如果临床判断梗死相关血管已经再通，也应在3～24小时内转运到能够行急诊PCI的医院，进行冠状动脉造影以决定下一步治疗措施。如果患者首次就诊到达了能够行急诊PCI的医院，但预计就诊至球囊扩张时间与就诊至溶栓开始时间相差>60分钟，且就诊至球囊扩张时间>90分钟者应优先考虑溶栓治疗。

三、适应证

静脉溶栓治疗的前提条件是确诊的急性STEMI，并对溶栓的时间窗有严格的要求。目前公认的溶栓治疗适应证为明确诊断STEMI并符合以下情况：①症状发作≤12小时，心电图≥2个连续胸前导联ST段抬高≥0.2mV或≥2个相邻肢体导联ST段抬高≥0.1mV，或新发或可能新发的左束支传导阻滞；②症状发作12～24小时内，仍然有缺血症状以及心电图仍然有ST段抬高；③患者年龄<75岁。如果年龄>75岁，应慎重权衡利弊考虑是否静脉溶栓。

四、禁忌证

溶栓治疗的主要风险是出血，尤其是颅内出血，因此，下列情况为静脉溶栓疗法的禁忌证。

1. 既往任何时间脑出血病史。
2. 脑血管结构异常（如动静脉畸形）。
3. 颅内恶性肿瘤（原发或转移）。
4. 6个月内缺血性卒中或短暂性脑缺血史（不包括3小时内的缺血性卒中）。
5. 可疑主动脉夹层。
6. 活动性出血或者出血体质（不包括月经来潮）。
7. 3个月内的严重头部闭合性创伤或面部创伤。
8. 慢性、严重、没有得到良好控制的高血压或目前血压严重控制不良（收缩压≥180mmHg或者舒张压≥110mmHg）。
9. 痴呆或已知的其他颅内病变。
10. 创伤（3周内）或者持续>10分钟的心肺复苏，或者3周内进行过大手术。
11. 近期（4周内）内脏出血。
12. 近期（2周内）不能压迫止血部位的大血管穿刺。
13. 感染性心内膜炎。
14. 5天至2年内曾应用过链激酶，或者既往有此类药物过敏史（不能重复使用链激酶）。
15. 妊娠。
16. 活动性消化性溃疡。
17. 目前正在应用抗凝剂[国际标准化比值（INR）水平越高，出血风险越大]。
18. 严重肝肾疾病、恶病质、终末期肿瘤等患者，尤其是有出血倾向者，其风险/效益比不利于溶栓治疗。

19. 由于流行病学调查显示中国人群的出血性卒中发病率高，因此，年龄>75岁患者选择溶栓治疗时应慎重，酌情减少溶栓药物剂量。

五、疗效评估

溶栓开始后60～180分钟内应监测临床症状、心电图ST段抬高回落程度以及心律的变化，并在之后的治疗过程中动态检测血心肌损伤标志物TnT(I)和CK-MB的水平，以判断梗死相关血管是否再通。血管再通的间接判定指标包括：①60～90分钟内心电图抬高的ST段至少回落50%；②血TnT(I)峰值提前至发病12小时内，CK-MB酶峰提前到14小时内；③2小时内胸痛症状明显缓解；④治疗后的2～3小时内出现再灌注心律失常，如加速性室性自主心律、房室传导阻滞或束支传导阻滞突然改善或消失，或者下壁心肌梗死患者出现一过性窦性心动过缓、窦房传导阻滞伴或不伴低血压。上述4项指标中，心电图变化和心肌损伤标志物峰值前移最重要。溶栓后心电图，ST段回落幅度越大、回落速度越快，提示心肌再灌注越充分，TIMI3级血流可能越大。

六、溶栓药物选择及使用方法

(一)非特异性纤溶酶原激活剂

非特异性纤溶酶原激活剂常用的有尿激酶和链激酶。

1. 尿激酶是从人尿或肾细胞组织培养液中提取的一种双链丝氨酸蛋白酶，可以直接将循环血液中的纤溶酶原转变为有活性的纤溶酶。无抗原性和过敏反应，对纤维蛋白无选择性。用法：150万单位溶于100ml生理盐水，30分钟内静脉滴注。

2. 链激酶进入机体后与纤溶酶原按1∶1的比例结合成链激酶-纤溶酶原复合物而发挥纤溶活性，该复合物对纤维蛋白的降解无选择性，常导致全身性纤溶活性增高。链激酶为异种蛋白，可引起过敏反应，在2年内应避免再次应用。用法：150万单位，60分钟内静脉滴注。

(二)特异性纤溶酶原激活剂

1. 阿替普酶　是最常用的人重组组织型纤溶酶原激活剂，可选择性激活血栓中与纤维蛋白结合的纤溶酶原，对全身纤溶活性影响较小，无抗原性。其半衰期短，需要同时使用肝素。其冠状动脉开通率优于链激酶。有两种给药方案：①全量90分钟加速给药法，首先静脉推注15mg，随后0.75mg/kg在30分钟内持续静脉滴注(最大剂量不超过50mg)，继之0.5mg/kg于60分钟持续静脉滴注(最大剂量不超过35mg)。②半量给药法，50mg溶于50ml专用溶剂，首先静脉推注8mg，之后42mg于90分钟内滴完。近来研究表明，半量给药法血管开通率偏低，因此，建议使用按体重计算的加速给药法。

2. 瑞替普酶　采用基因工程改良的组织型纤溶酶原激活剂衍生物，溶栓治疗的选择性更高，半衰期延长，适合弹丸式静脉推注，药物剂量和不良反应均减少，使用方便。用法：10U溶于5～10ml注射用水，2分钟以上静脉推注，30分钟后重复上述剂量。弹丸式静脉注射给药更适合院前使用。

3. 替奈普酶　采用基因工程改良的组织型纤溶酶原激活剂衍生物。用法：一般为30～50mg溶于10ml生理盐水静脉推注。根据体重调整剂量：如体重<60kg，剂量为30mg；体重每增加10kg，剂量增加5mg，最大剂量为50mg(尚缺乏国人的研究资料)。3种纤维蛋白特异性溶栓剂均需要联合肝素(48小时)，以防止再闭塞。

七、辅助抗栓治疗

(一)抗血小板治疗

静脉溶栓治疗之前,即应口服双联抗血小板药物治疗。阿司匹林300mg嚼服继之100mg/d口服,氯吡格雷300mg首剂,继之75mg/d口服;对于只接受溶栓治疗的患者不推荐使用GPⅡb/Ⅲa受体拮抗剂。

(二)抗凝治疗

凝血酶是使纤维蛋白原转变为纤维蛋白最终形成血栓的关键环节,因此抑制凝血酶至关重要。主张所有STEMI患者急性期均进行抗凝治疗。

1. 普通肝素　已成为STEMI溶栓治疗最常用的辅助用药,随溶栓制剂不同,肝素用法亦不同。使用特异性纤溶酶原激活剂进行溶栓治疗的同时,必须充分与抗凝治疗相结合。溶栓前先静脉注射肝素60U/kg(最大量4000U),继以12U/(kg·h)微量泵泵入(最大1000U/h),使APTT值维持在对照值1.5～2.0倍(约50～70秒)至少应用48小时。尿激酶和链激酶均为非选择性溶栓剂,对全身凝血系统影响很大,因此溶栓期间不需要充分抗凝治疗,溶栓后6小时开始测定APTT或活化凝血时间(activated clotting time,ACT),待其恢复到对照时间2倍以内时开始给予肝素治疗。对于因就诊晚、已失去溶栓治疗机会、临床未显示有自发再通情况,或虽经溶栓治疗但临床判断梗死相关血管未能再通的患者,静脉滴注肝素治疗是否有利并无充分证据。使用肝素期间应监测血小板计数,及时发现肝素诱导的血小板减少症。

2. 低分子量肝素　由于其应用方便、不需监测凝血时间、肝素诱导的血小板减少症发生率低等优点,建议可用低分子量肝素代替普通肝素。低分子量肝素由于制作工艺不同,其抗凝疗效亦有差异,因此应强调按各自说明书使用,并避免交叉应用。

3. 磺达肝癸钠　第一个人工合成的Ⅹa因子选择性抑制剂。接受溶栓治疗的患者,磺达肝癸钠有利于降低死亡和再梗死,而不增加出血并发症。无严重肾功能不全的患者[血肌酐<265μmol/L(3.0mg/dl)],初始静脉注射2.5mg,随后每天皮下注射1次(2.5mg),最长8天。

(由倍安)

第四节　冠状动脉旁路移植术

一、概述

冠状动脉旁路移植术(coronary artery bypass grafting,CABG)是治疗冠状动脉粥样硬化性心脏病的3种主要方法之一,即使用患者自身的血管(如乳内动脉、下肢的大隐静脉等)或者血管替代品,将狭窄冠状动脉的远端和主动脉连接起来,使血液绕过冠状动脉的狭窄部分,到达心肌的缺血部位,从而给缺血心肌提供额外的血液供应,以达到缓解心绞痛症状、改善心脏功能、提高患者生活质量及延长寿命的目的。

CABG于1964年首次应用于临床,至今已有50年的历史。在50年的历程中,CABG技术取得了长足的发展。随着外科手术条件的改善和手术技术的提高,以及麻醉和体外循环技术的改进,尤其是全动脉化旁路移植技术、微创旁路移植技术、胸腔镜辅助旁路移植技术、非体外循环下心脏不停跳旁路移植技术、机器人辅助旁路移植技术以及与冠状动脉介入技术联合应用的杂交技术等新方法的应用,使CABG的临床效果越来越好,围术期并发症越来越少。50

年的临床实践证明,CABG 能有效缓解患者心绞痛,改善心肌供血,避免心肌梗死的发生,提高生活质量和延长寿命。CABG 手术并发症发生率和死亡率都很低,是一种公认安全有效的治疗方法。

国内第一例 CABG 于 1974 年由郭加强教授等首先完成,起步较国外晚了整 10 年。但由于其良好的临床疗效,目前 CABG 已成为国内患者愿意接受的一种常规心脏外科手术。在我国每年完成的各类心脏外科手术中,CABG 的病例数已经上升至第一位。但 CABG 终究是一种较大的手术,需要全身麻醉、气管插管、体外或非体外循环,手术时间及住院时间长,因此该手术的临床使用有严格的适应证和禁忌证。随着临床实践、临床研究以及循证医学的不断发展,CABG 的各种操作指南也在不断更新,为 CABG 的临床应用提供了坚实的理论指导。

二、时机选择

冠心病可分为慢性心肌缺血综合征(chronic ischemic syndrome,CIS)和急性冠状动脉综合征(acute coronary syndrome,ACS)两大类,后者又包括急性 ST 段抬高型心肌梗死(ST-segment elevation myocardial infarction,STEMI)和非 ST 段抬高型急性冠状动脉综合征(non-ST-segment elevation acute coronary syndrome,NSTE-ACS)两种类型。CABG 在这 3 类冠心病中均有应用。

(一)CABG 在 CIS 患者中的应用

1. CABG 与单纯药物治疗相比　心绞痛会影响患者的生活质量,降低运动耐量,导致情绪低下,反复门诊或入院诊治,因此消除胸痛是治疗冠心病的一个重要目标。与单纯药物治疗相比,CABG 可明显减轻 CIS 患者的胸痛症状,减少抗心绞痛药物的应用,提高运动耐量和生活质量,对某些患者可改善预后,延长寿命。尽管如此,CIS 患者在进行 CABG 前,应该经过系统的指南推荐的药物治疗,如果药物治疗后心绞痛症状持续存在,或者为了改善预后应考虑行 CABG。

需要说明的是,血运重建治疗和药物治疗应该是互补而不是相互对立的治疗方法。但对于一些特殊类型的 CIS 患者,CABG 的疗效优于初始药物治疗。Meta 分析证实,冠状动脉左主干病变或三支冠状动脉病变尤其是左前降支近段存在严重狭窄时,CIS 患者可从 CABG 中获得额外受益。症状越重,左室功能受损越重,运动试验阳性出现得越早,患者从 CABG 中获益越大。值得注意的是,在这些早期研究中,只有 10% 的 CABG 患者使用了内乳动脉作为旁路移植材料。另外,有 40% 的药物治疗组患者在后来的随访中接受了 CABG。

2. CABG 与 PCI 相比　PCI 和 CABG 两者中任何一种血运重建技术单独使用均不能完全解决所有需要血运重建 CIS 患者的问题。但与 PCI 相比,CABG 达到完全血运重建的比例更高,并且 CABG 能否成功施行与冠状动脉近段病变的复杂程度无关。

对于单纯冠状动脉左前降支近段病变的 CIS 患者,有两项随访 4 ~ 5 年的 Meta 分析显示,CABG 与 PCI 在死亡、心肌梗死和卒中方面没有显著性差异,但 PCI 患者的心绞痛复发率比 CABG 高 3 倍,再次血运重建率高 5 倍。但需要说明的是,上述 Meta 分析的大部分随机对照研究(randomized controlled trial,RCT)中 PCI 组均使用了金属裸支架,而药物洗脱支架则可明显降低 PCI 患者的再次血运重建率。

对于冠状动脉左主干病变的 CIS 患者来说,CABG 一直是标准治疗方法。左主干病变有两种主要的病理生理学特点限制了 PCI 的成功率:①是 80% 的左主干病变涉及血管分叉,后者具有较高的支架内再狭窄率;②是 80% 的左主干病变同时伴有多支冠状动脉病变,对于多支病变来说,CABG 患者具有较高的生存率。然而最近的证据显示,对于 SYNTAX 积分在 0 ~

32 分之间的左主干病变，CABG 和 PCI 患者 5 年的生存率和心肌梗死的发生率没有差异，但 CABG 患者的卒中发生率较高，同时再次血运重建的比例较低。而对于 SYNTAX 积分 >32 分的左主干病变，随访 5 年，CABG 患者的死亡率较低而卒中率较高（未达统计学差异），再次血运重建率明显降低。

对于三支冠状动脉均有病变的 CIS 患者，SYNTAX 研究随访 5 年显示，与 PCI 相比，CABG 显著减少主要不良心血管事件（包括死亡、非致死性心肌梗死和再次血运重建）。其中 SYNTAX 积分在 0 ~ 22 分之间的患者，CABG 与 PCI 的主要不良心血管事件的发生率相似。SYNTAX 积分 >23 分的患者，与 PCI 相比，CABG 具有较低的主要不良心血管事件发生率。当然，在国内由于 PCI、CABG 技术发展不平衡，能够独立进行冠状动脉旁路移植术的医院较少，国人对开胸手术有顾虑，多倾向于 PCI 术，但血运重建方案的选择应多方考虑，除血管病变外，还应考虑医疗机构外科和介入手术的水平等因素。

（二）CABG 在 NSTE-ACS 患者中的应用

目前还没有关于 NSTE-ACS 患者行 PCI 和 CABG 何者为优的 RCT 研究。但由于相对稳定的 NSTE-ACS 患者，血运重建的方法选择可参照 CIS 患者来执行。拟行 CABG 的 NSTE-ACS 患者，早期 CABG 和延迟 CABG 这两种手术时机的优劣也没有 RCT 研究来进行比较。一般认为，手术时机的选择应该个体化，主要根据患者症状轻重、血流动力学是否稳定、冠状动脉病变解剖特点以及心肌缺血的客观表现等决定。如果患者持续或反复发生心肌缺血、室性心律失常或血流动力学不稳定，应该立即行 CABG。左主干或包含左前降支近段病变的三支冠状动脉病变患者，应该在当次住院期间行 CABG。

（三）CABG 在 STEMI 患者中的应用

当 STEMI 患者的冠状动脉病变不适合 PCI，但梗死相关血管虽有狭窄但血流尚通畅时可考虑行 CABG，这是因为通畅的梗死相关血管可为 CABG 挽救大范围的濒死心肌争取必要的时间。心源性休克患者如果冠状动脉病变不适合 PCI 或者存在心肌梗死机械并发症时也应考虑 CABG。

如果患者没有持续胸痛且血流动力学不再恶化，等待 3 ~ 7 天或更长行 CABG 应是不错的选择。梗死相关血管已经施行了 PCI 的多支血管病变患者，应进行危险分层，根据团队决策行 CABG 或分期 PCI。

三、适应证

CABG 是一种较为复杂的大手术，需要全身麻醉、气管插管、体外或非体外循环，手术时间及住院时间长，其手术成功率与适应证的掌握是否妥当有很大关系，比较公认的 CABG 适应证如下：

1. 药物治疗不能缓解或频发的心绞痛患者。

2. 冠状动脉造影证实左主干病变和（或）有严重三支病变的患者 这些患者如不及时手术可能发生猝死，每年死亡率在 10% ~ 15%。左主干狭窄 50% 以上的患者 4 年生存率为 60%，手术治疗可使其提高到 90%，而且心功能得到明显改善。前降支或回旋支近端狭窄 >50% 者应予手术。对伴有严重右冠状动脉病变、狭窄程度在 75% 以上、心功能不全的患者行 CABG 获益更大。对有 1 ~ 2 支病变，狭窄严重或在重要位置不能进行介入治疗的患者，即使心绞痛症状不明显，但如合并左心功能不全、左室射血分数（left ventricular ejection fraction，LVEF）<50%，也应手术治疗。

3. 介入性治疗失败或 CABG 后发生再狭窄的患者。

4. 心肌梗死后心脏破裂、心包压塞、室间隔穿孔、乳头肌断裂引起二尖瓣严重关闭不全的患者，应急诊手术或在全身情况稳定后再手术。

5. 室壁瘤形成可行单纯切除或同时行 CABG　陈旧性心肌梗死瘢痕引起室性心律失常的患者，在电生理检查后可考虑行心内膜切除术；由于陈旧性心肌梗死范围大，引起心脏扩大，心功能不全，即使未形成明确室壁瘤，也可在 CABG 同时行左室成形术。

6. 较大面积的陈旧性心肌梗死但无心绞痛症状，或存在左心功能不全、LVEF <40% 的患者，应行心肌核素扫描和超声心动图检查，通过心肌存活试验判定是否需要手术。如有较多的存活心肌，手术后心功能有望得到改善，也应行 CABG。

7. 不稳定型或变异型心绞痛，冠状动脉三支病变明确，经积极内科治疗症状不能缓解，伴心电图缺血改变或心肌损伤标志物变化，提示心肌缺血未能改善或心内膜下心肌梗死的患者，行冠状动脉造影提示不适合 PCI 者，应行急诊手术。心肌梗死发生 6 小时内亦应争取手术。

四、禁忌证

CABG 能否成功的相关危险因素比较复杂。资料显示，年龄 >70 岁、体重 >90kg、女性（特别是身高 <160cm）、陈旧性心肌梗死或反复心肌梗死、LVEF <20%、心脏扩大（左室舒张末径 >70mm）、手术时间（包括体外循环和升主动脉阻断时间）长、肺动脉高压、术前血流动力学不稳定、急诊手术或再手术、大量输血、血管病变广泛、远端血管条件差、术前呼吸及肾功能受损、合并高血压或糖尿病、外科医师及有关人员经验不足，均可能使手术死亡率增高。下列情况应列为 CABG 的禁忌证：

1. 冠状动脉弥漫性病变，且以远端冠状动脉损伤为主。

2. 陈旧性大面积心肌梗死，放射性核素扫描及超声心动图检查无存活心肌，手术对改善心功能帮助不大。

3. 心脏扩大显著，心胸比 >0.75，LVEF <20%，左室舒张末径 >70mm。

4. 重度肺动脉高压，右心衰竭。

5. 严重肝、肾功能不全的患者。

6. 合并其他恶化性疾病、肿瘤晚期。

五、旁路移植血管的选择

（一）乳内动脉

乳内动脉的广泛应用使 CABG 远期效果明显改善。左乳内动脉吻合前降支，1 年通畅率达 95%，10 年通畅率在 90% 以上，明显优于大隐静脉。左乳内动脉或右乳内动脉吻合于对角支或回旋支上的效果均略差。如用右乳内动脉，应有足够长度才可能吻合于后降支；若与右冠状动脉主干吻合，则此血管偏细。采用右乳内动脉时应注意如从心脏表面吻合到左冠状动脉上，可能引起再手术损伤，因此将其作为游离血管桥可能更好。游离乳内动脉桥血管 10 年通畅率可达 90% 以上，5% ~10% 的桥血管晚期可能发生狭窄，但这种狭窄可能并不会发展为完全堵塞。乳内动脉做桥的缺点是壁薄、腔细、质脆、易痉挛、分支多、易出血、长度有限，需要较高的吻合技术，对初学者来说最好有在体外循环支持下用静脉行 CABG 的经验和基础才容易掌握。

（二）静脉

大隐静脉是最常用和易于取材的血管，直径较大，长度一般达标。大隐静脉由于内膜损伤、过度牵拉和其他原因易出现内膜增厚和血管硬化,1 年内可能发生静脉吻合口近端狭窄、血栓形成,10 年通畅率在 50% 左右,长期效果逊于乳内动脉。静脉桥最常用的是小腿的大隐静脉,其次为大腿的大隐静脉;另外,需要时特别是二次手术,小隐静脉和上肢头静脉亦可使用。小隐静脉的通畅率与大隐静脉相似,上肢静脉通畅率最低。

(三)桡动脉

桡动脉在 20 世纪 70 年代由 Carpentier 首先应用于临床,后因易痉挛等因素而被逐渐放弃。1989 年以来,有些医师认识到此种痉挛可用钙离子拮抗剂等控制,且远期通畅率高:1 年通畅率为 90%,5 年通畅率为 84%。因此桡动脉又引起了心外科医师的重视,越来越多地被用来替代大隐静脉。非高龄(<50 岁)患者,常选用桡动脉行完全动脉化的 CABG。

(由倍安)

第十三章　抗血栓治疗

第一节　抗血小板药物

一、血栓形成与抗血小板药物

越来越多的证据表明，血小板在动脉硬化的发病、血栓形成过程中均起重要作用。当血管壁损伤时，血小板与内皮破损所暴露的胶原纤维等接触，导致血小板黏附、聚集和释放反应，进而形成血栓。

血小板栓子的形成需要经过3个不同阶段，即血小板黏附、血小板活化和血小板聚集。

动脉粥样硬化斑块破裂后，暴露了内皮下胶原组织，在炎症细胞产生的趋化、黏附以及细胞因子作用下，血小板黏附在破裂处，黏附后血小板活化，释放出血栓素 A_2(thromboxane A_2，TXA_2)、二磷酸腺苷(adenosine diphosphate，ADP)、凝血酶等，使血小板发生致密的聚集，并和凝血瀑布终产物纤维蛋白交联，形成牢固而不能解聚的血栓。除ADP外，血小板还能释放5-羟色胺(5-hydroxytryptamine，5-HT)、肾上腺素、组胺等物质，它们对血小板的聚集也起到重要的作用。在动脉血栓的形成过程中，血小板聚集是始动步骤或触发步骤，进而与纤维蛋白形成稳固的血栓。

动脉血栓形成是导致严重缺血性心脑血管疾病的重要发病机制，而 TXA_2 和ADP是血小板活化的重要因素，因此，抗血小板聚集药物在防治动脉血栓疾病上具有重要的意义。

二、抗血小板药物分类及作用机制

血小板在动脉粥样硬化血栓形成和发展中起着重要作用，常用抗血小板药物有以下几种。

(一)血栓素 A_2(TXA_2)抑制剂

血小板的聚集及释放过程受前列腺素(prostaglandin，PG)的调节。血小板内含有大量PG的前体花生四烯酸(arachidonic acid，AA)、胶原、ADP、凝血酶及血小板激活因子(platelet activating factor，PAF)等刺激物可激活血小板的磷脂酶而使AA游离出来，AA在PG合成酶的作用下生成不稳定的PG内过氧化物，其中与血小板功能关系密切的是前列腺素 G_2(prostaglandin G_2，PGG_2)和前列腺素 H_2(prostaglandin H_2，PGH_2)，两者的代谢产物 TXA_2，具有强烈的诱导血小板聚集的作用。TXA_2 是活化血小板的重要因素，通过与G-蛋白偶联受体结合，引起磷脂酶C(phosphatidase，PLC)β活化，细胞内钙离子增加，随后血小板被激活。PGG_2 和 PGH_2 在前列环素合成酶的作用下转变为前列环素(prostacyclin，PGI_2)，它是一种强有力的血小板聚集抑制剂，而且能解除已形成的血小板聚集。由此可见，当血小板与胶原或凝血酶等接触后，经过一系列反应生成 TXA_2 诱导血小板聚集；另一方面，黏附在血管壁上的血小板释放出来的 PGG_2 和 PGH_2 通过前列环素合成酶生成 PGI_2，抵抗 TXA_2 的作用。

阿司匹林是环氧化酶(cyclooxygenase,COX)抑制剂,作为抗血小板治疗的基本药物,主要通过减少TXA_2的合成发挥抗血小板作用,是临床上应用最为广泛的抗血小板药物。阿司匹林通过它的乙酰基与含有600个氨基酸的酶活性中心发生不可逆结合,使血小板的环氧化酶乙酰化,从而抑制环内过氧化物的形成,抑制花生四烯酸转化为前列腺素H_2(prostaglandin H_2,PGH_2)。PGH_2是不稳定的中间产物,可产生包括TXA_2和前列环素I_2(prostaglandin I_2,PGI_2)等不同生物活性的前列腺素类物质。阿司匹林的其他作用包括影响纤维蛋白的形成;参与各种凝血级联反应和纤溶过程;抑制炎症;抗氧化效应;对抗自由基;使血小板膜蛋白乙酰化,并抑制血小板膜酶,介导对一氧化氮生成的影响等。

阿司匹林口服后吸收迅速、完全,主要通过被动弥散作用进入胃肠黏膜,服用普通阿司匹林后30~40分钟达峰值血药浓度,生物利用度40%~50%。肠溶阿司匹林具有抗酸包衣,使其只在碱性环境的小肠上段吸收,避免了与胃上皮细胞直接接触,3~4小时达峰值血药浓度。因此,嚼服阿司匹林可达到快速抗血小板作用。肠溶制剂生物利用度略低,吸收后被水解为水杨酸,以水杨酸盐的形式迅速分布至全身组织。水杨酸经肝脏代谢,代谢物主要为水杨尿酸及葡萄糖醛酸结合物,小部分为龙胆酸。阿司匹林大部分以结合代谢物,小部分以游离水杨酸的形式从肾脏排泄。

尽管阿司匹林抵抗及出血的不良反应不容忽视,但由于其确切的保护作用,仍然是防治心血管疾病的基础药物。

(二)ADP受体拮抗剂

人类血小板有3种不同的ADP受体:P_2Y_1、P_2Y_{12}和P_2X_1,其中P_2Y_{12}比P_2Y_1或P_2X_1更具有组织选择性。ADP激活P_2Y_1受体,通过G蛋白偶联G_q蛋白,引起血小板形态改变和可逆的聚合。ADP激活P_2Y_{12}受体,通过G蛋白偶联G_i蛋白,抑制腺苷酸环化酶,引起血小板聚集。与细胞内效应分子相偶联。P_2X_1受体可以被三磷酸腺苷(adenosine triphosphate,ATP)激活,当血小板活化后,引起细胞外Ca^{2+}的快速内流。

P_2Y_{12}受体拮抗剂有噻吩吡啶类和非噻吩吡啶类药物。

1. 噻吩吡啶类药物 包括噻氯匹定、氯吡格雷和普拉格雷,这3种化合物均为前体药,需肝脏细胞色素P450酶代谢形成活性代谢物,药物的活性成分不可逆的靶向抑制循环血小板的ADP P_2Y_{12}受体,从而干扰ADP介导的血小板活化。

(1)噻氯匹定(ticlopidine):有较强抗血小板作用,但起效慢且有皮疹、中性粒细胞减少等不良反应。噻氯匹定已被安全性更高、耐受性更好的氯吡格雷取代。

(2)氯吡格雷(clopidogrel):自身没有活性,85%在肠道被酯酶水解灭活,15%在肝脏转化为活性代谢物,活性代谢物与血小板P_2Y_{12}受体不可逆结合,使血小板永久失活。起主要催化作用的是CYP3A4、CYP2B6,CYP2C19、CYP1A2也有一定作用。氯吡格雷快速起效,血浆清除半衰期为8小时,活性代谢物半衰期为30分钟。负荷量300mg口服2小时起效,3小时内达到全面抑制血小板聚集作用,连续用药3~7天达稳态,停药5天血小板聚集功能恢复。氯吡格雷在急性冠状动脉综合征及经皮冠状动脉介入(percutaneous coronary intervention,PCI)治疗的患者中广泛应用,引起出血的危险小,副作用少。

大量随机对照研究(randomized controlled trial,RCT)证实其有良好安全性,包括CAPRIE、CURE、CREDO、COMMIT-CCS、MATCH、CARESS、CLARITY、CHARISMA、CASPAR、CURRENT、ACTIVE研究。其中,CURE试验首次对阿司匹林联合氯吡格雷治疗的效用进行评估,结果显示,阿司匹林联合氯吡格雷可显著降低急性冠状动脉综合征患者的心血管事件发生率。

CLARITY 研究结果提示，在急性期溶栓后，PCI 术前应用氯吡格雷 300mg 也可降低死亡、心肌梗死复发或脑卒中的复合终点事件发生率，并且不增加出血风险。CHARISMA 试验显示，阿司匹林联合氯吡格雷可明显降低终点事件发生率。对于有多处血管病变的患者，两者联合可降低心肌梗死、卒中及心源性死亡风险。CHARISMA 试验进一步发现，阿司匹林联合氯吡格雷组并不增加患者轻、中度出血风险。

（3）普拉格雷（prasugrel）：为第三代 P_2Y_{12}受体拮抗剂，与噻氯匹定、氯吡格雷相比，它对血小板的抑制作用更加迅速，作用效果更强。普拉格雷的激活与代谢也需要 CYP450 酶系的参与，主要依赖于 CYP3A4 和 CYP2B6，但与氯吡格雷不同，普拉格雷发生药物相互作用的可能性比氯吡格雷低。普拉格雷与质子泵抑制剂和组胺 H_2受体拮抗剂合用时，不存在明显的相互作用。

TRITON TIMI-38 研究显示，对于行 PCI 治疗的中高危 ACS 患者，普拉格雷显著降低总体主要终点事件发生率。但亚组分析显示，对有脑血管疾病史的患者，普拉格雷显著有害；对年龄 >75 岁、体重 <60kg 的患者，普拉格雷未带来净获益。

TRILOGY-ACS 研究探究了在阿司匹林的基础上，使用普拉格雷与氯吡格雷的效果差异。研究者发现中位数 17.1 个月的随访中两者心血管死亡率、非致死性心肌梗死及卒中发生率无差异。

2. 非噻吩吡啶类药物　为新研发的 ADP 受体可逆的竞争性抑制剂。

（1）替格瑞洛（ticagrelor）：属于环戊基三唑嘧啶类（cyclo-pentyl-triazolo-pyrimidines，CPTPs）化合物，本身即活性化合物，无须肝脏 P450 酶代谢，直接抑制 P_2Y_{12}受体，且这种抑制作用是可逆的。与氯吡格雷相比，它可提供更快和更完全的抗血小板作用。替格瑞洛具有独特的药效和药代动力学特性，血浆半衰期约 12 小时，口服，2 次/天。半衰期短，看上去是它的不足之处，但从另一方面看，一旦有出血倾向，停药就可以解决问题。服用后可迅速被吸收并会被酶代谢产生一种活性代谢物，这种代谢物的结构与原药十分相似，且原药与活性代谢物均有抗血小板聚集的作用，所以与其他抗血小板药物相比，替格瑞洛起效时间更快，对血小板的抑制作用也更加显著。口服替格瑞洛 2～4 小时后，对血小板的抑制作用最高，血小板聚集抑制率约为 50%～60%。

PLATO（platelet inhibition and patient outcomes）研究显示，在阿司匹林治疗的基础上，与氯吡格雷相比，替格瑞洛治疗后的 30 天即显示出其疗效优势，这和它快速起效有一定的关系，并且复合终点事件（心因性死亡、非致死性心肌梗死、脑卒中）发生率明显降低，严重出血的发生率与氯吡格雷无显著差别。

在替格瑞洛预防 MI 病史患者长期心血管事件的药效及安全性方面，对 ST 段抬高型心肌梗死（STEMI）患者的亚组分析显示，与氯吡格雷相比，替格瑞洛不仅降低心血管复合终点，而且使全因死亡及支架内血栓形成的发生率显著降低，而大出血的风险并不增加。

然而，替格瑞洛也有着不可忽视的副作用，包括呼吸困难、心动过缓、高尿酸血症、非 CABG 相关的大出血。

（2）坎格雷洛（cangrelor）：是一种可直接作用 P_2Y_{12}受体并且可与其发生可逆结合的抗血小板药物。静脉注射给药，静注后几分钟内开始起效，15 分钟后抗血小板作用可达到最大值，30 分钟达到稳态，血浆半衰期约为 3～5 分钟，停药后 60 分钟受抑制的血小板聚集功能得以恢复。坎格雷洛对血小板聚集的抑制作用也强于前面提到的几种药物，有临床数据表明，它的血小板聚集抑制率可达到近 100%。坎格雷洛在人体内可以连续地脱去磷酸基团变为腺苷，它的代谢物都是没有抗血小板活性的。CHAMPION-PCI 和 CHAMPION-PLATFORM 两项研究结果表明坎格雷洛的抗血小板效果并不优于氯吡格雷600mg,两项研究均未达到一级终点(48小时内死亡/MI/缺血导致的血运重建)获益的结果。

(三)血小板糖蛋白Ⅱb/Ⅲa(GPⅡb/Ⅲa)受体拮抗剂

血小板活化后,其表面的GPⅡb/Ⅲa受体构型发生改变,活性部位暴露,与纤维蛋白原和vWF结合,并通过活化的血小板产生凝血酶,促使纤维蛋白原转化为不溶的纤维蛋白聚合物来稳定生成的血栓。同时血小板的突起伸入纤维蛋白网内,随着血小板的肌动蛋白和肌球蛋白的收缩,使血凝块进一步收缩,形成牢固的血栓。纤维蛋白与GPⅡb/Ⅲa相互作用是血小板聚集的最后一个关键步骤,并且GPⅡb/Ⅲa只在血小板表达,所以血小板GPⅡb/Ⅲa受体拮抗剂可提供最强的抗血小板作用。

1. 阿昔单抗　是嵌合抗原结合片段(antigen-binding fragment,Fab)的小鼠抗人GPⅡb/Ⅲa受体的单克隆抗体,与血小板GPⅡb/Ⅲa受体非特异性结合,最先用于临床。但鉴于阿昔单抗对血小板GPⅡb/Ⅲa受体有潜在的免疫原性,易产生过敏反应,不可逆性和非特异性、出血反应多见等不足,陆续研发出一些小分子类新型血小板GPⅡb/Ⅲa受体拮抗剂。包括环七肽的依替巴肽以及非肽类拮抗剂药物替罗非班和拉米非班。

2. 替罗非班　是一种特定的非肽类的GPⅡb/Ⅲa受体拮抗剂,模仿GPⅡb/Ⅲa受体识别精氨酸-甘氨酸-天门冬氨酸(Arg-Gly-Asp,RGD)肽,对ST段抬高的急性心肌梗死患者的治疗是有效的。依替巴肽是一个模仿蛇毒barbourin中的KGD序列的环七肽。它安全有效地应用于ACS及PCI围术期。

3. 拉米非班　是一个合成的、非环、非肽类的小分子GPⅡb/Ⅲa受体拮抗剂,与阿昔单抗相比,抗血小板作用增强,出血的不良反应也更常见,临床应用受限。

(四)磷酸二酯酶(phosphodiesterase,PDE)抑制剂

环磷酸腺苷(cyclic adenosine monophosphate,cAMP)作为细胞内信号转导重要的第二信使,在血小板聚集中发挥重要作用。cAMP升高,抑制血小板聚集。磷酸二酯酶水解cAMP,降低细胞内cAMP水平,促进血小板聚集。因此抑制磷酸二酯酶,可以有效抑制血小板聚集。

西洛他唑是PDE抑制剂,抑制血小板聚集,并可使血管平滑肌细胞内的cAMP浓度上升,使血管扩张,增加末梢动脉血流量。临床应用包括:①联合阿司匹林、ADP受体拮抗剂应用于ACS及PCI术高危血栓的患者;②外周血管介入术;③阿司匹林不耐受的PCI患者,为加强抗栓可联合应用西洛他唑+ADP受体拮抗剂。

三、抗血小板治疗的指南推荐

(一)阿司匹林一级预防推荐

早期的阿司匹林一级预防研究包括1998BMD、1989PHS、1998TPT、1998HOT、2001PPP和2005WHS,显示出阿司匹林的获益。《2003 JNC7指南》推荐对血压控制良好的高血压患者考虑使用阿司匹林。《2005中国高血压防治指南》推荐小剂量阿司匹林用于50岁以上、血清肌酐中度升高或10年总心血管风险>20%的高血压患者。《2008 ASH高血压指南》推荐阿司匹林75~162mg/d用于高血压和糖尿病患者进行抗血小板治疗。《2009 USPSTF指南》指出,只有预防心血管病事件获益明显超过出血风险时,阿司匹林一级预防才有意义。鼓励45~79岁男性应用阿司匹林预防心肌梗死。对80岁以上的老年人群,建议医师先评估阿司匹林的潜在获益和可能风险,再决定是否处方使用阿司匹林。《2009 ESH/ESC高血压指南》推荐50岁以上、肌酐中度升高或心血管风险增加的高血压但无心血管疾病的患者，应用小剂量阿司匹林，可使降低心肌梗死的获益大于出血风险。2009 ATT 阿司匹林一级预防荟萃分析显示出阿司匹林的获益。《2010 ADA 糖尿病指南》推荐，10 年心血管风险大于 10% 且伴有任何一项高危因素的 1 型或 2 型糖尿病患者，应用 75 ~ 162mg/d 阿司匹林预防心血管疾病。中国 2 型糖尿病指南也推荐，对于心血管风险增加的 1 型或 2 型糖尿病患者，包括年龄超过 40 岁或合并一项危险因素者，应用阿司匹林 75 ~ 162mg/d 作为一级预防。《2013 年中国抗血小板治疗中国专家共识》推荐，合并 3 项及以上危险因素者服用阿司匹林 75 ~ 100mg/d；高血压合并慢性肾脏病的患者使用阿司匹林；80 岁以上人群需评估获益/出血风险比。欧洲心脏病学会基于最新研究的成果，于 2014 年 7 月 22 日发布了一篇有关"阿司匹林心血管疾病(cardio vascular disorder，CVD)一级预防领域"的指南意见书，推荐在 CVD 风险率(死亡、心肌梗死及卒中在内的主要心血管事件数≥2/100 患者年)较高的人群中，使用低剂量阿司匹林一级预防心血管疾病。

但对于阿司匹林是否可作为一级预防用药，降低总人群的心脑血管突发事件发生率，还存在争议，尚需更大规模更长时间的临床实践去验证。

(二)双联抗血小板治疗

多项大规模临床试验如 CURE、PCI-CURE 以及 CREDO 研究等显示出在阿司匹林的基础上加用氯吡格雷显著优于对照组，奠定了阿司匹林和氯吡格雷联用双联抗血小板治疗(dual anti-platelet therapy，DAPT)在急性冠状动脉综合征(acute coronary syndrome，ACS)和经皮冠状动脉介入治疗(percutaneous coronary intervention，PCI)患者中的基础。

多项研究探讨了冠心病 PCI 术后 DAPT 的最佳时程。PRODIGY 研究旨在比较 PCI 术后 6 个月和 24 个月 DAPT 对心血管预后的影响。DES-LATE 研究探讨了 DES 置入后 12 个月以上的 DAPT 对长期临床预后的影响。这两项研究提示，PCI 术后大于 1 年的 DAPT 并不能降低心血管不良事件的发生，反而可能增加出血风险。EXCELLENT 研究比较了药物洗脱支架置入后，6 个月和 12 个月 DAPT 对心血管预后的影响。RESET 研究比较了佐他莫司洗脱支架置入后行 3 个月 DAPT 与其他类型支架置入后行 12 个月 DAPT 对心血管预后的影响。OPTIMIZE 研究显示置入佐他莫司洗脱支架的低危 ACS 患者，3 个月的短程 DAPT 并不增加支架内血栓形成的风险。以上研究提示必须结合患者的实际情况，个体化决定 DAPT 的治疗时程。对于高危的冠心病患者，病情不稳定或复杂冠状动脉病变的病例，可能 1 年或以上的长程 DAPT 是更佳选择。

国内外权威指南一致推荐，氯吡格雷 + 阿司匹林双联抗血小板是 ACS 的标准治疗方案。《2007 非 ST 段抬高型急性冠状动脉综合征(non-ST-segment elevation acute coronary syndrome，NSTE-ACS)指南》推荐应尽早给予双联抗血小板治疗，氯吡格雷应给予负荷剂量，75mg/d 持续用 12 个月；保守治疗的 NSTE ACS 患者也应长期使用双联抗血小板治疗。《2013 年中国抗血小板治疗中国专家共识》指出，ACS 患者立即口服阿司匹林 300mg，75 ~ 100mg/d 长期维持。有应用阿司匹林禁忌的患者，可用氯吡格雷替代。对保守治疗的患者，尽早给予氯吡格雷负荷量 300mg；对 PCI 患者尽早给予氯吡格雷负荷量 600mg，然后以 75mg/d 维持，至少 12 个月。PCI 后抗血小板治疗，非 ACS 患者置入金属裸支架(bare metal stent，BMS)术后 DAPT 应用氯吡格雷 75mg/d 至少一个月，最好持续 12 个月；置入药物洗脱支架(drug eluting stent，DES)的患者术后 DAPT 12 个月，ACS 患者应用氯吡格雷持续 12 个月。无出血高危险的 ACS 患者接受氯吡格雷 600mg 负荷量后，PCI 术后以 150mg/d 的剂量应用 6 天，再以 75mg/d 维持。2014

年9月,美国心脏学会(AHA)/美国心脏病学会(ACC)对《NSTE-ACS管理指南》进行了更新,推荐给予NSTE-ACS患者162～325mg非肠溶性阿司匹林咀嚼片,以81～162mg终生维持;禁忌应用阿司匹林的患者,可用氯吡格雷替代;应用P_2Y_{12}抑制剂联合阿司匹林治疗12个月,用于接受早期侵入性或缺血指导策略治疗的患者,且优选替格瑞洛。

四、抗血小板治疗出血风险评估和处理

抗血小板药物是一柄"双刃剑",具有一定的副作用,主要包括消化道出血及颅内出血等不良事件,近期研究指出阿司匹林或可升高出血性脑卒中风险率。

阿司匹林通过抑制环氧化酶,一方面抑制血小板活化和血栓形成,另一方面损伤消化道黏膜,导致溃疡形成和出血,严重时可致患者死亡;其他抗血小板药物如氯吡格雷也能加重消化道损伤,联合用药时损伤更为严重。重要的是临床医师如何去控制,使副作用降至最低。我国2012年发布了《抗血小板药物消化道损伤的预防和治疗中国专家共识》,旨在告诫和敦促临床医师在抗血小板治疗同时注意预防消化道损伤,通过心血管医师与消化病医师协作,防患于未然,使更多心脑血管疾病患者从抗血小板治疗中获益。胃肠道出血高危患者服用抗血小板药物,联合应用质子泵抑制剂(proton pump inhibitor,PPI)或H_2受体拮抗剂。溃疡活动期或幽门螺杆菌阳性者,先治愈溃疡病并根除幽门螺杆菌。

临床上要对患者出血风险进行个体化评估。用CRUSADE出血风险预测模型进行评分。采用TIMI/GUSTO/BARC方法对出血情况定义分类。应采取个体化治疗原则,充分评估抗血小板药物的特征和优势,做到疗效与安全性的充分平衡,降低出血风险,赢得临床净获益。根据使用药物和出血严重程度,决定是否停用抗血小板药物或输注血小板;严重出血患者,推荐充分止血和权衡血栓事件风险的基础上,暂停抗凝及抗血小板药物。不推荐血流动力学稳定、血细胞比容>25%或血红蛋白水平>70g/L的患者输血。

五、血小板反应多样性

血小板反应多样性是指个体对抗血小板药物治疗反应存在差异。阿司匹林+氯吡格雷是标准的双联抗血小板方案。但临床发现部分患者存在抗血小板药物抵抗的现象,也就是血小板的低反应性,表现为在规律服用适当剂量的抗血小板药物后,血小板聚集功能检测提示血小板抑制率下降。低反应性可能存在高血栓风险,反之亦然。导致阿司匹林抵抗的原因可能有:COX-2基因表达量/活性升高,导致血小板反应性增强;COX-1抑制率降低;基因多态性;药物代谢动力学因素;氧化应激;药物吸收不良、药物剂量不足、患者依从性差等。导致氯吡格雷抵抗的因素可能有:①血小板反应性增强,更新速度加快;②CYP2C19、CYP3A基因多态性,如肝细胞代谢中基因*CYP2C19*2*或*CYP2C19*3*位点缺失的慢代谢型,在应用以氯吡格雷为代表的抗血小板药时,以它作为前体的药物代谢反应较弱;③药物相互作用,因为有很多种药物是通过CYP450系统3A4通道代谢的,氯吡格雷和其他药物在通道上有所竞争;④P_2Y_{12}和P_2Y_1信号通路活化等。

血小板聚集形成血栓是由于多种途径共同作用的结果,联合用药通过多种不同途径抑制血小板聚集可以增强抗栓疗效,改善阿司匹林或氯吡格雷抵抗。阿司匹林通过抑制COX-1和阻断前列环素合成而抑制血小板的最终聚集,它没有阻断血小板黏附,也没有阻断凝血酶、血管狭窄剪切应力导致的血小板聚集。氯吡格雷通过抑制血小板ADP受体抑制血小板活化。GPⅡb/Ⅲa受体拮抗剂作用于血小板聚集的最后通路,通过抑制血小板与纤维蛋白原或vWF

因子的结合来抑制血小板活性。西洛他唑通过抑制细胞磷酸二酯酶，减少血小板内环核苷酸含量，抑制血小板聚集。另外，加大药物剂量以提高抗血小板强度。但部分患者在达到最大负荷剂量后疗效仍未改善，反而增加出血风险。

新型抗血小板药物也不可避免地存在反应多样性的问题，其中包括产生药物间相互作用，从而可能干扰其他药物的疗效。替格瑞洛通过肝脏 CYP3A4 代谢的化合物同样起效，占母体化合物的 1/3，CYP3A4 是其体内代谢、疗效的潜在影响因素。有研究表明，即使使用普拉格雷 60mg 负荷剂量，仍有 1/4 的患者未达到 50% 的血小板抑制率。PLATO 研究的遗传亚组分析显示，不论患者是否存在任何 CYP2C19 功能缺失的等位基因，替格瑞洛预防心血管死亡、心肌梗死和卒中的疗效以及主要出血的发生率均不受影响，给不同基因型的患者提供了一致的临床获益。

2011 年欧洲心脏病学会（ESC）《NSTE-ACS 治疗指南》和 2011 年美国心脏病学会基金会/美国心脏学会/美国心血管影像与介入学会（ACCF/AHA/SCAI）《PCI 指南》虽然不常规推荐基于血小板功能检测结果增加氯吡格雷维持剂量，但建议应用氯吡格雷的某些特殊患者（如预计预后差的高危患者）可考虑检测基因型和血小板功能。除建议进行血小板反应性和基因型检测，《指南》还给出了另一个解决方法，即考虑应用替格瑞洛替代氯吡格雷进行治疗。

在使用阿司匹林的基础上，除氯吡格雷外，可根据出血风险选择联合应用下述一种 P_2Y_{12} 受体抑制剂。UA/NSTEMI：①对所有缺血事件中、高危（例如肌钙蛋白水平升高）而无出血高风险的患者，替格瑞洛 180mg 负荷剂量后，90mg、每天 2 次维持；②在年龄≤75 岁且无卒中或短暂性脑缺血发作（transient ischaemic attack，TIA）病史等高出血风险的患者，普拉格雷 60mg 负荷剂量后，10mg/d 维持。STEMI：①对拟行直接 PCI 而无出血高风险的患者，替格瑞洛 180mg 负荷剂量后，90mg，2 次/天，维持；②在年龄≤75 岁、无卒中或 TIA 病史等高出血风险且拟行直接 PCI 的患者，用普拉格雷 60mg 负荷剂量后，10mg/d 维持。无论置入 BMS 或是 DES，普拉格雷、替格瑞洛与阿司匹林联合抗血小板治疗时间最好持续 12 个月。

（曹立军）

第二节 抗凝药物

一、血液凝固及抗凝系统

血液凝固的实质就是血浆中的可溶性纤维蛋白原转变成不溶性的纤维蛋白的过程，是由多种凝血因子参与的一系列蛋白质的有限水解活化过程。目前已知的凝血因子共 13 个，均为蛋白质，多数在肝脏合成，其中，凝血因子Ⅱ、Ⅶ、Ⅸ、Ⅹ的合成需要维生素 K 的参与。

血浆中存在的最重要的抗凝物质是抗凝血酶Ⅲ（antithrombin Ⅲ，ATⅢ）和肝素。此外，还有蛋白 C（protein C）、肝素辅助因子（heparin cofactor Ⅱ，HC Ⅱ）、组织因子通路抑制剂（tissue factor pathway inhibitor，TFPI）、内皮表面辅助因子凝血酶调节素（thrombomodulin，TM）、蛋白 S 及富含组氨酸糖蛋白等十余种抗凝蛋白质，这些抗凝蛋白质缺乏，容易发生血栓栓塞性疾病。

二、抗凝血药

通过干扰机体生理性凝血的某些环节而达到阻止血液凝固目的的药物统称为抗凝血药（anticoagulants），临床主要用于预防血栓的形成及阻止已形成血栓的进一步发展。根据抗凝血机制的不同主要分为以下几类：

(一)凝血酶间接抑制药

1. 肝素

(1)肝素(heparin)：是一种硫酸化的葡萄糖胺聚糖(glycosaminoglycan,GAGs)混合物，分子量为3～15kD。药用肝素主要来源为猪肠黏膜及牛肺脏。

(2)药理作用与机制：肝素在体内和体外均有强大的抗凝作用。静脉注射后即刻发挥抗凝作用。可轻度延长血液中活化的部分凝血活酶时间(activated partial thromboplastin time,APTT)，对凝血酶原(prothrombin,PT)亦有轻微影响，且抗凝血因子Ⅹ的活性明显增强。肝素的抗凝机制有以下几方面：①增强抗凝血酶Ⅲ(antithrombin,AT Ⅲ)活性：血浆中AT Ⅲ可抑制内源性和共同通路活化的凝血因子，包括凝血酶、因子Ⅸa、Ⅹa、Ⅺa和Ⅻa。肝素可明显增强ATⅢ与凝血酶的亲和力，使Ⅱa-ATⅢ反应速率加快1000倍，从而加速凝血酶灭活。肝素与ATⅢ赖氨酸残基形成可逆性复合物，使AT Ⅲ构象改变，暴露出精氨酸活性位点，后者与凝血因子Ⅸa、Ⅹa、Ⅺa和Ⅻa丝氨酸活性中心结合，对凝血酶则形成肝素-ATⅢ-Ⅱa三元复合物，使凝血因子活性中心灭活，发挥显著的抗凝作用。②激活肝素辅助因子Ⅱ(heparin cofactor,HCⅡ)：HCⅡ活化可提高对凝血酶抑制速率100倍以上。但肝素与HCⅡ的亲和力要比与AT Ⅲ亲和力小得多，故需高浓度肝素，才能与HCⅡ结合，激活HCⅡ。③促进纤溶系统激活：组织型纤溶酶原激活剂(tissue plasminogen activator,t-PA)和内源性组织因子通路抑制物(tissue factor pathway inhibitor,TFPI)由血管内皮细胞释放，t-PA可激活纤溶系统，TFPI可抑制组织因子(tissue factor,TF)。TF是血管内皮细胞的一种整合蛋白，是因子Ⅶ对其底物因子Ⅶ和Ⅹ的重要辅因子。研究发现TF引起的凝血可能涉及动脉血栓形成和动脉粥样硬化。肝素促进细胞内释放t-PA和TFPI，可发挥抗血栓作用。④降血脂：肝素可使内皮细胞释放脂蛋白酶，将血中乳糜微粒和极低密度脂蛋白的三酰甘油水解为甘油和游离脂肪酸。但此作用具有肝素依赖性，停用肝素后立即消失，故无重要临床意义。

(3)体内过程：肝素口服不吸收；肌内注射易引起局部出血和刺激症状，不予使用；通常静脉给药。静脉注射后，80%肝素与血浆蛋白结合，其分布容积小(0.05～0.07L/kg)。不能透过胸膜、腹膜和胎盘，不进入乳汁中。主要在肝脏中经肝素酶分解代谢；低剂量时肝素由单核-巨噬细胞系统清除和降解，大剂量时可以原形排出。其降解产物或原形经肾排泄。肝素的生物$t_{1/2}$因剂量而异，个体差异较大，肺气肿、肺栓塞患者$t_{1/2}$缩短，肝、肾功能严重障碍者则$t_{1/2}$明显延长，对肝素敏感性也提高。

(4)临床应用：①血栓栓塞性疾病，主要用于防止血栓形成和阻止已形成血栓继续扩大。如心肌梗死、深静脉血栓、肺栓塞、脑梗死、心血管手术及外周静脉术后血栓形成等。尤其适用于急性动静脉血栓形成；②弥散性血管内凝血(disseminated intravascular coagulation,DIC)，是肝素的适应证，应早期应用，防止纤维蛋白原及其他凝血因子耗竭而发生继发性出血；③心血管手术、心导管检查、血液透析及体外循环等。

(5)不良反应：①出血：是肝素主要不良反应，表现为各种黏膜出血、关节腔积血和伤口出血等。严重者可引起致命性出血。轻度出血患者停药即可，严重出血者可静脉缓慢注射拮抗剂硫酸鱼精蛋白(protamine sulfate)，每1mg鱼精蛋白可中和100U肝素。用药期间应监测APTT。②肝素相关血小板减少症：发生率高达5%～6%。若发生在用药后1～4天，程度多较轻，一般认为是肝素引起一过性的血小板聚集作用所致，不需中断治疗即可恢复；如发生在给药后7～10天，考虑与机体免疫反应有关。可能机制为肝素促进血小板因子4(platelet factor,

PF_4）释放并与之结合形成复合物，再与特异抗体形成 PF_4-肝素-IgG 复合物，引起病理反应所致。停药后约4天可恢复。③其他：妊娠妇女长期使用肝素可引起骨质疏松，自发性骨折。多于分娩1年后恢复正常。部分人群可见皮疹、发热等过敏反应。

（6）禁忌证：对肝素过敏者，有出血倾向、血友病、血小板功能不全和血小板减少症、紫癜、严重高血压、细菌性心内膜炎、肝肾功能不全、消化性溃疡、颅内出血、活动性肺结核、先兆流产、产后、内脏肿瘤、外伤及术后等患者禁用。

2. 低分子量肝素　低分子量肝素（low molecular weight heparin，LMWH）是指分子量小于7kD的肝素，它们是从普通肝素（unfractionated heparin，UFH）中直接分离或由普通肝素降解后再分离而得。其药理学和药代动力学的特性优于普通肝素，具有以下特点。

（1）LMWH具有选择性抗凝血因子Ⅹa活性，而对凝血酶及其他凝血因子影响较小，其抗因子Ⅹa/Ⅱa活性比值为1.5～4.0，高于普通肝素的1.0左右，且分子量越低，抗凝血因子Ⅹa活性越强，这样就使抗血栓作用与出血作用分离，保持了肝素的抗血栓作用而降低了出血的危险。

（2）生物利用度高，半衰期较长，体内不易被消除。

（3）LMWH由于分子量小，与 PF_4 相互作用较弱，不易引起血小板减少。LMWH已逐渐取代普通肝素广泛用于临床。

3. 硫酸皮肤素　硫酸皮肤素（dermatan sulfate）属于糖胺聚糖类，是依赖HCⅡ的凝血酶间接抑制剂，通过刺激HCⅡ通路而灭活凝血酶。硫酸皮肤素可使HCⅡ抑制凝血酶活性速率提高1000倍。因此，本品与UFH或LMWH合用，可大大增强后两类药的抗凝作用。硫酸皮肤素静脉注射（也可肌内注射）后在体内不被代谢，以原形从肾排泄。临床试用于抗血栓治疗，无明显出血不良反应。

此外，几种天然的或人工合成的多聚阴离子，如硫酸戊聚糖、硫酸软骨素E等均可通过刺激HCⅡ通路而抑制凝血酶活性，产生抗凝作用。

4. 磺达肝癸钠

（1）药理作用及机制：磺达肝癸钠是第一个人工化学合成的Ⅹa因子选择性抑制剂。其以1∶1的比例与抗凝血酶（antithrombin，AT）上的戊糖结构结合，可使AT抑制因子Ⅹa的速率增加约300倍。磺达肝癸钠对因子Ⅹa的抑制作用影响了凝血级联反应的进程，并抑制了凝血酶的形成和血栓的增大。但是，磺达肝癸钠并不影响AT对因子Ⅱa的抑制，与血小板亦无相互作用，也不影响出血时间。磺达肝癸钠能更加有效的抑制因子Ⅹa、膜磷脂、钙离子和因子Ⅴa的复合物等前凝血活酶的生成，但对于已经形成的前凝血活酶中的因子Ⅹa没有抑制作用。磺达肝癸钠还能剂量依赖性的抑制组织因子/因子Ⅶa，以及因子Ⅶa的产生和活性。与UFH和LMWH不同，磺达肝癸钠对于组织因子途径抑制物没有影响。与UFH和LMWH另外一个重要不同为磺达肝癸钠不与血小板结合，不能抑制血小板的聚集，也不与血小板因子相互作用，临床罕有HIT发生。

（2）抗凝作用：磺达肝癸钠经静脉或者皮下给药后，剂量依赖性的抑制血栓的形成和进展，仅导致APTT或PT时间轻度异常，对AT水平和出血时间无影响。磺达肝癸钠的抗凝作用不能被鱼精蛋白拮抗，但可被重组Ⅶa因子逆转。

在血浆治疗浓度范围内，凝血酶生成受抑制程度与磺达肝癸钠的浓度呈线性相关。但磺达肝癸钠对凝血酶生成的抑制可达到平台，因此不能完全阻止凝血酶的生成，可防止过度抗凝。而且由于它对血小板释放的肝素中和蛋白如 PF_4 不敏感，不会形成 PF_4 复合物。

(3)药代动力学:磺达肝癸钠可由静脉或者皮下给药。皮下给药后吸收迅速完全,生物利用度为100%。血浆浓度达峰时间为1.7小时,静脉给药血浆浓度达峰更快。可每天一次给药,血浆半衰期大约17小时,老年人可延长至21小时。3~4天后血浆浓度达到稳态,主要以原型由肾脏缓慢清除。磺达肝癸钠不通过肝脏的P450酶代谢,因此与其他药物的相互作用较少。研究表明,与华法林、阿司匹林、地高辛无药物间相互作用。

(4)临床应用:临床试验证据显示,与传统的抗凝治疗比较,磺达肝癸钠降低ACS患者血栓事件的同时,明显减少出血的发生,死亡率也大大降低,更好地起到了心肌保护作用。具体应用建议:①NSTEACS:对于无禁忌证NSTEACS患者,应该尽早开始抗凝治疗,可以选择UFH、LWMH、磺达肝癸钠或比伐卢定。如患者选择保守治疗,建议优选磺达肝癸钠;如患者拟进行早期介入治疗,也可以选择磺达肝癸钠;对于出血危险较高的患者,应该首选磺达肝癸钠,优于LMWH和UFH;如患者拟行冠状动脉旁路移植术(coronary artery bypass grafting,CABG),应在术前至少24小时停药,可于术后48小时重新开始。②STEMI:STEMI患者如拟行直接PCI,不建议选用磺达肝癸钠;STEMI患者如选择链激酶溶栓治疗,建议给予磺达肝癸钠辅助抗凝;STEMI患者未接受再灌注治疗,建议给予磺达肝癸钠。

5. 利伐沙班

(1)利伐沙班(rivaroxaban):是一类唑烷酮衍生物,为作用于Ⅹa因子活性位点的选择性抑制剂,在临床用于择期髋关节置换术或膝关节置换术成年患者的治疗,以预防静脉血栓(venous thromboembolic events,VTE)和肺栓塞(pulmonary embolism,PE)形成。能高度选择性及竞争性的与因子Ⅹa的活性位点结合,抑制游离和结合的Ⅹa因子以及凝血酶原活性,并且这种结合是可逆的。利伐沙班可以剂量-依赖方式延长凝血酶原时间(prothrombin time,PT)和活化部分凝血活酶时间(activated partial thromboplastin time,APTT)。体外试验结果显示,利伐沙班可有效抗凝,且对血小板聚集无直接影响。

(2)药理作用及机制:利伐沙班是因子Ⅹa直接抑制剂。因子Ⅹa主要催化Ⅱ因子(凝血酶原)向Ⅱa因子(凝血酶)转化。由于因子Ⅹa位于接触活化(内源性)和组织因子介导(外源性)途径的交汇点,利伐沙班通过抑制因子Ⅹa,从而抑制这两种凝血途径而发挥抗凝作用。利伐沙班竞争性地抑制因子Ⅹa,其对丝氨酸蛋白酶的选择性是对其他丝氨酸蛋白酶(如凝血酶、胰蛋白酶、纤维蛋白溶酶等)的10万倍。

在健康男性受试者中进行的研究结果显示,利伐沙班起效迅速,给药后2.5~4小时达到血药峰浓度。在胃肠道易吸收,生物利用度可达80%,并且不受食物排空的影响。利伐沙班在年轻患者中的半衰期为5~9小时,而在老年患者中则延长至11~13小时。利伐沙班除少量经粪便、胆汁排泄外,主要通过肾脏途径排泄,在肾功能不全患者使用时需慎重。

6. 阿哌沙班

(1)阿哌沙班(apixaban):为口服凝血因子Ⅹa直接抑制剂,适应证同利伐沙班,用于治疗包括深静脉血栓(deep venous thrombosis,DVT)和PE在内的血栓疾病。

(2)药理作用及机制:阿哌沙班对游离或与细胞结合Ⅹa因子和凝血酶原都能发挥有效、可逆的抑制作用。其对人Ⅹa因子的抑制的选择性较其他丝氨酸蛋白酶大30 000倍。阿哌沙班不依赖于凝血酶的存在,因而不影响凝血酶的活性,可保留凝血酶的止血作用。此外,阿哌沙班还能间接地通过诱导凝血酶来抑制血小板聚集。因此阿哌沙班是一个直接、可逆、高选择性的Ⅹa因子抑制剂。阿哌沙班口服后3~4小时达血药峰浓度,半衰期约12小时,其吸收不受进食及pH改变等影响。阿哌沙班与人的血浆蛋白结合率约为87%。人体内阿哌沙班约四分之一被代谢，而大多数药物以原形通过粪便排出。在人体中，阿哌沙班的总清除率为3.3L/h，而肾消除约占27%，肝脏或肾脏功能损伤的患者可以接受阿哌沙班进行治疗。阿哌沙班大多通过CYP3A4代谢，强CYP3A4抑制剂（如唑类抗真菌药物、大环内酯类抗生素、蛋白酶抑制剂）可大大增加阿哌沙班的血药浓度，故不能与阿哌沙班同时服用。阿哌沙班和中等强度的CYP3A4抑制剂（如西咪替丁、地尔硫䓬、选择性的5-羟色胺受体抑制剂）同时服用时需谨慎，因尚未研究其相互作用；此外，阿哌沙班是否与他汀类药物（CYP3A4的代谢底物）发生相互作用也是未知的。

（二）凝血酶直接抑制药

凝血酶是最强的血小板激活物。根据药物对凝血酶的作用位点可分为：①双功能凝血酶抑制药：如水蛭素可与凝血酶的催化位点和阴离子外位点结合；②阴离子外位点凝血酶抑制药：仅能通过催化位点或阴离子外位点与凝血酶结合，发挥抗凝血酶作用。

1. 重组水蛭素 重组水蛭素（lepirudin），是由水蛭的有效成分水蛭素（hirudin），经由基因重组技术制成，分子量7kD。

（1）药理作用与机制：水蛭素是目前所知最强的凝血酶特异性抑制剂，两者以1:1结合成复合物，可抑制凝血酶所有的蛋白水解作用，如裂解纤维蛋白、血纤肽和纤维蛋白原，从而使凝血酶灭活。其不仅阻断纤维蛋白原转化为纤维蛋白凝块，而且对激活凝血酶的因子Ⅴ、Ⅷ、Ⅻ，以及凝血酶诱导的血小板聚集均有抑制作用，具有强大而持久的抗血栓作用。重组水蛭素口服不被吸收，静脉注射后进入细胞间隙，不易通过血脑屏障。主要以原形（90%～95%）经肾脏排泄。$t_{1/2}$约1小时。

（2）适应证：不稳定型心绞痛、急性心肌梗死后溶栓的辅助治疗，DIC、血液透析中血栓形成。

（3）不良反应：用药期间体内通常可形成抗水蛭素的抗体从而延长APTT，建议每日监测APTT。大剂量可引起出血，且目前尚无有效的水蛭素拮抗剂。肾衰竭患者慎用。

2. 达比加群酯 达比加群酯是一种新型的、合成的直接凝血酶抑制剂，是达比加群的前体药物，属非肽类凝血酶抑制剂。

（1）药理作用与机制：口服经胃肠吸收后，在体内转化为具有直接抗凝血酶活性的达比加群。达比加群结合于凝血酶的纤维蛋白特异结合位点，阻止纤维蛋白原裂解为纤维蛋白，从而阻断了凝血瀑布网络的最后步骤及血栓形成过程。达比加群与凝血酶的结合是可逆的。

口服达比加群酯的绝对生物利用度为3%～7%，血药浓度最快在1小时达峰，其血清蛋白结合率为35%，清除半衰期为12～17小时，主要经肾脏排泄。高脂食物对其生物利用度无影响，但可延迟t_{max}近2小时。因口服去胶囊壳的本品大大提高生物利用度，故胶囊不得咀嚼、掰开或压碎后服用。健康受试者及患者口服剂量在10～400mg内，药动学特征显示与剂量成正比。

（2）适应证和用法：达比加群酯主要用于非瓣膜性房颤患者的抗凝治疗，对于肌酐清除率（creatinine clearance rate，Ccr）>30ml/min的患者，口服推荐剂量为150mg，2次/日；对于Ccr在15～30ml/min的患者，推荐剂量为75mg，2次/日；对于Ccr<15ml/min以及行透析治疗的患者不推荐服用。如若漏服，应在当天尽快补服；如果在下次服药前6小时内未能服用，则不再补服，也不可在下次服药时通过加倍剂量来弥补。对于由口服华法林改为口服达比加群酯的患者，一旦国际标准化比值（international normalized ratio，INR）低于2.0则停用华法林，并开

始使用达比加群酯。而当患者从使用达比加群酯转为华法林治疗时，则基于如下的 Ccr 来调整华法林的使用时间：当 Ccr >50ml/min 时，于停用达比加群酯 3 天前使用华法林；当 Ccr 介于 31 ~50ml/min 时，于停用本品 2 天前使用华法林；当 Ccr 介于 15 ~ 30ml/min 时，于停用本品 1 天前使用华法林；当 Ccr < 15ml/min 时，不建议使用华法林。因达比加群酯可升高 INR 值，所以在停服达比加群酯 2 天后，INR 值才会较好地反应华法林的效果。正在接受抗凝剂治疗的患者，在下次给药前 0 ~2 小时开始使用本品。正在服用达比加群酯的患者，需于最后一次服用后 12 小时（Ccr≥30ml/min）或 24 小时（Ccr <30ml/min）后，才可用另一种抗凝剂进行治疗。在创伤性或外科手术前 1 ~2 天（Ccr≥50ml/min）或 3 ~5 天（Ccr <50ml/min），尽量停用本品，以防增加出血风险。

（3）不良反应：应用达比加群酯最常见的不良反应是出血，其他包括消化不良、恶心、上腹部疼痛、消化道出血及腹泻等。

3. 比伐卢定

（1）比伐卢定（bivalirudin）：为直接的、特异的、可逆的凝血酶抑制剂。是由 20 个氨基酸组成的多肽，相对分子量是 2. 18kD。根据水蛭素蛋白序列设计合成，但与水蛭素不同，比伐卢定是可逆的抗凝药。无论凝血酶处于血液循环中还是与血栓结合，比伐卢定均可与其催化位点和阴离子结合位点发生特异性结合。因凝血酶可缓慢酶解比伐卢定 Arg3-Pro4 之间的肽键，使其失活，所以比伐卢定对凝血酶的抑制作用是可逆的、短暂的。临床上比伐卢定作为抗凝剂，用于高危出血风险的 ACS 和 PCI 患者抗凝治疗，以及应用于肝素诱导的血小板减少/血栓形成综合征的治疗等。

（2）药理作用与机制：比伐卢定以浓度依赖的方式延长 APTT、凝血酶时间（thrombin time，TT）和 PT，但不会影响正常的血小板功能。比伐卢定特异性强，它能抑制血小板聚集，但不会增加血小板的反应活性。静脉“弹丸式”注射比伐卢定可在 5 分钟内达到峰浓度。比伐卢定主要经肾脏排出和蛋白酶水解。肾功能正常时的半衰期为 25 分钟。其消除与肾小球滤过率（glomerular filtration rate，GFR）有关，轻度肾功能不全时［GFR 60 ~ 89ml/（min · 1. 73m^2）］代谢不受影响，中至重度肾功能不全会使消除率下降约 20%，而透析患者则可下降 80%。为此应适当减量并监测活化凝血时间（activated clotting time，ACT）。

（3）适应证和用法：比伐卢定主要用于接受 PCI 高危出血风险的 ACS 患者。在实施 PCI 之前，本品常规剂量为首剂 1. 0mg/kg，2. 5mg/（kg · h）静脉滴注 4 小时，必要时可按 0. 2mg/（kg · h）维持至 29 小时。用 5% 葡萄糖或 0. 9% 氯化钠注射液溶解后使用，不得用于肌内注射。

（4）药物相互作用：在静脉注射肝素 30 分钟后或皮下注射低分子肝素 8 小时后，可使用比伐卢定。比伐卢定与血小板抑制剂联合用药时，无药效学的相互作用。比伐卢定在体内与细胞色素 P450 系统无相互作用，与血浆蛋白和血红细胞不结合，但与抗凝药物（肝素、华法林等）联合用药时，可能会增加出血的危险。

（5）不良反应：常见的是出血，多见于动脉穿刺部位，也可能发生在身体其他部位。其他尚有背痛、头痛、低血压等。

（三）维生素 K 拮抗药

主要是香豆素（coumarin）类，为口服抗凝血药，是一类含有 4-羟基香豆素基本结构的物质。常用有华法林（苄丙酮香豆素，warfarin）、双香豆素（dicoumarol）等。

双香豆素口服吸收慢且不规则，吸收后几乎全部与血浆蛋白结合，因此，若与其他血浆蛋白结合率高的药物同服,可增加双香豆素的游离药物浓度,使抗凝作用大大增强,甚至诱发出血。双香豆素分布于肺、肝、脾及肾,由肾排泄。

华法林

(1)药理作用与机制:华法林的抗凝作用主要是竞争性抑制维生素K依赖的凝血因子Ⅱ、Ⅶ、Ⅸ、Ⅹ前体的功能活性所致。这些凝血因子前体的第10个谷氨酸残基(Glu)在γ-羧化酶的催化作用下,经羧基化生成γ-羧基谷氨酸。其中,维生素K是γ-羧化酶的辅酶。在羧化反应中,在Ca^{2+}、CO_2、O_2参与下,氢醌型维生素K氧化为环氧化型维生素K,后者在维生素K环氧化物还原酶,或维生素K循环中相关的还原酶系作用下,转为维生素K原形,再被还原为氢醌型维生素K,继续参与华法林抑制维生素K循环中相关的还原酶系,阻断维生素K以辅因子形式参与羧化酶的催化反应,抑制了凝血因子Ⅱ、Ⅶ、Ⅸ、Ⅹ的功能活性,从而产生抗凝作用。华法林无体外抗凝作用,体内抗凝作用缓慢而持久。口服后一般需8~12小时发挥作用,1~3天达血药浓度高峰,停药后作用可持续数天。

(2)体内过程:华法林口服吸收完全,生物利用度达100%,吸收后0.5~4小时达血药浓度高峰,97%与血浆蛋白结合,能通过胎盘。华法林主要经肝脏代谢,可经胆汁排入肠道再吸收,最终从肾排泄。$t_{1/2}$约42~54小时。

(3)临床应用:①心房纤颤和心脏瓣膜病所致血栓栓塞为华法林的常规应用;此外,接受心脏瓣膜置换的患者,需长期服用华法林;②用于髋关节手术患者可降低静脉血栓形成发病率;③肺栓塞、深部静脉血栓形成患者,进行溶栓治疗后,常规用华法林维持3~6个月,用于预防复发性血栓栓塞性疾病。

(4)不良反应:主要是出血,如血肿、关节出血、胃肠道出血等。在服药期间应密切监测PT。一旦出血严重,应立即停药,给予维生素K 10mg静注,一般在给药24小时后,PT可恢复正常。罕见有"华法林诱导的皮肤坏死",通常发生在用药后2~7天内。也可引起胆汁淤滞性肝损害,停药后可消失。可致畸胎,孕妇禁用。

(5)药物相互作用:甲硝唑、西咪替丁、水杨酸等肝药酶抑制剂以及非甾体抗炎药、胺碘酮等可增强华法林的抗凝血作用;巴比妥类、苯妥英钠等肝药酶诱导剂可减弱华法林的抗凝作用。

三、新型抗凝药物的临床应用

以华法林为代表的维生素K拮抗剂自20世纪50年代问世以来,广泛用于血栓性疾病与房颤患者以预防血栓栓塞事件。虽然华法林的抗栓效果明确、可靠,但亦存在诸多弊端:①代谢易受食物、药物等因素影响,药物起效、失效时间长;②个体对华法林的治疗反应大相径庭;③需频繁监测患者凝血功能导致患者服药依从性差,影响了其在临床实践中的广泛应用。多年来,人们一直致力于更安全有效及更方便的新型抗栓药物的研发,前文讲述的Ⅱa因子抑制剂(达比加群酯)、直接Ⅹa因子抑制剂(利伐沙班和阿哌沙班)为近年来研发的新型抗凝药,相对于华法林等经典抗凝药物,新型抗凝药更为安全有效并且更为方便,具有广阔的应用前景。

(一)新型口服抗凝药的药物代谢动力学特点

相比于华法林,新型口服抗凝药(new oral anticoagulants, NOACs)的药代动力学特性更稳定(表13-1),受药物、食物等因素的影响小,而且起效与失效速度快,无须定期监测患者凝血指标来调整剂量,使用更为方便,颅内出血并发症减少。

表 13-1 华法林与新型口服抗凝药物的药代动力学比较

	华法林	达比加群	利伐沙班	阿哌沙班
前体药	否	是	否	否
生物利用度	90% ~95%	3% ~7%	66% ~100%	50%
蛋白结合率	99%	35%	92% ~95%	87%
血浆浓度达峰时间	72 ~96h	2h	2 ~4h	1 ~4h
半衰期	34 ~44h	12 ~17h	6 ~9h(年轻人) 11 ~13h(老年人)	12h
实验室检测	需要	不需要	不需要	不需要
服用剂量	依据 INR 决定	每日两次	每日 1 次	每日 1 次
需要与食物同服	无	必需	无	无
代谢途径	经 CYP-450 酶系代谢	水解,85% 经肾脏排泄	1/3 经肾脏排泄;2/3 经肝脏代谢	经 CYP3A4 酶系代谢;肝-肠途径排泄,27% 经肾脏清除

NOACs 主要以凝血瀑布网络中因子Ⅹa 或因子Ⅱa 为靶点,同时能与游离的凝血因子及血栓结合型的凝血因子结合,抑制其活性而发挥抗凝作用。抑制因子Ⅹa 可减少凝血酶生成,但不影响已生成的凝血酶活性,对生理性止血功能影响小。

(二)新型口服抗凝药的适应证

1. 非瓣膜性心房颤动　抗凝是房颤治疗的核心之一,房颤患者是使用 NOACs 的主体。迄今已有多项大规模前瞻性随机对照试验证实了 NOACs 在预防非瓣膜性房颤患者卒中或栓塞性事件中的疗效及安全性。循证医学结果显示,NOACs 预防非瓣膜性房颤患者卒中或栓塞性事件的疗效至少不劣于华法林,但安全性更高。近年来 NOACs 在房颤治疗指南中的地位一直在不断提升:美国心脏病学会(ACC)/美国心脏协会(AHA)/心律学会(HRS)2011 年更新《房颤治疗指南》首次推荐:具有卒中或系统性栓塞危险因素的房颤患者,且未置入人工心脏瓣膜或无影响血流动力学的瓣膜病,无严重肾功能不全(Ccr < 15ml/min)或严重肝脏疾病(影响基线状态的凝血功能),达比加群酯可以作为华法林的替代治疗预防卒中和系统性栓塞(推荐级别Ⅰ,证据级别 B)。随后欧洲心脏病学会(ESC)《2012 年房颤治疗指南》更新建议:对有抗凝适应证的非瓣膜性房颤患者,若不宜或不愿使用华法林抗凝且无 NOACs 禁忌证,则可直接选择任意一种 NOACs 进行抗凝治疗(推荐级别Ⅰ,证据级别 B);甚至将 NOACs 作为首选口服抗凝药(推荐级别Ⅱa,证据级别 B)。

2. 不伴有心房颤动的急性冠状动脉综合征患者　ATLAS-ACS 2 TIMI 51 试验显示在规范抗血小板治疗基础上加用利伐沙班可减少 ACS 患者的心血管死亡、心肌梗死及卒中事件,但同时出血风险亦增加,呈剂量依赖性,患者总体获益不明显。此外,RE-DEEM 试验及 APPRAISE 2 试验则分别显示达比加群酯及阿哌沙班不能降低 ACS 患者心脏缺血事件风险,相反还增加患者出血风险。因此美国食品和药物管理局(FDA)及欧洲药品管理局(EMA)仍未批准 NOACs 应用于 ACS 的抗栓治疗。

3. 机械瓣置换术后患者　迄今,无研究支持 NOACs 可用于机械瓣置换术后患者的抗凝治疗。2012 年,FDA 发表声明禁止达比加群酯用于机械瓣膜患者的抗凝,依据为 RE-ALIGN 研究发现,与服用华法林患者相比,服用达比加群酯患者发生卒中、心肌梗死及瓣膜血栓形成等机械瓣膜相关并发症比例增加。

4. 静脉血栓栓塞　近年来,众多临床试验评价了 NOACs 在预防 VTE 事件中抗栓的作用。基于这些研究,EMA 批准了利伐沙班、阿哌沙班及达比加群酯用于 VTE 的防治;但 FDA 仅批准了利伐沙班及阿哌沙班。此外,美国胸内科医师学会第九版抗栓指南(ACCP-9)推荐:对于将行骨科大手术(如全髋关节置换术或全膝关节置换术,但不包括髋部骨折手术)的患者,可使用达比加群酯、阿哌沙班、利伐沙班预防血栓;对于急性 DVT 患者,可推荐利伐沙班作为初始抗凝治疗的药物。

(三)不同口服抗凝药物的转换

不同抗凝药物转换过程中需要注意保证抗凝不中断的前提下,尽量减少出血风险。

1. 从华法林转换为 NOACs　停用华法林后监测 INR,当 INR <2.0 时,即可服用 NOACs。

2. NOACs 转换为华法林　从 NOACs 转换为华法林时,两者合用直至 INR 达到目标范围。合用期间应该在下一次 NOACs 给药之前监测 INR,停用 NOACs 24 小时后再次监测 INR 值来确保华法林达到目标强度,换药后 1 个月内密切监测以确保 INR 稳定。肾功能不全患者华法林与达比加群酯之间的转换方式前文已讲述。

3. NOACs 之间转换　NOACs 从一种替换为另一种时,在下次预定服药的时间,即可开始服用新的 NOACs,肾功能不全患者可能需要延迟给药。

4. NOACs 与肝素之间的转换　从注射用抗凝药物转换为 NOACs,普通肝素停药后即可服用 NOACs,低分子肝素则在下次注射时服用 NOACs。从 NOACs 转换为注射用抗凝药物时,在下次服药时给予注射用抗凝药物。肾功能不全患者 NOACs 需延迟给药。

(王纯奕)

第十四章 调脂治疗

一、调脂治疗概述

(一)血脂与动脉粥样硬化

血脂以胆固醇酯(cholesterol ester,CE)和甘油三酯(triglyceride,TG)为核心,外包胆固醇(cholesterol,Ch)和磷脂(phospholipid,PL)构成球形颗粒,与载脂蛋白(apoprotein,apo)相结合,形成脂蛋白溶于血浆进行转运与代谢。脂蛋白分为乳糜微粒(chylomicron,CM)、极低密度脂蛋白(very low density lipoprotein,VLDL)、中间密度脂蛋白(intermediate density lipoprotein,IDL)、低密度脂蛋白(low density lipoprotein,LDL)和高密度脂蛋白(high density lipoprotein,HDL)等。血浆中VLDL、IDL、LDL及载脂蛋白B(apolipoprotein,apo B)高出正常值为高脂蛋白血症,是导致动脉粥样硬化的主要病因。近来证明,HDL、载脂蛋白A(apolipoprotein,apoA)低于正常也可导致动脉粥样硬化。脂质代谢异常可以通过不同的方式导致血浆脂蛋白的功能和(或)水平的变化。脂代谢异常可以通过自身或者与其他心血管危险因素相互作用来影响动脉粥样硬化的发生和发展。对于脂质代谢异常,首先要改善生活习惯,进食低热量、低脂肪、低胆固醇类食物,加强运动,如血脂仍不正常,考虑应用药物治疗。

(二)调脂治疗目标

在临床实践中,预防心血管疾病的总体指导方针建议根据总的心血管危险水平来调整血脂干预的强度。每降低1mmol/L(40mg/dl)LDL-C,心血管疾病的发病率和死亡率相应减少22%。

从目前的试验数据外推,LDL-C绝对值下降到1.8mmol/L以下(小于70mg/dl)或降低到基线下50%,大多数极高危患者获得最大受益。因此,对于极高危患者来说,低密度脂蛋白胆固醇治疗目标是1.8mmol/L或减少到基线50%以下。对于高危患者来说,调脂目标应该达到LDL-C <2.5mmol/L(100mg/dl)。对于中危患者LDL-C应<3.0mmol/L(115mg/dl)。

基于现有的证据,apoB似乎比LDL-C更能代表LDL水平。然而,apoB测量没有大规模推广。临床医师在实践中可以认为apoB的治疗目标,在极高危和高危患者分别为80mg/dl和100mg/dl。

对于非HDL-C目标应该设定比LDL-C目标值高0.8mmol/L(30mg/dl)或高于相应的LDL-C目标。

二、调脂药物

(一)他汀类药物

他汀类药物是目前最强效降低血浆胆固醇的药物,可以降低LDL-C,升高HDL-C。他汀类药物能竞争性抑制细胞内胆固醇合成的限速酶(3-羟基-3-甲基戊二酰辅酶还原酶,3-Hydroxy-3-methylglutaryl-coenzyme A,HMG-CoA还原酶)的活性,阻断细胞内羟甲戊酸代谢途径,使细胞内胆固醇合成减少,进而减少细胞内游离胆固醇,通过反馈调节作用,增加细胞(主要是肝细胞)表面 LDL 受体的数目和活性,加速摄取血浆中的 LDL,最终导致 LDL 摄入和分解加速,也可以抑制肝脏合成 apo B 的脂蛋白颗粒包括 IDL 和 VLDL。目前已在临床上应用的他汀类药物主要有两类,一类为天然化合物如洛伐他汀、辛伐他汀、普伐他汀;另一类为完全人工合成化合物如氟伐他汀、阿托伐他汀、瑞舒伐他汀等。

1. 洛伐他汀(lovastatin) 口服吸收较好,在肝中被代谢成多种有效代谢物,以 β-羟基酸为主,代谢物的 $t_{1/2}$ 约 1 ~2 小时。洛伐他汀及其代谢产物主要经胆道排泄,肾脏排泄较少。长期治疗后停药,作用持续 4 ~6 周。洛伐他汀的剂量是 10 ~80mg/d,目前推荐的起始剂量为 40mg/d。

2. 辛伐他汀(simvastatin) 口服吸收好,在肝脏内首过效应强。以无活性的内酯形式服用,口服后主要在肝脏发挥作用,在肝脏转变成有活性的形式。辛伐他汀活性结构在外围组织中很少出现,且其中大部分与血浆白蛋白相结合。本药口服后 1 ~3 小时血药浓度达高峰。辛伐他汀的剂量是 5 ~80mg/d,目前推荐的起始剂时量为 20 ~40mg/d。美国 FDA 发布通告称大剂量辛伐他汀可导致严重的肌病,甚至出现肌溶解,与胺碘酮合用可增加肌溶解风险。

3. 普伐他汀(pravastatin) 口服吸收迅速,主要作用在肝脏。与食物同服时,虽然生物利用度下降,但降脂作用不受影响。普伐他汀蛋白结合率约为 50%,$t_{1/2}$ 约 1.5 ~2 小时。临床常用剂量是 10 ~40mg/d,目前国内推荐起始剂量为 20mg/d,可根据疗效反应增加至 40mg/d。

4. 氟伐他汀(fluvastatin) 氟伐他汀不需要代谢转化就具有药理活性。口服几乎完全吸收,但存在明显的肝脏首过效应,蛋白结合率大于 99%。氟伐他汀主要从胆汁及粪便中排泄。氟伐他汀排泄迅速,其 $t_{1/2}$ 为 1.2 小时。氟伐他汀经肝脏代谢后很少经肾脏排泄,对轻至中度肾功能不全的患者不必调整剂量。氟伐他汀的临床应用剂量是 20 ~80mg/d,目前推荐起始剂量为 40mg/d。

5. 阿托伐他汀(atrovastatin) 口服迅速吸收,1 ~2 小时内达到最大血浆浓度。进入血液循环的阿托伐他汀主要与血浆蛋白结合。阿托伐他汀的 $t_{1/2}$ 为 14 小时。阿托伐他汀常用的剂量是 10 ~80mg/d,目前推荐起始用量是 10 ~20mg/d。

6. 瑞舒伐他汀(rosuvastatin) 不需要肝脏代谢即发挥其生物活性。主要经由细胞色素 P450 同工酶 2C9(CYP4502C9)和 2C19(CYP4502C19)进行代谢,很少通过细胞色素 P4503A4 同工酶(CYP4503A4)的代谢。瑞舒伐他汀约有 90% 的药物以原形从粪便中排出,其余主要通过肾脏排泄。瑞舒伐他汀常用剂量是 5 ~20mg/d,目前推荐起始剂量为 5 ~10mg/d。

大多数患者对他汀类药物的耐受性良好,不良反应通常较轻且持续时间短暂,包括头痛、失眠、抑郁以及消化不良、腹泻、腹痛、恶心等消化道症状。较重且需要引起临床医师注意的是转氨酶升高和他汀类药物相关肌病。

转氨酶升高:发生肝脏转氨酶升高患者较少,存在剂量依赖性,即应用大剂量他汀患者容易出现转氨酶的升高。他汀导致转氨酶升高的机制目前并不清楚,减少药物剂量或者停用他汀常可使升高的转氨酶回落。胆汁淤积和活动性肝病被列为使用他汀类药物的禁忌证。在应用他汀类药物时,建议定期检测转氨酶。

他汀类药物相关性肌病:他汀类药物可导致肌病,发生率极低,常见为弥漫性肌痛、肌肉触痛或者无力。横纹肌溶解症是最严重的不良反应,较罕见,主要表现为明显肌痛或肌无力症状,常有褐色尿和肌红蛋白尿,肌酸激酶(creatine kinase,CK)显著升高(高于正常上限的 10 倍)和肌酐升高。

（二）贝特类

贝特类降脂药物包括非诺贝特、苯扎贝特和吉非贝齐等。贝特类降脂药物临床应用时间较他汀类长，这类药物能明显地降低TG和升高HDL-C，尤其对家族性IDL升高的高脂血症患者效果更好，其适应证为高TG血症或以TG升高为主的混合型高脂血症。

贝特类药物的作用机制：使富含TG的apoC/apoE比率下降，促进富含TG脂蛋白的有效清除；减少肝脏中VLDL的合成与分泌；减少乙酰辅酶A羧化酶的合成，加速游离脂肪酸的分解；抑制脂肪组织的激素敏感性脂酶，减少脂肪酸的生成。

1. 非诺贝特（fenofibrate） 口服吸收迅速，在体内迅速被组织和血浆酶分解，形成活性代谢产物非诺芳酸。非诺芳酸经肝脏中细胞色素P4503A4代谢，最终转化为葡萄糖醛酸化产物，24小时内排出80%，代谢产物主要经肾脏排泄，小部分经胆道排泄。严重肾功能不全时，其代谢时间延长。非诺贝特常用量为一次100mg，3次/天。

2. 苯扎贝特（bezafibrate） 口服吸收迅速而完全。蛋白结合率可达95%，主要通过肾脏排泄，其中以药物的原形排入尿中的占40%以上。药物半衰期约2小时。肾功能不全者应注意调整剂量。苯扎贝特常用量一次200mg，3次/天。其缓释长效制剂常用量400mg/d。肾功能不全时按肌酐清除率调整剂量。

3. 吉非贝齐（gemfibrozil） 口服吸收迅速且完全，1～2小时血药浓度达高峰。吸收后进入肝肠循环。血浆内半衰期为1.5小时。主要与葡萄糖醛酸结合由肾排出，少量随粪便排出。吉非贝齐常用剂量一次0.6g，2次/天。

贝特类药物的常见不良反应有食欲缺乏、恶心和胃部不适、腹泻等胃肠道症状，通常持续时间短，不需停药。少见不良反应有皮肤瘙痒、荨麻疹、皮疹、脱发、头痛、头晕、失眠、性欲减退。可出现一过性转氨酶增高，个别症状明显者应减低剂量或停药。药物性横纹肌溶解症发生较罕见，表现为血清CK活性增高的肌炎样肌痛、肌肉抽搐。

（三）烟酸类

烟酸类药物属B族维生素，当用量超过其作为维生素作用的剂量时，可有明显的降脂作用。该类药物的适用范围较广，可用于除纯合子型家族性高胆固醇血症，及Ⅰ型高脂蛋白血症以外的任何类型高脂血症。但是，该药不良反应大，一般不单独应用。由于剂型的改进，尤其是缓释剂型的问世，使其不良反应的发生率明显降低，因而人们重新开始关注烟酸类调脂药物。

烟酸调脂作用机制并不明确，目前认为其通过抑制脂肪组织内的甘油二酯酶活性而抑制脂肪组织的动员，降低血浆中游离脂肪酸含量，从而减少肝脏的TG合成和VLDL的分泌；增强脂蛋白脂酶的活性，促进血浆TG的水解，降低VLDL浓度。

1. 烟酸（nicotinic acid） 常用剂量为一次1～2g，3次/天。为减少服药的不良反应，可从小剂量开始，以后酌情渐增至常用剂量。虽然烟酸缓释片的不良反应明显减少，但为了提高患者服药的依从性，临床上推荐开始服用的剂量为0.5g/d，睡前服用，1周后剂量可增至1g/d，当患者能耐受后，剂量可增至一次1g，2次/天。

2. 阿昔莫司（acipimox） 一种新合成的烟酸衍生物，口服吸收迅速，服药后2小时内血浆浓度达高峰。主要是以原形形式通过肾脏排泄。该药的降脂作用机制与烟酸相同，其临床适应范围也与烟酸相似。常用剂量为一次0.25g，2～3次/天。

烟酸类药物常见不良反应为面部潮红、皮肤瘙痒及胃部不适等。其他少见的不良反应有高尿酸血症、急性痛风、斑疹、荨麻疹、黑色棘皮病及轻度糖耐量减低。女性患者不良反应的发生率普遍高于男性。

烟酸类药物的严重副作用是诱发或加重消化性溃疡。偶可引起肝功能损害,表现为血清转氨酶和碱性磷酸酶活性增高,甚至可见胆汁淤积性黄疸。已知烟酸可增强抗高血压药物的扩血管作用,甚至可引起直立性低血压。烟酸不宜用于妊娠和哺乳期妇女。

(四)胆固醇吸收抑制药

依折麦布(ezetimibe)是第一个应用于临床的肠道胆固醇吸收的选择性抑制剂,可单独或与他汀类联合应用于治疗原发性(杂合子家族性或非家族性)高胆固醇血症、纯合子家族性高胆固醇血症、纯合子谷甾醇血症(或植物甾醇血症),可降低 TC、LDL-C、apoB 的水平。

依折麦布抑制胆固醇和植物固醇的吸收,降低小肠中的胆固醇向肝脏中的转运,使得肝脏胆固醇储量减少从而降低血浆胆固醇水平。依折麦布抑制小肠对胆固醇吸收的同时并不影响小肠对 TG、脂肪酸、胆汁酸、黄体酮、炔雌醇及脂溶性维生素 A、D 的吸收。

依折麦布口服迅速吸收,与葡萄糖苷酸结合成具药理活性的酚化葡萄糖苷酸(依折麦布-葡萄糖苷酸),经过肝肠循环到达小肠,其主要作用部位在肠道。依折麦布-葡萄糖苷酸结合物在服药后 1 ~ 2 小时内达到平均血浆峰浓度,而依折麦布则在 4 ~ 12 小时出现平均血浆峰浓度。

依折麦布(10mg/d)单用,可以有效降低血浆 LDL-C 和 TG 水平,升高 HDL-C 水平。在他汀类药物降脂作用的基础上,依折麦布可使 LDL-C 水平进一步降低。依折麦布起效快,2 周时到达最大效应并在整个治疗过程中保持同样的疗效。

依折麦布常见的不良反应为头痛和恶心、腹痛和腹泻,CK 和肝酶升高超过正常上限值 3 倍以上的情况较少见。轻度肝功能受损患者及肾功能受损患者,不需要调整剂量。与他汀类药物联合用药时,安全性好。

(五)普罗布考

普罗布考(probucol)具有特殊的双酚结构,最初作为一种抗氧化剂,随后发现其具有降低血浆胆固醇的作用。普罗布考可同时降低 LDL-C 和 HDL-C 的水平。

普罗布考常用剂量为一次 500mg,2 次/天。普罗布考降脂作用确切,对家族性高胆固醇血症有特效。

普罗布考最常见的不良反应为胃肠道不适,腹泻常见,还有胀气、腹痛、恶心和呕吐。其他少见的不良反应有头痛、头晕、感觉异常、失眠、耳鸣、皮疹、皮肤瘙痒等。有报道发生血管神经性水肿的过敏反应。罕见的严重的不良反应有 Q-T 间期延长、室性心动过速、血小板减少等。

(六)ω-3 不饱和脂肪酸

ω-3 不饱和脂肪酸具有降脂作用,作为药物或保健品广泛使用。ω-3 不饱和脂肪酸可抑制肝脏 VLDL 合成和分泌,同时促进血液中 TG 的水解以及 VLDL 与血管内皮的结合,从而降低 TG。大剂量 ω-3 不饱和脂肪酸可使胆固醇水平下降,但小剂量 ω-3 不饱和脂肪酸对胆固醇的作用很小,除非患者的高胆固醇是由于极高的乳糜微粒血症引起。ω-3 不饱和脂肪酸对 HDL-C 作用较小。其在临床上应用的制剂为 ω-3 不饱和脂肪酸乙酯,主要用于高 TG 血症。可以与贝特类合用治疗严重高 TG 血症。

该类制剂的不良反应不常见,约有 2% ~3% 服药后出现消化道症状如恶心、消化不良、腹胀、便秘等,少数病例出现转氨酶或 CK 轻度升高。与他汀类或其他降脂药合用无不良的药物相互作用。ω-3 不饱和脂肪酸制剂能增强双香豆素及阿司匹林的抗凝、抗血小板作用,合用时能增加出血倾向。

（七）中药红曲制剂

血脂康富含洛伐他汀等多种 HMG-CoA 还原酶抑制药、多种不饱和脂肪酸、麦角甾醇、18 种人体必需的氨基酸和锌、锰等多种微量元素。血脂康的常用剂量是一次 0.6g，2 次/天。血脂康能够降低 TC、LDL-C 和 TG，升高 HDL-C。对老年原发性高脂血症患者也有较好的疗效，目前不良反应报道较少。本品常见不良反应为胃肠道不适，如胃痛、腹胀、胃部灼热等。偶可引起血清转氨酶和 CK 可逆性升高。罕见乏力、口干、头晕、头痛、肌痛、皮疹、胆囊疼痛、水肿、结膜充血和尿道刺激症状。

中成药脂必泰胶囊是复方制剂，它的主要成分是红曲、山楂、泽泻和白术。可降低 LDL-C，也可降低 TG 和升高 HDL-C。临床常用量为一次 0.24g，2 次/天，必要时可加倍。不良反应报道较少。

（陈 良）

第十五章　抗心肌缺血及重构的药物治疗

第一节　硝酸酯类药物

硝酸酯是治疗心血管疾病历史悠久、疗效确切的一类药物，临床应用已有100余年历史。该类药物在近20年发展迅速，具有不同的种类、给药途径及制剂，主要包括硝酸甘油（nitrotiglycerin，NTG）、二硝基山梨醇酯（isosorbide dinitrate，ISDN）和5-单硝酸异山梨酯（isosorbide 5-mononitrate，5-ISMN）。

一、硝酸酯类药物的药理机制

硝酸酯主要药理作用是松弛血管平滑肌。硝酸酯在体内经生物转化，释放一氧化氮（NO），NO与内皮舒张因子相同，激活鸟苷酸环化酶，使平滑肌细胞内的环鸟苷酸（guanosine 3′，5′-cyclic phosphate，cGMP）增多，从而松弛血管平滑肌，使外周动脉和静脉扩张，对静脉的扩张作用更强。静脉扩张使血液潴留在外周，回心血量减少，左室舒张末压和和肺毛细血管楔嵌压（前负荷）减低。动脉扩张使外周血管阻力、收缩期动脉压和平均动脉压（后负荷）减低。冠状动脉扩张，使冠状动脉灌注量增加。总的效应是使心肌耗氧量减少，供氧量增多，心绞痛得以缓解。

二、硝酸酯类药物在治疗心肌缺血中的作用机制

氧的供需不平衡是引起心肌缺血的主要原因，心肌缺血治疗包括降低氧耗和增加氧供两个方面。硝酸酯类药物可同时降低氧耗并增加氧供。

（一）降低氧耗量

1. 扩张静脉，前负荷下降，室壁张力减小，氧耗量下降。

2. 扩张动脉，降低后负荷，氧耗量下降。

（二）增加氧供

1. 扩张冠状动脉，改善冠状动脉痉挛；扩张偏心性病变血管；开放冠状动脉侧支循环；显著降低血管阻力，增加冠状动脉血流量。

2. 心肌灌注主要依赖舒张期的冠状动脉血流。心肌灌注压 = ADP - LVEDP（ADP：动脉舒张压；LVEDP：左室舒张末期压力）。静脉回流减少，使LVEDP降低，因此心肌灌注压增加，心肌血流量增加。

三、硝酸酯类药物的不同制剂和给药途径

（一）药代动力学

根据硝酸酯类药物的药代动力学可分为快速起效制剂和中、长效制剂，可依照不同的临床

需要选用不同的制剂和给药途径。

1. 快速起效的制剂包括舌下制剂和静脉给药制剂，具有起效快的特点，主要用于缓解心绞痛的急性发作和减轻急性心力衰竭及肺水肿等症状。

2. 中、长效制剂包括长效二硝酸异山梨醇酯、5-单硝酸异山梨酯普通剂型、长效5-单硝酸异山梨酯、贴片制剂，特点是作用时间较长，尤其是长效5-单硝酸异山梨酯，可持续释放药物，一天只需服用一次，服用方便，大大增加了患者的依从性，主要应用于冠心病的长期治疗，预防心绞痛的发作。

理想的长效硝酸酯应具有以下特点：

(1)低首过效应，有较高的生物利用度。

(2)快速起效，血药浓度经时变化与心血管事件发生频率、时间同步。

(3)有效血药浓度维持时间长，方便患者服药。

(4)每天提供8~12小时的硝酸酯类药物低浓度间期，防止耐药性的产生。

(5)药物体内释放重复性好、制剂稳定与高质量。

(二)通常有5种给药途径

1. 舌下含片(GTN,ISDN)　无首过效应，作用快，急性期应作首选，作用时间短。

2. 喷雾剂(GTN,ISDN)　无首过效应，吸收面积大，作用更快。

3. 口服(ISDN,ISMN,GTN)　硝酸甘油：普通制剂很少用于口服。亦有缓释剂型。二硝酸异山梨酯：口服有首过效应，生物利用度为20%~30%，半衰期仅30分钟，常有峰形作用(浓度很快升高后又很快下降，易产生头痛)。所以普通剂型如硝酸异山梨酯普通片效果并不理想，缓释剂应用较多。单硝酸异山梨酯是ISDN的代谢产物，口服无首过代谢，生物利用度几乎100%，半衰期4~5小时，普通制剂一天两次服药，缓释剂型一天一次服药，是较理想的口服药。5-ISMN是较理想的口服制剂，口服无肝首过效应，生物利用度100%，半衰期长达4~5小时，作用时间长，而且口服5-ISMN起效明显快于注射5-ISMN[口服5-ISMN的血药浓度达峰时间(T_{max})为0.7小时，注射的T_{max}为4.1小时]。因此，口服5-ISMN优于静脉5-ISMN。

4. 静脉(GTN,ISDN)　无首过效应，血药浓度迅速上升，作用恒定，易于调节。理想的硝酸酯类药物静脉给药制剂通常应符合以下特点：

(1)迅速起效并达到稳态，以便于临床调整剂量。

(2)不易引起心动过速，以免心肌氧耗的增加。

(3)降低不良反应发生率，不易引起低血压、头痛等。

(4)半衰期较短，方便治疗方案的调整。

(5)与其他治疗药物不易发生相互作用。

5. 透皮给药(GTN,ISDN)　无首过效应，药物作用持续时间长，有油膏、贴膜和喷雾剂。

四、硝酸酯类药物的应用指征

(一)心肌缺血

硝酸酯对心肌缺血的作用是：①使容量血管扩张，降低左室舒张末压力，降低前负荷；②扩张冠状动脉，并使冠状动脉血流重新分布，有利于心肌间冠状动脉吻合支的充盈，使较多冠状血流转向缺血区，尤其增加了心内膜下心肌灌注；③缓解冠状动脉痉挛，降低氧耗量增加氧供，缓解心绞痛、减少冠状动脉事件的发生。

（二）充血性心力衰竭

减少静脉回流，降低心脏前负荷，减轻肺淤血；大剂量时可降低动脉阻力，降低心脏后负荷，增加心排血量，改善血流动力学，减少左室容量及二尖瓣反流，增加心肌收缩力。

（三）降低血压

在对高血压的治疗中硝酸酯并不作为一线药物，但在高血压危象时可选择应用，根据病情往往需要持续静脉滴注，时间不宜超过48小时。硝酸酯类药物能降低单纯收缩期高血压患者的收缩压，而对舒张压影响不大，对单纯收缩期高血压患者降压治疗有益。

（四）冠状动脉介入治疗围术期防治冠状动脉痉挛

其作用与缓解冠状动脉痉挛、抗血小板聚集和在内皮细胞黏附有关，使动脉壁很快恢复其抗栓功能，用于介入治疗后微血管恢复是硝酸酯类药物应用的一个新视点。硝酸酯可显著降低冠状动脉支架术后微梗死的发生。

五、硝酸酯类的不良反应

硝酸酯类药物常见的不良反应有头痛、脸红和低血压。有些患者可在用药后1～2周内逐渐适应。也可采用小剂量开始，逐渐增大用药量的方法解决。老年患者首次用药更应警惕低血压反应。

（一）头痛

头痛为常见的硝酸酯类药物不良反应，由其扩血管作用继发引起。硝酸酯类药物的各种剂型都可产生搏动性头痛，NO在其中起了主要作用。同时，硝酸酯类药物引起头痛的发生是一过性的，通常会随治疗时间的延长而逐渐消失。预防此类头痛最有效的措施是从小剂量开始应用，逐渐增加至治疗量或靶剂量。

（二）低血压

应用硝酸酯类药物引起的低血压同样与其NO介导的血管扩张作用有关，以老年人、首次用药、血容量不足、与大剂量β受体阻滞剂合用及滴速过快时最易发生。主要表现为在用药过程中出现血压骤降现象，部分伴有出汗症状，也有患者在滴注结束后产生直立性低血压而昏厥。需注意的是，对于急性冠状动脉综合征患者，可因血压过度下降使冠状动脉灌注进一步减少而致心电活动不稳定诱发致命性心律失常。用药结束后血浆浓度和对血流动力学的影响很快下降或减弱，但仍能持续一段时间。

预防低血压的措施：

1. 应向患者及家属交代用药过程中可能出现的不良反应，使之密切观察、配合治疗。必须嘱咐患者及家属不能自行加快滴速。

2. 药物应用过程中应掌握输液速度，并严密巡视，以小剂量开始，依血压变化逐渐加快滴速。静脉应用硝酸甘油宜自5μg/min起始，一般剂量0.6～12mg/h，维持血压>90/60mmHg为宜。

3. 静脉滴注硝酸酯类药物结束后，应静卧1小时，缓慢坐起，防止“滞后不良反应”。

六、硝酸酯类药物耐药机制及抗耐药方案

硝酸酯耐药的概念早在1898年就已提出。当连续使用硝酸酯类药物48～72小时，患者对同一剂量的硝酸酯其临床效应会下降或消失，或伴有运动耐量的下降，这就是所谓的硝酸酯耐药现象，医学上称为“零点现象”。包括假性和真性耐药。假性耐药指血管外因素引起的耐

药,多发生在硝酸酯治疗早期(24~48小时)。真性耐药指血管自身因素所致的耐药,经过1个短的停药期(24小时),耐药迅速消失。硝酸酯耐药也具有交叉耐药和特异耐药的特点。交叉耐药指不同剂型或给药途径之间发生耐药;特异耐药是指同一个体不同血管床的耐药性不同,以及不同系统器官的耐药时程不同。

(一)硝酸酯耐药的可能机制

1. 传统机制

(1)巯基耗竭:早在1970年研究发现,将离体血管长期接触NTG后,血管中巯基的含量明显下降。结合其他研究结果,提示NTG耐药时,体内尤其是VSMC中的巯基被耗竭。

(2)NTG生物转化受抑制或可溶性鸟苷酸环化酶(soluble guanylate cyclase,sGC)脱敏:长时间暴露于硝酸酯,可能通过sGC活性降低、磷酸二酯酶(phosphodiesterase,PDE)活性增加、或cGMP依赖的蛋白激酶活性降低,减弱了NO的生物利用度和有效性。另外,NO释放增加或外源性NO供体均能降低cGMP依赖的蛋白激酶的表达和活性,而这可能是血管对硝酸酯交叉耐受的主要机制。临床中,硝酸酯耐药也与血小板cGMP生成减少相平行,提示硝酸酯耐药可能与sGC脱敏相关。

(3)血管对缩血管活性物质敏感性增高:有动物研究显示,NTG耐药的离体主动脉对交感神经递质及5-HT、血管紧张素Ⅱ、去氧肾上腺素、KCL、PKC激动剂的敏感性均增强,而临床研究发现稳定型心绞痛患者用NTG连续输注3天后,前臂阻力血管对AngⅡ、麻黄碱的缩血管反应增强。血管对缩血管活性物质的敏感性增强,可削弱NTG的扩张血管作用,并通过处于激活状态的蛋白激酶C实现。

(4)神经内分泌系统激活:持续应用NTG时,血管壁压力下降,反射性激活神经内分泌系统,血浆肾素活性升高,儿茶酚胺、精氨酸血管加压素和AngⅡ的释放增多,这些神经体液因素的改变削弱了NTG的扩血管作用,可能参与NTG耐药的产生。另外,中枢的交感性激活可能阻断阻力血管对NO供体的血管舒张性反应,与NTG的耐药相关。脑干中NO的合成,对调节交感性输出的延髓区具有慢性抑制作用,这种作用在硝酸酯耐药时消失。持续硝酸酯治疗期间,中枢神经系统中O_2^-和Ang Ⅱ生成的增加,可能也与其交感反应的增强相关。

(5)血浆容量增加:血浆容量增加与其降低前负荷的作用相抵消而发生耐药。血浆容量增加的可能机制包括:RAS的激活及Ang Ⅱ的生成增加,介导水潴留和(或)体液从血管外转移至血管内。但另有研究证实,利尿剂对硝酸酯耐药无作用,持续应用NTG 48小时,增加的血浆容量已恢复至用药前水平,因此血容量扩张可能只是伴随现象,不一定参与NTG耐药的发生。

2. 线粒体ALDH2活性抑制引起硝酸酯耐药 近来研究发现,ALDH2为线粒体内催化GTN成为1,2-GDN和亚硝酸盐的关键酶。诸多研究证实,抑制ALDH2的活性可阻断GTN的血管舒张作用。实验证明,硝酸酯耐药部分与ROS产生引起的内源性降钙素基因相关肽释放减少和ALDH2活性降低有关。现已证明,线粒体是活性氧的另一个来源,持续使用GTN后线粒体自由基生成增加,抑制了ALDH2,进而阻断GTN的生物转化。ALDH2抑制剂,如水合氯醛、氨基氰及ALDH2的底物乙醛均可抑制GTN的舒张血管作用。

(二)硝酸酯类药物抗耐药应用方案

1. 增量法给药 硝酸酯剂量越大,越易产生耐药性。临床上宜从小剂量开始,若缺血症状及体征得到缓解,则无须加量至出现血压效应;若无缓解,应逐渐加量至出现血压效应。尽可能采用最小有效量进行治疗可减少耐药性的发生。

2. 偏心给药法　对白天发作频繁的劳力性心绞痛患者，白天服药，夜间给予“无硝酸酯”间期，而对夜间发作的自发性心绞痛，则用相反的方法给药，可防止耐药性的产生。

3. 使用短效制剂　临时用药的情况下尽可能选用短效制剂，如口含片（如NTG）、喷雾剂（如硝酸异山梨酯），因其半衰期短，血药浓度突然升高，发挥疗效后迅速下降，不易产生耐药。

4. 联合用药

（1）巯基或NO供体：给予巯基供体如N-乙酰半胱氨酸、蛋氨酸、卡托普利等可逆转NTG耐药。

（2）氧自由基清除剂及抗氧化剂：维生素C、E、辅酶Q10、丙丁酚等能清除 O_2^-，减少NO失活，减轻硝酸酯类耐药；L-精氨酸、叶酸及其衍生物可通过阻止eNOS的解偶联及 O_2^- 的增加避免硝酸酯耐药。外源蛋氨酸或诱导内源性Met生成的氯化锌，也能阻止硝酸酯耐药的发生。

（3）ACEI及ARB：硝酸酯类药物在与ACEI类药物（如依那普利、贝那普利等）联合应用时，可抑制AngⅡ和PKC的激活，防止硝酸酯耐药产生。同时，临床研究也显示，ARB可减少冠心病患者中硝酸酯耐药的发生，其机制为阻止长期接触NTG的血管中 O_2^- 的增加，并使耐药血管对NTG的舒张反应恢复。

（4）肾上腺素能受体阻滞剂：高血压和慢性心力衰竭患者中，合用具有肾上腺素能拮抗、抗氧化及清除自由基作用的卡维地洛，以及合用具有抗氧化特性的肼屈嗪，均可预防硝酸酯耐药的发生。

（5）他汀类药物：他汀类药物是 O_2^- 的直接清除剂及氧化酶的抑制剂，可使eNOS上调并通过NAD（P）H氧化酶的作用，增加NO的有效性。

（6）限制水、钠的摄入和利尿剂：已有研究报道硝酸酯类药物治疗慢性心力衰竭的同时，限制水钠的摄入，可以改善此时神经内分泌系统的变化，增强硝酸酯药物的疗效。

5. 逆转耐药性　对于已发生耐药性的患者，停用硝酸类药物1～2周，待耐药性消失后再用此类药物，或选用非硝酸酯类抗心绞痛药物。

（张　鹤）

第二节　钙通道阻滞剂

一、概述

钙通道阻滞剂（calcium channel blocker，CCB），也叫钙拮抗剂（calcium antagonist），主要在通道水平选择性阻断细胞膜上的钙离子通道，抑制细胞外钙离子内流，使细胞内钙离子浓度降低的药物。对心脏的作用，主要是抑制心肌去极化过程中钙离子内流，降低细胞内钙，减弱心肌收缩力，降低心肌氧耗量，同时抑制窦房结和房室结的钙内流，使窦房结自律性下降，房室传导减慢，心室率降低。

二、药物分类

钙通道阻滞剂根据药理学特点、化学结构、与钙离子通道上的结合位点和组织特异性等有多种分类方法，常用的包括世界卫生组织的分类（WHO，1987）和国际药理学联合会的分类（IUPHAR，1992）。世界卫生组织将其分为选择性钙通道阻滞剂和非选择性钙通道阻滞剂，其中选择性钙通道阻滞剂包括维拉帕米、硝苯地平和硫氮草酮;非选择性钙通道阻滞剂包括氟桂利嗪、普尼拉明和其他。国际药理学联合会根据其作用部位分为:1 类选择性作用 L 型钙离子通道,结合位点在 α1 亚单位,又可分为二氢吡啶类(如硝苯地平)、非二氢吡啶类(如地尔硫草和维拉帕米)等;2 类选择性作用于其他电压依赖性钙离子选择性通道的药物如氟桂利嗪、齐考诺肽等;3 类非选择性通道调节剂如普尼拉明、芬地林等。

三、作用机制

钙通道阻滞剂的作用机制可能包括与通道蛋白上的受体结合,通过定点突变、基因敲除等证实 1 类药物受体均在 α1 亚单位。根据"调制受体模型"假设钙离子通道处于静息态、激活态和失活态,1 类钙通道阻滞剂相对选择性的与失活态的通道结合,延迟通道的恢复,使大部分通道处于失活状态,从而减少钙离子通道的可利用率;且根据对 L 型钙离子通道的阻滞分为:张力性阻滞和使用依赖性阻滞。在长时间静息后产生的低频率冲动时持续存在的阻滞作用称为张力性阻滞。在一定范围内,频率越快,阻滞作用越强称为使用依赖性阻滞,表明阻滞作用依赖于反复除极。某些钙通道阻滞剂和钙离子通道的作用是双向的,即在某些情况下有激活通道的作用。

钙通道阻滞剂的药理作用包括:

(一)对心脏的作用

1. 心肌保护作用　心肌细胞的代谢和做功依赖有氧代谢产生 ATP,其产生和贮存在线粒体内,同时线粒体将多余的钙离子排至胞质内。当心肌细胞缺血损伤时,大量钙离子内流导致细胞内(线粒体内)钙浓度增加,使线粒体内用于排出钙离子的 ATP 消耗增多。钙通道阻滞剂能够减少钙离子内流,阻止钙超载,减少 ATP 的分解,降低异常代谢物质在细胞内的堆积,从而起到心肌保护作用。另外,钙通道阻滞剂通过扩张冠状动脉增加缺血心肌的供血,减少心脏做功,降低心肌耗氧,防止或减轻缺血心肌再灌注心律失常等。

2. 负性肌力作用　心肌细胞的兴奋过程主要通过 Na^+ 和 Ca^{2+} 内流引起细胞膜动作电位变化所致,肌动蛋白细丝和肌球蛋白粗丝相对滑行而导致心肌收缩,平台期钙离子内流是心肌张力的决定因素。钙通道阻滞剂影响钙离子内流,降低细胞内钙离子浓度,使心肌收缩力下降;其负性肌力作用呈剂量依赖性,不同钙通道阻滞剂在不同条件下作用强度也不同。当心肌收缩力下降时,心脏做功降低,心肌耗氧减少;同时由于其扩血管作用可降低心脏后负荷,也会降低心脏的耗氧。

3. 负性频率及负性传导作用　钙离子内流除构成心肌快反应细胞动作电位平台期外,对窦房结和房室结等慢反应细胞的 4 相和 0 相除极也有影响。钙通道阻滞剂能抑制窦房结的激动频率,减慢心率。地尔硫草和维拉帕米能够延长房室结的不应期,延缓其传导。

4. 抗心肌肥厚作用　左心室肥厚是心血管疾病发生率和病死率的独立危险因素。细胞内钙离子浓度降低,能逆转心肌肥厚。这可能与钙通道阻滞剂减少如血管紧张素Ⅱ、内皮素-1等内源性生长因子的释放和(或)拮抗其促生长作用有关。

(二)对血管的作用

1. 舒张血管平滑肌　通过减少钙离子内流促进血管平滑肌舒张,特别是动脉平滑肌,致使外周血管阻力降低。对冠状动脉有扩张作用,改善侧支循环,增加冠状动脉血流量。尤其是二氢吡啶类钙通道阻滞剂在降低冠状动脉阻力的同时,还能减轻心脏的后负荷,减少心脏做功,减少心肌耗氧。

2. 保护血管内皮细胞结构和功能的完整性　钙通道阻滞剂对血管内皮细胞的保护作用可能与抑制内皮素的合成,抑制内皮素的缩血管作用,加强内皮的依赖性舒张和抗氧化等作用相关。

3. 抗动脉粥样硬化作用　通过抑制平滑肌细胞的增殖及迁移,抑制中性粒细胞和巨噬细胞的趋化活动,抑制多型核白细胞的功能和抑制或防止脂质氧化所致的损伤,保护血管内皮细胞,抑制基质的合成,阻滞钙的沉积等起到抗动脉粥样硬化的作用。

4. 抑制血管平滑肌增殖　动物实验证明钙通道阻滞剂能显著抑制血管平滑肌的增殖和内膜的迁移。

(三)对血流动力学的影响

钙通道阻滞剂舒张小动脉,降低外周阻力,有时伴有反射性心率加快和心排出量增加。钙通道阻滞剂能够扩张冠状动脉,增加冠状动脉血供;舒张肾小球入球和出球动脉,抑制细胞内钙超载,减少自由基生成,保护肾脏细胞;扩张局部脑血管,改善脑循环。

(四)其他作用

钙通道阻滞剂除对心血管系统外,对其他系统也有不同程度的影响。其中包括:舒张非血管平滑肌、抑制血小板聚集、降低眼压和抑制兴奋-分泌耦联等。

四、临床应用

(一)心肌保护作用

1. 抗心绞痛　钙通道阻滞剂最初临床用于心绞痛患者,能显著减少心绞痛发作次数,增加运动耐量,减少硝酸甘油的用量,改善患者的生活质量。早期有临床荟萃分析认为钙通道阻滞剂增加心肌缺血患者的死亡率,随后大量研究证实钙通道阻滞剂在抗心肌缺血的安全性和疗效方面是肯定的。

2. 治疗无症状性心肌缺血　地尔硫䓬能够使无症状性心肌缺血发生频率和持续时间减少,硝苯地平也有类似作用。

3. 抗缺血-再灌注损伤　在急性心肌梗死溶栓治疗、冠状动脉痉挛、冠状动脉介入治疗术、心脏旁路移植术和心脏移植术等情况时可出现心肌缺血-再灌注损伤。应用钙通道阻滞可减轻心肌缺血-再灌注损伤。有研究表明在急性心肌梗死溶栓治疗的同时应用维拉帕米能够减轻心肌重构,降低死亡率。在非Q波心肌梗死患者应用地尔硫䓬可显著降低死亡率和再梗死率。

4. 改善微循环　非二氢吡啶类CCB可改善微循环,在PCI术中应用可防治冠状动脉痉挛,具有心肌保护作用。

(二)抗高血压

目前国内外指南均将钙通道阻滞剂作为一线降压药物推荐使用。1995年Furberg等认为硝苯地平存在剂量依赖性增加冠心病患者的死亡率,同年Psaty等认为降压药物治疗能够增加心肌梗死的风险。1996年Pahor等研究发现钙通道阻滞剂能增加老年人胃肠道出血风险和癌症的发生率。针对上述观点,有学者提出不同意见,Opie等学者认为Furberg等所用的资料是回顾性而非随机的,存在选择偏差、交谈偏差和回忆偏差,选材不当,所选择的对象并非同质。Jick等研究表明钙通道阻滞剂并不能增加肿瘤发生率,对增加老年人胃肠道出血的观点缺乏依据。有关钙通道阻滞剂的争论WHO/ISH最终意见,认为目前证据尚不能肯定CCB对心肌梗死、肿瘤及出血的直接影响。

通过剂型改造(缓释、控释)和分子结构改造使钙通道阻滞剂起效缓慢,血药浓度波动较小,血压控制平稳,并且不改变血压昼夜变化规律,可避免短效制剂导致的反射性交感神经兴奋,降低不良反应的发生率;因其作用时间长,用药次数少,易被患者接受,患者的依从性相对提高,可改善患者生活质量,降低全因死亡率。

钙通道阻滞剂治疗高血压的优势包括:①对老年人和低肾素活性患者降压效果好;②合用非甾体抗炎药物对降压效果无影响;③适合同时患有糖尿病、冠心病及外周血管疾病患者;④有抗动脉粥样硬化的作用;⑤对血糖、血脂和尿酸影响小。

(三)抗动脉粥样硬化

钙通道阻滞剂特别是二氢吡啶类除降压作用外,还具有抗动脉粥样硬化的作用。动脉粥样硬化的形成和发展受多种因素影响,如脂质代谢紊乱、炎症反应、血管内皮损伤、血小板的聚集和黏附、血管平滑肌细胞的增殖和迁移等。钙通道阻滞剂抗动脉粥样硬化的可能机制包括抗炎、抗血小板聚集、抗平滑肌细胞增殖和迁移和抗内皮细胞损伤等作用。

Matsubara 等研究贝尼地平对细胞因子诱导的黏附分子和化学激活因子的作用时,发现其具有抗炎和抗动脉粥样硬化的作用。PREVENT、INSIGHT、ELSA 等试验均表明,钙通道阻滞剂能有效延缓颈动脉内膜中层的增厚,从而起到抗动脉粥样硬化的作用。CAMELOT 是氨氯地平和依那普利与安慰剂对比的临床试验,入组对象为血压正常的冠心病患者,通过冠状动脉造影方式评价 3 种药物对观察终点的影响。结果表明,通过 2 年的治疗发现,与安慰剂相比,氨氯地平和依那普利血压降低 4.9/2.5mmHg,而两组之间降压水平无显著差异,心血管事件发生的相对风险氨氯地平组比安慰剂组低 31%。研究结果提示钙通道阻滞剂与安慰剂相比能够降低冠心病的不良事件。

基础和临床研究均表明,钙通道阻滞剂具有独特的、降压作用以外的抗动脉粥样硬化的作用。因此,欧洲高血压学会指出钙通道阻滞剂具有抗颈动脉粥样硬化的适应证。

(四)抗心律失常

维拉帕米和地尔硫䓬通过阻滞 L 型钙通道,从而使窦房结和房室结舒张期自动除极斜率下降,除极阈值升高,动作电位时间延长,其临床表现为窦房结的兴奋性和自律性下降,房室结有效不应期延长,传导性下降,但对心房内纤维和希-普系统无明显影响,可用于室上性心律失常,包括房颤的心室率控制。电击复律前应用维拉帕米可增加电复律的成功率。胸外科手术后使用地尔硫䓬可显著减少心律失常的发生率。

(五)改善慢性心功能不全

在严重心力衰竭患者,应用非洛地平能够降低平均动脉压和肺楔压,使心脏射血分数增加,同时未发现有负性肌力作用。不伴有心肌缺血的心力衰竭患者,氨氯地平可显著改善患者生活质量,降低死亡率。钙通道阻滞剂在改善患者心脏功能的同时对神经和内分泌功能并没有不良影响。

(六)其他

有研究表明尼莫地平可用于脑血管痉挛性疾病,如偏头痛、缺血性卒中、脑血管灌注不足等,能够改善皮层下血管性痴呆。地尔硫䓬可用于躁狂症的辅助治疗。在患有肥厚型心肌病的儿童应用维拉帕米可改善其左室舒张功能。糖尿病肾病患者长期服用尼索地平有明显的肾脏保护作用。

(孙　祎)

第三节　β受体阻滞剂

一、概述

β受体阻滞剂是20世纪药理学和药物治疗学的重大突破。它是由 James Whyte Black 发明,最初设想通过减慢心率和降低心肌耗氧达到治疗心绞痛的目的。在广泛的临床应用中发现β受体阻滞剂在心力衰竭、高血压、冠心病、心肌病等的治疗中均可发挥极其重要的作用,已成为应用最广泛的心血管病药物之一。

β受体阻滞剂选择性与β肾上腺素受体结合,能够竞争性、可逆性拮抗如神经递质和儿茶酚胺等β肾上腺素刺激物对各器官的激动作用。肾上腺素受体分布于大部分交感神经节后纤维所支配的效应器细胞膜上,其受体分为β_1、β_2、β_3三种类型,人体交感神经活性主要由β_1和β_2受体介导,不同组织和脏器内β_1和β_2受体分布比例不同。β受体阻滞剂可以阻断和拮抗肾上腺受体激动引起心率和心肌收缩力增加、支气管扩张、血管舒张、内脏平滑肌松弛和脂肪分解等效应。

二、药物分类

β受体阻滞剂可分为:①非选择性(β_1、β_2):在相近药物浓度下可同时竞争性阻断β_1和β_2肾上腺素受体,如普萘洛尔、索他洛尔等;②选择性(β_1):对β_1受体结合力要强于β_2受体,即在低于阻断β_2受体激动药物剂量时能够阻断β_1受体激动;药物的选择性具有相对性,较高浓度和大剂量使用时这种β_1选择性减弱或消失,如比索洛尔、美托洛尔等;③α_1和β双重阻断:如卡维地洛和拉贝洛尔;④β_1阻断、β_2激动和扩血管:如塞利洛尔。

临床上根据β受体阻滞剂的油水分配系数大小或消除途径分为脂溶性和水溶性。脂溶性β受体阻滞剂(如普萘洛尔、美托洛尔、拉贝洛尔等)易被胃肠道吸收,大部分被肝脏代谢清除,当肝功能受损时,容易产生药物蓄积中毒。水溶性β受体阻滞剂(如阿替洛尔、索他洛尔)胃肠道吸收率低,以原型或活性代谢产物从肾脏排泄,肾功能不全时血浆半衰期延长;水溶性药物不易通过血脑屏障,在脑脊液中含量要低于脂溶性药物。

三、作用机制

β受体阻滞剂主要作用机制是通过抑制肾上腺素受体激动,使心率减慢,心肌收缩力减弱,血压降低,减少心肌耗氧量,减轻儿茶酚胺对心脏的损害,改善心脏功能,防止心脏和血管的重构。

(一)降压作用

β受体阻滞剂的降压作用机制可能包括减慢心率,减少心排出量,降低外周血管阻力;阻断突触前膜β受体,使交感神经末梢释放去甲肾上腺素减少;阻断中枢缩血管活性;抑制肾素释放和血管紧张素Ⅱ产生;增加心钠素和前列环素的舒血管作用;压力感受体重建等。

(二)抗心肌缺血作用

由于心率减慢、心肌收缩力减弱和血压降低导致心肌耗氧减少;心率减慢导致心脏舒张期延长可增加冠状动脉血液灌注。

(三)改善心脏功能

拮抗心力衰竭发生发展中交感神经的激活,从而通过减慢心率,延长心室舒张期充盈时间和冠状动脉舒张期灌注时间，增加冠状动脉血流灌注；抑制游离脂肪酸释放，改善心肌能量代谢，降低心肌过氧化应激。

（四）抗心律失常作用

延长Purkinje纤维、心房肌和心室肌的动作电位时程，延长房室传导时间和延长有效不应期，降低自律性和提高儿茶酚胺致心室颤动阈值，以及防止儿茶酚胺诱导的低血钾等作用。

（五）阻滞肾小球旁细胞β受体

阻滞肾小球旁细胞β受体，抑制肾素释放，减少血管紧张素Ⅱ和醛固酮的产生。

此外，β受体阻滞剂能抑制β肾上腺素通路介导的心肌细胞凋亡，抗血小板聚集，减轻对粥样硬化斑块的机械应激，防止斑块破裂。影响心肌基因表达如肌质网钙ATP酶和α肌球蛋白重链mRNA的表达增加，β肌球蛋白重链mRNA的表达下降。最后，部分β受体阻滞剂还有抗氧化和抗平滑肌细胞增殖作用。

四、临床应用

（一）适应证

1. 冠心病

（1）减慢心率，降低血压和心肌收缩力，减少心肌耗氧量；同时延长心脏舒张期增加冠状动脉及其侧支的血液灌注，减缓日常活动或运动状态时心肌缺血发作，提高生活质量。

（2）缩小梗死面积，减少致命性心律失常，降低包括心源性猝死在内的病死率和各种心血管不良事件发生率。

（3）长期应用能改善患者的远期预后，提高生存率。

2. 心力衰竭

（1）所有慢性收缩性心力衰竭（NYHA分级）患者：心功能Ⅱ、Ⅲ级病情稳定患者，以及心功能Ⅰ级（LVEF <40%）的患者，除有禁忌证或不能耐受者外均必须终身应用β受体阻滞剂；心功能Ⅳ级心力衰竭患者，则需病情稳定后，在严密监护下由专科医师指导应用。

（2）尽早应用，可能会防止猝死或延迟用药期间死亡。

（3）与利尿剂、ACEI或ARB联合应用，有助于改善患者长期预后。但在急性心力衰竭患者中应慎重使用β受体阻滞剂。

3. 高血压

（1）β受体阻滞剂作为初始及长期使用的降压治疗药物可单独或与其他类别降压药物联合应用于高血压患者。

（2）对于心率较快的年轻高血压患者可积极考虑β受体阻滞剂。

（3）高血压合并以下疾病或情况的患者，应当优先使用β受体阻滞剂：快速性心律失常如窦性心动过速、心房颤动，冠心病如心绞痛、MI后，慢性HF，交感神经活性增高如高血压发病早期伴心率增快的患者、焦虑紧张等精神压力增加的患者、围术期高血压、高循环动力状态如甲状腺功能亢进的患者。

（4）对于合并有糖尿病、慢性阻塞性肺疾病或外周血管疾病的高血压患者建议选用无内在拟交感活性、对β_1受体选择性较高或兼有α受体阻滞扩血管作用的β受体阻滞剂如美托洛尔、比索洛尔和卡维地洛。

4. 主动脉夹层　β受体阻滞剂是主动脉夹层治疗的基本用药，在急性期及存活的患者要长期使用。怀疑有急性主动脉夹层的患者应给予β受体阻滞剂或联合使用其他血管扩张剂。

病情紧急时首先需静脉给药，使血压和心率尽快降至目标水平后可改用口服药物维持治疗。

5. 心律失常　β受体阻滞剂是唯一能降低心脏性猝死而降低总死亡率的抗心律失常药物。适用于：部分窦性心动过速、室上性心动过速、心房扑动和伴快速心室率的心房颤动、室性心动过速、交感神经兴奋引发的快速性心律失常以及某些类型长 QT 综合征等，起搏器或 ICD 置入后宜常规应用β受体阻滞剂。

6. 心肌病　扩张型心肌病早期应用β受体阻滞剂，可减少心肌损伤和延缓病变发展，尤其适用于心率快、伴室性心律失常，以及抗 $β_1$ 肾上腺素受体抗体阳性的患者。在扩张型心肌病的中晚期已出现心功能不全者，需按慢性心力衰竭治疗。肥厚型心肌病为了延缓和逆转重构，减轻肥厚型心肌病患者的症状，建议应用β受体阻滞剂，其机制可能与抑制心脏交感神经兴奋性，减慢心率，降低左心室收缩力和室壁张力，减少心肌耗氧，从而减轻流出道梗阻。

7. 二尖瓣脱垂综合征　对无症状性二尖瓣脱垂综合征不推荐任何药物治疗，有严重二尖瓣脱垂或严重瓣膜形态异常者多伴复杂性室性心律失常，Q-T 间期延长及有晕厥史等可给予β受体阻滞剂。

8. 心肌桥　β受体阻滞剂可减慢心率，减轻心肌桥对壁冠状动脉的压迫；还可提高冠状动脉血管储备，减轻患者症状和提高运动耐量。心肌桥并无症状患者，不需要治疗。伴有心绞痛和（或）室性心律失常的患者可应用β受体阻滞剂，从小剂量开始，逐渐增加剂量。

9. 非心脏手术的围术期

（1）因心绞痛、心律失常、高血压等使用β受体阻滞剂的患者围术期应继续使用。

（2）术前检查为缺血性心脏病的高危患者、冠心病和具有 1 个以上临床危险因素的心脏病高危患者拟接受血管手术前也推荐使用β受体阻滞剂。

（二）禁忌证

存在下列情形者禁用或慎用β受体阻滞剂：

1. 有支气管痉挛性哮喘、心动过缓（基础心率低于 60 次/分）、二度或以上房室传导阻滞。

2. 有明显液体潴留，需大量利尿者。

3. 有心力衰竭的临床表现（如 Killip 分级≥Ⅱ级）、伴低心排出量状态如末梢循环灌注不良、伴较高的心源性休克风险（包括年龄＞70 岁、收缩压＜110mmHg、心率＞110 次/分等）。

4. β受体阻滞剂可能引起旁路具有前传功能患者（即显性预激综合征）的快速心室反应，导致血压下降，甚至发生心室颤动，因此这类患者禁用β受体阻滞剂。

5. 病态窦房结综合征或慢-快综合征和窦性停搏可能发生晕厥的患者。

（三）新进展

为恰当评价β受体阻滞剂治疗心血管疾病的疗效和使用方法，根据实际状况和人们对β受体阻滞剂的不同认识，在国内外许多诊疗指南中均有提及如何规范合理应用β受体阻滞剂，现解读如下：

1. β受体阻滞剂在高血压诊治指南解读　目前我国最新的《高血压防治指南》中β受体阻滞剂仍作为一线降压药物给予推荐使用，尤其适用于伴快速性心律失常、心绞痛、慢性心力衰竭、交感神经活性增高以及高动力状态的高血压患者。常见的不良反应有疲乏、激动不安、肢体冷感、胃肠不适等，还可能影响糖脂代谢。高度心脏传导阻滞、哮喘患者禁用。慢性阻塞性肺病、运动员、周围血管病或糖耐量异常者慎用；糖脂代谢异常时一般不首选β受体阻滞剂，必要时可慎重选用高选择性β受体阻滞剂。长期应用者突然停药可发生撤药综合征，即原有的症状加重或出现新的症状，常见有反跳性血压升高，伴头痛、焦虑等。《2013 年欧洲高血压指南》认为，β受体阻滞剂可以用于高血压患者初始及维持治疗。同时，β受体阻滞剂在降低总死亡率和心血管事件上比钙通道阻滞剂差，对于卒中而言，β受体阻滞剂比钙通道阻滞剂和肾素-血管紧张素系统（renin-angiotensin system，RAS）阻滞剂差，对于冠心病患者β受体阻滞剂与钙通道阻滞剂、RAS阻滞剂、利尿剂作用相似。而《2014年美国成人高血压治疗指南》（JNC8）建议对除黑人外的一般人群（包括糖尿病患者）初始降压治疗应包括噻嗪类利尿剂、钙通道阻滞剂（calcium antagonists，CCB）、血管紧张素转换酶抑制剂（angiotensin converting enzyme inhibitors，ACEI）或血管紧张素受体阻滞剂（angiotensin receptor blocker，ARB），把β受体阻滞剂从一线降压药物中剔除。但国人有不同的观点，β受体阻滞剂对国人使用仍然是重要选择。

2. β受体阻滞剂在心肌梗死诊治指南解读　美国2013年《ST段抬高心肌梗死指南》中认为在STEMI患者发病最初24小时内应该口服β受体阻滞剂，除非出现以下症状一项或以上者禁用：心力衰竭表现、低输出量状态、心源性休克危险增加，或者其他口服β受体阻滞剂的禁忌证（P-R间期>0.24秒、二度或三度房室传导阻滞、急性哮喘、反应性的气道疾病）。对于没有禁忌证的STEMI患者β受体阻滞剂应在住院期间以及出院后持续使用。早期有使用禁忌证者需重新评估以确定是否随后使用。同时患有高血压和持续性缺血并无禁忌证者适合使用静脉β受体阻滞剂。我国有关β受体阻滞剂在STEMI患者中除上述要求外，还对伴有中、重度左心衰竭的患者应使用β受体阻滞剂进行二级预防治疗，从小剂量开始并谨慎调整剂量；同时合并有持续性房颤、心房扑动并出现心绞痛，但血流动力学稳定时，可使用β受体阻滞剂；STEMI合并顽固性多形性室性心动过速同时伴有交感兴奋风暴时，可选择静脉β受体阻滞剂治疗。欧洲ST段抬高的急性心肌梗死管理指南认为STEMI使用β受体阻滞剂长期获益已得到充分证实，但早期常规静脉内使用并未肯定获益，特别是伴有低血压或充血性心力衰竭患者，β受体阻滞剂早期静脉注射是禁忌证。对低危、血流动力学稳定的患者，可早期适度使用。

3. β受体阻滞剂在心力衰竭诊治指南解读　《2014年中国心力衰竭诊断和治疗指南》中慢性心力衰竭患者的心肌β_1受体下调和功能受损，应用β受体阻滞剂可上调β_1受体，恢复其正常功能。研究表明，长期使用可改善心脏功能，提高LVEF，还能降低心室肌重量和容量、改善心室形状，提示心肌重构延缓或逆转。《指南》中建议β受体阻滞剂治疗心力衰竭要达到目标剂量或最大耐受量，起始剂量要小，每隔2～4周剂量递增1次，整个过程需个体化。最新美国《心力衰竭指南》认为如无禁忌证，推荐使用包括比索洛尔、卡维地洛和美托洛尔3种β受体阻滞剂的1种以降低发病率和死亡率。欧洲《心力衰竭指南》认为β受体阻滞剂可抗心肌缺血，降低心源性猝死，并显著降低总死亡率。应对稳定的患者尽早使用，对失代偿患者慎用。

（孙　祎）

第四节　肾素-血管紧张素-醛固酮系统抑制剂

一、概述

肾素-血管紧张素-醛固酮系统（renin-angiotensin-aldosterone system，RAAS）是由肾素、血管紧张素、醛固酮及其受体构成，不仅是一个循环内分泌系统，而且还存在于许多组织器官内；RAAS以自分泌、旁分泌和胞内分泌的方式参与相应细胞、组织和器官的功能调节作用。循环或局部的 RAAS 异常对心血管系统的生理、病理功能产生影响，亦是炎症、免疫、神经、代谢、生殖、发育、衰老、退变、肿瘤等病理生理学过程的基础。

RAAS 作为一种经典的肾脏内分泌系统，以前只认为它可以刺激血管紧张素Ⅱ（angiotensin，Ang Ⅱ）和醛固酮的分泌并促进血管收缩，在高血压和钠潴留中发挥作用。RAAS 的成员中存在功能作用的多元化，如 Ang Ⅱ引起血管收缩，血管紧张素（1～7）促进血管舒张；部分成员可促进心血管重构，同时部分成员又有抑制心血管重构的作用；部分成员可促进细胞增殖、肥大和分化，同时部分成员又有抑制细胞增殖和迁移的效应，部分成员还具有调节干细胞和组织再生与修复的功能等。

肾素是一种主要由近球小体中近球细胞分泌的酸性蛋白水解酶，经由肾静脉进入血液循环，能催化血浆中血管紧张素原，使之生成血管紧张素Ⅰ（Ang Ⅰ）（十肽）。在血液和组织器官中，特别是肺组织中，存在血管紧张素转化酶（angiotensin-converting enzyme，ACE），可降解 Ang Ⅰ生成 Ang Ⅱ（八肽）。Ang Ⅱ在血浆和组织中的血管紧张素酶 A 的作用下，再失去一个氨基酸，成为血管紧张素Ⅲ（Ang Ⅲ）（七肽）。

AngⅡ和 Ang Ⅲ作用于血管平滑肌和肾上腺皮质等细胞的血管紧张素受体，引起相应的生理效应。Ang Ⅰ在体内大多数组织和细胞中不具有活性。Ang Ⅱ是已知收缩血管最强的物质之一。Ang Ⅱ作用于血管平滑肌的血管紧张素受体，可使全身的微动脉收缩，动脉血压升高。Ang Ⅱ作用于交感神经末梢的血管紧张素受体，可使交感神经末梢释放递质去甲肾上腺素增多。可见，Ang Ⅱ对循环系统的作用，最终都是使外周血管阻力增加，血压升高。Ang Ⅱ还可以强烈刺激肾上腺皮质球状带细胞合成和释放醛固酮，后者可促进肾小管对 Na^+ 的重吸收，并使细胞外液量增加。Ang Ⅲ的缩血管效应仅为 Ang Ⅱ的 10%～20%，但刺激肾上腺皮质合成和释放醛固酮的作用较强。

肾素的分泌受以下 3 种机制的调节：①肾内机制：当肾动脉灌注压降低时，入球小动脉血量减少，对入球小动脉牵张感受器的刺激减弱，使肾素释放增加；当肾小球滤过降低，滤过和流经致密斑的 Na^+ 量减少，刺激致密斑感受器，引起肾素释放增加。②神经机制：肾交感神经兴奋，可刺激肾素的释放。③体液机制：肾上腺素和去甲肾上腺素等可刺激肾素的释放；Ang Ⅱ、血管升压素、心房肽、内皮素和 NO 等可抑制肾素的释放。

导致心力衰竭发生的两个关键过程：①心肌细胞死亡（坏死、凋亡、自噬等）的发生，如急性心肌梗死、重症心肌炎等；②神经内分泌系统过度激活所致的系统反应，其中 RAAS 和交感神经系统过度兴奋起着主要作用。这两个关键过程是心力衰竭有效预防和治疗的基础。

慢性心力衰竭的治疗自 20 世纪 90 年代以来已有重大的转变：从旨在改善短期血流动力学状态转变为长期的修复性策略，以改变衰竭心脏的生物学性质；从采用强心、利尿、扩血管药物转变为神经内分泌抑制剂，并积极应用非药物的器械治疗。心力衰竭的治疗目标不仅是改善症状、提高生活质量，更重要的是针对心肌重构的机制，防止和延缓心肌重构的发展，从而降低心衰的病死率和住院率。

二、药物分类及临床应用

（一）血管紧张素转化酶抑制剂（ACEI）

1. ACEI 的化学结构和构效关系　ACEI 能与 Ang Ⅰ或缓激肽竞争 ACE，其具有 3 个基团与 ACE 的活性部位结合：①结构中脯氨酸的末端羧基与 ACE 正电荷部位精氨酸呈离子键结合；②不解裂肽键的羰基与酶的供氧部位呈氢键结合；③巯基或羧基与 ACE 的锌离子结合。

一旦发生结合，ACE 的活性消失。

2. 分类

（1）按化学结构分类：①含有巯基（-SH）：如卡托普利、阿拉普利、阿速普利；②含有羧基（-COOH）：如依那普利、雷米普利、贝那普利、赖诺普利；③含有磷酸基（-POO）：如福辛普利、施瑞普利。

ACEI 的作用强度和作用持续时间由 ACEI 与锌离子的亲和力及与“附加结合点”结合的数目决定。一般来说，含羧基的 ACEI 比其他两类与锌离子结合更牢固，故作用也较强、较持久。

（2）按药理作用分类：①卡托普利类：呈活化状态，再经代谢，原型及代谢物均由肾脏清除；②前体药物：如依那普利，主要经肝脏代谢后起作用，由肾脏清除或进入组织发挥活性；③高度亲脂药物：可经肝由胆汁排泄；④不代谢药物：属水溶性，不进行代谢，不与血浆蛋白结合，以原型经肾脏排泄。

（3）活性药与前体药：ACEI 与酶的锌离子结合的基团必须为-SH 或-COOH。许多 ACEI 为前体药，如依那普利等含有$-COOC_2H_5$，它必须在体内转化为依那普利酸，才能与锌离子结合起作用。同理，福辛普利的-POOR 必须转化为含-POOH 的福辛普利酸才能起作用。

3. 药理作用及机制

（1）阻止 Ang Ⅱ生成：ACEI 直接抑制 ACE，阻止 Ang Ⅱ的生成，从而阻断 Ang Ⅱ收缩血管，刺激醛固酮释放，增加血容量，升高血压与促心肌肥大，增生等作用，有利于高血压、心力衰竭与心血管重构的防治。

（2）减少缓激肽的降解：由于 ACE 即激肽酶Ⅱ，因此 ACEI 在阻止 Ang Ⅱ生成的同时也抑制了缓激肽的降解。目前认为缓激肽经激活激肽 B_2受体使 NO 和 PGI_2生成增加，而 NO 与 PGI_2都有舒张血管、降低血压、抗血小板聚集、抗心血管细胞肥大增生和重构作用。另外，也有文章报道，ACEI 类药物，如培多普利也能促进高血压大鼠体内降钙素基因相关肽的释放，这可能也是这类药物降压作用的另一个机制。

（3）保护血管内皮细胞：ACEI 有保护血管内皮细胞的作用，能逆转高血压、心力衰竭、动脉硬化与高血脂引起的内皮细胞功能损伤，恢复内皮细胞依赖性的血管舒张作用。

（4）抗心肌缺血与心肌保护：ACEI 有抗心肌缺血的作用，能减轻心肌缺血再灌注损伤。保护心肌对抗自由基的损伤，此心肌保护作用可能与激肽 B2 受体、PKC 等有关。

（5）增敏胰岛素受体、改善胰岛素抵抗：卡托普利及其他多种 ACEI 能增加糖尿病与高血压患者对胰岛素的敏感性。

（6）清除自由基和抗氧化的作用。

（7）抑制交感神经递质的释放。

4. 临床应用

（1）适应证

1）高血压：ACEI 对高血压的疗效好。轻中度高血压患者单用 ACEI 可控制血压，单独用效果不好时，合用利尿药可增强疗效。肾血管性高血压因其肾素水平高，因此用 ACEI 治疗特别有效，对心、肾、脑等器官有保护作用，且能减轻心肌肥厚，阻止或逆转心脏重构。对伴有心力衰竭或糖尿病、肾病的高血压患者，ACEI 为首选药物。双侧肾血管性高血压禁用 ACEI，由于单侧肾动脉狭窄的患者亦有可能发展为双侧肾动脉受累，所以在使用 ACEI 时应格外小心，严密监测肾功能。

2）充血性心力衰竭与心肌梗死：ACEI 能降低心力衰竭患者的死亡率，改善充血性心力衰竭预后，其效果优于其他血管舒张药和强心药，为心力衰竭标准治疗方案中的“基石”。ACEI 能降低心肌梗死并发心力衰竭的病死率，改善血流动力学和器官灌注。ACEI 是被证实能降低心力衰竭患者病死率的第一类药物，也是循证医学证据积累最多的药物，是公认的治疗心力衰竭的基石和首选药物。

所有 LVEF 下降的心力衰竭患者必须且终身使用，除非有禁忌证或不能耐受（Ⅰ类，A级）。心力衰竭高发危险人群（心力衰竭前阶段）应考虑用 ACEI 预防心力衰竭（Ⅱa 类，A级）。制剂和剂量参见表 15-1。

表 15-1　慢性心力衰竭常用的 ACEI 及其剂量

药物	起始剂量	目标剂量
卡托普利	6.25mg，3 次/天	50mg，3 次/天
依那普利	2.5mg，2 次/天	10mg，2 次/天
福辛普利	5mg，1 次/天	20～30mg，1 次/天
赖诺普利	5mg，1 次/天	20～30mg，1 次/天
培哚普利	2mg，1 次/天	4～8mg，1 次/天
雷米普利	2.5mg，1 次/天	10mg，1 次/天
贝那普利	2.5mg，1 次/天	10～20mg，1 次/天

应用方法：从小剂量开始，逐渐递增，直至达到目标剂量，一般每隔 1～2 周剂量倍增 1 次。滴定剂量及过程需个体化。调整到合适剂量应终生维持使用，避免突然撤药。应监测血压、血钾和肾功能，如果肌酐增高 >30%，应减量，如仍继续升高，应停用。

（2）不良反应

1）首剂低血压：口服吸收快、生物利用度高的 ACEI，首剂出现低血压多见，如卡托普利；而口服吸收慢，生物利用度低的 ACEI，此反应较少见，如赖诺普利。

2）咳嗽：无痰干性咳嗽是 ACEI 较常见的不良反应。偶尔有支气管痉挛性呼吸困难，可不伴有咳嗽。咳嗽与支气管痉挛的原因可能是 ACEI 导致肺血管床中缓激肽、前列腺素、P 物质的蓄积引起的。不同的 ACEI 引起的咳嗽有交叉性，但发生率有不同。依那普利与赖诺普利引起咳嗽的发生率比卡托普利高，而福辛普利比较低。

3）高血钾：由于 ACEI 能减少 Ang Ⅱ的生成，从而使醛固酮生成减少，保钠排钾作用减弱，引起血钾升高。在肾功能障碍与同时服用保钾利尿药或 β 受体阻滞剂更多见。

4）低血糖：由于 ACEI 特别是卡托普利能增强机体组织细胞对胰岛素的敏感性，因此常伴有降低血糖的作用。

5）肾功能损伤：在肾动脉狭窄或肾动脉硬化造成的双侧肾血管疾病患者，ACEI 能加重肾功能损伤，升高血浆肌酐的浓度，甚至产生氮质血症。这是因为 Ang Ⅱ可通过收缩出球动脉维持肾灌注压，而 ACEI 可舒张出球小动脉，降低肾灌注压，导致肾小球滤过率下降，影响了肾功能，停药后可恢复。

6）血管神经性水肿：可发生于嘴唇、舌头、口腔、鼻部与面部其他部位。抢救时应用糖皮质激素、抗组胺药物，必要时使用肾上腺素。血管性神经水肿发生的机制与缓激肽或其他代谢产物有关。

7）含-SH 基团化学结构的 ACEI 的不良反应：含有-SH 基团的卡托普利可产生味觉障碍与白细胞缺乏等。与其他含-SH 的药物，如青霉胺具有相似的反应。

（3）注意事项

1）从小剂量开始增加剂量到目标剂量水平，以防首剂量出现低血压，尤其是对于限盐饮食、合用其他多种抗高血压药及心力衰竭患者，使用时先采用低剂量，减少或停用利尿剂。

2）开始治疗时，每隔 3 ~5 天需监测肾功能和电解质，直到用量稳定；一旦发现肾功能不良应停药。

3）开始应用 ACEI 时，应注意监测血压。

4）避免与保钾利尿药合用。

5）避免同时使用非甾体类抗炎药。

（4）禁忌证及各项慎用情况：曾发生致命性不良反应如喉头水肿，严重肾衰竭和妊娠妇女禁用。以下情况慎用：双侧肾动脉狭窄，血肌酐 >264μmol/L（3mg/dl），血钾 >5. 5mmol/L，伴症状性低血压（收缩压 <90mmHg），左心室流出道梗阻（如主动脉瓣狭窄、肥厚型梗阻性心肌病）等。

（二）血管紧张素受体阻滞剂（ARB）

1. 血管紧张素受体的种类　Ang Ⅱ是 RAAS 的主要活性肽，其受体有 1 型（AT_1）与 2 型（AT_2）两种。AT_1受体由 359 个氨基酸组成，分布于心血管、肾、肾上腺、肝、脑等多种组织器官。AT_1受体被激活时，对心房与心室产生正性肌力作用，血管收缩，血压升高。其升压机制为：①兴奋血管平滑肌的 AT_1受体，直接收缩血管；②兴奋肾上腺髓质的 AT_1受体，促进儿茶酚胺的释放；③激活肾上腺皮质的 AT_1/AT_2受体，促进醛固酮的释放，增加水钠潴留与血容量；④兴奋交感神经末梢突触前膜 AT_1受体，促进去甲肾上腺素释放。

AngⅡ通过 AT_1受体对肾脏的血流动力学与肾小球滤过发挥重要调节作用。在高血压或心力衰竭时，RAAS 功能亢进，Ang Ⅱ产生过多，作用于肾小球血管 AT_1受体，收缩出球小动脉，升高灌注压，增加血浆经肾小球滤过与肾脏对盐和水的重吸收。但同时 AT_1受体又能收缩入球小动脉，减少肾小球血流量与尿量。

AT_2受体由 363 个氨基酸组成，其功能尚未完全阐明。它能激活缓激肽 B_2受体与 NO 合酶，促进 NO 合成、舒张血管、降低血压。它也参与促细胞凋亡作用，对抗 AT_1受体的促心血管重构作用。临床上常用的血管紧张素受体阻断剂有氯沙坦、缬沙坦、坎地沙坦等。

2. 药理作用及机制　AT_1受体被阻断后，Ang Ⅱ收缩血管与刺激肾上腺皮质释放醛固酮的作用被抑制，导致血压降低，具有与 ACEI 相似的抗高血压作用。又能通过减轻心脏的后负荷，治疗慢性心功能不全。其阻止 Ang Ⅱ促心肌细胞增生、肥大作用，能防止心肌重构。

AT_1受体被阻断后，反馈性的增加血浆肾素 2 ~3 倍，导致血浆 Ang Ⅱ浓度升高。但由于 AT_1受体已被阻断，这些反馈性作用难以表现。但是血浆中升高的 Ang Ⅱ通过激活 AT_2受体，可激活缓激肽-NO 途径，产生舒张血管、降低血压、抑制心血管重构的作用，有益于高血压与慢性心功能不全的治疗。AT_1受体被阻断后醛固酮产生减少，水钠潴留随之减轻，但对血钾影响甚微。

ARB 可阻断 Ang Ⅱ与 AT_1受体结合，从而阻断或改善因 AT_1受体过度兴奋导致的不良作用，如血管收缩、水钠潴留、组织增生、胶原沉积、促进细胞坏死和凋亡等，这些都在心力衰竭发生发展中起作用。ARB 还可能通过加强 Ang Ⅱ与 AT_2受体结合发挥有益效应。

既往应用ARB治疗慢性心力衰竭的临床试验，如ELITE Ⅱ、OPTIMAL、CHARM-替代试验、Val-HcFT及CHARM-Added试验等，证实此类药物有效。晚近的HEAAL研究显示氯沙坦大剂量（150mg）降低住院危险性的作用优于小剂量（50mg）。临床试验表明，ACEI加醛固酮受体拮抗剂能显著降低心力衰竭患者总病死率，而ACEI加ARB则不能。

3. 在慢性心力衰竭中的应用

（1）适应证：基本与ACEI相同，推荐用于不能耐受ACEI的患者（Ⅰ类，A级）。也可用于经利尿剂、ACEI和β受体阻滞剂治疗后临床状况改善仍不满意，又不能耐受醛固酮受体拮抗剂的有症状心力衰竭患者（Ⅱb类，A级）。

（2）应用方法：小剂量起用，逐步将剂量增至目标推荐剂量或可耐受的最大剂量（表15-2）。

表15-2 慢性HF-REF常用的ARB及其剂量

药物	起始剂量	目标剂量
坎地沙坦	4mg，1次/天	32mg，1次/天
缬沙坦	20～40mg，1次/天	80～160mg，1次/天
氯沙坦	25mg，1次/天	100～150mg，1次/天
厄贝沙坦	75mg，1次/天	300mg，1次/天
替米沙坦	40mg，1次/天	80mg，1次/天
奥美沙坦	10mg，1次/天	20～40mg，1次/天

注：所列药物中坎地沙坦、缬沙坦和氯沙坦已有临床试验证实可降低心力衰竭患者病死率

（3）注意事项：与ACEI相似，如可能引起低血压、肾功能不全和高血钾等；开始应用及改变剂量的1～2周内，应监测血压（包括不同体位血压）、肾功能和血钾。此类药物与ACEI相比，不良反应（如干咳）少，极少数患者也会发生血管性水肿。

（三）醛固酮受体拮抗剂

1. 药理作用及机制　醛固酮为RAAS中的关键组成成分，除肾上腺皮质球状带外，心、脑、肾、肺等器官及血管都能合成分泌醛固酮。醛固酮从肾上腺皮质释放后，作用于远曲小管上皮细胞的醛固酮受体，诱导特异性DNA的转录翻译，产生醛固酮诱导蛋白，进而调控钠钾的转运，导致钠水的重吸收增加，引起水肿和提高左心室充盈压；钾离子排泄增加，诱发心律失常和猝死。

此外，在心肌细胞、成纤维细胞、血管平滑肌细胞中也存在大量的醛固酮受体。因此，还可以产生以下作用：减少心肌细胞对去甲肾上腺素的再摄取，加强钠离子致心律失常和心室重构的作用；降低压力感受器的敏感性，减弱副交感神经活性，降低血管对乙酰胆碱的反应，使血管壁的顺应性降低，增加猝死的危险性；影响心肌细胞上的钠通道，增加心肌细胞兴奋性；降低高密度脂蛋白胆固醇，加重动脉粥样硬化的进展；损害血管内皮细胞，减少NO的生成；抑制纤维蛋白溶解系统等。

在1999年美国心脏病学会上有研究者提出了挑战性的证据：醛固酮受体拮抗剂螺内酯在多项临床试验研究中，可降低患者的病死率。而长期使用ACEI治疗高血压和慢性心功能不全，存在"醛固酮逃逸"现象，即ACEI可导致血清钾离子浓度升高，血钾的升高可强效促进醛固酮的合成和分泌。因此，研究特异性的醛固酮受体拮抗剂会成为治疗心血管疾病的一个有价值的选择。

临床常用的醛固酮受体拮抗剂为螺内酯，不仅仅因为它有利尿作用，还因为它具有心血管保护作用，因此选择性醛固酮受体拮抗剂（selective aldosterone receptor antagonist，SARA）拓展了针对醛固酮治疗心血管疾病的思路。近年研究资料发现，醛固酮通过盐皮质激素受体机制损伤心血管和肾脏，而阻断这种作用可达到上述器官的保护作用。螺内酯尚具有减轻血管周围纤维化，左心室肥厚和内皮功能障碍等高血压靶器官损害的作用。在传统治疗的基础上加用螺内酯可显著降低重度心力衰竭的病死率。

醛固酮对心肌重构，特别是对心肌细胞外基质促进纤维增生的不良影响独立和叠加于Ang Ⅱ的作用。衰竭心脏，醛固酮生成及活化增加，且与心力衰竭严重程度成正比。长期应用ACEI或ARB时，起初醛固酮降低，随后即出现"逃逸现象"。因此，加用醛固酮受体拮抗剂，可抑制醛固酮的有害作用，对心力衰竭患者有益。

RALES和EPHESUS研究初步证实，螺内酯和依普利酮可使NYHA Ⅲ～Ⅳ级心力衰竭患者和梗死后心力衰竭患者显著获益。晚近公布的EMPHASIS-HF试验结果不仅进一步证实依普利酮改善心力衰竭预后的良好效果，而且还清楚表明NYHA Ⅱ级患者也同样获益。此类药还可能与β受体阻滞剂一样，可降低心力衰竭患者心脏性猝死率。

2. 在慢性心力衰竭中的应用

（1）适应证：LVEF≤35%、NYHA Ⅲ～Ⅳ级的患者；已使用ACEI（或ARB）和β受体阻滞剂治疗，仍持续有症状的患者（Ⅰ类，A级）；AMI后、LVEF≤40%，有心力衰竭症状或既往有糖尿病史者（Ⅰ类，B级）。

（2）应用方法：从小剂量起始，逐渐加量，尤其螺内酯不推荐用大剂量：依普利酮，初始剂量12.5mg，1次/天，目标剂量25～50mg，1次/天；螺内酯，初始剂量10～20mg，1次/天，目标剂量20mg，1次/天。

（3）注意事项：血钾>5.0mmol/L、肾功能受损者[肌酐>221μmol/L（2.5mg/dl），或eGFR<30ml/（min·1.73m^2）]不宜应用。使用后定期监测血钾和肾功能，如血钾>5.5mmol/L，应减量或停用。避免使用非甾体类抗炎药物和环氧化酶2抑制剂，尤其是老年人。螺内酯可引起男性乳房增生症，为可逆性，停药后消失。依普利酮不良反应少见。

（四）其他类型

1. 肾素抑制剂　阿利吉仑（aliskiren）是新一代非肽类肾素抑制剂，能抑制肾素活性，阻断RAAS，从而降低Ang Ⅱ和醛固酮的生成，对高血压和其他心血管疾病都有治疗作用。另外，阿利吉仑对缓激肽和前列腺素的代谢没有影响。目前临床证据支持阿利吉仑是强效的、高度选择性的、口服有效的、长效的新一代抗高血压药物。该药作用具有肾素依赖性，因此增加给药剂量只会延长作用时间而不会导致血压骤降，不良反应的发生率与安慰剂相比无显著性差异。

阿利吉仑可阻断ACEI、ARB及噻嗪类利尿剂所致的肾素反应性增高。小样本试验证实，阿利吉仑与氢氯噻嗪、雷米普利或厄贝沙坦联合用时，血浆肾素活性没有升高。

Stanton研究表明，阿利吉仑能降低正常志愿者血浆Ang Ⅱ的水平，降低轻、中度高血压患者的血压，且其降压作用有剂量依赖性，而心率无明显改变。另外，阿利吉仑可能对肾病、心力衰竭及动脉粥样硬化有治疗作用。Wood等研究了阿利吉仑对钠缺乏小猴的降压作用，发现在第1次给药后2小时血压下降（13±2）mmHg，并于给药后29小时恢复到治疗前水平。在治疗8天中，血压最大下降（16±2）mmHg，停药后血压没有反跳性升高。

目前观察到的阿利吉仑所致不良反应很少。最常见的不良反应包括乏力、胃肠道反应及头痛。增加阿利吉仑用药剂量，不良反应没有明显增加。226 例高血压患者服用 300mg/d 阿利吉仑后发现，1 例出现胸痛和心电图示局部缺血改变，另 1 例出现低血压休克，经治疗后 2 人均痊愈。另外，Dieterle 等研究了健康人群中阿利吉仑与华法林之间的相互作用，结果显示阿利吉仑基本不影响华法林的抗凝作用，不会改变 PT 和 APTT。

尽管阿利吉仑显示出较好的降压作用，但 Wright 博士指出，降压治疗的主要目标是防止出现并发症，而尚不能确切得知阿利吉仑能否防止产生心力衰竭等并发症以及能否对肾脏起保护作用。

2. 血管紧张素转换酶 2(angiotensin converting enzyme2，ACE2)

(1)ACE2 的生物学活性：ACE2 cDNA 编码的蛋白由 805 个氨基酸组成，分子量为 120 000。ACE2 是一种金属钛酶，它具有和 ACE 42% 的同源序列，但与 ACE 不同的是，ACE2 仅有一个酶活性位点。ACE2 主要分布于人的心脏、肾脏和睾丸，也存在于胃肠道、大脑和肺内。在细胞水平 ACE2 被证实主要分布于血管内皮细胞、冠状动脉血管平滑肌细胞、肾小管上皮细胞、肾内小动脉。最近研究发现，在胎盘绒毛中，用免疫细胞化学的方法观察到 Ang-(1 ~7) 和 ACE2 表达的主要位点在合体滋养层、细胞滋养层、初级及次级绒毛的内皮和血管平滑肌。还有研究发现 ACE 和 ACE2 在人心肌肌纤维母细胞共同表达。

(2)ACE2 与心功能：慢性心力衰竭时，RAAS 过度激活，心脏 ACE mRNA 表达增加，局部 Ang Ⅱ水平也相应增高，升高的 Ang Ⅱ可能通过与血管紧张素Ⅱ 1 型受体(AT_1)结合后引发的氧化应激作用降低心肌收缩力，最终导致心功能下降。Yamamoto 等报道，ACE2 基因敲除小鼠在压力超负荷的情况下更容易出现严重的心腔扩大和心功能障碍，同时心肌 Ang Ⅱ水平明显增高，提示 ACE2 的表达缺陷可能使心功能下降。最近 Nakamura 等研究提示：在 ACE2 基因缺陷 ACE2-/y 的小鼠中，增强刺激 AT_1 可能成为导致心功能不全的一个重要原因，而 AT_1 阻断剂坎地沙坦延缓了这一作用的进展。Kaiqiang 等证明奥美沙坦通过阻断 Ang Ⅱ受体和细胞外信号调节激酶(extracellular signal-regulated kinase，ERKs)的表达及上调 ACE2 的协同作用改善压力超负荷大鼠的左室功能及左室心肌肥厚。Goulter 等报道了在特发性扩张型心肌病和缺血性心肌病中 ACE2 表达的上调，提示 ACE2 参与了心力衰竭的发生过程。

过去的许多实验已证实：在体外高血压进程中 ACE2 起抗心肌重塑作用，而这些保护作用可能是由循环中 Ang-(1 ~7)水平增高来介导。Grobe 等最近通过 ACE2 基因转导到急性心肌梗死区大鼠成纤维细胞中来检测 ACE2 的效应。结果表明：在成纤维细胞中 ACE2 的过度表达降解了胶原产物，ACE2 起抗心肌重塑的作用不仅和 Ang-(1 ~7)水平增高有关，还和 Ang Ⅱ的下调有关。der Sarkissian 等观察 ACE2 对心肌梗死后大鼠心功能及心肌重塑方面的作用发现 ACE2 的过度表达通过改善心功能、左室壁运动、收缩性及减弱左室壁变薄来保护心脏。但 Batlle 等认为，在人类心力衰竭的晚期，并非是 ACE2 增加，而是 RAAS 表达的增加和肥大细胞密度的增大。并通过实验证明了血管活性系统失代偿促进了心肌功能的进一步损伤，且 ACE2 mRNA 的表达并未改善晚期心力衰竭。目前多数研究提示 ACE2 有一定的心功能保护作用，提高 ACE2 水平可能为心肌梗死及心力衰竭的治疗提供可能，但具体机制目前还未阐明，尚待进一步研究。

(3)ACE2 与心律失常：既往研究显示，随着 ACE2 表达水平的增高，动物的猝死率也相应增加并呈正相关，且能够存活下来的小鼠均表现为 ACE2 基因的下调和心功能恢复正常。心电生理检查显示 ACE2 高表达的小鼠有严重的进行性传导和节律紊乱、持续性室性心动过速，并最终发生心室颤动导致死亡。其机制可能是 ACE2 在心脏的表达增加导致缝隙连接的密度和功能的变化，进而引起电生理紊乱。但也有不同的研究证明 ACE2 在电生理中的有益作用。最近 Pan 等研究了 Ang Ⅱ的下调与心房颤动的关系，显示 ACE2 在 mRNA 和蛋白质水平都显著降低了猪心房纤维化，推测间质纤维化是由于在心房颤动发展过程中 ACE2 表达的下降所致的 RAAS 不平衡，ACE2 表达的增加可能影响 Ang Ⅱ依赖的信号通路来阻止心肌纤维化而发挥心血管保护作用。

ACE2 在各组织中的表达和在 RAAS 中对抗 Ang Ⅱ的生理作用的发现，促使人们进一步探讨 ACE2 在心肌缺血、高血压、肾衰竭和糖尿病并发症中的作用，但很多问题尚待解决，特别是 ACE2 在具有生理活性的活性肽产生过程中的作用及病理条件下其活性下调的原因。但阐明 ACE2 的作用有赖于调节 ACE2 活性因子的研究进展，如对 Ang-(1～7)激动剂的研究。ACE2 的发现为心血管病和肾脏病研究开辟了新途径，并提供了新的治疗靶点，如 ACE2 激活剂的开发可能导致未来心血管疾病治疗策略的改变。

(五)RAAS 抑制剂的联合应用

1. ACEI 和 β 受体阻滞剂的联合应用　ACEI 和 β 受体阻滞剂联用被称为“黄金搭档”，可产生相加或协同的有益效应，进一步降低心血管死亡。CIBIS Ⅲ研究提示，先用 β 受体阻滞剂与先用 ACEI 相比，临床预后无显著性差异。因此，两者孰先孰后并不重要，关键是尽早联用，才能取得最大获益。β 受体阻滞剂治疗前，尽量避免使用大剂量 ACEI。在一种药物低剂量治疗基础上加用另一种药比单纯加量获益更大。两药合用后可交替和逐步递加剂量，分别达到各自的目标剂量或最大耐受剂量。为避免发生低血压，β 受体阻滞剂与 ACEI 可分别在不同时间段服用。

2. ACEI 与醛固酮受体拮抗剂联合应用　临床研究证实，ACEI 与醛固酮受体拮抗剂联用可进一步降低慢性心力衰竭患者的远期死亡率(Ⅰ类，A 级)，该治疗方案较为安全，但要严密监测血钾，通常再联用排钾利尿剂以避免高钾血症的发生。在 ACEI 和 β 受体阻滞剂“黄金搭档”基础上再加用醛固酮受体拮抗剂，这一组合被称为“金三角”，是慢性心力衰竭的基本治疗方案。

3. ARB 与 β 受体阻滞剂或醛固酮受体拮抗剂联合应用　不能耐受 ACEI 的患者，可用 ARB 代替。此时 ARB 和 β 受体阻滞剂联用，以及在此基础上再加用醛固酮受体拮抗剂，类似于“黄金搭档”和“金三角”。

(郝盼盼)

第五节　脑　钠　肽

一、概述

脑钠肽(brain natriuretic peptide，BNP)，又称 B 型利钠肽、脑利钠肽，是利钠肽家族中主要由心室分泌的一种心脏激素，通过利钠、利尿和扩张血管，减轻心肌负荷，产生代偿性损伤心肌保护和心血管稳态作用。1988 年 BNP 由猪脑中首先被分离出来，开始被称为脑钠肽。而人类的 *BNP* 基因位于 1 号染色体短臂的远端(1p36.2)，BNP 的 mRNA 共 3679bp，含 3 段转录区，翻译产物分别在细胞内和进入血液后经历两次裂解。首先表达为含 134 个氨基酸的脑钠肽前体原(pre-proBNP)，脱去含 26 个氨基酸的信号肽，成为含 108 个氨基酸的脑钠肽原(proBNP)，再裂解为脑钠肽和 N 氨基末端脑钠肽原(NT-proBNP)。人血浆中的 BNP 由 32

个氨基酸组成，其中17个氨基酸组成的环状结构为各型利钠肽所共有，而NT-proBNP则无生物活性。

二、心肌损伤时脑钠肽的分泌、代谢及其生物学效应

血浆BNP主要源于心室，释放量随心室扩张及压力超负荷增加而成比例增加，急性心肌损伤等因素所致左室室壁张力大小是其释放的关键因素之一。

心肌细胞损伤时，特别是急性心肌梗死时BNP增加释放的机制非常复杂。心肌梗死所致心肌收缩与舒张功能异常使心室负荷急剧增加是主要机制。急性心肌梗死时梗死灶周围的心肌细胞BNP分泌水平也会明显上调。心肌梗死时机体处于急性应激状态，缺血损伤造成了心脏局部及全身神经内分泌系统的激活，在不同环节上促进BNP分泌的增加。

（一）心肌梗死急性期脑钠肽的快速合成与分泌

首先，BNP启动子指导其在心脏的特异表达，它包含快速回文序列TATTTAT，提示BNP的mRNA快速转向出现率很高，与应激状态下的爆发式合成有关。心肌梗死时可迅速地诱导表达，同时其外周清除受体下调。其次，心肌梗死急性期交感神经系统（sympathetic nervous system，SNS）及肾素-血管紧张素-醛固酮系统（renin-angiotensin-aldosterone system，RAAS）被激活，血管紧张素Ⅱ及交感神经α受体兴奋可以促进心室肌细胞BNP合成增加。故可以认为，心肌梗死早期BNP的增加是机体神经体液调节的一种即刻反应，储存池迅速释放和快速合成均增加。NT-proBNP浓度可反映短暂时间内新合成的而不是贮存的BNP释放，因此更能反映利钠肽通路的激活。正常人血浆BNP和NT-proBNP的浓度相似，在左室功能障碍时，血浆NT-proBNP的水平明显升高。

（二）心肌梗死恢复期脑钠肽持续升高的相关因素

心肌梗死进入恢复期后，梗死区域比非梗死区域变薄，据Laplace定律，梗死区域幸存的心肌细胞承受更大的压力；局部跨壁压增加，最终使非梗死区发生心室重塑，心功能下降及室壁张力的增高是刺激BNP分泌的主要因素。同时，若神经内分泌持续过度激活，体液中儿茶酚胺、血管紧张素以及幸存心肌细胞分泌的生长因子均能促进BNP合成及释放增加。无论何种机制起作用，BNP的急剧增加与心肌损伤标记物不同，它不是从坏死细胞中释放，而是心脏存活细胞的从头合成及储存释放增加。它不表示损伤，而是说明功能代偿或者应激保护。

（三）心室重塑期脑钠肽的升高

心肌梗死或者各种原因所致心肌损伤后期持续升高的BNP可能是一种心肌源性的抗纤维化因子，心脏成纤维细胞上表达所有的利钠肽受体，BNP参与成纤维细胞的有丝分裂调节，抑制心室成纤维细胞生长因子介质表达，改善左室表型变化、胶原沉积及其舒张功能。心腔压力超负荷时，BNP（-/-）基因大鼠心脏中大量出现纤维化变性损害，伴有Ⅰ型胶原等标志心脏纤维化因子增加。人群研究证实利钠肽受体基因的缺失可减少受体的活性，增加左室肥厚的易感性。

总之，心力衰竭等病理情况下BNP连续不断分泌入血，并动态增加以适应各种心脏负荷，调节水盐平衡，与各种体液因子相互作用，保持心血管系统稳定。引起血浆利钠肽升高的常见因素有：左室肥厚；瓣膜性心脏病；急性或慢性心肌缺血；高血压；肺栓塞等。有时一些少见的原因，如肾衰竭、败血症等也可影响血浆BNP浓度。

(四)脑钠肽的代谢清除

BNP的生物半衰期为23分钟,平均清除率为2.69L/min。其代谢途径有两条:①是通过C受体介导将BNP内吞入胞内,再由溶酶体酶溶解;②是由中性肽链内切酶E24.11降解BNP,此酶在肺脏及肾脏中浓度较高。NT-proBNP与BNP呈等摩尔分泌,但前者的生物半衰期明显长于BNP,约为60~120分钟,血浆浓度也较后者高2~10倍。

(五)脑钠肽的生物学作用及其机制

BNP与细胞外的GC-A受体域结合,激活细胞内的鸟苷酸环化酶域,激活鸟苷酸环化酶,引发三磷酸鸟苷(guanosine triphosphate,GTP)转化为环鸟苷酸(cyclic guanosine monophosphate,cGMP)的催化作用,促进细胞内cGMP的升高,激活蛋白激酶,介导平滑肌松弛,产生一系列生物学效应。并且,利钠肽-cGMP-K^+-ATP通道信号形成一个主要的损伤限制机制,BNP能发挥浓度依赖性保护心肌细胞,限制梗死扩展作用。

BNP选择性的扩张血管、利尿排钠,通过拮抗RAAS系统,抑制促肾上腺皮质激素及交感神经递质的释放,拮抗神经内分泌、抗心脏重塑、具有独特的心肌细胞保护作用。

三、NT-proBNP与BNP在急诊心肌损伤中的检测优势

利钠肽是目前心肌损伤后心功能减低的监测评价中最重要的指标,特别是NT-proBNP是心力衰竭诊断指标中的金标准。NT-proBNP虽然与BNP在临床意义上相近,但是在稳定性、抗干扰能力,以及对早期/轻度心脏功能不全的检测等方面具有一定优势。NT-proBNP是proBNP在循环中分裂出来的没有活性的片段,与具有生物活性的BNP等比例释放于血液循环中。急性期利钠肽的循环增加包括从头合成增加和心肌细胞隔膜分泌颗粒中的快速释放,因为释放入血后该片段分子较为稳定,半衰期更长,不受清除受体影响,NT-proBNP更能代表利钠肽应激状态下基因快速调节呈爆发式合成,与心室容量或压力负荷增加后病理生理学变化有更好的相关性,并且易于准确监测。经临床验证,NT-proBNP是目前管理心力衰竭疾病的最佳生化指标之一;尤其在心力衰竭的鉴别诊断、危险分层、预后判断和治疗指导监测上均有重大意义。NT-proBNP与BNP特点对比见表15-3。

表15-3　NT-proBNP与BNP对比

	NT-proBNP	BNP	NT-proBNP特点
半衰期(min)	60~120	20	敏感度更高,更早诊断早期/轻度心力衰竭
稳定性	好	差	更稳定,标本存放时间长,可中心实验室检查或床旁检测
生理活性	无	有	不受治疗用合成BNP干扰
样本采集	肝素抗凝静脉血	EDTA抗凝	标本易于采集,玻璃管中不沉降,不必用塑料管
代谢清除	肾脏	清除受体	血浆浓度可能受肾功能影响大于BNP

四、脑钠肽在临床诊断、鉴别与预后评估中的价值

(一)脑钠肽在心力衰竭诊断中的价值

利钠肽及其前体,尤其是BNP和NT-proBNP,在心力衰竭诊断中有很好的价值,包括症状性心力衰竭和无症状性左室功能障碍患者血浆BNP水平均升高。与传统的心力衰竭症状、体

征、心脏超声,以及步行实验等心力衰竭判断方法比较,BNP 具有更高的敏感性和特异性,其敏感性、特异性、阴性预测值和阳性预测值文献报道分别为97%、84%、97%和70%,减少误诊和漏诊,能够满足临床早期快速诊断的需要,具有良好的重复性和稳定性。近年来,已经有大量循证医学依据验证该方法的科学性和客观性。

(二)脑钠肽在呼吸困难临床鉴别中的应用

血浆 BNP 或 NT-proBNP 浓度可用于鉴别心源性和肺源性呼吸困难。BNP 正常的呼吸困难,其症状一般与心力衰竭无关,基本可除外心源性但并不能完全排除心脏疾病;大多数心力衰竭呼吸困难的患者 BNP 在400pg/ml 以上,BNP < 100pg/ml 时不支持心力衰竭的诊断,BNP 在100 ~ 400pg/ml 之间还应考虑其他原因,如肺栓塞、慢性阻塞性肺疾病及心力衰竭代偿期等。

NT-proBNP 用于患者急性心力衰竭的排除标准:NT-proBNP < 300pg/ml;慢性心力衰竭的排除标准:NT-proBNP < 125pg/ml。血浆 NT-proBNP 水平与年龄、性别和体重有关,老龄和女性升高,肥胖者降低,肾功能不全时升高,血浆 NT-proBNP 水平也随心力衰竭程度加重而升高,在伴急性冠状动脉综合征、慢性肺部疾病、肺动脉高压、高血压、心房颤动时也会升高,同 BNP 改变类似。利钠肽用于排除和(或)明确急性发作的呼吸困难症状是否与充血性心力衰竭有关,具有很好的阴性预测值。

(三)脑钠肽在心力衰竭患者预后评估中的意义

对于确诊的心力衰竭患者,血浆 BNP 或 NT-proBNP 浓度有重要的预测价值;血浆高浓度水平 BNP 预示严重心血管事件,包括死亡的发生。心力衰竭经治疗,血浆 BNP 水平下降提示预后改善。急性心衰患者治疗后脑钠肽较治疗前降幅≥30%,提示治疗可能有效;病情已稳定的患者,如果脑钠肽仍明显升高,应继续随访并加强治疗。

五、脑钠肽的基因重组药物在临床中的应用

重组人 BNP 由32个氨基酸构成,分子量为3.464kD。基因重组的人脑利钠肽与内源性脑利钠肽具有相同的氨基酸排序和生物活性,其作用机制也与内源性的脑利钠肽相同。BNP 除了利尿、扩血管降低心脏的负荷外,还拮抗 RAAS,抑制心肌重塑,发挥类似 ACEI 类药物的心肌保护作用,同时,其抑制 SNS,发挥类似于 β 受体阻滞剂的心肌保护作用。病理状态下检测到的 BNP 分泌虽然有所上调,但与机体 SNS/RAAS 过度激活反应相比,利钠肽系统相对减弱,难以代偿急剧恶化的血流动力学状态。

(一)药理作用

临床应用奈西利肽主要有4个方面。

1. 能够迅速纠正血流动力学紊乱,降低肺循环阻力,右心房压力及肺毛细血管楔压(pulmonary capillary wedge pressure,PCWP)均明显下降,心脏指数(cardiac index,CI)增加;降低冠状动脉循环阻力和心肌耗氧量,增加冠状动脉直径及冠状动脉血流量,特别适合改善心肌缺血相关性心力衰竭的症状。体循环阻力也有轻度下降;无正性肌力作用。

2. 具有中度利尿排钠作用,而对尿钾和肌酐清除率没有显著影响,能够抑制利尿药对 RAAS 的激活。

3. 对血浆儿茶酚胺、肾素、血管紧张素Ⅱ和醛固酮的显著抑制作用较强,且持久。

4. 抑制成纤维细胞的增殖和胶原纤维的合成,促进细胞外基质的降解,抑制纤维化基因的表达,拮抗病理性心肌重塑。动物实验报道重组人脑利钠肽连续应用能改善急性心肌梗死

大鼠血流动力学参数,保护心功能;对心肌缺血再灌注损伤具有明显的保护作用。发现急性心肌梗死再灌注后即刻冠状动脉及静脉应用 rhBNP 可影响缺血-再灌注细胞因子变化,减少心肌细胞凋亡,对心脏有保护作用。

(二)用法用量

《中国心力衰竭诊断与治疗指南(2014)》推荐用法:先给予负荷剂量 1.5 ~2.0μg/kg 静脉缓慢(3 ~5 分钟)推注,继以 0.01μg/(kg · min)静脉滴注;也可不用负荷剂量而直接静脉滴注。起效时间 2 ~15 分钟;最大药效时间 30 分钟;生理半衰期 $t_{1/2}$ 为 18 分钟。除了的 C 型受体分解失活和中性肽链内切酶途径代谢外,该药物还通过肾脏过滤清除(<2%)。

(三)适应证

用于急性失代偿心力衰竭患者的静脉治疗,包括急性心力衰竭,慢性心力衰竭及其急性失代偿和急性冠状动脉综合征的治疗,心胸外科围术期和肺动脉高压的治疗。

(四)禁忌证

重组人脑利钠肽常规给药量常见不良反应为低血压,其他不良反应多表现为头痛、恶心、室速、血肌酐升高等。禁用于对重组人脑利钠肽中任何一种成分过敏的患者和有心源性休克或收缩压<90mmHg 的患者。应避免在被怀疑有或已知有低血压的患者中使用重组人脑利钠肽。

六、脑钠肽研究应用进展

奈西利肽对急性心力衰竭患者肾功能的影响曾经引起很大争议,有荟萃分析显示静脉注射奈西利肽使肾功能恶化增加 50% ;ASCEND-HF 实验表明奈西利肽不改善或者恶化临床转归。最近对 ASCEND-HF 试验的回顾性分析显示静脉用药后不影响急性失代偿性心力衰竭患者肾功能。奈西利肽只有中度的利尿作用,不增加肾脏负担,提高肾小球滤过率。主要通过 3 条途径实现:①扩张入球小动脉,收缩出球小动脉,增加液体静水压;②舒张肾小球系膜细胞,增加肾脏滤过面积;③即使在血管收缩状态下,也能够增加肾脏血流。总之,针对该药临床治疗的有效性和安全性尚有待更有说服力的循证医学资料支持,基于脑利钠肽天然的心肌源性和拮抗神经体液系统全面活化特点,重组人脑利钠肽有可能成为今后心肌保护策略的核心环节。

(李晓鲁)

第六节 其他药物

临床工作中常用的抗心肌缺血及重构的药物除硝酸酯类药物、钙通道阻滞剂、β 受体阻滞剂、肾素-血管紧张素-醛固酮系统抑制剂和脑钠肽外,K^+-ATP 通道开放剂尼可地尔、醛固酮受体拮抗剂、中草药等也有类似作用。其中后两种在相应章节中已有详细介绍,本节仅重点介绍尼可地尔。

尼可地尔(nicorandil)包含 N-(2-羟乙基)烟酰胺和有机硝酸酯的部分结构,是具有类硝酸酯作用的 K^+-ATP 通道开放剂,具有增加 K^+ 从细胞内流出的作用,引起细胞膜超极化,缩短动作电位时间,抑制 Ca^{2+} 内流,导致细胞内 Ca^{2+} 浓度降低,致使血管舒张,增加冠状动脉血流;同时可以减轻缺血造成的 Ca^{2+} 超载,恢复线粒体的功能,促进 ATP 的生成,从而缓解缺血对机体的损伤,防止心肌细胞凋亡,保护心脏。另外,其代谢产物是一氧化氮,通过激活细胞内鸟苷酸环化酶，使心肌细胞内作为第二信使的环磷酸鸟苷生成增加，从而使体循环血管平滑肌扩张，降低心脏前负荷和后负荷，降低心肌耗氧量，同时扩张冠状动脉，增加冠状动脉血流量，缓解因心肌缺血导致的心绞痛等症状。

（一）作用机制

心肌细胞和血管平滑肌上存在一种ATP敏感的K^+通道，其活性为细胞表面的ATP所抑制，应用K^+通道开放剂可使血管阻力降低，平均动脉压下降，其作用不被阿托品、普萘洛尔等药物阻断。K^+通道开放剂激活心肌细胞和平滑肌细胞上ATP调节的K^+通道，促进K^+外流使细胞膜超极化，导致电压依赖性Ca^{2+}通道关闭，而细胞膜Na^+/Ca^{2+}交换加强，细胞内Ca^{2+}含量减少，结果造成心肌抑制和平滑肌张力降低。尼可地尔为烟酰胺衍生物，化学结构属硝酸盐类，具有硝酸酯类作用机制，即通过提高细胞内环磷酸鸟苷浓度而起作用。有研究表明，尼可地尔的心肌保护和冠状动脉扩张效应可用其K^+通道开放作用来解释，而扩张静脉和外周小动脉为K^+通道开放和硝酸酯类双重作用机制。

（二）药理作用

尼可地尔口服吸收快，其生物利用度为75%左右，肝脏首过效应轻微。口服1小时内达到最大血浆浓度，血浆半衰期大约为1小时，药效可持续12小时。尼可地尔通过肝脏去硝酸化后生成非活性醇代谢物，由尿液排泄。老年人或慢性肝脏疾病、肾脏疾病患者不需要特殊的剂量调整。心源性休克、低血压、左心室功能衰竭伴低灌注压的患者禁用。

尼可地尔有松弛血管平滑肌作用。一定剂量时，可降低左室末舒张压，降低外周阻力，引起血压轻度下降。动物实验表明尼可地尔降低动脉压、每搏输出量、左室末舒张压和外周血管阻力，增加心率，引起器官血流的再分布，心脏、肾上腺、脾脏、小肠和脑的血流量增加，胃和肾脏的血流量减少，肝脏和骨骼肌血流无变化，心肌血流量的增加并伴有冠状动脉氧含量升高。上述效应提示尼可地尔能降低左心室负荷，改善左心室功能，增加缺血心肌供氧，改善缺血心肌的功能和代谢，减轻组织水肿，对心绞痛及充血性心力衰竭有益。在心肌缺血状态下，尼可地尔能有效扩张冠状动脉，增加冠状动脉血流量和心肌供氧，减少心绞痛发作。尼可地尔对心肌缺血和再灌注期间的心律失常无效应，且在低K^+时有致心律失常的风险，且有明显抗ADP诱导血小板聚集作用。

（三）临床应用

1. 冠心病　1984年尼可地尔应用于临床，大量试验数据证实它是冠心病药物治疗重要组成部分。在IONA研究中，入组5000多例稳定型心绞痛患者，与安慰剂相比，尼可地尔显著减少主要终点事件，相对风险下降17%，尼可地尔治疗组显著降低所有心血管事件，相对风险下降14%，提示尼可地尔可以减少心绞痛患者的心血管事件，改善长期预后。在JCAD研究中，入组的患者为缺血性心脏病且冠状动脉造影证实至少有一支冠状动脉血管狭窄在75%以上，在标准治疗基础上，尼可地尔组口服常规剂量5mg，每天3次，对照组应用安慰剂，结果表明尼可地尔可以显著减少全因死亡，下降幅度达35%。同时，尼可地尔可以显著减少心绞痛患者发生急性心肌梗死和充血性心力衰竭的机会。Sadamatsu等研究发现，微血管痉挛是PCI术后发生慢血流的主要因素之一，而冠状动脉内注射尼可地尔可以显著改善PCI术后慢血流情况。Ito等将40例行急诊PCI术的急性ST段抬高型心肌梗死患者随机分为治疗组和对照组，通过观察PCI后微循环阻力指数的变化了解冠状动脉内注射尼可地尔对于心肌保护的作用。结果显示，冠状动脉内注射尼可地尔可以显著降低冠状动脉微循环阻力指数，特别是PCI术后微循环阻力中度到重度升高的患者。微循环阻力指数是急性心肌梗死心肌存活和左心室功能恢复重要的因素之一，因此，冠状动脉内注射尼可地尔对于急性心肌梗死患者可以达到一定的心肌保护作用。

2. 心力衰竭 尼可地尔可降低心脏前负荷和后负荷，使心室舒张末期及肺毛细血管楔压降低，且有心输出量及左室射血分数增加。应用尼可地尔后可增加冠脉供血，增强局部心肌收缩，改善左室功能。

（孙 祎）

第十六章　心肌能量代谢的改善

第一节　临床常用药物

一、概述

近二三十年来，缺血性心脏病及慢性心力衰竭的治疗包括各种药物和介入治疗取得了令人瞩目的成就，改善了患者的症状和临床预后。但有相当一部分患者，特别是老年患者冠状动脉病变不适合行冠状动脉血运重建术，常规抗心绞痛强化药物治疗难以控制症状，这部分患者需要新的药物治疗。

大多数抗心绞痛药物的作用机制通过影响血流动力学来改善心肌氧的供需失衡，例如降低外周血管阻力、扩张冠状动脉或抑制心肌收缩力。近来，有一类药物通过调节心肌代谢而发挥抗心绞痛作用，但并不影响冠状动脉的血流动力学，对于患者的血压、脉率或心室功能没有不利的影响，一般认为是心绞痛药物治疗的辅助用药，特别是在标准药物治疗难以控制的心绞痛患者，在特定情况下，也可能作为主要的治疗选择，该类药物被称为改善心肌代谢药物。

二、改善心肌能量代谢药物的作用机制

（一）应激状态能量代谢特点

正常心肌在有氧情况下，成人心脏供能的主要底物是游离脂肪酸，占心脏供能的60% ~ 90%。长链脂肪酸是游离脂肪酸供能的主要成分。长链脂肪酸进入心肌细胞内是一个复杂的过程，需要数种酶的参与。在肉碱棕榈酰转移酶（carnitine palmitoyltransferase inhibitor，CPT-Ⅰ、Ⅱ）作用下，长链脂肪酸进入线粒体内发生氧化产生乙酰辅酶A，后者进入三羧酸循环最终生成三磷酸腺苷（adenosine triphosphate，ATP）供心肌舒缩。糖代谢仅占健康成人心肌供能的10% ~40%。心肌细胞摄取葡萄糖后以糖原形式储存或经过糖酵解生成丙酮酸盐。丙酮酸盐在线粒体内经丙酮酸脱氢酶作用氧化成乙酰辅酶A。

应激状态下脂肪酸和葡萄糖均可作为能量来源，脂肪酸能量利用效率高；而葡萄糖氧利用效率高。六己酸和葡萄糖具有相同的碳链长度，但六己酸比葡萄糖包含更多化学键及能量，因此，以上底物氧化时，产生相同摩尔数的二氧化碳，六己酸比葡萄糖产生更多的ATP，是能量效率型营养底物，但消耗越多的六己酸需要更多氧气完成氧化过程。消耗相同数量氧气，葡萄糖较六己酸产生更多的ATP，因此葡萄糖代谢为氧气效率型。每摩尔棕榈酸酯完全氧化消耗23mol氧气产生129mol ATP，计算氧效率为5.6。糖代谢的初始糖酵解阶段在乏氧环境下分解为两分子丙酮酸，同时产生2个ATP分子，该过程无氧气消耗。脂肪酸氧化是由黄素腺嘌呤二核甘酸（flavin adenine dinucleotide，FAD）介导酰基脱氢化过程，相比较由烟酰胺腺嘌呤二核苷酸（nicotinamide adenine dinucleotide，NAD^+）介导的电子转移氧化磷酸化过程，氧利用效率

更为低下。由还原型黄素腺嘌呤二核苷酸(reduced flavin adenine dinucleotide,$FADH_2$)介导的电子对转移至辅酶 Q,产生 2 分子 ATP,由还原型辅酶(reduced form of nicotinamide-adenine dinucleotide,NADH)介导的电子对转移产生 3 分子 ATP。

以上葡萄糖和脂肪酸能量与氧代谢效率的差异表明器官能量底物的选择取决于其所处代谢环境。如在氧供给不受限制环境下,脂肪酸氧化产生更多能量以支持器官正常运行;如在氧供给受限制环境下,葡萄糖氧化将产生更多能量以支持器官功能正常运行。

根据所处环境不同,优先选用葡萄糖或脂肪酸等不同的代谢底物有利于适应环境,但哺乳动物似乎缺乏一种有效的能源选择机制。在出生前的低氧环境下,胎心优先利用葡萄糖而不是脂肪酸;出生后不久随着动脉氧供的快速增加,由于心肌代谢酶的表达发生转化,能源底物发生了逆转,脂肪酸氧化优先于葡萄糖氧化。

儿茶酚胺,作为应激反应的主要媒介,通过激素敏感型脂肪酶的作用能强力刺激脂肪分解,增加循环游离脂肪酸水平,不仅促进心脏及其他器官脂肪酸的摄取和氧化,还抑制心肌细胞摄取葡萄糖、乳酸及丙酮酸,也抑制丙酮酸转化为乙酰辅酶 A 及三羧酸循环过程。缺血时以上病理改变对机体有害,表现在当糖酵解及丙酮酸形成加速时,丙酮酸氧化受抑制导致乳酸形成增加、细胞内 pH 值下降以及细胞功能的进一步损害。由于哺乳动物在进化过程中选择脂肪酸作为应激过程中的优选能量底物,最适宜的身体反应是在保证有充足氧供条件下以支持身体各种生物化学反应以应对各种挑战及威胁。

原始进化压力使得脂肪酸作为应激状态时优选的能源物质,条件是假定氧供充分,且机体无动脉粥样硬化或肺气肿等器质性疾病困扰,但同时也导致重要器官的氧输送受到影响。在现代人以静坐、高脂肪饮食、偏好吸烟等为主要生活模式条件下,如遇急性应激状态,大量氧供不再能保证。

在急性心肌梗死或脑梗死时,氧供的突然中断本身就是一种应激状态,因此,脂肪酸水平增高以保证最大限度能量供给,但其不能适应有限的氧供状态,抑制丙酮酸氧化增加乳酸盐积聚,抑制左室功能,其本身亦成为一种内源性损害来源。因此通过抑制脂肪酸的氧化和刺激葡萄糖氧化已证实可逆转过度升高的游离脂肪酸的不利影响。

(二)心肌缺血时能量代谢的改变

早在 1974 年 Oliver 的研究小组就开展了急性心肌梗死早期激素和代谢改变的系统深入研究,研究人员精心挑选 16 个主要症状符合急性心肌梗死且发病 1 小时内的患者,症状发作 2 小时内不进食,且研究过程 5 小时内保持空腹状态,患者不接受 β 受体阻断剂、肝素或其他可能影响激素或脂肪代谢的药物。所有患者最终均进展至 Q 波形成,梗死最终通过心肌损伤标志物的动态变化或尸检得以确认。结果表明,血浆游离脂肪酸在急性心肌梗死发病后 1 小时内大幅度升高,峰值(大约 1400mmol/L)在症状发作后 2 小时出现,血清浓度超过 1200mmol/L 白蛋白结合游离脂肪酸趋于饱和,超过该水平,大量脂肪酸处于非结合状态,脂肪酸浓度与心肌细胞脂肪酸的摄取为指数关系而非线性关系,造成心肌氧耗大量增加,氢离子积聚和心肌运动功能障碍。

心肌梗死症状出现 12 小时内游离脂肪酸水平通常超过 1200mmol/L,有研究观察可延长至胸痛症状发作后 32 小时。严重心律失常、梗死后心绞痛、梗死延展以及心力衰竭和死亡等严重并发症在脂肪酸水平增高组发作频繁且更常见,同样,具有严重并发症的心肌梗死患者循环游离脂肪酸水平亦显著升高。急性心肌梗死发作 12 小时内循环游离脂肪酸水平与心律失常的发生呈正相关,部分由于血清游离脂肪酸水平与血清镁离子浓度呈负相关。早先就有研究发现即便在心室做功相同条件下，脂肪酸浓度越高，心肌乳酸摄取越少，心肌氧耗量亦越高；心肌乳酸摄取水平越高，心肌耗氧量越低。有研究发现急性心肌梗死后游离脂肪酸浓度升高可持续至症状出现后72小时。

急性心肌梗死症状出现1小时内血清儿茶酚胺（包括去甲肾上腺素和肾上腺素）水平也显著升高，且持续升高至少36小时，72小时后逐渐回降至正常水平。儿茶酚胺的升高导致早期血中游离脂肪酸的升高，急性心肌梗死后数小时内儿茶酚胺水平与游离脂肪酸水平呈明显正相关。除此之外，血清皮质醇、环磷酸腺苷以及血糖水平在心肌梗死后数小时也升高，且持续升高至少3小时，血清胰岛素水平下降。与游离脂肪酸水平一致，心肌梗死后伴发严重并发症者儿茶酚胺和皮质醇水平亦显著升高。

急性心肌缺血时循环脂肪酸水平也升高，升高的幅度与缺血发作时严重程度和持续时间相关。心肺旁路流转术时游离脂肪酸水平也升高，与心肌梗死后早期升高幅度一致，且持续升高至少手术后2～4小时。顽固性心绞痛患者其游离脂肪酸浓度与心绞痛发作频率呈正相关，与运动耐力呈负相关。

目前仍不清楚短暂缺血发作状态下血清游离脂肪酸的效应，有报道冠状动脉血管成形术短暂球囊扩张可引发非结合脂肪酸接近5倍增加，手术过程中并发ST段显著变化的患者增高更趋显著。7例缺血性心脏病患者通过心房起搏诱发重症心绞痛后，血清游离脂肪酸浓度由（745±72）μmol/L升高至（996±95）μmol/L。但另有研究提示，脂肪酸水平仅轻度增高，超过平均值12%～16%，无统计学差别。运动试验后游离脂肪酸水平有持续轻度水平的增加。多数研究仍提示不管有无活动性心肌缺血，冠状动脉疾病患者较非冠心病患者游离脂肪酸水平显著升高。

总之，急性心肌梗死和严重心绞痛后短时间内血清游离脂肪酸浓度即大幅度升高，升高幅度足以导致氧消耗增加和心肌功能障碍。心肌缺血是一种代谢性疾病，表现为线粒体氧耗下降、ATP形成减少、糖酵解加速及乳酸产生增加，缺血组织60%～80%能量来源于脂肪酸氧化。过高的脂肪酸氧化比例导致葡萄糖氧化受抑制，因此直接刺激葡萄糖氧化或抑制脂肪酸氧化均能改善大量游离脂肪酸的消极影响，优化心肌能量代谢是抗缺血治疗的重点之一，是治疗缺血性心脏病的有效方法。

三、常见改善心肌能量代谢药物及其评价

（一）脂肪酸氧化抑制剂

1. 脂肪酸β氧化的直接抑制剂　冠状动脉血流下降时，残余氧消耗及ATP合成主要通过脂肪酸氧化形式，脂肪酸氧化是主要能量来源。脂肪酸β氧化的产物，NADH和乙酰辅酶A，是丙酮酸氧化的强抑制剂，其通过抑制丙酮酸脱氢酶发挥作用，其结果为促使丙酮酸向乳酸转化，导致细胞pH值和离子稳态发生变化。部分抑制脂肪酸β氧化通路可解除丙酮酸脱氢酶功能抑制，减少乳酸产生，有助于维持缺血时的细胞正常pH水平。

（1）曲美他嗪（trimetazidine）：是近几年来普遍受到人们关注的抗代谢药物，它没有显著的负性肌力和血管扩张作用。曲美他嗪改善心肌代谢的机制为抑制心肌缺血时脂肪酸β氧化，促进丙酮酸氧化，使乳酸的产生及积聚减少，主要用于缺血性心脏病的治疗。动物实验表明，在实验心脏历经30分钟低血流灌注后，曲美他嗪不增加再灌注阶段糖酵解ATP产生的速率。Kantor等研究曲美他嗪的治疗药物浓度主要抑制脂肪酸氧化、刺激糖氧化；研究发现曲美他嗪主要抑制长链3-酮脂酰辅酶A硫解酶（long-chain 3-ketoacyl coenzyme A thiolase，LC3-KAT），该

酶为脂肪酸β氧化的关键酶。缺血状态下，曲美他嗪降低游离脂肪酸的氧化，同时使葡萄糖氧化提高210%。相反，另有研究如Maclnnes等在大鼠的心脏中并不能证明曲美他嗪对LC3-KAT有任何抑制作用，尽管曲美他嗪可以改善缺血大鼠心脏的心功能，但是对β氧化没有抑制作用。因此他们认为曲美他嗪并不能通过代谢途径发挥它的抗心绞痛作用。Lopaschuk等认为Maclnnes等研究中曲美他嗪缺乏LC3-KAT抑制作用与他们实验中过高的底物浓度有关，过高的底物浓度逆转了曲美他嗪对LC3-KAT的抑制作用。以上这些研究提示曲美他嗪的作用的分子机制尚未完全阐明，可能通过诱导代谢转换而发挥它的抗心绞痛作用。

在一项双盲安慰剂对照研究中，曲美他嗪可显著减少心绞痛发作次数和硝酸甘油的应用，诱发心绞痛及ST段下移的运动时间亦获改善；另一项双盲平行研究中比较曲美他嗪和普萘洛尔的抗心绞痛效果，曲美他嗪的显著优势在于无直接的血流动力学效应，不会降低心率及血压，因此其临床效果不依赖于心肌氧耗量的下降。曲美他嗪亦可与钙通道阻断剂地尔硫䓬或硝苯地平、β肾上腺素受体阻断剂如美托洛尔联合应用。另外两个独立研究表明曲美他嗪可以增加多巴酚丁胺超声心动图负荷试验节段性缺血心肌的收缩厚度积分。多项曲美他嗪治疗稳定型心绞痛的临床试验荟萃分析表明曲美他嗪显著减少心绞痛发作的次数和频度，有延长运动试验持续时间的趋势，但没有达到统计学意义。然而，大规模、随机、安慰剂对照试验入选19 725例急性心肌梗死患者，梗死后48小时内给予静脉注射曲美他嗪并没有降低患者短期和长期的病死率。另外一项临床试验证明曲美他嗪可以改善心肌梗死后患者运动耐量和运动试验中ST段压低的程度。总之，仍需要临床实践积累病例，同时需要基础研究加以探讨。

（2）雷诺嗪（ranolazine）：为脂肪酸β氧化通路的直接抑制剂，其确切作用于β氧化的靶点仍不清楚。雷诺嗪显著增加丙酮酸脱氢酶（pyruvate dehydrogenase，PDH）的活性部分，使ATP产生更倾向于糖氧化而非脂肪酸氧化，且不影响PDH激酶、PDH磷酸酶和PDH的催化活性。动物模型表明无论是缺血或是再灌注阶段，心肌损伤标志物和乳酸释放明显减少且组织ATP浓度保持恒定。除此之外，雷诺嗪改善心室功能、降低再灌注时组织钙负荷。

雷诺嗪为脂肪酸氧化的部分抑制剂，体外线粒体棕榈酸酯氧化实验测定药物量效关系时其最大抑制效果约60%左右，即便雷诺嗪浓度达到IC_{50} 250倍，IC_{50}为动物实验达到阳性效果的药物浓度和心绞痛患者增加运动负荷时间的浓度。生理脂肪酸浓度时雷诺嗪的脂肪酸氧化抑制效果并不显著，仅在急性心肌缺血或梗死脂肪酸浓度升高时抑制效果才变得突出。

三项安慰剂对照研究慢性心绞痛患者，选用即释型口服雷诺嗪，剂量超过240mg，结果证实其增加踏车运动试验参数，同时对静息、运动心率无影响，不降低静息、运动血压，首次剂量后显著增加运动时间。服用即释型雷诺嗪后，药效仅持续数小时，因此开发了缓释型雷诺嗪，每12小时间隔应用，可保持稳定血浆浓度在理想治疗范围。

2. 肉毒碱脂酰转移酶（carnitine acyl- transferase，CPT-Ⅰ）抑制剂　CPT-Ⅰ位于线粒体外膜上，催化长链乙酰辅酶A转化为长链脂酰肉碱，后者转运至线粒体基质内并转化回长链乙酰辅酶A，长链乙酰辅酶A再通过β氧化通路氧化为乙酰辅酶A。CPT-Ⅰ是脂肪酸线粒体氧化的关键酶，因此抑制该酶活性可降低脂肪酸氧化水平，由此乙酰辅酶A水平以及NADH2/NAD比值下降，从而丙酮酸脱氢酶和果糖磷酸激酶活性增加，糖酵解、糖氧化水平增加。缺血过程中，长链脂酰肉毒碱水平增高，其有致心律失常效应，因此CPT-Ⅰ抑制剂兼有抗心律失常作用。目前CPT-Ⅰ抑制剂包括哌克昔林、乙莫克舍和羟苯甘氨酸等，具有改善心肌缺血的治疗作用。

（1）哌克昔林（perhexiline）：早在20世纪70年代Pepine等就已经发现哌克昔林能降低运

动相关心动过速、减少心绞痛发作的频率以及改善缺血相关心功能下降，随后的数项对照临床研究应用哌克昔林（口服200～400mg/d，持续3个月）证明其对稳定型心绞痛的有效治疗作用，且其抗心绞痛效果优于β受体阻断剂。但长久以来哌克昔林的抗心绞痛的药理作用一直不为人们所了解，因有研究发现哌克昔林有弱的L型钙通道阻滞作用，起初人们理解为由于血管扩张作用导致的心肌氧摄取的增加。近几年随着研究的深入，哌克昔林主要临床作用是CPT-Ⅰ抑制剂这一理念逐步被广为接受。其作用机制的基础为能量产生由脂肪酸氧化向葡萄糖、乳酸利用转换，无直接血流动力学及变时性效应。动物实验表明哌克昔林能降低35%脂肪酸分解代谢，并明显增加乳酸的利用；该研究未证实其能增加葡萄糖利用，可能由于离体心脏缺乏胰岛素因此葡萄糖摄取减少。尽管哌克昔林仅能引起相对小的氧消耗增加，但能显著增加心输出量。

在哌克昔林临床应用过程中，在小部分患者中发现其能导致神经病及具有肝毒性。该药通过肝脏氧化清除，在肝内代谢为极性羟基化代谢产物，其神经毒性可能由于药物代谢活性下降；氧化代谢水平弱的个体（如至少5%高加索人种）更易发生神经和肝脏毒性。

（2）乙莫克舍（etomoxir）：是已知最强的CPT-Ⅰ抑制剂，在体外动物缺血再灌注模型中证实有效，但缺少针对心绞痛患者的临床研究。压力负荷致心肌肥厚的大鼠模型研究证实其改善心室功能，阻止致命的肌球蛋白亚型和肌浆网钙离子相关蛋白的表达。乙莫克舍显著增加过负荷大鼠心脏中肌球蛋白V1同工酶的比例。长期应用该药可阻止心肌肥大从而抑制代偿性肥大心脏向衰竭心脏转化过程中心肌和心室功能的变化。乙莫克舍的以上药理特性使之成为有前景的治疗慢性心力衰竭的药物选择，有队列研究包括15例心功能分级Ⅱ～Ⅲ级心力衰竭患者，每天给予口服80mg乙莫克舍，治疗3个月后，心脏指数显著改善，运动耐力增加，但因该研究为非盲且未设对照组，影响了研究的说服力。

（3）羟苯甘氨酸：抑制CPT-Ⅰ及脂肪酸氧化，促进心脏碳水化合物的利用，改变碳水化合物/脂肪酸氧化平衡状态，动物实验证明其能保护缺血心肌损伤。羟苯甘氨酸抑制心脏脂肪酸氧化，于肝脏则无此作用，此种组织特异性是由于羟苯甘氨酸在心脏组织具有更强大的转氨酶活性且心脏CPT-Ⅰ对羟苯甘氨酸具有更大的敏感性。在狗冠状动脉闭塞模型中，羟苯甘氨酸减少缺血心肌中游离脂肪酸代谢产物积聚并缩小梗死面积。羟苯甘氨酸亦能预防离体兔心脏程序电刺激导致的室颤，延迟细胞间偶联及缺血所致的乳头肌挛缩。在18例稳定型心绞痛患者中，羟苯甘氨酸延迟诱发心绞痛的步行时间。有关羟苯甘氨酸临床研究资料非常有限，限制了其临床应用。

3. 卡尼汀及其衍生物

（1）卡尼汀的心脏效应：卡尼汀（L-carnitine）又称为肉碱，是一种来源于食物的氨基酸，内源性合成的卡尼汀是长链脂肪酸由细胞基质转运至线粒体基质的关键辅助因子。卡尼汀以游离或乙酰化形式存在，卡尼汀的酯化作用由位于线粒体膜外表面的CTP-Ⅰ和位于线粒体膜内表面的CTP-Ⅱ调节。长链酯酰辅酶A在CTP-Ⅰ催化下转变为脂酰肉碱；脂酰肉碱在肉碱酰基易位酶作用下跨膜进入线粒体内膜表面；脂酰肉碱进入线粒体基质后，在CTP-Ⅱ作用下再酯化形成游离肉碱和长链酯酰辅酶A，后者再进入β氧化过程。除此之外，卡尼汀在线粒体基质内可由乙酰辅酶A形成乙酰肉碱。离体兔心脏研究表明急慢性补充卡尼汀能降低乙酰辅酶A浓度，降低乙酰辅酶A/游离辅酶A比例从而增加葡萄糖氧化的速率，碳水化合物代谢增加可改善缺血再灌注心肌以及肥厚型心肌病的心脏功能。

（2）卡尼汀及其衍生物的临床应用：据报道家族性卡尼汀转运体功能缺陷导致体内卡尼

汀浓度下降,扩张型心肌病的发病与此有关。补充外源性卡尼汀能逆转心脏代谢改变并预防心脏功能衰竭,长效左卡尼汀用于治疗扩张型心肌病心力衰竭研究(2g/d,口服)表明药物治疗能显著改善 3 年死亡率(3% vs 18%),尽管该研究样本偏小,但结果同样令人鼓舞。

CEDIM 研究观察了左卡尼汀能否改善急性心肌梗死后的左室扩大,为多中心、随机、对照双盲研究,纳入 472 例首次发作急性心肌梗死 24 小时内的患者。最初 5 天静脉持续注射左卡尼汀(9g/d),序贯以口服左卡尼汀(2g,3 次/日)持续 12 个月,第 3、6、12 个月 348 例患者接受超声心动图检查,结果显示左卡尼汀治疗组舒张末期和收缩末期容积显著低于对照组,长期卡尼汀治疗能阻碍左心室重构,限制心肌梗死后左室扩张;限制心肌梗死面积,提高梗死灶心肌细胞活力。

左丙酰卡尼汀是左卡尼汀的自然衍生物,其通过丙酰辅酶 A 促进柠檬酸内流,具有比左卡尼汀更有效的抗缺血效果。丙酰辅酶 A 能转化为琥珀酰辅酶 A 和琥珀酸酯,后者是柠檬酸循环的重要媒介。左丙酰卡尼汀通过以上补偿机制,为缺血时柠檬酸循环提供额外底物。动物实验研究亦证实左丙酰辅酶 A 有保护效果。和左卡尼汀相比,左丙酰卡尼汀更能改善外周血管疾病患者的行走能力,改善心绞痛患者的心肌缺血并提高心功能。

(二)脂解作用抑制剂

1. 烟酸及其衍生物　烟酸是水溶性维生素,又称尼克酸,可抑制脂肪组织内甘油二酯酶活性,抑制脂肪组织的动员,降低血浆中游离脂肪酸的含量,增加心脏葡萄糖和乳酸的摄取,从而改善心肌代谢。早在 20 世纪 70 年代,Oliver 发现通过降低血脂肪酸浓度可减少心律失常的发生,提高心功能,改善心肌缺血患者的预后。Tmeblood 等发现烟酸能使乳酸与丙酮酸的比率下降 2 倍多,同时减少肌酸激酶的释放,并明显提高缺血心肌功能的恢复及相应高能磷酸盐的贮备,但缺少大量的循证医学证据;同时由于烟酸副作用较大,如临床易激动、皮肤潮红、瘙痒和胃肠反应,甚至肝脏衰竭,限制了其临床应用。

2. β 受体阻滞剂　β 受体阻滞剂常用于缺血性心脏病的治疗,急性心肌梗死时静脉应用此类药物可改善存活率,口服制剂也能降低急性心肌梗死患者的死亡率和再梗死率。此外,该类药物还能减少心绞痛发作的频率和严重性,改善运动耐力。通常认为 β 受体阻滞剂发挥作用是由于其能降低心率、血压和收缩力从而降低氧耗量,目前认为 β 受体阻断剂用于缺血性心脏病部分是由于其能下调儿茶酚胺类激素敏感性脂肪酶活性,从而降低循环脂肪酸浓度以及心肌脂肪酸的氧化。但鲜有临床研究数据支持以上理论推测。

(三)心肌缺血或梗死时刺激葡萄糖氧化

1. 极化液(combination of glucose-insulin-potassium,GIK)　1962 年,Sodi-Pollares 等首次将葡萄糖、胰岛素和氯化钾用于急性心肌梗死的治疗,报道心电图缺血好转,室性期前收缩发生率降低。研究者将 GIK 的治疗作用归因于心肌细胞钾离子摄取增加,有利于恢复静息膜电位,促进膜稳定性。GIK 还能降低循环中游离脂肪酸水平以及心肌细胞游离脂肪酸的摄取;此外,GIK 亦能通过葡萄糖载体增加心肌葡萄糖的摄取。

从 1968 年到 1987 年,针对 GIK 的治疗作用有 9 项随机、对照研究,纳入 1932 例急性心肌梗死患者,尽管 9 项研究结果差异很大,随后的荟萃分析还是得出有价值的研究结论:①大剂量应用 GIK 注射液能抑制血浆游离脂肪酸浓度并降低心肌对游离脂肪酸的摄取;②GIK 静脉注射较口服更加有效;③胸痛发作 12 小时内启动 GIK 治疗更加有效。荟萃分析亦表明经治疗后住院急性心肌梗死病死率下降了 28%;针对应用大剂量 GIK 注射液 4 项研究的亚组分析表明,与对照组相比,死亡率下降 48%。进入心肌梗死溶栓治疗时代后,亦有研究评价 GIK 的治疗作用。研究为拉丁美洲最大的关于 GIK 治疗心肌梗死的随机研究,患者随机分为大剂量 GIK 组[25% 葡萄糖,胰岛素 50U/kg,氯化钾 80mmol/L,注射速度为 1.5ml/(kg·h),$n=135$],低剂量 GIK 组[10% 葡萄糖,胰岛素 20U/kg,氯化钾 40mmol/L,注射速度为 1.0ml/(kg·h),$n=133$]和常规治疗组($n=139$)。252 例实施再灌注治疗患者中,95% 接受溶栓治疗,5% 接受血管成形术。研究证实大剂量 GIK 联合再灌注治疗组与单纯再灌注组相比较,住院病死率下降高达 66%,绝对死亡风险由 15.2% 下降至 5.2%。研究结果进一步证实大剂量 GIK 的治疗作用,与之前的荟萃分析一致。在波兰进行的 Pol-GIK 研究进一步证实了,低剂量 GIK 治疗组未能改善急性心肌梗死患者生存率和临床预后。

总之,大剂量的 GIK 注射液通过增加葡萄糖摄取、降低循环脂肪酸水平,改善心肌能量代谢,对急性心肌梗死患者有很好的治疗作用,尤其联合应用再灌注治疗时,GIK 治疗简单、安全并经济,呼唤更详尽的、设计良好的临床研究进一步优化 GIK 治疗。

2. 二氯乙酸(dichloroacetic acid,DCA)　轻至中度心肌缺血可加速葡萄糖摄取、糖原分解,糖酵解增加,乳酸产生增加并在细胞内积聚。乳酸积聚及细胞内 pH 值下降可导致收缩功能障碍和心绞痛发作。通过激活丙酮酸氧化的相关酶如丙酮酸脱氢酶(pyruvate dehydrogenase,PDH)可阻止乳酸细胞内积聚。DCA 是一种 PDH 激活剂,其一方面可以通过阻止磷酸化直接抑制 PDH 激酶,保持 PHD 的磷酸化的活性状态,增加 PDH 的合成,刺激葡萄糖氧化,另一方面增加细胞基质内乙酰辅酶 A 水平从而抑制脂肪酸的氧化。乙酰辅酶 A 可转化为丙酰辅酶 A,后者可抑制 CPT-Ⅰ活性,可以减少线粒体对脂肪酸的摄取。目前关于 DCA 的临床试验很少,但小型临床试验证实:DCA 可以增加左室心搏量和 LVEF。当心力衰竭患者应用 DCA 通过激活 PDH,显著提高葡萄糖代谢时,左室功能可以得到快速改善。尽管 DCA 有以上有益的生理效应,但由于其较短的半衰期、需较高的血药浓度以及专利限制等原因,大规模的临床应用仍未展开。

(四)其他药物

1. 磷酸肌酸(creatine phosphate,CP)　CP 是多种组织细胞的直接功能物质,是 ATP 储存的一种转运形式,缺血状态下,CP 可以穿透细胞膜直接为缺血组织供能,增强心肌功能。Scheuermann-Freestone 等研究发现,心肌内 CP/ATP 比值与心脏的舒张功能呈正相关,心肌内高能磷酸化合物的减少,可导致心脏的舒张功能障碍。静脉用 CP 能短时间内迅速进入细胞膜,达到起效浓度,提高心肌高能磷酸化合物的水平和能量储备,能进入细胞并参与高能磷酸盐水平的维持,且抑制肌纤维膜的核苷酸酶,防止细胞内能量载体流失,维持基础代谢水平,抑制溶血酯酶积聚,稳定心肌细胞磷脂膜抵抗氧自由基的损害,保护心肌细胞,改善心肌的舒缩功能。

2. 核糖　短暂心肌缺血可使 ATP 脱磷酸障碍,AMP 及 ADP 水平升高;随着缺血时间的延长,AMP、ADP 分解成腺苷、肌苷、次黄嘌呤,心肌再灌注时它们会扩散到细胞外,被转运走,一旦它们从心肌细胞中丢失将不能再参与嘌呤的补救合成途径,并限制 ATP 的合成量。因此,补充外源性的核糖,可增加腺嘌呤核苷酸的量。有研究表明:补充外源性核糖可增加腺嘌呤核苷酸的合成,改善心肌缺血耐量。

3. 1,6-二磷酸果糖(fructose-1,6-diphosphate,FDP)　FDP 是机体糖代谢的重要中间产物,可促进磷酸果糖激酶(phosphofructokinase,PFK)和丙酮酸激酶的活性而产生 ATP,同时增加细胞膜稳定性,促进 K^+ 内流,改善心肌收缩和舒张功能,从而达到心肌代谢支持作用。Riedel 等发现,在冠状动脉旁路移植术中使用 FDP 的患者,在再灌注后 2、4、6 小时的血清心肌损伤标志物显著降低，术后心肌梗死发生率更低，心功能恢复良好，且再灌注后2、6、24小时左心室排血指数和12、16小时心排血指数明显高于对照组。

4. 辅酶Q_{10}　辅酶Q_{10}作为线粒体内电子传递的载体在氧化磷酸化中发挥重要作用，参与ATP的生成，作为改善心肌代谢的辅助用药长久以来得到广泛应用。

四、结语与展望

优化心肌能量代谢只是一种细胞保护措施，治疗作用是有限的，其主要临床意义在于：①延迟缺血心肌坏死进程，为心肌血运重建治疗争取宝贵的时间；②减少缺血后心肌再灌注损伤，促进心功能恢复；③因无明显的血流动力学影响，可以和β受体阻滞剂等联合应用治疗缺血性心脏病。

代谢途径的药物最好用在心肌缺血局部有较丰富血供的情况下，如劳力性心绞痛和心肌缺血再灌注。当心肌处于严重的低灌注甚至无灌注时，优化心肌能量代谢治疗几乎没有作用。关于代谢治疗的进一步研究还需要进行大样本、多中心、随机对照的临床试验来评价其是否对死亡率、住院率等远期预后指标有益。另外，药物长期应用的安全性，尤其是雷诺嗪，还有待于证实。代谢治疗是缺血性心脏病治疗的新方向，相信随着研究的深入和发展，优化心肌能量代谢联合心肌血运重建将成为治疗缺血性心脏病强有力的手段。

（单　亮）

第二节　心肌保护液与停搏液

心肌保护液（停搏液）是一种应用化学和物理的方法，使心脏迅速停跳，降低心肌耗氧量，减少能量需求，保存心肌能量储备，维持细胞结构完整，延长心肌耐受缺血安全时限的液体。

由于低温可以保护心肌，而高钾液可使心肌电活动停止，早在1955年Melroe等曾在临床应用冷血心脏保护液，但由于钾离子浓度过高损伤心肌而在20世纪60年代中止使用。1977年Follette等调整钾浓度，将冷血心脏保护液重新应用于临床手术。至今心脏保护液应用已有50多年的历史。在这期间，对心脏保护液中成分组成及其灌注方式及保护液温度都进行了不断地研究和改进，心肌保护效果不断增强，但术后仍时常有心肌缺血-再灌注损伤发生，并出现术后心脏舒缩功能低下或心肌顿抑从而导致低心排综合征。因此心肌保护愈来愈受到重视，一代又一代学者持续不断地探索寻找更优的心肌保护方法和心脏保护液配方，以适应心脏外科飞速发展的需要。在美国的心脏移植中，临床使用的心脏保护液超过150种，这一事实反映了目前仍缺乏明确的数据可以表明哪种心脏保护液是最好的。

一、作用机制

以心脏能量供需平衡理论为基础研制出的心脏保护液具有良好的心肌保护效果，具体机制如下：

1. 使用化学诱导方法，使心脏迅速停搏，避免缺血性电机械活动，减少能量需要和消耗。

2. 降低心肌温度，可大大降低心肌代谢和能量需求，保存心肌的能量储备。心脏表面冰水淋浴和4℃的心脏停搏液心脏灌注后，心肌温度迅速降低。术中心脏停搏液反复灌注，心肌温度可维持在15℃左右。

3. 提供氧和能量底物，常在心脏停搏液中加入葡萄糖、磷酸肌酸、门冬氨酸、辅酶Q_{10}等，以维持心脏缺血期间和恢复灌注后所需的能量物质。

4. 心脏停搏液必须是偏碱（pH7.6～8.0）、高渗（320～380mmol/L）和具有良好的膜稳定作用，防止钠、钾、钙泵的衰竭，以保护缺血心肌适宜代谢环境、完整的细胞结构和质膜离子泵功能。

二、心脏保护液的分类

临床应用的心脏停搏液种类很多，大致可归纳为3大类。

（一）冷晶体 ST. Thomas 保护液

ST. Thomas 保护液是世界范围内最常使用的心脏保护液之一，其配制和使用比较方便。它的作用原理是通过保护液中的高浓度钾使静息膜电位去极化，当静息膜电位去极化至-65mV左右（细胞外钾离子浓度约10mmol/L）时，电压依赖性的快钠通道失活，钠离子被阻挡在细胞外，防止快钠离子诱导的峰电压形成，不能产生和传播动作电位，而使心肌处于去极化瘫痪状态，使心肌处于舒张期停搏。目前，ST. Thomas 保护液在临床中应用极为广泛，能提供良好的心肌保护效果，尤其是在缺血持续时间较短的心脏外科手术中更为明显，但在缺血时间较长的心脏外科手术或心脏移植中对心脏的保护效果不太理想。临床使用分一号和二号，成分见表16-1。

（二）冷晶体 HTK 保护液

HTK 保护液是1975年德国 Brettchnrider 研制成功的一种器官保护液。HTK 保护液是以细胞内液成分为主的基础上，增加了组氨酸、α-酮戊二酸、色氨酸和甘露醇等。HTK 保护液是一种效果肯定的心脏保护液，也是目前国际上应用最广泛的心脏保护液。

HTK 保护液（成分见表16-2）与 ST. Thomas 保护液相比较，具有以下构成特点：①含钾量低：减少对心肌细胞及冠状动脉内皮细胞的损伤；②含色氨酸：作为膜稳定剂，可以防止组氨酸进入细胞内；③含甘露醇：作为自由基的清除剂，可防止氧自由基的损伤，同时兼有支持渗透压的作用；④含 α-酮戊二酸及色氨酸：为生产高能磷酸化合物提供底物；⑤无钙：有利于防止心肌细胞钙超载；⑥低钠：钠浓度和细胞内相似，减少了缺血期间钠离子内流，使心脏在较低钾浓度时停跳于舒张期，同时还可减轻缺血期间心肌细胞的水肿；⑦HTK 保护液黏度低：更易于扩散至组织间隙，也易于在短时间内使器官降温；⑧HTK 保护液含有具有组织相容性的、在一个广泛的温度范围内具有强大的缓冲能力的缓冲系统-组氨酸缓冲系统，有较强的缓冲能力且组氨酸为有效的非渗透性因子，故可以防止内皮细胞肿胀，从而使糖酵解顺利进行，保证了心肌的 ATP 水平。

（三）含血保护液

随着心脏手术复杂程度的不断提高和主动脉阻断时间逐渐延长，单纯的冷晶体停搏液灌注已经不能满足长时间主动脉阻断时的心肌保护要求，并且存在着心肌再灌注损伤和可能引起心肌冷挛缩的不良作用。所以，近年来学者提出了用含氧合血灌注的心肌保护技术，并广泛应用于复杂性心内直视手术，取得了明显的效果。

含血心脏保护液的主要特点是：①含血保护液是以血液为基本成分，符合心肌细胞灌注的生理模式，为缺血的心肌组织提供了不同程度的血液供应。为心肌维持基本代谢提供全面的代谢底物，延长了心脏对灌注阻断的耐受时间。②含血保护液是以血液为载体，含氧量高，使心脏停搏于有氧环境，避免心脏停搏前短时间内电机械活动对三磷酸腺苷消耗，还能通过血红蛋白的携氧能力来维持心肌有氧代谢，以达到心肌保护的作用。③含血保护液中含有丰富的葡萄糖、乳酸、游离脂肪酸等物质，为满足心肌有氧代谢和无氧酵解提供物质基础，血液中的胶体缓冲系统、生理水平的电解质有利于维持离子的正常分布以及酸碱平衡的稳定。④含血保护液中的红细胞可改善心肌的微循环，对清除氧自由基等有害物质有一定作用。⑤含血保护液中的蛋白成分具有胶体渗透压，即使长时间心脏停搏和反复多次保护液灌注，但其中的晶体保护液灌入量仍较少，可避免大量液体使体内水超负荷和组织水肿。⑥含血保护液可避免心脏局部深低温和手术期间过度的全身降温。⑦对缺氧发作的心脏，含血保护液可有效地保护心脏收缩及舒张的功能，在减少心肌水肿方面具有积极的意义。

但含血心脏保护液也有自身的局限，不利于手术视野的良好显露，不能提供安静、清晰、无血的手术野，不适用于复杂畸形的心脏手术，其临床应用受到了一定的限制（成分见表 16-3）。

表 16-1 ST. Thomas 保护液

成分	NO. 1（mmol/L）	NO. 2（mmol/L）
氯化钠	144.0	110.0
氯化钾	20.0	16.0
氯化镁	16.0	16.0
氯化钙	2.4	1.2
碳酸氢钠	–	10.0
盐酸普鲁卡因	1.0	–
pH 值	5.5 ~ 7.0	7.8
渗透压（mOsm/L）	300 ~ 320	285 ~ 300

表 16-2 HTK 保护液

成分	mmol/L	成分	mmol/L
氯化钠	15.0	色氨酸	1.0
氯化钾	9.0	甘露醇	30.0
氯化镁	4.0	pH	7.1
组氨酸	180.0	渗透压（mOsm/L）	327.0

表 16-3 含血保护液

成分	mmol/L
氯化钾	3.0
pH	8.0
渗透压（mOsm/L）	360

（刘德杰）

第十七章　机械辅助装置的应用

第一节　主动脉内球囊反搏术

主动脉内球囊反搏术(intra-aortic balloon pump,IABP)是一种应用较广泛的机械辅助循环装置,主要用于支持和稳定心脏功能。1952 年,Adrian Kantrowitz 实验研究证明,将血液自股动脉吸出,舒张期回注入冠状动脉可增加冠状动脉血流量,标志着主动脉内球囊反搏技术应用的开始。我国自 20 世纪 80 年代开展主动脉内球囊反搏治疗以来,这一技术临床应用已取得了令人瞩目的成绩,尤其是在冠心病、心力衰竭及急性心肌梗死介入治疗等方面得到了广泛的应用。IABP 由球囊导管和主动脉反搏泵组成。当球囊在舒张早期快速充气时,主动脉内舒张期压力增加,使冠状动脉、脑动脉的灌注压增加,改善了冠状动脉、脑动脉的血流灌注;当球囊在舒张末期放气时,主动脉内有效血容量减少,主动脉收缩压降低,外周阻力下降,左心室壁张力降低,心肌耗氧量减少。IABP 通过这种工作原理调节心肌氧的供需平衡来改善心肌缺血、增加心排血量,起到辅助心脏功能及提供心肌保护的作用。

一、适应证

1. 顽固性心绞痛。
2. 顽固性心力衰竭。
3. 冠心病高危患者的介入治疗。
4. 急性心肌梗死伴或不伴急性期并发症。
5. 心源性休克。
6. 缺血性顽固性室性心律失常。
7. 感染性休克。
8. 体外循环脱机。
9. 非心脏手术的心脏支持。
10. 心脏手术前的预防性措施。
11. 术后心功能异常/低心排血量综合征。
12. 心肌顿挫。
13. 过渡至其他左心室辅助装置。
14. 纠正心脏解剖缺陷手术后的心脏支持。

二、禁忌证

1. 严重主动脉瓣关闭不全。
2. 主动脉夹层或动脉瘤。
3. 外周血管畸形致导管不能到位。

4. 凝血功能异常。

5. 无救治意义的脑死亡或晚期恶性肿瘤患者。

三、操作步骤

1. 经皮穿刺左或右股动脉，插入球囊导管，插入前最好做血管超声检查，评估股动脉及髂动脉，排除外周动脉狭窄性病变，以避免插入不成功。

2. IABP 的球囊导管能通过 8Fr 鞘管插入，或采用无鞘插入球囊导管的方法。

3. 球囊导管插入前需排出球囊内气体。

4. 在 X 线透视下沿导丝送入球囊导管，留置球囊于左锁骨下动脉开口下方 2cm 处和肾动脉开口上方的降主动脉内。

5. 撤出导丝，冲洗中心腔，连接压力转换器，固定球囊导管，并与主动脉反搏泵相连。

6. 反搏开始时应在透视下观察球囊充气情况，调节球囊充气、排气时间。充气应控制在主动脉瓣刚闭合后，在主动脉压力曲线重搏波处；排气应控制在主动脉瓣开放前，在主动脉舒张压的波谷处。

四、并发症

1. 动脉血栓形成　主要是股动脉及其远端动脉血栓形成，表现为患侧下肢疼痛、苍白、局部动脉搏动消失。

2. 动脉壁损伤　股动脉损伤多见，可出现股动脉及其分支撕裂、假性动脉瘤、内膜剥离等。

3. 球囊破裂　IABP 系统在设计上保证了在球囊破裂时立即停止反搏并自动变为负压，故因球囊破裂导致的栓塞事件并不多见。

4. 局部出血和感染。

5. 其他　如动脉栓塞、下肢缺血、贫血及血小板减少等。

五、注意事项

1. 所有患者应接受肝素抗凝，并且穿刺远端肢体要定时按摩，以防止下肢缺血及深静脉血栓形成。

2. 患者应保持平卧位或 $<45°$ 的半坐卧位，穿刺侧下肢伸直，避免屈膝屈髋。

3. 穿刺部位每天消毒、更换敷料。

4. 患者原发病基本稳定后可考虑撤出 IABP，不主张突然撤出，应首先逐渐减少反搏比，若血流动力学稳定，病情无反复，则可停止反搏，将 IABP 球囊导管撤出。

六、临床应用

(一) IABP 在急性心肌梗死合并心源性休克的应用

急性心肌梗死合并心源性休克(cardiogenic shock，CS)时，保护性 IABP，可预防 PCI 再通后再闭塞事件的发生，预防非坏死区的重塑和扩大，促进左心室功能恢复，同时可增加脑、肾等重要脏器的血流灌注，增加尿量，减少酸中毒，改善机体内环境。多中心随机 SHOCK 试验发现，急性心肌梗死合并 CS 的患者应用 IABP 结合血运重建可降低患者死亡率，尤其是进行早期血管重建术极为重要。Hollenberg 强调早期确诊 CS 并及时开始血流动力学支持（如IABP）、稳定血压、维持心输出量至关重要，然后迅速进行血运重建；即使在没能力进行血管重建的医疗机构，尽早 IABP 稳定血流动力学，选择性溶栓，然后送到有能力血管重建的医疗中心也是最好选择。

大量 IABP 的临床研究证实，IABP 能降低 AMI 患者临床事件发生率和死亡率，即使是合并晚期 CS，IABP 也可提供支持使其能耐受 PCI 术。急性心肌梗死合并有 CS 的患者，尽早在 IABP 辅助下行 PCI，可提高患者院内存活率并能改善患者预后。

（二）IABP 在左主干病变患者中的应用

长期以来，由于左主干血管支配整个左心系统，一旦血流被阻断，将易出现严重的心肌缺血并发症，如室颤、心脏骤停或心源性休克，因此无保护左主干狭窄（unprotected left main disease，ULMCA）患者的治疗一直为人们所关注。

随着心脏介入治疗的迅速发展，新近临床研究表明支架治疗 ULMCA 患者的近期和远期疗效是可以接受的，手术成功率高，严重合并症少。术前 IABP 置入可为患者提供稳定的血流动力学基础，IABP 与 PCI 相结合，可提高该类患者生存率。因此，对于存在冠状动脉旁路移植术禁忌证、拒绝外科治疗或经严格选择的左心功能正常的 ULMCA 的患者，PCI 是一种可获得理想疗效的治疗方案，但应重视左心功能衰竭的 ULMCA 患者，左心室衰竭是该类患者 PCI 后死亡的独立危险因素。

（三）IABP 在其他危重患者的应用

冠状动脉多支血管病变、陈旧性心肌梗死史和（或）糖尿病史、心力衰竭、高龄（>75 岁）等患者血流动力学极不稳定。如果药物治疗不能稳定患者的心脏功能状态，应尽早使用 IABP，同时将 IABP 与再灌注和（或）血运重建治疗相结合能最大程度降低死亡率。Kurisu 等报道 IABP 与 PCI 联合救治急性心肌梗死伴心力衰竭患者，取得良好临床疗效。

IABP 的临床疗效与 IABP 应用时机相关，如心肌梗死合并 CS 时，为了最大限度地保护和挽救缺血心肌，使梗死范围缩小到最低限度，多数人主张尽早使用 IABP，若结合紧急 PCI，死亡率可大大降低。Mishra 等研究指出，术前保护性置入 IABP 临床疗效优于术中或术后挽救性置入 IABP。

（李瑞建）

第二节 临时心脏起搏术

随着急诊介入心脏病学的普及和提高，床旁临时心脏起搏术已成为急诊抢救不可缺少的医疗技术之一。对于严重心动过缓或心脏骤停患者，无 X 线透视指导下，如何迅速有效地进行心脏起搏非常关键，不仅要求医师有娴熟的导管技术，还需要护理人员精心准备及密切配合，才能保证起搏成功，使患者在最短的时间内恢复有效的血液循环及心脏支持，抢救患者的生命。

一、植入方法

（一）器械准备

脉冲发生器（临时起搏器）和球囊漂浮电极导管（常为 5F），普通心电图机或监护仪、18 号普通穿刺针和 6F 或 7F 动脉鞘，以及必要的局部麻醉和抢救药品、体外除颤器和手术包等。

（二）静脉入路

常用的静脉入路包括左锁骨下静脉、右颈内静脉和右股静脉。其中以左锁骨下静脉为首选，优点是导管走行方向与血管走向一致，不易进入其他分支，且导管植入后不影响患者的日常活动（如下地行走）和容易固定，主要的缺点是操作不当可发生气胸和静脉损伤，或误进入动脉时不能进行压迫止血。其次选择右颈内静脉，穿刺点体表定位清楚、操作简单，导管也容易送入心腔，但缺点是患者的活动稍受限，且对气管切开的患者很难保证插管时的无菌操作。对于上述部位穿刺经验不足的医师，建议首选右侧股静脉，优点是操作时不影响心肺复苏，但也存在需送入较长导管、且导管不易进入心室等缺点，其他不足包括患者的不舒适（由于髋关节不能弯曲）、感染和静脉血栓形成的危险性增加及导管不易固定等。尽量不选用左股静脉途径，以免导管送入困难。

（三）操作过程

患者取去枕平卧位，常规选取左锁骨下静脉，如需胸外按压的患者则选择右股静脉。首先连接好肢体导联心电图，并描记Ⅱ导联（或Ⅲ、aVF）心电图，常规皮肤消毒，无菌铺巾，采用Seldinger方法成功穿刺后，判定是否进入静脉系统（根据血液颜色、血管压力等），确认后送入"J"型导丝，沿导丝送入6F或7F动脉鞘，用无菌生理盐水冲洗鞘管。取出漂浮电极导管，用注射器向远端球囊试充气1.0ml，观察球囊是否完好。然后使球囊恢复非充气状态，并按照正、负极与临时起搏器相连。设置输出>5V、感知>2.0mV、频率高于自主心率10～20次/分。在起搏状态下将导管插入鞘管并缓慢推送，当深度达12cm时使球囊充气，缓慢推送导管，同时密切观察心电监护，若起搏信号后出现宽大畸形QRS波，可判断导管进入右心室。应立即让助手抽出球囊中的气体，并继续向前送入电极导管。根据肢导联起搏QRS波形态定位并调整起搏导管：Ⅱ、Ⅲ、aVF QRS主波向下，Ⅰ、aVL QRS主波向上，起搏导管位于右室心尖部；Ⅱ、Ⅲ、aVF QRS主波向上，Ⅰ、aVL QRS主波向下，起搏导管位于右室流出道。稳定起搏后调整起搏参数，起搏阈值<1.0V，感知>2.0mV，设定输出电压于2～3倍阈值。输出频率高于自身心率10%～20%，危重患者可保留鞘管，连同导管一起固定于皮肤上。手术应严格无菌操作。术后应注意抗炎、定期换药。

二、起搏与感知功能的判定

临时起搏器植入后，注意观察有无感知或起搏功能障碍。

1. 起搏功能是指起搏器按一定的周期、电压、脉宽发放刺激脉冲使心脏除极的功能，可通过心电图上是否适时出现起搏信号及相应的QRS波加以认定。

2. 感知功能是指起搏器对起搏信号以外的信号进行的识别和认知。VVI起搏器感知自身QRS波后表现为抑制反应，即不再发放这一次脉冲，而重新开始计时。

在心电图上，起搏器的感知功能通过起搏功能间接地反映出来。起搏功能常常容易判定，感知功能常需仔细分析。

三、右心室起搏心电图的特点

右心室起搏最主要包括两个部位，即右心室心尖部起搏和右心室流出道起搏。

1. 右心室心尖部起搏　心脏激动由心尖部通过心室肌逆向沿室间隔向上扩布，心电图表现为电轴左偏、类似左束支阻滞图形，Ⅱ、Ⅲ和aVF导联主波向下。优点为起搏稳定、脱位率低，当电极导管预留长度合适时，即使患者站立、行走，导管也不易脱位。

2. 右心室流出道起搏 心电图表现为电轴正常或轻度右偏，Ⅱ、Ⅲ和aVF导联主波向上。漂浮电极导管很容易随血流到达此处。右心室流出道始于室上嵴的游离缘，止于肺动脉瓣，长约1.5cm，呈圆筒状，由于此部位无肌小梁，表面光滑，在患者活动时易于移位。

四、临时心脏起搏术局限性及并发症

心脏停搏后，血液循环停止，借以漂浮的球囊导管失去了意义，加之这种导管很软，反而更不容易到位。因此，这种情况下应选用普通电极导管"盲插"或经皮起搏下应用漂浮电极导管，起搏成功率常下降。此外，对存在严重三尖瓣反流的病例，漂浮电极常可能植入困难，容易脱位，应加以注意，必要时只能在X线指导下应用普通电极导管植入进行起搏。另一方面，柔软的漂浮电极导管不易稳定地起搏心房，心房临时起搏也不如普通电极导管稳定。

大部分并发症与穿刺途径选择有关，如锁骨下静脉穿刺气胸、血气胸发生率较高，约为1%，股静脉穿刺则多伴发静脉血栓（25%～35%）及感染（5%～10%）。并发症的发生率约为4%～20%，包括气胸、血气胸、心房穿孔、气栓、大出血、心肌穿孔、心脏压塞、神经损伤、胸导管损伤、心律失常、感染和血栓栓塞等。

五、临床应用

（一）临时心脏起搏术在心脏骤停抢救中的应用

心脏骤停表现有3种形式：心室颤动、电-机械分离和电静止。在无体外循环的情况下，对电-机械分离或电静止患者，人工临时心脏起搏术是保证有效血流循环最可靠的方法。在胸外按压状态下施行心脏临时起搏术，既能依靠胸外按压来保证脑、冠状动脉一定的血流量，避免在人工起搏操作过程中血流中断，同时早期施行起搏术心脏起搏易成功，从而通过心脏起搏迅速改善血流动力学。在胸外按压停顿的间歇期送管，利于在三尖瓣开放时导管进入右心室。一旦出现右室夺获图形，立即停止胸外按压以避免心脏舒缩与胸外按压动力发生矛盾性运动。

（二）临时心脏起搏术在急性心肌梗死中的应用

急性心肌梗死常合并严重的心律失常，尤其是急性下壁梗死易伴严重的窦性心动过缓、窦性停搏、高度和完全性房室传导阻滞等，为患者早期死亡的主要原因之一。及时安装心脏临时起搏器进行治疗，可使患者平稳度过危险期，降低急性期病死率，且克服了以往使用阿托品、异丙基肾上腺素等疗效不确切、易诱发室速和室颤的缺点。因此，临时起搏在降低急性心肌梗死病死率方面起着重要作用。

（三）临时心脏起搏术在外科围术期的应用

对有潜在心脏疾病或基础心脏病的患者在进行外科手术时，由于麻醉药物影响、手术创伤出血、内脏牵拉尤其在牵拉胆囊时易引起胆心反射等原因可能导致或加重各种心律失常甚至引起心脏骤停危及生命。对此类患者于术前植入临时心脏起搏器，可提高对手术麻醉的耐受性，提供围术期保护。

术前评估如下表现者可考虑给予临时起搏器：

1. 症状性窦性心动过缓应用阿托品或异丙肾上腺素治疗心率提升不明显者。

2. 病态窦房结综合征、二度以上房室传导阻滞。

3. 年龄≥70岁、冠心病伴缓慢性心律失常，有束支分支阻滞、手术创伤大和麻醉时间长、行胆囊切除术者伴有严重的窦性心动过缓，阿托品试验阳性。

（李瑞建）

第三节 植入型心律转复除颤器

心脏性猝死(sudden cardiac death,SCD)是指自心脏原因所致的急性症状出现起1小时内的死亡,其发生时间及形式常不可预知,为"出乎意料的迅速死亡"。SCD已成为严重危害人类健康的世界性公共卫生问题,据文献报道,我国SCD发生率为41.84人/10万,若以13亿人口计算,每年SCD人数约54.4万。导致SCD最常见的机制是室速及室颤,目前一系列随机对照临床研究已经证实,植入式心律转复除颤器(implanted cardiac defibrillator,ICD)可以终止恶性快速性室性心律失常,改善SCD高危患者的生存率,是目前SCD最有效的预防措施。

一、ICD的发展历史

1980年,Mirowski医师植入第一台植入式自动除颤器(automatic implantable defibrillator,AID)治疗一名反复发作室速、室颤的女性患者并获得成功。1986年,经静脉的除颤电极导线第一次应用于临床。1989年,ICD增加了抗心动过缓起搏功能,并且能对室性心动过速进行分层治疗,即具备了抗心动过缓起搏、低能量电复律和高能量电除颤3个层次的治疗功能。1990年,ICD引进了双相除颤脉冲波,提高了电击除颤的成功率。之后双腔ICD的问世,提高了ICD对室性心律失常的识别正确率,进一步减少了ICD的误识别和误放电。至2001年,首次在心力衰竭患者中应用整合了ICD和心脏再同步化治疗(cardiac resynchronization therapy,CRT)的CRT-D,大大减少了心力衰竭患者中因心律失常导致的SCD,从而成为心脏保护的重要手段之一。

二、ICD应用适应证

ACC/AHA/HRS 2012年《心脏节律异常器械治疗指南》关于ICD应用适应证:

(一)Ⅰ类适应证

1. 非可逆性原因引起的室颤或血流动力学不稳定的持续室速导致的心脏骤停。(证据水平A)
2. 伴有器质性心脏病的自发性持续性室速,无论血流动力学稳定或者不稳定。(证据水平B)
3. 不明原因的晕厥,但心脏电生理检查能够诱发出临床相关的、具有明确血流动力学障碍的持续性室速或者室颤。(证据水平B)
4. 心肌梗死后40天以上,NYHA心功能分级Ⅱ级或Ⅲ级,左心室射血分数(LVEF)≤35%。(证据水平A)
5. 非缺血性扩张型心肌病患者,NYHA Ⅱ级或Ⅲ级,LVEF≤35%。(证据水平B)
6. 心肌梗死40天以上,NYHA Ⅰ级,LVEF≤30%。(证据水平A)
7. 陈旧性心肌梗死伴非持续性室速,LVEF≤40%,电生理检查可诱发室颤或者持续性室速。(证据水平B)

(二)Ⅱa类适应证

1. 不明原因的晕厥,伴有显著左心室功能障碍的非缺血性扩张型心肌病。(证据水平C)
2. 心室功能正常或者接近正常的持续性室速。(证据水平C)
3. 肥厚型心肌病,有一项或一项以上的SCD主要危险因素。(证据水平C)

4. 致心律失常性右心室心肌病，有一项或一项以上 SCD 主要危险因素。（证据水平 C）

5. 长 QT 间期综合征在应用 β 受体阻滞剂情况下仍出现晕厥或者室速。（证据水平 B）

6. 在院外等待心脏移植的患者。（证据水平 C）

7. 有晕厥史的 Brugada 综合征患者。（证据水平 C）

8. 有明确室速发作但未引起心脏骤停的 Brugada 综合征患者。（证据水平 C）

9. 儿茶酚胺敏感性多形性室速综合征患者，应用 β 受体阻滞剂后仍出现晕厥和（或）记录到的持续性室速。（证据水平 C）

10. 心脏结节病、巨细胞性心肌炎或者美洲锥虫病。（证据水平 C）

（三）Ⅱb 类适应证

1. LVEF≤35%，NYHA Ⅰ级的非缺血性心脏病。（证据水平 C）

2. 长 QT 间期综合征伴有 SCD 危险因素。（证据水平 B）

3. 晕厥伴严重器质性心脏病，有创或无创检查均不能明确晕厥的原因。（证据水平 C）

4. 有猝死史的家族性心肌病患者。（证据水平 C）

5. 左心室心肌致密化不全的患者。（证据水平 C）

（四）Ⅲ类适应证（或禁忌证）

1. 符合上述Ⅰ、Ⅱa 和Ⅱb 类适应证，但预期寿命短于 1 年。（证据水平 C）

2. 无休止的室速或者室颤。（证据水平 C）

3. 有明显的精神疾病，可能被器械植入术加重，或者不能进行系统的随访。（证据水平 C）

4. 药物难以控制的心力衰竭，NYHA Ⅳ级，无条件进行心脏移植或带有除颤器的心脏再同步化治疗（CRT-D）。（证据水平 C）

5. 原因不明的晕厥，既没有可诱发的室性快速心律失常亦不合并器质性心脏病。（证据水平 C）

6. 经手术或导管消融术可以治愈室速者。（证据水平 C）

7. 无器质性心脏病，由完全可逆原因导致的室性快速性心律失常（如电解质紊乱、药物、外伤）。（证据水平 B）

三、ICD 的基本功能

（一）ICD 对快速性心律失常的感知和识别功能

1. 感知功能　是指 ICD 感知系统感知 ICD 导线的心内电信号，即心室除极所产生的每一个除极波，是对心脏电活动事件的确定。ICD 既要适当地感知振幅较大的 QRS 波群以确定心室频率，还要有足够的感知灵敏度以感知到低幅的颤动波，以便及时发放相应的治疗，同时又要避免感知过度而导致不适当的治疗发放。这与传统的抗心动过缓起搏器有所不同，ICD 在感知中采取一种动态的工作方式。目前临床常用的 ICD 主要采用自动调整感知灵敏度与自动增益控制两种方法。

2. 识别功能　即 ICD 首先对新近出现的心室除极进行分析和诊断，确定是否发生了快速性室性心律失常，之后决定是否给予相应治疗。可分为识别指标和再识别指标两部分。

（1）ICD 的识别指标：包括基本识别指标和增强识别指标。基本识别指标主要用于室速和室颤的识别，包括心率标准和持续时间标准，可被程控以适应患者的要求。增强识别指标主要用于室速和室上性心动过速的鉴别，常用的有突发性标准、稳定性标准、QRS 宽度标准、形态识别标准以及 P-R Logic 诊断标准等,避免不必要的除颤而造成心肌损伤。

(2)ICD 的再识别:再识别是任何一次 ICD 治疗发放以后的再次识别过程。其识别结果是:快速性心律失常已经终止;心动过速未终止,再识别原来的心律失常;心动过速终止,再识别新的心律失常。

(二)ICD 对快速性室性心律失常的治疗功能

目前大多数 ICD 可采用 3 种不同强度的治疗方式对患者进行分层治疗(tiered therapy),即抗心动过速起搏、低能量同步电转复和高能量除颤。

1. 抗心动过速起搏　是一种通过发放比 ICD 识别到的心动过速更快频率的脉冲起搏,以超速抑制终止心动过速发作的方法,可有效的终止折返引起的心动过速,也可应用于单形性室速。需要注意的是,此方法对于部分患者是无效的,甚至有加重病情的危险。该方法的脉冲发放方式有:短阵快速起搏、周长递减起搏和 ramp + 刺激等类型,没有证据表明哪一种方法更优越。

2. 同步电转复　低能量电转复主要用于终止室速,尤其是对于一些单形性室速(规整的、心室率 <200 次/分),在抗心动过速起搏治疗无效后 ICD 可根据预先设置的治疗步骤,给予 5J 以下的低能量进行同步电复律,以避免高能量电复律,属于非约定式电转复,成功率较高,但也有导致心律失常恶化的风险。

3. 高能量除颤　高能量除颤是室速和室颤的主要治疗手段,室颤的除颤成功率在 98% 以上,是 ICD 治疗程序中最强的也是最后的选择。其除颤安全范围应大于 10J,最高为 35 ~40J,除颤能量越高,成功率也越高。

(三)抗心动过缓起搏

ICD 提供的支持性起搏可以防止电除颤(尤其是高能量电除颤)后出现的较严重的心动过缓或长时间停搏。

四、ICD 的植入及手术并发症

(一)ICD 的植入

目前 ICD 植入均采用非开胸电极导线系统,根据除颤电极的构成分为两类:以心内线圈电极为主的除颤系统和单极除颤系统。手术切口一般选择左锁骨下横切口或斜切口,通过左锁骨下静脉或头静脉送入电极导线,电极导线顶端通常置于右心室心尖部或右心室心尖间隔部,ICD 则埋于左胸前皮下囊袋中。对于脂肪较少者,可将 ICD 埋于肌肉下,然后再进行除颤阈值测试。

(二)手术并发症

ICD 是一种兼有起搏、转复和除颤功能的植入式装置,可能出现普通起搏器的常见并发症和一些特殊并发症,需要及时处理。

1. 锁骨下静脉穿刺相关并发症　气胸、血胸、误入锁骨下动脉、锁骨下动静脉瘘、空气栓塞、神经损伤等。

2. 电极植入相关并发症　心律失常、心脏或血管穿孔、电极移位、心外刺激、静脉血栓形成。

3. 脉冲发生器相关并发症　囊袋血肿、起搏器移位、皮肤破溃、旋弄综合征、设备感染、起搏导线断裂或绝缘层破裂。

五、ICD的不适当放电与电风暴

不适当放电是植入ICD后的一个严重并发症，也是导致患者再住院的最主要原因。ICD的不适当放电可引起多种不良后果：诱发室速、室颤；增加放电次数、加速电池耗竭；反复电击可损伤心肌使心功能恶化；令患者产生恐惧感和心理障碍，影响生活质量。引发不适当放电的常见原因有对室性快速性心律失常的"正确电击"、对非室性心律失常的误判电击和极少数患者的感觉异常。频繁电击需要紧急处理，主要通过优化ICD的诊断参数和治疗参数，加强抗心动过速起搏治疗。

ICD的不适当放电引发频繁电击，严重者还可诱发ICD电风暴，即24小时之内发生≥3次互不相连的需要ICD干预的室速或室颤事件，每次事件间隔5分钟以上。ICD电风暴发生率各家报道不一致，介于4%～25%不等。报道多认为ICD电风暴与ICD置入的机械性刺激和炎症过程无关，在有室速、室颤病史或具有SCD高危因素的个体，电风暴可发生于任何时间。电风暴发生不仅增加ICD患者再住院率，还提示患者预后不良。Exner研究显示，电风暴后3个月死亡风险增加5倍。Gatzoulis观察也表明，电风暴发生经常合并较严重心力衰竭，其死亡率高达54%。电风暴发作的处理包括去除诱因，即改善心肌供血，纠正心力衰竭和电解质紊乱。还可应用抗心律失常药物，其中胺碘酮最为有效，口服疗效不佳患者，静脉应用仍然有效。β受体阻滞剂可以和胺碘酮联用，可选择静脉给予美托洛尔或艾司洛尔。胺碘酮加β受体阻滞剂能较索他洛尔更有效地预防电风暴，但药物相关不良反应的风险也相应增大。

六、ICD的应用及展望

近几十年来，ICD体积不断缩小而电池寿命不断延长，随着技术的进步，将会出现体积更小、更舒适的ICD，同时费用将进一步降低。远程遥控监护技术会应用于ICD上，可以将心律失常发作时的相关资料实时发送给医护人员以便尽早明确诊断、争取救治时间。ICD误放电是导致患者术后生活质量下降的最大问题，将来的ICD不仅可以更加精确的判读QRS波形，还能感知患者血流动力学的变化，以最大程度的减少误放电。ICD放电时产生的电击感是患者术后产生心理障碍的主要原因，目前正在尝试三相波使电压和极性发生变化，以期望减轻患者除颤时的痛苦。今后随着除颤波形的改良，电复律可能仅会造成呃逆等程度轻微的不适。当前ICD植入需经静脉途径将电极置于心腔，而即将问世的皮下植入型ICD无须采用静脉途径电极，所有系统均置入皮下，手术操作无须X线透视，也可避免气胸及心包积液的发生风险。当前，多中心试验大大提高了我们对ICD治疗的认识，但仍有部分问题等待解决，今后还需要积累更多中国循证医学的证据和开发危险评价方法。

七、ICD与SCD的预防

SCD的高危因素包括：SCD复苏后，室速伴晕厥，冠心病或心肌梗死后，低LVEF和心功能不全，扩张型心肌病，肥厚型心肌病，长Q-T综合征，Brugada综合征，致心律失常性右室发育不良，猝死家族史等。ICD治疗是预防SCD的唯一有效方法。

二级预防是针对已发生过SCD的患者实施预防，但难以惠及整个SCD高危人群。目前，在欧美国家被普遍接受并应用的是一级预防，这是针对未发生过SCD的高危人群实施的预防。在我国，由于ICD应用的医保政策以及国内循证医学数据缺失等原因，接受ICD一级预防的患者寥寥无几。我国SCD发病率高、人口基数庞大，而目前全国每年应用于临床的ICD

却低于3000台,根本无法满足治疗SCD患者的临床需求。

值《中国ICD治疗专家共识》更新颁布之际,中国心血管专家提出了所谓SCD的"1.5级预防",是指SCD的适应证应在国际公认的一级预防的适应证基础上,同时满足以下至少一项高危因素:不明原因晕厥史;室性心律失常(主要指非持续性室速);更低的LVEF值(≤0.25)。有研究显示,一级预防适应证患者合并以上高危因素时,全因病死率及SCD发生率均升高,安装ICD可会有更大获益。

(燕宪亮)

第四节 心脏再同步化治疗

一、心力衰竭与心室的不同步

心力衰竭通常起始于心脏的结构性损害,随后出现神经内分泌系统的过度代偿导致心力衰竭加重。最近,人们逐渐了解心力衰竭的另一个发病机制,即心室活动的不同步,临床上存在两种形式:一种是机械的不同步,导致心脏收缩和舒张的不协调;另一种是心电不同步,出现传导延迟和节奏紊乱。心电传导不同步和机械收缩顺序不同步密切相关,但有时只存在其中一种。心力衰竭的患者往往合并传导异常,出现室间、房室、室内运动的不同步,心电图表现为束支阻滞、房室阻滞及室内阻滞。

心脏再同步化治疗(cardiac resynchronization therapy,CRT)通过在传统右房、右室双腔起搏的基础上增加左室起搏,按照一定的房室间隔和室间间隔顺序发放刺激,能够实现正常的心房、心室的电激动传导,从而改善心脏运动的不协调,恢复心脏运动的同步性。对于心力衰竭伴心室失同步的患者,这种治疗可以改善患者的心脏功能,提高运动耐量以及生活质量,同时显示出逆转左室重构的作用。

机械不同步性是目前判断心力衰竭患者CRT是否有效的最好指标。然而,既往CRT指南中,仍然使用电的不同步(QRS波时限增宽,≥120毫秒)作为适应证之一。

CRT是使心脏的机械不同步趋于同步化的电治疗方法,但并非所有心力衰竭患者都存在机械性不同步,因而CRT也不是对每个心力衰竭患者都适用。而且,通过临床观察,虽严格掌握CRT的适应证,但仍有一部分患者疗效不佳甚至心功能恶化,这提示仅以心电不同步作为适应证并不能敏感地反映出机械的不同步,因为存在机械活动与电活动失偶联的情况。

CRT作为充血性心力衰竭的治疗手段之一,其可行性已得到证实,但如何充分发挥CRT的疗效仍需进一步研究,需要指出的是,CRT并不能完全取代抗心力衰竭药物治疗,完善的药物治疗是CRT充分发挥疗效的首要条件之一。

二、心脏再同步化治疗适应证

(一)适合行CRT的心力衰竭流行病学和预后

根据目前指南中的标准,仅有小部分心力衰竭患者有CRT指征。2011年,西欧和中欧的平均CRT植入率为140/100万人,其中107例为CRT-D,33例为心脏再同步化治疗起搏器(CRT-P)。CRT-D是在CRT的基础上兼顾除颤功能(CRT+ICD),即除了达到双心室同步收缩还有除颤功能。不具备内置的除颤功能的CRT装置更像是传统的起搏器,称为CRT-P。根据两项欧洲心力衰竭调查的数据,可能适合进行CRT的患者约为400例/100万人年。一项

ESC 调查发现，植入 CRT 的患者年死亡率＜10%。有宽 QRS 波群的患者预后较差。在心力衰竭的患者中，心房颤动是最常见的心律失常，发生率为 8%～36%，且与疾病的严重程度直接相关。发生心房颤动的患者预后较差，但目前尚不清楚校正了年龄和合并症后，慢性心房颤动患者的预后是否比窦性心律的患者更差。

（二）窦性心律患者支持有 CRT 治疗适应证的重要证据

有轻度症状（NYHA Ⅱ级）的患者在死亡率、住院率、心脏结构和功能方面的相对获益与 NYHA Ⅲ级患者相似。由于随机临床试验入院的患者数量较少，故在 NYHA Ⅰ和Ⅳ级患者中推荐 CRT 的证据是非确定性的，但也要考虑患者个体情况，尤其是对于最近 1 个月内不定期因心力衰竭住院的 NYHA Ⅳ级患者（"非住院"Ⅳ级患者），可减少住院时间和改善症状（表 17-1）。

表 17-1 窦性心律患者 CRT 的适应证

推荐	推荐类别	证据水平
1. QRS 间期＞150 毫秒的 LBBB 患者 在充分药物治疗下仍为 NYHA Ⅱ级、Ⅲ级和非住院Ⅳ级，LVEF≤35% 的慢性 HF 患者，推荐行 CRT	Ⅰ	A
2. QRS 间期 120～150 毫秒的 LBBB 患者 在充分药物治疗下仍为 NYHA Ⅱ级、Ⅲ级和非住院Ⅳ级，LVEF≤35% 的慢性 HF 患者，推荐行 CRT	Ⅰ	B
3. QRS 间期＞150 毫秒的非 LBBB 患者 在充分药物治疗下仍为 NYHA Ⅱ级、Ⅲ级和非住院Ⅳ级，LVEF≤35% 的慢性 HF 患者，应考虑行 CRT	Ⅱa	B
4. QRS 间期 120～150 毫秒的非 LBBB 患者 在充分药物治疗下仍为 NYHA Ⅱ级、Ⅲ级和非住院Ⅳ级，LVEF≤35% 的慢性 HF 患者，可以考虑行 CRT	Ⅱb	B
5. 不推荐 QRS 间期＜120 毫秒的慢性 HF 患者行 CRT	Ⅲ	B

（三）心房颤动患者 CRT 的适应证

1. 心力衰竭、宽 QRS 波群和射血分数下降的患者　尽管缺乏大型随机试验，但专家意见普遍倾向于支持在与窦性心律患者适应证相同的心房颤动患者中使用 CRT 的有效性，只要在伴有不完全性（＜99%）双心室夺获的患者中加用房室交界区消融。目前尚无有关 NYHA Ⅱ级患者的数据。

2. 心率未控制，拟行房室交界区消融的患者　多项小型随机临床试验的证据表明，在射血分数降低，拟行房室交界区消融以控制心率、减少住院和改善生活质量的患者中行 CRT 起搏可有更多的获益，但证据质量仅为中等，且与专家意见不一致，故有必要进行随机对照临床试验。有不充分的证据显示，在收缩功能正常的患者中，CRT 的疗效优于右心室起搏（表 17-2）。

（四）有心力衰竭和植入常规起搏器适应证的患者

尽管缺乏大型随机试验，但足够的证据和普遍共识表明，在因常规心动过缓适应证而进行了起搏治疗、随访期间发生严重心力衰竭症状且射血分数降低的患者中，升级至 CRT 起搏可减少患者住院时间，改善症状和心脏功能。但证据水平仅为中等，进一步研究可能会对疗效评价的可信度产生重要影响,并由此改变评价。此外,在升级手术中发生并发症的风险也高于初次植入手术(表17-3)。

表17-2　永久性心房颤动患者CRT的适应证

推荐	推荐类别	证据水平
1. HF、宽QRS波群和LVEF降低的患者		
(1)对于固有QRS间期≥120毫秒和LVEF≤35%、在充分药物治疗下仍为NYHA Ⅱ级、Ⅲ级和非住院Ⅳ级的慢性HF患者,假如双腔(biventricular,BiV)起搏能尽可能接近100%,应考虑行CRT	Ⅱa	B
(2)不完全BiV起搏的病例应加用AV交界区消融	Ⅱa	B
2. 心率未得到控制,拟行房室交界区消融的患者		
LVEF降低、为控制心率而拟行房室交界区消融的患者应考虑行CRT	Ⅱa	B

表17-3　对有常规起搏器植入指征和心力衰竭的患者进行升级或直接进行CRT的适应证

推荐	推荐类别	证据水平
1. 从常规起搏器或ICD升级		
对于LVEF <35%、心室起搏比例很高、在充分药物治疗下仍为NYHA Ⅲ级和非住院Ⅳ级的HF患者,有指征行CRT	Ⅰ	B
2. 直接进行心脏再同步化治疗		
对于LVEF降低和预计将进行高比例心室起搏以降低恶化风险的HF患者,应考虑行CRT	Ⅱa	B

三、心脏再同步化治疗植入并发症

导线并发症是植入起搏器或CRT器械后再次手术的主要原因,发生率为3.6%。植入CRT后最常见/重要的并发症见表17-4。

表17-4　植入CRT后最常见/重要的并发症

相关因素	并发症	相关因素	并发症
静脉穿刺相关	1. 气胸	导管相关	6. 膈肌刺激
	2. 血胸		7. 导线位置异常
导管相关	1. 缓慢性/快速性心律失常		8. 静脉血栓形成
	2. 心脏穿孔	囊袋相关	1. 血肿
	3. 心包压塞		2. 伤口痛
	4. 冠状静脉窦夹层/穿孔	感染	1. 囊袋感染,伴或不伴血流感染
	5. 移位		2. 起搏器械相关心内膜炎

感染是应特别关注的一种术后并发症。在更换起搏器械的病例中,此并发症的发生率增加了3倍。感染更多地发生在起搏器植入前使用临时起搏或其他操作、早期再次干预和未预防性应用抗生素的患者中。

(曹娜娜)

第五节　体外膜肺氧合

一、技术发展变迁及临床应用进展

体外膜肺氧合（extracorporeal membrane oxygenation，ECMO）是以体外循环系统为基本设备，采用体外循环技术进行操作和管理的一种辅助治疗手段。ECMO是将静脉血从体内引流到体外，经膜式氧合器氧合后再用驱动泵将血液灌入体（静脉或动脉）内。临床上主要用于呼吸和（或）心脏功能不全的支持。ECMO能使心脏和肺脏得到充分休息，有效地改善低氧血症，避免长期高氧吸入所致的氧中毒及机械通气所致的气道损伤，心脏功能得到了暂时的辅助支持，增加心排血量，改善全身循环灌注，为心脏功能的恢复赢得时间。

顽固性心力衰竭通常合并Ⅰ型呼吸衰竭。ECMO可对呼吸和（或）循环功能不全的危重患者进行有效的呼吸循环支持。其原理是将体内的静脉血引出体外，经过特殊材质人工心肺旁路氧合后注入患者动脉（V-A）或静脉（V-V）系统，起到部分心肺替代作用，维持人体器官组织氧合血供。ECMO技术需要团队性配合，包括急诊科、麻醉科、心脏内外科等多学科联合方可完成。

顽固性心力衰竭患者选用V-A转流方法，将静脉血引出，经氧合器氧合并排除二氧化碳后泵入动脉，是可同时支持心肺功能的连接方式。由于V-A转流ECMO管路是与心肺并联的管路，运转过程会增加心脏后负荷，同时流经肺的血量减少。长时间运行可出现肺水肿甚至粉红泡沫痰。在ECMO实施同时可实施IABP，同时IABP可作为脱离ECMO的辅助过渡措施。早期应用ECMO支持，保证肝脏、肾脏等重要器官功能良好的前提下，如果心功能继续恶化可考虑心脏移植。

早在20世纪30年代，Gibbon等人发明了体外循环机，在20世纪50年代应用于临床从而开创了心脏外科。1956年，第一个膜式氧合器诞生并在临床上应用，使得ECMO长时间氧合成为可能，随着技术的进步，ECMO的使用时间由最初的几个小时发展到能支持几天甚至几个星期，应用范围也从最初的心脏手术后的循环支持发展到对新生儿先天性心肺疾病以及急性呼吸窘迫综合征的支持。1985年，ECMO的全球专业委员会体外生命支持组织（Extracorporeal Life Support Organization，ELSO）成立。1993年我国医师首次发表有关ECMO的文章，此后陆续在北上广等地开展起来，2008年，全国有43家医院可开展ECMO，总例数为185例。据ELSO于2010年1月统计，全球ECMO患者总例数为41 558例，呼吸支持存活率为52%～75%，循环支持存活率为34%～47%。

二、适应证

用于紧急生命支持，以及急性的、严重的、对常规治疗无反应，预计2～4周内能恢复或改善的心肺功能衰竭。

（一）机械循环支持

1. 心脏术后心源性休克。
2. 移植或心室辅助的过渡。
3. 重症心肌炎。
4. 急性心肌梗死并发心源性休克。

5. 严重事故所致的急性心肺功能严重障碍。

(二)替代体外循环

1. 肺移植。
2. 无心跳供体支持。
3. 急性肺栓塞的抢救。
4. 终末期生命支持。
5. 其他。

(三)呼吸支持

1. 急性呼吸窘迫综合征(acute respiratory distress sydrome,ARDS)。
2. 新生儿严重肺疾病。

三、禁忌证

无绝对禁忌证,ECMO 的应用时机最为关键,其相对禁忌证如下:

1. 神经系统功能障碍(心肺复苏术后)。
2. 恶性肿瘤。
3. 心肺功能无恢复可能性。
4. 严重脓毒血症。
5. 呼吸机带管时间过长。

四、心肌保护的实用价值

ECMO 主要在呼吸支持方面发挥作用,而循环支持只占总量的 25%。ECMO 循环支持效果没有呼吸支持显著,但近年来随着导管技术的发展,肝素涂层技术、膜肺和泵的性能不断完善,长期循环支持中的血液破坏明显减少,可使 ECMO 治疗中凝血并发症明显减少。从现有资料来看,儿童 ECMO 循环支持效果较好,ECMO 循环支持对心肌炎效果最佳,此外对于先心病、心脏骤停、心源性休克、心肌病都有一定疗效。ECMO 可通过有效的血液灌注和气体交换维持生命,如血流动力学在常规治疗无改善的情况下可应用此技术,但一定要明确 ECMO 的目的,即等待恢复还是等待供体,估计无法达到以上目的时,不要运行 ECMO。此外,还应注意两个问题:第一,严重出血患者不宜运行 ECMO,因为大量出血,而补充大量库存血,可严重影响肺功能并造成进一步凝血功能紊乱,而导致 ECMO 的失败;第二,高流量体外循环还不能维持基本血流动力学稳定,不宜运行 ECMO,因为 ECMO 只能提供部分循环支持,如果全部的血流通过 ECMO 系统,可导致肺循环的血流缓慢或停滞,进而发展为肺小血管的严重栓塞。

ECMO 的循环支持中心肌保护的意义有:

(一)急性大面积心肌梗死

严重缺血或坏死急剧损害了心肌收缩和舒张功能,如果左室受累心肌大于 20% ~25%,可出现心力衰竭,如果左室梗死面积大于 35%,则可发生心源性休克。对于冠心病并发的严重心源性休克,需恢复冠状动脉血运,其方法可通过介入手术、冠状动脉旁路移植术实现;如果梗死面积很大,只能等待心脏移植,ECMO 可以建立有效循环,为进一步治疗争取宝贵的时间。ECMO 可有效改善心肌前后负荷,减轻心肌做功,促进冬眠心肌复苏和顿抑心肌康复,一般3 ~5 天可见成效。如果冠状动脉血流恢复,心功能仍不能维持稳定,可考虑 ECMO 支持。

（二）严重瓣膜病

ECMO 主要用于术后出现的严重心源性休克，ECMO 支持期间使术中缺血-再灌注损伤的心肌得以修复，对肺阻力高的患者，ECMO 还可对右心室心肌进行肌力训练。瓣膜置换患者使用 ECMO 时心脏必须具有一定的射血能力，否则机械瓣膜不易打开，血液滞留于心腔，易产生血栓。

（三）先天性心脏病

先天性心脏病术后外科矫正满意、出现严重心力衰竭时可考虑安装 ECMO。

（四）重症心肌炎

心肌炎是心肌局限性或弥漫性的急性或慢性炎症，可分为感染性和非感染性两大类。由病毒感染的心肌炎，病程在 3 个月以内者称为急性病毒性心肌炎，轻者可无症状，严重者可表现为猝死、严重心律失常、心源性休克或心力衰竭导致急性期死亡。对于此类患者 ECMO 的作用十分明显。它可帮助患者渡过急性爆发性心力衰竭、避免心脏急速扩大或转化为心肌病。当患者渡过这一危重期后，心功能逐渐改善，病情稳定。ELSO 的统计表明，此类患者 ECMO 生存率可高达 71%，因为心肌炎的心肌损伤恢复可能性大，再加上患者年龄较小，所以 ECMO 的成功率高，是 ECMO 的最佳适应证。

（五）心肌病

心肌病分为扩张型、肥厚型、限制型、致心律失常型、特异性等类型，ECMO 仅限用于重症难治性心力衰竭患者，类型上以扩张型心肌病和特异性心肌病效果最佳，治疗的目的是阻止心室重构、避免心肌进一步受损，延长存活时间。研究表明，16 岁以上的心肌病患者 ECMO 效果不佳，因为此类患者可能在长期的心力衰竭病程中影响了肺功能和肾功能，增加了 ECMO 的救治难度。

（六）心室辅助的过渡

严重心力衰竭需心脏移植的患者在等待供体期间，如果出现循环衰竭，可先用 ECMO 进行支持，因为 ECMO 的建立简单迅速，而心室辅助则需要开胸体外循环，且不能对呼吸形成有效支持，VA-ECMO 可对呼吸循环同时进行支持。

（七）心脏移植术后

心脏移植后 ECMO 辅助的主要适应证有：

1. 心脏保护不佳　供体心肌保护要经过温缺血期、冷缺血期和移植期。如三个阶段的时间控制不当，延长过长，将会造成供体心脏缺血-再灌注损伤。此时主要表现心脏收缩减弱，空跳无力。如果心脏损伤为可逆，ECMO 支持 1 周左右心脏功能逐渐恢复。

2. 边缘性供体心脏　供体小、受体大，两者体重差别超过 20%，术后 ECMO 支持可减轻右心前负荷，减少右心功能衰竭和三尖瓣反流概率。此类患者经 ECMO 支持 2 周左右，供体心脏可逐渐适应大体重。

3. 右心衰竭　如果肺阻力在边缘状态，为 ECMO 最佳适应证。在 ECMO 的支持中一方面肺血管解除痉挛，另一方面右心室心肌得到一定训练，一般在 2 周左右收到成效。

4. 最佳供体的获得　脑死亡发生后有一短暂的高血压阶段，随之交感神经介质停止释放，周围血管张力降低，致使全身毛细血管开放，有效血容量减少，患者很快进入低血压状态。低灌注将造成心肌缺血，使循环难以维持。大量使用血管活性药物和正性肌力药物可导致心内膜坏死，移植后心功能往往不良。此时 ECMO 的支持可起到有效过渡作用，它既能保证供体患者的组织灌注，又能避免大量血管活性药物的应用，并在此过程中纠正内环境紊乱，为最佳供体的获得提供良好条件。

五、并发症

ECMO 的并发症多数难以避免，只有轻重程度差异，重点在于预防和早期处理。其并发症主要分为机械性并发症和患者相关并发症。

(一) 机械性并发症

1. 氧合器功能障碍(气体交换膜完整性被破坏、氧合器内血栓形成、氧合效率降低)。
2. 插管问题(插管位置异常、插管松脱、插管处血管受损如血管穿破、动脉夹层等)。
3. 血栓形成(凝血因子消耗、动脉栓塞、肺栓塞)。
4. 空气栓塞。
5. 血泵故障、泵管破裂、滤器故障、热交换器故障、接头破裂等。

(二) 患者相关并发症

患者相关并发症包括出血(包括颅内出血、消化道出血、鼻咽出血)、肾功能不全、感染、中枢神经系统并发症(包括脑水肿、脑缺氧、脑梗死)、溶血、高胆红素血症、循环系统并发症(包括心肌功能受损、心包压塞、心腔内血栓形成、低钙血症或血钾异常等)、肺部并发症(包括胸腔出血、气胸、肺水肿、肺出血、肺不张以及肺部感染等)及肢体末端缺血等。

六、注意事项

危重冠心病、心力衰竭患者的救治，在采用心脏移植及左心室辅助装置之前，IABP + ECMO + CRRT 成为新的“三联”救治办法，为这一领域开辟了一条崭新的道路。对于 ECMO 的应用，恰当地选择开始、结束时机非常重要。而 ECMO 的具体应用指征，目前有两种不同的声音：一是 ECMO 只是一种治疗手段，如果患者病情足够危重，家属能够接受可能的相关并发症风险，就可以尝试应用；而另外有专家认为，ECMO 是“双刃剑”，除非有足够把握否则不能轻易使用，由此也引出了究竟“治疗例数”和“成功率”哪个指标才是一个成熟的 ECMO 中心关键性指标这个问题。不管如何，在 ECMO 循环支持期间，患者受损的心脏是在充分地休息着，让心肌“喘口气”再“工作”，也正是我们“心肌保护”的内容。

(边 圆)

第六节 连续肾脏替代治疗

连续肾脏替代治疗(continuous renal replacement therapy，CRRT)是一组以模拟人体正常肾小球滤过的方式清除血液中的代谢产物或毒物，以补充置换液的方式模拟肾小管功能清除水分、纠正代谢紊乱的血液净化技术的总称。CRRT 包括血液滤过、血液滤过 + 透析等技术，具有操作简单、副作用少、无须特殊设备、患者耐受性好、能够清除中分子物质和炎症介质等优点，被广泛应用于急性肾衰竭、急性重症胰腺炎、心力衰竭和多器官功能障碍综合征(multiple organ dysfunction syndrome，MODS)等。

一、CRRT 的技术

1. 连续性动-静脉血液滤过(CAVH)。
2. 连续性动-静脉血液滤过透析(CAVHDF)。

3. 连续性静脉-静脉血液滤过(CVVH)。
4. 连续静脉-静脉血液滤过透析(CVVHDF)。
5. 高流量血液滤过(HVHF)。
6. 连续性血浆滤过吸附(CPFA)。
7. 缓慢连续性超滤(slow continuous ultrafiltration,SCUF)。

二、基本原理

CRRT 是模拟正常肾小球的滤过原理,以超滤为基础的血液净化技术。通过血泵或动静脉压力差作为体外循环驱动力,使血液通过由高通透性膜制成的滤器,在跨膜压的作用下,中小分子溶质以等渗性对流转运方式穿过滤过膜,水分以超滤的形式一起被清除。通过输液装置,在滤器前或滤器后,补充与细胞外液成分相似的电解质溶液(置换液)以防容量缺失、纠正电解质紊乱和酸碱失衡。

三、适应证

适用于急、慢性肾衰竭患者的治疗及非肾脏病性急危重症等。

(一)肾脏疾病

1. 重症急性肾损伤(acute kidney injury,AKI) 伴血流动力学不稳定和需要持续清除过多水或毒性物质,如 AKI 合并严重电解质紊乱、酸碱代谢失衡、心力衰竭、肺水肿、脑水肿、急性呼吸窘迫综合征(acute respiratory distress syndrome,ARDS)、外科术后、严重感染等。

2. 慢性肾衰竭(chronic renal failure,CRF) 合并急性肺水肿、尿毒症脑病、心力衰竭、血流动力学不稳定等。

(二)非肾脏疾病

非肾脏疾病包括 MODS、脓毒血症或败血症性休克、ARDS、挤压综合征、乳酸酸中毒、急性重症胰腺炎、心肺体外循环手术、心力衰竭、肝性脑病、药物或毒物中毒、严重液体潴留、需要大量补液、电解质和酸碱代谢紊乱、肿瘤溶解综合征、过高热等。

四、禁忌证

CRRT 无绝对禁忌证,但存在以下情况时应慎用:
1. 无法建立合适的血管通路。
2. 严重的凝血功能障碍。
3. 严重的活动性出血,特别是颅内出血。

五、CRRT 的临床实施

(一)建立血管通路

建立和维持一个良好的血管通路是保证治疗顺利进行的基本条件。类型取决于体外循环是否用血泵或者血液循环是否依赖自身动静脉的压差。临时导管常用的有颈内、锁骨下及股静脉双腔留置导管,右侧颈内静脉插管为首选,置管时应严格无菌操作。提倡在 B 超引导下置管,可提高成功率和安全性。若预计治疗时间超过 3 周,可使用带涤纶环的长期导管,首选右颈内静脉。

1. 动脉-静脉血管通路的建立 多选择股动脉-静脉,采用穿刺法建立通路。

2. 静脉-静脉血管通路 首选单针双腔导管中心静脉留置法，常用穿刺部位有股静脉、颈内静脉、锁骨下静脉。

（二）血液滤过器

目前多采用的是空心纤维型血液滤过器，滤过膜的滤过功能接近肾小球基底膜，有商品化产品供选用。

（三）置换液

原则上应接近人体细胞外液成分，根据需要调节钠、钾和碱基浓度，CRRT 滤液中溶质的浓度几乎与血浆相等，当超滤率为 10～20ml/min 时，需补充与细胞外液相似的置换液。置换液电解质的成分应接近于血浆成分，多采用市售的置换液，但需根据病情调节置换液成分，遵循个体化原则配制。

1. 需补充置换液量的计算方法 置换液量（ml/h）= 同期超滤液量 - 补液量 + 其他途径液体丢失量（如尿液等）。

2. 补充置换液的途径 有前稀释法和后稀释法。前稀释法是指置换液在滤器前的静脉管道中输入。可以降低血液黏滞度、减小血流阻力、不易凝血、肝素用量少，并可控制静脉端的胶体渗透压不致过高，但置换液的使用量较大。在滤器后的静脉管道中输入置换液称为后稀释法。后稀释法减少了置换液的用量，滤过液中溶质的浓度几乎与血浆相同，超滤效率较高，但血流阻力大，易凝血，肝素用量较大。

（四）抗凝

1. 肝素抗凝

（1）常规肝素抗凝法：与透析治疗时肝素用法相似，个体差异较大。

（2）存在潜在出血时的抗凝：调整肝素用量使 APTT 比正常值延长 15 秒。

（3）出血倾向明显时的抗凝：调整肝素用量控制 APTT 在正常范围。

2. 低分子量肝素 首剂量治疗前 20～30 分钟静脉注射，之后追加剂量。有条件的单位应监测血浆抗凝血因子Ⅹa 活性，根据测定结果调整剂量。

3. 枸橼酸 临床应用局部枸橼酸抗凝时，需要考虑患者实际血流量、并应依据游离钙离子的检测结果相应调整枸橼酸钠（或枸橼酸置换液）和氯化钙生理盐水的输入速度。

4. 阿加曲班 一般持续滤器前给药，也可给予一定的首剂量，应依据患者凝血状态和 APTT 的监测调整剂量。

5. 无肝素透析 首先用含肝素生理盐水预充滤器和血管通路并浸泡 15～30 分钟，在开始治疗前用生理盐水冲洗滤器和管道，透析血流速度保持 200～300ml/min，每 15 分钟用生理盐水 100～150ml 冲洗滤器。

6. 滤器冲洗 为防止血液滤过器及管道内血栓形成，需用生理盐水定期冲洗滤器。在滤器前连接生理盐水输注系统，冲洗时将动脉血流中断，同时打开生理盐水冲洗系统，使生理盐水进入管道和滤器，每次冲洗 100～150ml，30～60 分钟 1 次。可明显延长滤器使用寿命，减少抗凝剂用量。

滤器内凝血可表现为：①滤液尿素值/血尿素值 <0.7（正常 1.0），表示滤液与血液溶质不完全平衡，提示滤器内凝血；②最大超滤 <100ml/h，提示凝血，应更换滤器；③滤器前压力过高，引起管道搏动。

（五）液体平衡的管理

计算液体平衡应包括所有的入量和出量（内生水因不能准确计量多不包括在内）。一般来说，入量包括输注的置换液量、静脉输液量、口服的液体量等；出量包括超滤液量和其他途径的液体丢失量（尿量、大便量、各种引流量、皮肤蒸发和呼吸等的不显性失水量）。为避免出现血容量异常波动，应每小时计算液体平衡，再根据患者容量状态和治疗日的及时调整液体平衡的方向（正平衡或负平衡）和程度。

六、并发症

（一）穿刺和导管相关并发症

穿刺部位出血、血肿；穿刺引起气胸、血气胸等；导管相关感染；导管异位。

（二）血液滤过器及管道相关并发症

滤器内漏血；血液滤过管路扭曲、导管贴壁或未抗凝使滤器和管道内血栓形成；泵管使用时间过长导致泵管破裂。

（三）抗凝相关的并发症

全身性出血；滤器内凝血；血小板降低。

（四）全身并发症

超滤液过多，置换液补充不足，导致血容量不足和低血压；补液不当引起内环境紊乱；长期CRRT的患者还应注意激素丢失引起的内分泌系统紊乱。

七、CRRT的特点

1. 血流动力学稳定。
2. 血浆溶质浓度和细胞外液容量的稳定。
3. 对中分子物质和炎症介质的清除效率高。
4. 较好的生物相容性。
5. 能够较好控制电解质水平和酸碱状态。
6. 可以不需限制营养液的入量，保证营养充分供给。
7. 设备简单、操作方便。

八、超滤的影响因素

影响超滤率的关键因素包括滤过压（跨膜压）与血流量。影响跨膜压的因素有：①滤液侧负压是产生超滤的主要因素之一，负压的大小取决于滤过器与滤液收集袋之间的垂直距离；②滤器内的静水压与血流速度有关，血流速度越快，滤器内的静水压越高，而静水压越高，超滤量越大；③血浆胶体渗透压与跨膜压呈负相关；④血液黏度越高，超滤率越低；⑤其他因素：如血液通道长度、静脉侧阻力、滤器等均可影响超滤速度。

九、CRRT在心肌保护中的临床应用

（一）急性左心衰竭中的心肌保护

急性左心衰竭是临床常见急症，其治疗原则包括去除诱因、给氧、药物等，多数患者可获临床缓解，但是对于合并肾功能损害的患者，常规处理和药物治疗效果欠佳，尤其是对利尿剂反应极弱。选取CRRT治疗，不仅可以改善患者的容量状况，而且能改善失代偿患者的临床表现。对于合并肾功能不全的急性左心衰患者，选择连续性静脉-静脉血液滤过（CVVH）更合适，不仅能清除中小分子尿毒症毒素，还能等张性清除过多的容量负荷，不影响血液渗透压。

另外,CVVH 是等渗性脱水,即使血容量减少,但脱水时外周阻力明显增加,能在血压平稳的情况下迅速脱水,以减轻心脏前负荷,同时血滤时心排血量和每搏输出量降低,缓解急性左心衰竭。有些学者甚至认为,血液滤过是治疗利尿剂无效的心力衰竭最有效的方法,尤其适合年龄较大、血流动力学不稳定的患者。Blaket 等研究认为血液滤过还能清除“心肌抑制因子”等,从而保持心血管系统稳定。

(二)慢性心力衰竭中的心肌保护

随着细胞和分子心脏病学研究的发展,使充血性心力衰竭(congestive heart failure,CHF)的现代理念不断更新。心力衰竭是各种心脏疾病的严重或终末阶段,是目前心脏疾病治疗的一大难题。顽固性心力衰竭(refractory heart failure,RHF)又称难治性心力衰竭(intractable heart failure,IHF),发生心力衰竭后,患者血流动力学及神经体液系统发生一系列变化,在调节过程中,肾脏发生明显变化。心脏疾病和肾脏疾病互为影响,并不断加重,至晚期可发生肾功能不全,进一步加重水钠潴留,形成难治性水肿,即所谓“心肾综合征”。

传统的心力衰竭治疗方法包括使用利尿剂、血管扩张剂和正性肌力药物,可改善患者的心功能状态和临床表现,但不能降低患者的死亡率。随着 CHF 发病机制认识的深入,血管紧张素转换酶抑制剂、醛固酮受体拮抗剂和 β 受体阻滞剂等药物显著改善了 CHF 并发症的发生率和死亡率。CRRT 治疗时血流动力学稳定,可以清除体内多余的容量负荷和小分子毒素,同时具有清除炎症介质的作用,对于常规药物无效的 RHF 不失为有效选择。

1. 治疗方式　连续性超滤是通过对流运转机制,缓慢、等渗地清除血浆中的水和溶质,从而消除水钠潴留,减少有效循环血容量,降低心室前负荷,使心肌张力下降,从而改善心脏功能。连续性血液滤过在超滤的基础上,通过补充置换液,更有效地清除中、小分子溶质,并能清除细胞因子和神经体液介质,终止心功能不全的恶性循环。

2. CRRT 对心血管系统的影响　缓慢、连续性超滤治疗一般不影响心率或有减慢心率的作用,可使中心静脉压(central venous pressure,CVP)下降,心输出量减少,肺动脉压下降,但不影响每搏输出量、心脏指数和总周围循环阻力。在缓慢、连续性超滤治疗的情况下,血浆容量虽然大幅度减少,却未必伴有低血压,这可能与其周围血管代偿性收缩有关。

3. 临床应用　近年来,CRRT 的治疗对象不只局限于最严重的顽固性心力衰竭患者,已扩展到处于Ⅱ ~ Ⅲ度的心力衰竭患者。超滤可使患者心脏前负荷减少,容量负荷减轻,心脏的收缩能力增强,功能得到改善。RHF 对药物不敏感,可随时危及患者的生命,单纯超滤是一项行之有效且强有力的紧急措施。

近年研究已经发现,单纯超滤在治疗由心力衰竭引起的慢性肺间质水肿中也有独特之处。Marenzi 等报道,有些患者在尿量正常、体重维持稳定、无体表水肿的情况下,肺部 X 线却依然可见肺水肿的表现,这种亚临床型肺间质水肿的患者,常伴有一定程度的 CHF。一组患者在原有的强心、利尿和血管紧张素转化酶抑制剂应用不变的情况下,分为接受单纯性超滤或静脉注射呋塞米(平均剂量 248mg)两组,均同等清除体液 1600ml。心肺运动试验发现,治疗后当时所有患者两心室的充盈压和体重均有下降,血浆肾素、去甲肾上腺素和醛固酮活性均有增加。但在呋塞米治疗组,上述激素活性升高持续 4 天以上,同时患者的水代谢呈正平衡,心室充盈压重新升高,肺水肿很快复现,生活质量继续恶化;而超滤治疗的患者,肾素、去甲肾上腺素和醛固酮活性在治疗后的最初 48 小时内降至低于正常水平,同时饮水量减少,尿量增多,水代谢在体重下降的基础上,取得一个新的平衡。此外,超滤治疗后右心房压、肺毛细血管楔压和心脏指数均明显降低,X 线显示肺血管外水肿明显减轻,这些变化伴随肺通气量、潮气量和在运动高峰时无效腔/潮气量比的增加，疗效维持长达 3 个月之久。这不仅有效地改善了患者的体力活动能力，而且也促进了肺对去甲肾上腺素清除能力的恢复，从而起到抑制肾素释放的作用。

CHF 患者合并低钠血症（Na^+ <120mmol/L）、高钾血症（K^+ >5.5mmol/L）、低钙血症、代谢性酸中毒（HCO_3^- <16mmol/L）及尿毒症等严重并发症时，需要行 CRRT，不仅能清除水分和尿毒症毒素，纠正酸碱及电解质紊乱，还能清除细胞因子和神经体液介质，有助于打断心脏重塑的恶性循环。

4. 并发症　CRRT 治疗充血性心力衰竭可引起一系列并发症，这些并发症与心脏病变及血液净化技术本身有关。血液滤过治疗充血性心力衰竭可能发生的意外及并发症如下。

（1）与心脏疾病相关的意外情况："低心排血量"导致的慢性低血压；虚脱和心源性休克（血容量不足时发生率更高）；室性和室上性心律失常，房室传导阻滞；心绞痛；急性心肌梗死；猝死。

（2）与技术相关的并发症：空气栓塞；置管导致的血肿和出血；深静脉血栓；急性下肢缺血（胆固醇栓子、动脉血栓）；导管相关的局部或全身性感染；体外循环凝血；低温；急性容量失衡（过多或过少）。

（3）与血液滤过疗效有关的并发症：①治疗量过大：暂时性血容量不足；真性血容量不足；高钠血症；低钾血症；低磷血症；代谢性碱中毒；血液浓缩；高血浆蛋白血症；药物剂量不足；②治疗量不足：氮质血症控制不佳；钠清除不充分；高钾血症；代谢性酸中毒。

（三）CRRT 在心脏手术中的保护作用

Romagnoli 于 1976 年率先将超滤技术引入心脏手术，Magilligan 在心脏手术患者复温阶段给予常规超滤，后经其他学者进行改良。Journois 创立"高容量-零平衡血液滤过"等，既有效地改善血流动力学，又增加炎症介质的超滤清除。

1. 优点　调节水、电解质和酸碱平衡，清除炎症介质，使血流动力学稳定，改善内皮细胞功能，促进肾功能、肺功能的恢复，提高胶体渗透压、升高血红蛋白，改善凝血功能。

2. 心脏手术中的应用　术前行 CRRT 可以打破心-肾恶性循环，改善患者的一般情况，为患者准备手术治疗的条件；术中应用超滤可以滤出炎症介质；术后如能早期识别急性肾衰竭，早期给予 CRRT 可以改善患者预后，预防器官功能衰竭，促进重要脏器功能恢复，缩短住院日，提高存活率等。

（燕宪亮）

第十八章　围术期管理

围术期（perioperative period）是指从确定手术起到与本次手术有关的治疗基本结束为止的时间，包括了术前、术中及术后3个阶段。围术期管理主要是根据患者个体化情况进行评估、干预及治疗，目的是为患者做好术前准备，减少术中及术后并发症的发生，促进患者恢复。术前可能只有数分钟时间，如急诊手术；也可能是数天或数周，如择期手术。术前对患者进行适当评估，使患者尽可能有充分的思想准备和良好的身体条件。术中、术后加强监测，采取综合预防和治疗措施，尽量防止可能发生的并发症，使患者早日康复。

目前，医疗技术发展日新月异，全球每年超过2.3亿人次接受手术治疗，其中包括心脏手术及非心脏手术。心脏手术是指涉及心脏和心脏大血管的一系列介入及外科手术，除心脏手术以外的所有手术类型统称非心脏手术。随着心血管系统疾病发病率的不断升高，心脏相关手术量不断增加，同时非心脏手术相关的心脏风险也在增长。无论心脏介入手术还是心脏外科手术都对心脏本身有不同程度的影响，然而有报道称非心脏手术术后心肌梗死和心因性死亡的发生率可达2%～10%，而心因性死亡占术后死亡的近50%。因此，术前心血管系统评估及不同手术术中、术后的相关管理与手术本身同样重要。

一、术前心血管系统评估

在心脏手术或非心脏择期手术之前，不仅要充分关注手术相关系统，而且要对患者心血管系统情况进行充分的评估。系统的评估应该包括详细询问病史、全面的体格检查、常规的实验室检查以及一些必要的特殊检查。

（一）病史评估

仔细询问病史，认真采集和详细记录病史对发现可致患者高手术风险的临床危险因素至关重要。

1. 心血管系统病史采集　应辨别严重的心脏疾病：如重度心功能不全、急性冠状动脉综合征、严重心脏瓣膜疾病及心律失常等。既往有明确心脏疾病的患者，任何近期的症状变化都应查明。要准确记录目前所有用药种类及剂量，包括抗血小板药物、抗凝药物、抗心律失常药物等。需要在非心脏手术术前进行评估及治疗已经存在的心脏病包括急性冠状动脉综合征、失代偿充血性心力衰竭、有临床意义的心律失常、严重的心脏瓣膜疾病等。

2. 其他相关系统病史采集　病史采集还需要关注与心血管系统紧密相关的系统疾病：有无慢性支气管炎、慢性阻塞性肺疾病、哮喘、肺大疱等；有无凝血功能异常、贫血、白细胞功能及数量异常、血小板功能及数量异常等；有无消化道出血、肝功能异常等；有无脑血管异常、精神状态异常等；全身免疫系统有无异常等。

3. 个人史对手术及麻醉的影响　长期饮酒患者中枢神经系统可能对吸入麻醉药和静脉诱导麻醉药物有较高的耐受性，而且长期饮酒导致的肝脏代谢功能加快，也对术中部分药物的代谢产生影响。长期大量吸烟对呼吸系统、心血管系统、神经系统均有影响，是增加术后并发症的围术期危险因素之一。吸烟除了会带来气道问题，还是冠状动脉疾病、周围血管疾病的高危因素，需要更加详尽的筛查与评估。术前指导患者戒烟，进行深呼吸、咳嗽、排痰训练，可提高患者手术耐受性及减少术后并发症。目前有研究表明，戒烟2～3天，支气管纤毛功能提高；戒烟2周，痰量减少；戒烟6～8周以上，术后呼吸系统并发症有显著降低。

（二）体格检查

心血管体格检查包括生命体征评估（含双臂血压测量）、颈动脉搏动及传导、颈静脉压和搏动、心肺听诊触诊、腹部触诊、肢端水肿及全身各主要脏器功能检查。

（三）术前辅助检查

1. 心电图　是利用心电图机从体表记录心脏每一心动周期所产生的电活动变化图形的技术。肢体导联系统反映心脏电位投影在矢状面的情况，胸前导联系统反映心脏电位投影在水平面的情况。普通12导联心电图可以在术前对患者心电情况进行评估，必要时可加做右胸及后壁导联。回顾患者既往心电图并与近期心电图对比也有较大参考价值。

如果根据病史采集、查体及静息心电图评估患者是否存在心肌缺血、心律失常等情况，此时可考虑进一步行动态心电图检查。如果动态心电图发现明显的心肌缺血发作，必须对患者进行详细的评估和处理方可考虑择期手术。研究表明多种期前收缩并不增加非心脏手术围术期心脏风险；心房颤动、室上性心律失常和轻度传导异常相对良性，但可能掩盖潜在的心肺疾病、药物中毒、电解质紊乱等，必须加以判断；高度房室传导阻滞若未进行特殊处理会增加手术风险，必要时永久或临时起搏。

2. 超声心动图　超声心动图是可以获得心脏和大血管解剖结构及功能状态的一组无创性检查方法。可以充分探查患者心肌结构及运动状态、瓣膜病变、围术期心功能等情况。术前超声评价将为心脏介入或外科手术提供更有效的病情评估，并可根据超声结果选择更有利的手术方式。

经食管超声是经胸超声心动图的补充，超声探头置入食管内，从心脏后方向前近距离探查其深部结构，避免了胸壁、肺气等因素的干扰，故可显示出清晰的图像，提高对心血管疾病诊断的敏感性和可靠性，也便于进行心脏手术中的超声监测与评价。主要用于常规经胸超声检查成像困难或者有关结构显示不够满意、致使诊断难以明确的各种心脏或大血管疾病患者。

3. X线胸片　术前X线检查可对胸部主要器官进行初步评估，尤其对于吸烟、慢性支气管炎、慢性肺源性心脏病、哮喘、肿瘤的患者，X线检查具有较大意义。

4. 肺功能检查　肺功能检查有助于诊断肺部疾病，确定呼吸系统病变的范围和严重程度，有助于术前准备及预测术后转归，并协助判断麻醉及呼吸机使用等问题。

（四）术前实验室检查

1. 血常规　主要了解患者血液成分，指导临床评估判断。患者是否贫血以及贫血严重程度；患者血小板计数，以及如何考虑抗栓、抗凝策略等。

2. 尿常规、大便常规及潜血　主要检查是否存在消化道或黏膜出血，及时发现以指导临床用药。

3. 血生化　包括肝肾功能、电解质、血脂、心肌损伤标志物、BNP等，肝肾功能用来指导临床用药及剂型选择；通过血生化判断是否存在电解质紊乱而容易导致心律失常的发生；无论患者有无明显心绞痛症状，一旦心肌损伤标志物出现异常，一定要提高警惕，有时心肌损伤标志物还可以用来初步评估患者预后。

4. 凝血系列 患者围术期或急症手术时机体在应激状态下容易出现凝血及纤溶系统的异常,同样应及时排除肺动脉栓塞。

5. 动脉血气分析 通过动脉血气检查,可了解患者术前通气状况、氧合及酸碱平衡情况,从而评估肺功能、疾病严重程度及机体内环境。

6. 各种传染性疾病血清学检查及血型在术前也要检查。

(五)现有心血管评估的国际标准

术前可用ASA分级、Goldman指数、Eagle指数及Lee指数来评价术前患者心血管情况。

二、心脏介入手术围术期管理

(一)介入术前准备

介入手术前应明确服药情况,根据患者介入手术不同(冠状动脉造影、心内电生理检查、先天性心脏病治疗、起搏器置入等)明确患者术前服药情况。术前30分钟肌内注射地西泮5~10mg,镇静、缓解紧张情绪。术前医师或护士进行手术穿刺部位备皮。配合训练呼吸、屏气、咳嗽及排便。清淡饮食,少食用刺激和油腻食物,术前禁饮食4~6小时或根据医嘱少食。禁饮食的目的是防止因麻醉、造影剂刺激引起呕吐导致误吸,但是有些患者饥饿情况下易出现迷走神经反射,反而危害更大,因此手术医师术前要根据患者情况而定。术前停用降糖药物。为保证术中可及时用药,尽量选择在非穿刺肢体建立良好的静脉通路。进行造影剂皮试,避免出现术中过敏性休克等严重过敏反应。

(二)介入术中常见情况及处理

介入手术术中应保证心电血氧监护,除颤仪、吸氧、吸痰设备完好备用,患者心脏介入术中经常会出现一过性心律失常,因此心电监护一定要连接准确,并根据心律情况及时处理。急诊PCI术中患者再灌注心律失常比较凶险,前降支再灌注后常出现室速、室颤等恶性心律失常,要随时准备除颤;右冠状动脉及左旋支再灌注后常出现血压偏低、心率下降等,静脉给予阿托品及多巴胺一般可改善,必要时还可使用临时起搏器。

心脏介入手术中过度的血管迷走神经反射是极其危险的并发症之一。胸闷、心前区不适是迷走神经反射的首发症状,心率减慢、血压下降、出冷汗、面色苍白是其主要体征。主要发生机制是各种刺激因素(穿刺和拔管时局部麻醉不佳引起明显疼痛,手术时间、禁食时间过长,恐惧,看见出血等)作用于皮层中枢和下丘脑,使胆碱能自主神经的张力突然增加,引起内脏及肌肉内小血管强烈反射性扩张,导致血压急剧下降,心率迅速减慢,最快甚至在1分钟内发生,最常发生在拔出动脉鞘管压迫止血的5~10分钟内。血管迷走神经反射诊断一旦确立,立即暂停介入诊断和治疗操作,去枕平卧,给予高流量鼻导管或面罩吸氧,静脉使用阿托品一般有效,必要时可使用多巴胺等血管活性药物。

电生理及起搏器手术时需要行锁骨下静脉穿刺,可能出现气胸或血气胸等情况,须严密观察患者术中状态及氧合情况,一旦发生严重的气胸或血气胸需要及时穿刺引流。

(三)介入术后注意事项

患者介入术后依然要持续心电血压监护。医护人员根据血压、心率、心律及心电图变化及时处理。

酌情给予静脉补液,既可以减少血容量不足引起的低血压或迷走神经反射,又可防止因造影剂的高渗作用而出现尿潴留。术中造影剂会增加患者肾脏负担,应鼓励患者多饮水或静脉补液,促进造影剂尽快排出。术后12小时尿量最好能达到800ml。排尿困难患者需要及时导尿。术后无饮水呛咳、无恶心呕吐患者应进食，饮食以清淡、易消化食物为宜。

术后密切关注血压，若血压较前降低、心率加快，怀疑血容量不足或怀疑心包压塞，应及时床旁超声检查，必要时穿刺引流；血压低、心率慢考虑迷走神经反射。血压升高需要排除患者精神因素并加以控制，根据患者病史及表现判断是否出现急性左心衰竭，并及时处理。

卧床期间加强肢体按摩，保持大便通畅，避免便秘造成腹压升高，影响下肢静脉回流。严密观察肢端皮肤颜色、温度，及时撤除绷带。按摩患者下肢协助静脉回流，保证腓肠肌活动，有效的下肢运动可防止下肢静脉血栓及肺栓塞的发生，主要见于股动脉穿刺的患者。

三、非心脏手术围术期心肌缺血

围术期心肌缺血是指围术期各种原因引起的心脏血液灌注减少导致心肌代谢不正常的病理状态，心肌缺血、缺氧严重时可造成围术期心肌梗死（perioperative myocardial infarction，PMI）。围术期心肌梗死的高峰发生在术后，对于普通人群，总体 PMI 死亡率为 10% ~15%。PMI 是非心脏手术术后 6 个月内心血管死亡和非致死性心肌梗死的独立危险因素。有心脏危险因素的患者在非心脏手术后发生 PMI，其院内死亡率达到 15% ~25%。

（一）围术期心肌缺血机制

心肌缺血的原因一般是患者存在冠状动脉基础病变，或患者对刺激耐受较差，合并高血压、糖尿病、高脂血症等病史。其常见诱因有围术期精神紧张、焦虑、恐惧、麻醉、手术刺激、血压波动、术后吸收热、电解质紊乱等各种应激刺激。围术期心肌缺血发生的冠状动脉基础：

1. 冠状动脉原因　冠状动脉狭窄是冠状动脉缺血的最常见原因。此外患者内环境改变或受到外界刺激时，可能诱发冠状动脉痉挛，正常血管或病变血管均可能发生。在围术期各种诱因影响下，冠状动脉出现痉挛、粥样斑块破裂导致血栓形成，从而使冠状动脉血流受阻而出现心肌缺血甚至心肌梗死。

2. 冠状动脉以外的全身因素

（1）术中或术后失血过多、麻醉过深等导致血压降低，主动脉舒张压降低可引起心肌灌注不足，尤其是伴主动脉瓣关闭不全的患者。

（2）围术期严重贫血、呼吸功能不全或通气管理不当造成的低氧血症及急性碱中毒均可诱发心肌缺血。人体酸碱平衡紊乱会影响氧合血红蛋白解离曲线。当心肌需氧量增加时，则难以从血中获取更多氧，只能靠增加冠状动脉血流量来弥补。

（3）心肌需氧量增加也会导致心肌缺血：①围术期应用正性肌力药物如毛花苷 C（西地兰）、多巴胺等可增加心肌收缩力和速率，增加每搏输出量，进而增加心肌耗氧；②室壁张力的变化（前、后负荷）：围术期输血、输液过多，麻醉导致回心血量的增加。前负荷增加时，心室容积和半径增加。心肌收缩所花费的能量、消耗的氧将会更多。心肌病患者因心肌顺应性降低，心排血量减少，耗氧量增加导致心肌缺血；③心率增快：心肌每分钟灌流量 = 流速 × 每分钟舒张总时间，心率增加导致心脏舒张期明显缩短，从而导致心肌灌流量减少。围术期麻醉、容量变化、疼痛、感染、发热等均可引起心率加快。

（二）围术期心肌缺血的诊断

临床表现多不典型，大多数表现为不稳定型心绞痛。部分患者在围术期并没有心肌缺血的临床症状，但通过术前评估的各项客观检查有心肌缺血的表现，称为隐匿型冠心病。这部分患者需要更加关注。围术期诊断心肌缺血的辅助检查和常规冠心病检查相似，患者可出现血脂异常、凝血异常、高血糖、贫血、酸碱平衡紊乱等。

全麻患者术中意识丧失，不能表达不适，因此术中需严密监护心电、血压、氧合等变化。心肌缺血主要表现有：①突然出现的血压降低，排除出血、血容量不足、迷走神经反射等原因；②术中心电监护出现恶性心律失常、房室传导阻滞等；③原因不明的氧饱和度下降；④心肌梗死患者早期由于自身代偿，术中血压可出现轻度升高，随后因失代偿出现低血压。非全身麻醉患者术中意识清楚，可主动描述胸闷、胸痛等症状，但由于患者感受手术疼痛或镇痛、镇静药物的使用可掩盖胸痛症状，因此非全麻患者也需要加强监护。心肌梗死大部分发生在术后 7 天内。对于高危患者和具有临床症状、缺血心电图表现或血流动力障碍的患者要进行心肌损伤标志物监测。

无痛性心肌缺血、心肌梗死：心肌缺血甚至心肌梗死发生时患者缺乏典型的心绞痛症状。糖尿病、闭塞性脑血管病或心力衰竭患者心肌缺血症状亦不典型。围术期麻醉、镇静等均可影响患者主观感受。

（三）围术期心肌缺血的治疗

围术期心肌缺血有效治疗的前提是迅速准确评价患者临床病情，要防止低血容量、纠正水电解质紊乱，避免高热、寒战，消除疼痛，维持适当的血容积。

1. 围术期应维持心率和血压尽量接近术前无心绞痛水平　如果明确心动过速是心肌缺血的原因，则必须迅速控制心动过速，心率应维持在充分满足外周和心脏灌注的最低水平。有研究显示血压一般维持在术前平均压的 80% 左右，冠状动脉可通过自主调节反应达到充分灌注并减少心肌耗氧。

2. 降低前、后负荷　在一定条件下，冠状动脉灌注压随前负荷的增加而降低，硝酸甘油是降低前负荷最有效的药物，可降低舒张末容积和压力。对于高血压患者，围术期应适当降低后负荷，术前可通过适当调整降压药物，术后可静脉使用硝普钠、乌拉地尔、酚妥拉明等控制后负荷。

3. 抗凝、抗血小板药物　非心脏手术，心脏情况相对稳定者，术前停用抗血小板药物 7 天。若患者需进行心脏手术并可能需要体外循环，在患者冠心病病情稳定情况下可停用阿司匹林 7 天，术后 48 小时内应尽快恢复抗血小板治疗。服用氯吡格雷的患者应术前停药 5 天。目前多种抗血小板药物常联合应用，因此需根据患者情况停药，必要时推迟外科手术。抗凝治疗是预防围术期血栓形成的重要方法，但需要在血栓形成和出血风险中寻求平衡。

4. PMI 治疗　治疗原则与非围术期心肌梗死相似，特殊处理包括主动脉内球囊反搏，指南建议该技术可用于难治性低血压、低心排血量状态、已接受药物治疗但缺血型胸痛复发并有产生大面积心肌梗死的潜在危险、多形性室性心动过速或难治性肺淤血。PMI 患者直接 PCI 治疗可降低心肌梗死病死率，较溶栓出血风险小。

（四）围术期心肌缺血并发症

1. 左心功能不全　主要表现为乏力、呼吸困难，端坐呼吸、难以平卧等症状。术中除普通监护外，还可行漂浮导管监测血流动力学。对待围术期左心功能不全甚至急性左心衰竭的患者，处理策略仍然是利尿、扩血管、并尽早服用 ACEI 等，急性肺水肿伴严重低氧血症可行人工通气。

2. 心源性休克　PMI 时心源性休克 85% 由左心衰竭导致，应与心包压塞、主动脉病变、AMI 机械并发症等鉴别。对广泛大面积心肌梗死或高龄患者避免过度扩容诱发左心衰竭；下壁、右室心肌梗死常见低血压，扩容治疗是关键，必要时使用血管活性药物。PMI 合并心源性休克时，药物治疗难以改善预后，主动脉内球囊反搏对支持患者接受冠状动脉造影、PCI 和

CABG 均可起到重要作用。

3. 心律失常　围术期心肌缺血、心肌梗死可导致多种心律失常出现，心律失常也会加重心肌缺血、缺氧。抗凝、抗血小板、血运重建治疗、纠正电解质紊乱可预防或减少心律失常发生。室上性、室性心动过速需积极处理，根据具体情况选择药物，必要时需电复律。大约 30% PMI 患者出现缓慢性心律失常，阿托品可纠正一过性窦性心动过缓。严重心动过缓者需要临时起搏。

四、非心脏手术围术期冠状动脉介入治疗

非心脏手术患者，在其围术期使用导管技术对冠状动脉系统检查、诊断、治疗的方法。

非心脏手术术前冠状动脉造影指征：①患者临床表现提示存在心肌缺血，冠状动脉 CT 提示冠状动脉病变；②稳定型心绞痛经内科治疗效果欠佳或病情加重；③急性冠状动脉综合征：患者外科手术前 3 个月内出现不稳定型心绞痛、非 ST 段抬高型心肌梗死或 ST 段抬高型心肌梗死及其并发症时应推迟或取消手术，行冠状动脉造影明确病情。

非心脏手术围术期冠状动脉血运重建抗栓策略：①如果患者术前接受单纯 PTCA，建议择期非心脏手术推迟至 PTCA 术后至少 2 ~4 周，使球囊扩张部位血管损伤愈合。②金属裸支架置入后一般使用双联抗血小板治疗 4 周以上。③药物洗脱支架需要长期双联抗血小板治疗，手术一般应尽量推迟至 12 个月以后再进行。最新研究表明使用双联抗血小板药物 6 个月以上，心血管事件发生率较 6 个月以内的停药明显降低。④对于接受过 PCI 的患者，在外科手术前一周可选择停用阿司匹林，改用低分子肝素抗凝治疗至术前 1 天，术后应尽早恢复抗凝及抗血小板治疗。

（商　睿）

第十九章　全身疾病的治疗

一、病因治疗

全身疾病导致的心肌病变或损伤，最根本的防治措施是积极治疗原发病。因全身疾病种类繁多，不能一一列举，本节仅选择几例代表性疾病说明治疗原则。

（一）糖尿病

首先应积极控制血糖，纠正糖代谢紊乱，同时要控制其他危险因素，如高血压、高脂血症及肥胖等。《2013 年中国 2 型糖尿病防治指南》建议的血糖及危险因素控制目标见表 19-1。

表 19-1　中国 2 型糖尿病综合控制目标

指标	目标值
血糖（mmol/L）	
空腹	4.4～7.0
非空腹	≤10.0
糖化血红蛋白（%）	<7.0
血压（mmHg）	<140/80
总胆固醇（mmol/L）	<4.5
高密度脂蛋白胆固醇（mmol/L）	
男性	>1.0
女性	>1.3
甘油三酯（mmol/L）	<1.7
低密度脂蛋白胆固醇（mmol/L）	
未合并冠心病	<2.6
合并冠心病	<1.8
体重指数（kg/m^2）	<24.0
尿白蛋白/肌酐比值[mg/mmol（mg/g）]	
男性	<2.5（22.0）
女性	<3.5（31.0）
尿白蛋白排泄率[μg/min（mg/g）]	<20.0（30.0）
主动有氧活动（分/周）	≥150.0

依据患者病情特点结合其经济、文化、依从性、医疗条件等多种因素，制订个体化的治疗方案，力求达到安全平稳降糖、长期达标的目的。生活方式干预是 2 型糖尿病（T2DM）的基础治疗措施，单纯生活方式干预不能达标时，考虑药物治疗，首选二甲双胍；单药控制效果不佳时，

联合两种口服药物或口服药物联合胰岛素治疗;如仍不达标,应用强化胰岛素治疗方案。

(二)低钾血症

积极去除引起低钾血症的病因,并根据血钾水平决定补钾的量及途径,轻症只需口服补钾,首选10%氯化钾;重症患者(包括有心律失常、严重心肌病及周期性瘫痪等)应静脉滴注钾制剂,常用制剂也是氯化钾,在滴注过程中应注意监测血钾水平。

(三)高钾血症

急性严重高钾血症的处理措施:①停止所有可能导致血钾升高的药物;②静脉推注葡萄糖酸钙稳定细胞膜;③静脉滴注高渗葡萄糖及胰岛素,或静脉给予5%碳酸氢钠溶液,将血浆与细胞外钾暂时移入细胞内;④血液透析或腹膜透析。

(四)甲状腺功能亢进症

3种疗法被普遍用于治疗甲状腺功能亢进症,即抗甲状腺药物、放射性碘治疗及外科手术治疗。抗甲状腺药物的作用是抑制甲状腺合成甲状腺激素,放射性碘和手术则是通过破坏甲状腺组织、减少甲状腺激素的产生来达到治疗目的。应根据患者年龄、病情轻重、耐受程度、禁忌证等因素选择单一治疗措施或两种措施合用。

(五)甲状腺功能减低症

以口服甲状腺片或左甲状腺素替代治疗为主,治疗目标是将血清促甲状腺激素(TSH)和甲状腺激素维持在正常范围内,通常需要终生服药。治疗的剂量取决于患者的病情、年龄、体重和个体差异等。

(六)自身免疫性疾病

自身免疫性疾病种类繁多,明确诊断后应尽早开始治疗,治疗目的是改善预后、保持关节及脏器的功能、缓解相关症状、提高生活质量。治疗措施以药物治疗为主,常用药物有:非甾体抗炎药(NSAIDs)、糖皮质激素、改善病情药物。NSAIDs的作用机制是通过抑制环氧化酶(COX),从而抑制花生四烯酸转化为前列腺素,起到抗炎镇痛的作用,该类药物对解除疼痛有较好效果,但不能改变疾病进程。糖皮质激素具有强大的抗炎作用和免疫抑制作用,是治疗多种自身免疫性疾病的一线用药。改善病情的药物具有延缓病情进展的作用,起效慢,通常在治疗2~4个月后才显效果,病情缓解后宜长期维持。常用药物有甲氨蝶呤、来氟米特、柳氮磺吡啶、环磷酰胺等。此外,生物制剂(单克隆抗体)是近年来自身免疫性疾病治疗领域的研究热点,目前已有十余种生物制剂上市或处于临床试验阶段。

(七)脓毒症

应进行积极的抗感染治疗,必要时合用糖皮质激素和非甾体抗炎药以抑制过度的应激反应,同时应注意脏器的功能支持及保护,避免或积极纠正感染性休克、多器官功能衰竭等。

二、心肌保护治疗

如果病情较轻、病程较短,全身性疾病导致的心肌损伤在控制原发病后可逐渐恢复,不需特殊治疗;如果病情迁延,则需要加用心肌保护药物。不同疾病导致心肌损伤的病理生理机制、临床表现有所不同,治疗方案也不尽相同,选择药物时应充分考虑患者的病情及并发症、药物的适应证及禁忌证,以实现安全、有效给药。可能用到的较为适用的治疗原则有:

(一)一般治疗

对怀疑有心肌病变或损伤的患者应进行心电图、超声心动图等检查,为采取合理的治疗措施提供客观依据。适度休息以减少心肌耗氧量;出现呼吸困难、发绀等急症情况时,考虑吸氧及心电监护。

(二)抗心肌缺血治疗

常用药物有硝酸甘油、β受体阻滞剂、钙通道阻滞剂等。相关内容详见“本篇第十五章”。

(三)抗心律失常治疗

对部分程度较轻的心律失常不需特殊治疗,可随原发病的好转而恢复。对严重心律失常者,在纠正原发病(如电解质紊乱、甲状腺功能异常等)的同时,根据心律失常的类型选用适当药物:对于缓慢性心律失常,可应用提高心室率的药物;对于快速性心律失常,可选用胺碘酮、维拉帕米、β受体阻滞剂等药物。严重的心律失常可选用心脏起搏器、植入型心律转复除颤器、心脏再同步化治疗机械辅助装置,关于机械辅助装置的原理及应用注意事项详见“本篇第十七章”。

(四)优化心肌能量代谢治疗

增加心肌能量代谢的药物能起到提高心肌细胞能量储备、增加细胞膜稳定性、改善心肌舒缩功能、促进心功能恢复的作用,具体药物有曲美他嗪、1,6-二磷酸果糖、辅酶 Q_{10}、磷酸肌酸(creatine phosphate,CP)等。相关内容详见“本篇第十六章第一节”。

(五)抗心肌重构治疗

相关内容详见“本篇第十五章”。

(王甲莉)

第二十章 低温治疗

一、概况

全身低温治疗已经有数百年的历史,早在1803年就有俄国学者尝试将心脏骤停患者埋入雪中以期恢复患者的自主循环。150年后,治疗性低温在心脏手术动物模型中的保护作用已被证实,而目前无须体外循环的心脏不停搏心内直视手术的广泛开展也在很大程度上得益于低温治疗的应用。在手术室之外,低温治疗因在心脏骤停患者中明确的脑保护作用被广泛熟知,而《2010年国际心肺复苏指南》中,更是将轻度低温(32~34℃)置于复苏后治疗手段中的重要地位。

除在心脏手术和心脏骤停患者中具有明确效果外,低温治疗在增加心脏缺血耐受性、减小心肌梗死面积方面也展现出一定的优势。相对于低温的脑保护作用,其心肌保护作用研究成果较为有限,临床应用也未广泛开展。在急性心肌梗死动物模型中,心肌的温度是心肌梗死面积大小的独立预测因子。在兔子、狗、猪、羊等动物中,研究者大都是在动物缺血事件的早期即开始诱导低温,因此可以大幅度降低心肌在常温状态下的缺血时间,最终减小梗死面积。对于冠状动脉栓塞长达40分钟的实验动物,于再灌注前5分钟给予快速冰盐水输注诱导低温并血管内降温装置维持轻度低温状态,相比常温再灌注治疗,可以明显减轻心肌再灌注损伤的程度,而在再灌注开始后才启动降温却未显示相应的阳性结果,该实验提示低温治疗的心肌保护作用是发生在再灌注之前或者是再灌注的即刻。

二、低温的生理学作用

低温根据其深度,可以分为轻度低温(32~35℃)、中度低温(28~32℃)、重度低温(20~28℃)以及深度低温(<20℃)。国内将轻度与中度低温合称为亚低温(28~35℃)。临床上用于全身低温治疗的目标温度多为轻度低温(mild hypothermia,MH),因体温进一步降低会增加威胁生命不良事件发生的风险,且低于28℃时,哺乳动物自发性室颤的可能性也会大大增加,故全身MH治疗易于被人体和动物耐受。

MH的主要生理作用:①降低心率和心输出量(cardiac output,CO),体温每降低1℃,CO降低7%。而此时,每搏输出量(stroke volume,SV)和平均动脉压(mean arterial pressure,MAP)未有明显改变;②经皮肤降温会引起全身血管阻力的增加;③脑血流量(cerebral blood flow,CBF)和颅内压(intracranial pressure,ICP)明显降低,脑代谢率降低(体温每降低1℃,脑代谢率降低6%~7%);④肾血流量及尿量增加;⑤低温维持阶段可出现低钾血症,增加感染风险,导致凝血功能异常以及发生因胰岛素水平降低引起的高血糖。

三、低温的临床应用

(一)低温的实施阶段

主要包括3个阶段:低温诱导、低温维持及复温。

1. 诱导　对于急性心肌梗死患者低温诱导的时机尚未完全确定，但动物及人体试验证明，越早进行，特别是在再灌注治疗之前，获益越大。而对于接受心肺复苏的患者，指南推荐自主循环恢复后如意识未恢复，应立即启动低温治疗。

2. 维持　针对心肺复苏后的患者，指南推荐维持温度为32～34℃，持续12～24小时。而对于急性心肌梗死的患者，降温深度和降温速度，尚未有统一的规定，有试验证实30～32℃有效。临床试验也未提示延长低温治疗时间可以增加心肌保护方面的获益。低温维持阶段的体温监测至关重要，常用方法为膀胱内、食管内、直肠内及中心静脉监测。也应注意水、电解质、酸碱平衡，凝血功能，血糖水平，心血管功能及药物代谢状态，同时预防感染、寒战和皮肤损伤。

3. 复温　速度不宜过快，建议体温每小时升高0.2～0.5℃，避免发生低血糖、高血钾等情况，防止高热。

（二）低温的实施方式

目前临床中常用的降温方式有以下几种：

1. 冷液体输注　是一种方便有效的降温方式，特别适用于院外对患者的低温诱导阶段。有多种输注方案：①4℃冰乳酸林格液30ml/kg由静脉输注30分钟以上；②4℃冰盐水500～2000ml于复苏成功后快速静脉输入。后一种方法已经被随机对照试验（randomized controlled trial，RCT）证明能有效降低患者抵达医院时的体温，且没有增加肺水肿及再次心脏骤停的风险，对血压、心率、氧饱和度等指标无明显影响。尽管冷液体输注快速、安全、有效，但只能用于低温诱导阶段，要想实现低体温的维持还需体外及血管内降温技术的支持。

2. 体外降温技术　是一种简单、低价、易操作的降温技术。包括在腹股沟、腋窝、腘窝、躯干、颈部，以及头部应用冰敷、擦浴、吹风等方式，通过体表散热降低体温。临床上常用冰毯、冰帽、冰袋、风扇等。该方法可以满足低温诱导和维持两个阶段的需求，但不能精确控制体温下降速度和温度维持水平，容易出现降温不足或体温过低的情况，且因体表刺激作用易诱发寒战和皮肤损伤，增加镇静和肌松药物的使用频率和剂量，副作用及护理工作量也随之增大。

3. 血管内降温　最初是用于未行气管插管清醒患者的低温治疗，可以减少低温造成的不适及寒战的发生，在过去几年里逐渐应用于心脏骤停复苏成功后的昏迷患者。血管内降温系统包括经皮置入下腔静脉的导管，并与自动控温降温装置相连接。该系统能够直接与患者进行热交换，降温速度快、温度维持精确、复温可控性好，且避免了体表降温造成的皮肤血管收缩和寒战反应。临床应用中的局限性在于深静脉置管的操作和使用，增加了静脉血栓及感染的风险。针对血管内降温临床应用的安全性及有效性，目前尚缺乏大型的RCT研究。

4. 新型降温技术及仪器　许多无创性新型降温方式也逐渐应用于临床，包括冰盐水洗胃、降温头盔、冰水浸泡系统、经鼻降温装置等。目前通过血液净化系统（如腹膜透析、CRRT）对患者进行低温诱导和维持也已在小范围内进行，显示出一定的有效性和临床安全性。

四、低温治疗的心肌保护机制

低温治疗的心肌保护机制主要是通过研究深低温冷晶体停搏液对动物模型的作用阐明的。而MH对活体不停搏心脏的作用与冷晶体停搏液对停搏心脏的作用大为不同。

（一）低温对心肌代谢的影响

大部分酶类的温度系数（Q10）约等于2，也就是说体温每升高10℃，酶的活性就会增强至原来的2倍。如果将体温降低20℃，心肌代谢率也随之降低4倍，但活体心脏不能耐受如此低的温度。虽不及深低温的作用明显，MH也在一定程度上降低了高能磷酸键及葡萄糖的利用率，减少了乳酸的积聚。

深度低温能够通过抑制肌浆网上 Na^+-Ca^{2+} 和 Na^+-K^+ 交换体、激活 Na^+-H^+ 交换体来改变心肌细胞内的离子水平。低温下冬眠青蛙的心肌可以通过降低 Na^+-K^+-ATP 酶的活性来降低对 ATP 的需要，从而提高对低氧的耐受程度。在新生兔子离体心脏的研究中，深低温（12℃）的冷晶体停搏液可以减轻缺血-再灌注损伤中的酸中毒和钙离子及钠离子超载。深低温（17℃）也可降低猪缺血心肌线粒体内钙超载。虽然深低温会提高正常含氧状态下活性氧自由基的生成，但却能抑制缺血-再灌注损伤时的氧自由基爆发性增加。

（二）低温对线粒体的影响

深度低温可以通过抑制多种因素（如 ATP 耗竭、钙超载、活性氧自由基生成等）来影响线粒体通透性转换孔（mitochondrial permeability transition pore，mPTP）。mPTP 在再灌注阶段开放的前提是经受较长时间的缺血性损伤，MH 则会减轻这种缺血性损伤。MH 可降低缺血状态或缺血-再灌注损伤中钙离子介导的 mPTP 开放，这种作用可能全部或部分通过抑制 mPTP 的生成来实现的，但不同于缺血预适应和后适应对 mPTP 的作用，因后两者主要是在再灌注最初的数分钟内激活缺血心肌细胞的信号传导通路以决定该细胞的命运走向，而低温则主要是在缺血阶段对心肌细胞产生影响。

（三）低温对心肌细胞信号转导的影响

鉴于 MH 的降温幅度较小，且一些酶类对温度变化的敏感性较差，单纯 MH 对酶动力学的影响并不能完全解释 MH 的心脏保护机制。因此有人提出了心肌保护信号转导通路激活学说。Ning 等人证明，冷晶体停搏液（30℃）能够在低氧状态下抑制线粒体多种蛋白基因的表达，包括编码 HSP70、ANT_1 以及 β-F-ATPase 的基因。并且，MH 还能增强细胞生存相关蛋白的表达，同时抑制 p53 的表达。因此可以猜测 MH 是通过激动温度感受器，触发信号转导通路来达到心肌保护的目的。一切化学反应都具有不同程度的温度依赖性，但是哺乳动物体内众多酶类的 Q10 差异显著，那么究竟是哪一种生物酶在 MH 的心肌保护作用中起温度感受作用并启动信号传导，目前还无法回答，要解决这一问题，任务艰巨，还有更多工作去开展。

五、低温治疗心肌保护的临床应用

（一）急性 ST 段抬高型心肌梗死

在 21 世纪之初，MH 在动物实验中令人鼓舞的心肌保护作用激发了许多关于 ST 段抬高型心肌梗死（ST-segment elevation myocardial infarction，STEMI）患者 MH 治疗有效性和安全性的大型临床试验。其中 COOL-MI 试验较为著名，该试验共纳入 392 名发病 6 小时内的 STEMI 患者，随机分配至单纯 PCI 组和 PCI + MH 组。其中 PCI + MH 组在再灌注前进行 18 分钟的血管内低温治疗，再灌注时的平均体温为 35℃，结果未见两组的心肌梗死面积有统计学差异。现在看来，整个研究的阴性结果可能是受到两方面因素的影响：一方面为 MH 诱导延迟、降温不足，导致心肌的常温缺血时间没有有效缩短；另一方面为 PCI + MH 组患者的 D-to-B 时间较对照组延长了 18 分钟。

（二）心肺脑复苏

提起低温治疗就一定要提到心肺脑复苏。之前的研究表明，低温治疗确实可以对心脏骤停患者复苏后的中枢神经系统起保护作用，但鉴于心肌缺血是最常见的心脏骤停原因，低温也应具有一定的心肌保护作用。理论上心脏骤停患者因复苏过程延迟了血管再通时间，心肌损伤更严重，因而从 MH 获得的心肌保护作用应比没有经过复苏的 STEMI 患者更为显著，但这仅为理论推测。院外发生的因室颤导致的心脏骤停患者若在恢复自主循环后仍处于昏迷状态，低温是指南推荐的基本治疗措施，但是关于复苏后的昏迷患者是否应立即进行血管再通治疗这一问题的争论一直没有停止过。当然，理论上讲，MH 与 PCI 的联合应用在这一部分患者中应该是有效且安全的。

低温在心肌保护中的作用已初见端倪，但仍需更深入、广泛的基础和临床研究证据。对于低温诱导的时机、目标温度、低温维持的时程及方式等因素的确定已成为亟待解决的重要问题。

（郑　雯）

第二十一章　过饱和氧疗

一、作用机制及临床应用

在高气压(超过1个大气压)环境中吸入高浓度氧或纯氧,使氧压或氧分压大于常压纯氧水平的氧,即称为高压氧。高压氧对机体的影响存在高压氧和单纯的压力因素两方面的作用,单纯的压力因素对机体损伤没有治疗作用,高压氧只是氧的作用,随着氧分压的增高(常压下氧浓度的增加),氧对机体的作用不断变化。高压氧条件下血液运输氧的方式发生变化,血液中溶解氧量显著增多,物理溶解氧量显著增加,因而很少需要血红蛋白结合氧的解离,提高了氧的弥散距离,纠正组织缺氧,在外伤、炎性反应等疾病的治疗中有很大的作用;高压氧下CO_2滞留,可使局部血管扩张,这将增加缺血区域的血流量,具有调节血管舒缩功能,改善细胞代谢,促进侧支循环建立的作用。高压氧疗又称过饱和氧疗,在颅脑疾病、损伤修复和断指(趾)再植等领域中广泛应用。高压氧作用下氧的有效弥散半径、弥散深度和范围均增加,这就使得在一般常压下无法深达的组织细胞可获得充足的氧供,提高组织储氧量,改善缺氧;同时使血小板和红细胞聚集下降,血液黏稠度降低,从而减少和预防血栓形成,在血液病、体外循环及血液透析等疾病所致的栓塞中有重要的治疗价值。

基于上述作用机制,过饱和氧疗在临床上已广泛开展并取得了一定的成果。过饱和氧疗对一氧化碳中毒、组织缺血缺氧性疾病、血红蛋白携氧障碍、厌氧菌感染、皮肤及骨移植术后等有特效,并且对脑、脊髓损伤和多种外伤及后遗症有良好疗效。

二、在心绞痛治疗中的作用

有研究表明,过饱和氧疗对治疗冠心病心绞痛有显著疗效,可以作为冠心病心绞痛的一项重要的辅助治疗方法。研究通过将所有冠心病心绞痛住院患者经排除急性心肌梗死、急性左心衰竭、高血压3级及其他严重并发症后,选择72例入选病例随机分成两组。治疗组38例,对照组34例,两组均给予常规治疗,包括抗血小板、抗凝血、硝酸酯类药物、β受体阻滞剂、钙通道阻滞剂等。治疗组在常规治疗基础上加用过饱和氧疗,压力选择为200kPa,每次直接连续吸氧60分钟,1次/天,10天为1个疗程。结果显示,过饱和氧疗组在同等程度的劳累下不引起心绞痛或心绞痛发作频率减少,活动平板运动试验由阳性转为阴性或运动耐量上升。

另有研究表明,过饱和氧疗具有防治经皮冠状动脉内支架置入术后心绞痛的良好临床效果。实验将69例首次接受冠状动脉内支架置入的冠心病患者随机分为过饱和氧疗组和对照组,随访6~8个月,记录心绞痛的发生率。结果显示,过饱和氧疗组不良心脏事件、支架内再狭窄发生率明显低于对照组。

过饱和氧疗通过改善心肌的氧供应,改善心肌的有氧代谢和能量代谢,降低心肌氧耗量,保护缺氧心肌,改善心肌侧支循环与微循环,减轻和消除心律失常等作用,使相对缺血缺氧、濒于死亡的心肌发生可逆性改变,从而有效地缓解心绞痛。已有研究证明血清C反应蛋白含量是冠状动脉支架置入术后再狭窄强有力的预测指标，而过饱和氧疗可显著降低冠状动脉支架置入术后患者的血清C反应蛋白含量，减轻炎性反应。过饱和氧疗的类抗生素效应可能是治疗和预防支架置入术后再狭窄的另一个可能机制，大量研究已证明，衣原体等微生物感染与动脉粥样硬化的发生发展相关，在急性冠状动脉综合征中应用抗生素可能有益，而过饱和氧疗能抑制衣原体等多种微生物的生长。另外，由于过饱和氧疗还能改善组织供氧，促进侧支循环的开放与建立，使血管内皮细胞表达多种纤维蛋白溶解因子，降低血黏度，改善血液流变学，这些作用有助于减少术后早期的血栓形成，减少心绞痛等不良心脏事件的发生。此外，过饱和氧疗可降低冠心病患者心率、脉压及血脂水平，可使血中卵磷脂胆固醇酰基转换酶活性增加3～5倍，磷脂、游离脂肪酸和三酰甘油减少，游离胆固醇减少1.5倍，有助于冠心病的治疗。

三、在慢性心力衰竭治疗中的作用

过饱和氧疗可以明显改善慢性心力衰竭患者的临床症状，同时可改善患者的血管内皮功能、降低心肌氧耗，对心力衰竭有较好的辅助治疗作用。过饱和氧疗还可改善心肌磷代谢，使ATP、肌酸磷酸激酶和无机磷含量升高，磷酸化进程正常化，通过改善心肌能量代谢改善心功能。

过饱和氧疗治疗慢性心力衰竭的机制可能为：①改善心肌代谢与收缩功能；②减慢心率，对快速性心律失常有良好作用，可促使心率恢复；③改善肺循环，消除肺水肿，过饱和氧疗能使肺淤血减轻，肺静脉和肺部毛细血管压力下降，渗透性减低，迅速消除或减轻肺水肿从而减少左心室负荷。

四、在心肌梗死治疗中的应用

Kim等通过将大鼠暴露于100% O_2 3个大气压条件下1小时，在正常气压下恢复24小时后处死，将分离出的心脏进行40分钟缺血和90分钟再灌注。结果发现，过饱和氧疗预处理可显著减小梗死面积。韩翠红等研究发现，过饱和氧疗预处理可以减轻冠心病模型大鼠的心肌缺血损伤。刘建敏等通过将42例急性心肌梗死患者接受尿激酶溶栓治疗，其中16例于溶栓后接受过饱和氧疗，3周后所有患者行超声心动图检查，结果显示过饱和氧疗组患者的左心室收缩末容积、每搏输出量、左室射血分数较未进行过饱和氧疗组有明显改善，过饱和氧疗可改善溶栓后急性心肌梗死患者的心功能。由于目前临床上还没有广泛开展过饱和氧疗对心肌梗死患者溶栓后或支架术后的治疗，故国内外对过饱和氧疗在心肌梗死治疗效果方面的报道较少。

五、总结与展望

综上所述，过饱和氧疗在心绞痛、心力衰竭的治疗中具有良好的作用，能够缓解冠心病患者的临床症状并改善心功能，从而提高冠心病患者的生活质量，为心绞痛和心力衰竭的治疗开辟了一条新路，有很大的发展前景及应用价值。对于过饱和氧疗在心肌梗死患者的治疗中能否获得更确切的疗效，尚需进一步研究证实。

（郝盼盼）

第二十二章　预防及康复治疗

一、心肌保护的预防措施

（一）一级预防

凡事预则立，不预则废。在人群中我们要识别出哪些人容易罹患冠心病，也就是通常我们所称的“高危人群”，有针对性地进行预防、治疗。根据国内外丰富的流行病学知识，冠心病主要的危险因素有：

1. 年龄和性别　男性较女性易患冠心病，患病率之比约为2∶1。男性在45岁，女性在55岁后冠心病的患病率明显增高，年龄愈大，患病率也愈高。当然，这类危险因素是无法改变的，但是对特定人群，我们应更加关注他们是否还具有冠心病的其他危险因素。

2. 高血压　高血压是冠心病的首要危险因素，不论性别和年龄，血压水平愈高，患病时间愈长者，其危险性愈大。我国的《高血压防治指南》将高血压的定义界定为≥140/90mmHg，并根据血压水平及相关危险因素，分为低危、中危、高危、极高危。老年人收缩期血压的正常水平仍应界定在<150mmHg，高于此临界值，脑卒中、冠心病的患病率将大幅度增高，因此需要处理。从我国的流行病学研究得出的数据显示，体重过重、盐摄入量大和饮酒是高血压发病的重要危险因素。适量的体育活动有助于高血压的预防及血压的有效控制。对于非药物疗法仍达不到有效的血压控制目标者，应用药物治疗。

3. 血脂异常　血脂中的胆固醇，尤其是低密度脂蛋白胆固醇（low density lipoprotein cholesterin，LDL-C）与冠状动脉粥样硬化关系密切，它的异常增高是冠心病的重要危险因素。有人认为，与西方一些国家相比，我国人群的血胆固醇水平较低，因此在冠心病预防上不是重要靶点。但应指出的是，根据流行病学研究，近十年来我国城乡居民血胆固醇水平都在上升，在大城市和经济发达的地区尤为明显。另外，根据上海一项长达十年的临床研究，尽管我国人群的血胆固醇水平较低，但冠心病的患病率和血胆固醇水平仍呈正相关。因此，控制血胆固醇水平仍是重要的。膳食是影响血脂的重要环节，健康合理的膳食，应从青少年时期就加以注意。老年人的脂质代谢特点更易发生高胆固醇血症，在膳食方面尤其注意控制脂肪的摄入。但据我国一项最新研究显示，应用药物（主要为他汀类）强化降脂治疗的长期获益不显著，心血管不良事件等并未有明显改善，仍需要大规模临床研究观察饮食控制与药物控制血脂之间如何平衡。

4. 糖尿病和糖耐量减低　糖尿病是冠心病的重要危险因素，糖尿病患者罹患冠心病的风险是非糖尿病患者的4倍。大型临床试验证明积极控制血糖有利于降低心血管疾病的发病率。对于糖耐量降低或空腹血糖受损者也应注意减少糖的摄入，控制体重和增加运动。

5. 吸烟　吸烟是冠心病的独立危险因素，应当大力提倡戒烟。

以上是冠心病主要的危险因素，在预防工作中要注意全面兼顾。在以上需控制的危险因素中，有很多是相通的，即：①控制体重在合理的水平（BMI 18.5～24kg/m^2）；②健康的膳食营养，其中特别注意的是脂肪摄入量应占总热量30%以下，食盐量应在6g/d以下，应有充足的蔬菜，鼓励多吃水果；③适当的体育活动；④戒烟。

对于已有“三高”症状，即高血压、高血脂和高血糖，通过非药物治疗尚不能满意控制者，则应采用药物治疗。在治疗中，要求被治疗的项目要达到“目标水平”。冠心病一级预防是十分重要的，但其仍存在一些特殊性，如对于青少年、围生期、绝经期、中年男性与老年人群的预防就有些差别，青少年冠状动脉痉挛大多与先天性因素相关，围生期或经期不正常的女性在缺乏雌激素保护的情况下出现动脉粥样硬化斑块的可能性较大，急性心肌梗死的发病年龄大大提前，40岁左右的男性，工作压力大、作息不规律、有大量吸烟史，发生急性心肌梗死、心源性休克、猝死的可能性较大，如果就医不及时，将带来灾难性后果。

（二）二级预防

1. 预防用药　国内外冠心病、心力衰竭指南一致强调，改善冠心病患者预后的重要措施是充分使用有循证医学证据的二级预防药物。我国目前冠心病患者二级预防用药状况非常不理想，有研究显示，接受抗血小板药物、β受体阻滞剂、ACEI/ARB、他汀类药物治疗率，我国普遍落后于全球平均水平的10%左右。坚持二级预防用药，医师需要个体化调整药物剂量，监测药物不良反应，提高用药的依从性。应用上述有充分循证医学证据的二级预防药物。

（1）抗血小板药物：若无禁忌证，所有冠心病患者均应长期服用阿司匹林80～100mg/d，CABG后应于6小时开始使用阿司匹林。若不能耐受，可用氯吡格雷75mg/d，或替格瑞洛90mg，2次/日代替。发生ACS或接受PCI治疗的患者，需联合使用阿司匹林100mg/d和氯吡格雷75mg/d治疗12个月。

（2）β受体阻滞剂和ACEI/ARB：若无禁忌证，所有冠心病或慢性心力衰竭患者均应使用β受体阻滞剂和ACEI，如患者不能耐受ACEI，可用ARB类药物代替。

（3）他汀类药物：即使入院时患者总胆固醇和（或）低密度脂蛋白胆固醇无明显升高，也可启用并坚持长期使用他汀类药物，但应注意监测其肝损伤及横纹肌溶解症等不良反应。

（4）醛固酮受体拮抗剂：慢性心力衰竭患者服用醛固酮拮抗剂以及β受体阻滞剂和ACEI/ARB类药物被称为“黄金三角”。可有效抑制醛固酮的有害作用，减轻心室重构，但应注意监测血钾和肾功能等。

（5）冠心病的多重危险因素控制：约70%的心源性死亡和50%的急性心肌梗死发生于已确诊患者，其发生或再发心肌梗死和猝死的机会要比无冠心病病史者高4～7倍。斑块稳定性是影响冠心病发生和发展的主要决定因素，而“三高”、吸烟、交感神经活性增强、应激性等因素均可导致动脉粥样硬化斑块不稳定。研究显示，通过积极有效的二级预防，能促使易损斑块稳定，降低心血管不良事件的发生。

2. 控制危险因素　在充分使用有循证医学证据药物的基础上，应控制如下心血管危险因素。

（1）合理膳食习惯和营养结构：注意每日能量摄入，饮食中饱和脂肪、盐及其他营养成分的合理搭配。

（2）戒烟限酒：彻底戒烟，并注意避免二手烟的危害，严格控制酒精摄入。不建议任何人出于预防心脏病的目的饮酒。

（3）心率管理：心率与冠心病患者预后呈显著负相关。冠心病患者静息心率应控制在55～60次/分之间，首选β受体阻滞剂。

(4)控制血压:目标血压<130/80mmHg。血压≥140/90mmHg 的患者如生活方式调节无效,可以开始降压治疗,首选 β 受体阻滞剂、ACEI 或 ARB 类药物,必要时联合用药。

(5)控制血糖:控制糖化血红蛋白≤7%。指导并监督患者改变生活方式,包括严格的饮食控制和适当运动,无效者使用降糖药物。

(6)调节血脂:血脂调整目标与药物使用请参考最新版的《中国成人血脂异常防治指南》。但近期的大型 RCT 研究对于强化降脂提出了疑问,故应充分权衡利弊,采取个体化调脂方案。

(三)预适应与后适应

1. 预适应 是一级预防最后关口。早期研究结果表明,心肌在经过短周期的缺血-再灌注后能预防和消除随后长期有害的缺血-再灌注损伤,即心肌缺血预适应(ischemic preconditioning,IPC)。预适应具有双峰保护效应,即早期阶段和晚期阶段保护。早期阶段保护作用发生在预适应缺血期,持续数秒至 3 小时,而晚期阶段发生在缺血的第 24~72 小时。两个阶段的主要区别在于早期阶段缺血修饰心肌蛋白,晚期阶段促进心肌保护蛋白质的合成。早期和晚期阶段有不同的心血管保护作用。早期阶段能够预防心肌梗死,但不能限制心肌收缩功能障碍及心肌顿抑的程度,而晚期阶段能抑制心肌缺血-再灌注损伤(ischemia-reperfusion injury,IRI)引起的心肌细胞死亡以保护左心室功能。有研究者认为,预适应可以触发机体的保护机制,如腺苷、缓激肽、去甲肾上腺素、内皮素、鸦片样物质、乙酰胆碱等增加,通过相应受体激活 G 蛋白、蛋白酪氨酸激酶(protein tyrosine kinase,PTK)和"再灌注损伤补救激酶途径"(reperfusion injury salvage kinase,RISK)通路,包括 PI3K/Akt 通路和 MAPK/ERK 信号转导途径,使转录核因子 NF-κB 增加,导致效应器的基因转录和表达增加,从而发挥抗缺血-再灌注损伤的作用。

2. 后适应 是二级预防初始环节。研究发现将犬的冠状动脉左前降支结扎 1 小时后,重复开通 30 秒、再结扎 30 秒连续 3 次循环,随后恢复冠状动脉血流,可减少心肌梗死面积(较对照组减小 44%,与缺血预适应组减小程度相同)、减轻缺血心肌的组织水肿和中性粒细胞聚集、改善内皮细胞功能。基于此结果,研究人员首次提出心肌缺血后适应(myocardial ischemic postconditioning,MIP)的概念,即心肌缺血后再灌注开始时进行短暂、重复的开通及再闭,随后恢复冠状动脉血流。大量研究表明,后适应在各种心肌缺血疾病治疗和动物模型中都有显著疗效。与预适应相比,后适应的心肌保护效应存在更快速的触发-介导-效应过程。RISK 是在正常细胞内存在的激酶信号系统,当机体出现 MIP 时,这些激酶被激活而抑制细胞凋亡。研究表明,后适应的保护机制主要是激活 RISK 通路,继而激活下游的 eNOS、GSK-3b、mTOR 及 p70S6K 等,减轻心肌缺血-再灌注损伤。这一信号通路也包括 PI3K/Akt 及 MAPK/ERK 途径。

二、心肌保护的康复治疗

(一)慢性心力衰竭与普通康复治疗——保护心脏结构

根据患者的评估及危险分层,给予运动指导。其中运动处方的制订是关键。需特别指出,每位冠心病及心力衰竭患者的运动康复方案须坚持个体化原则,但也应遵循普遍性的指导原则。经典的运动康复程序包括 3 个步骤。

第一步:准备活动,即热身运动,多采用低水平有氧运动,持续 5~10 分钟。目的是放松和伸展肌肉、提高关节活动度和心血管的适应性,预防运动诱发的心脏不良事件及预防运动性损伤。

第二步:训练阶段,包含有氧运动、阻抗运动、柔韧性运动等,总时间 30~90 分钟。其中,有氧运动是基础，阻抗运动和柔韧性运动是补充。

有氧运动所致的心血管反应主要是心脏的容量负荷增加，改善心脏功能。机制：使冠状动脉管径增大、弹性增加；改善血管内皮功能，从而改善冠状动脉的结构和功能；促进冠状动脉侧支循环建立，代偿性的改善冠状动脉供血供氧能力；稳定冠状动脉斑块；增加血液流动性，减少新发病变；有益于防控冠心病的危险因素，如高血压、血脂异常、糖尿病及肥胖等。

常用有氧运动方式有行走、慢跑、骑自行车、游泳、爬楼梯，以及在器械上完成的行走、踏车、划船等，每次运动20～40分钟。建议初始从20分钟开始，根据患者运动能力逐步增加运动时间。运动频率3～5次/周，运动强度为最大运动强度的50%～80%。体能差的患者，运动强度水平设定为50%，随体能改善逐步增加运动强度。对于体能好的患者，运动强度应设为80%。通常采用心率评估运动强度。

第三步：放松运动，有利于避免心脏负荷突然增加诱发心脏事件。因此，放松运动是运动训练必不可少的一部分。放松方式可以是慢节奏有氧运动的延续或是柔韧性训练，根据患者病情轻重可持续5～10分钟，病情越重放松运动的持续时间宜越长。

安全的运动康复除制定正确的运动处方和医务人员指导外，还需运动中心电及血压等监护。根据患者病情的危险程度不同制定不同的运动方案，并注意使用评分量表或信息化监测设备密切监护，急、慢性心力衰竭患者的康复运动更应谨慎，有条件者可在相关医疗机构或大型心脏康复中心进行。

（二）急性心力衰竭与快速康复治疗——保护心脏功能

快速康复疗法近年来普遍应用于创伤及外科术后，强调围术期“精确管理”以及术后快速康复锻炼。它是一系列有效措施组合而产生的协同结果，许多措施已在临床应用，如围术期营养支持、重视供氧、不常规应用鼻胃管减压、早期进食、应用生长激素、微创手术等等。快速康复外科一般包括以下几个重要内容：①术前患者教育；②更好的麻醉、止痛及外科技术以减少手术应激反应、疼痛及不适反应；③强化术后康复治疗，包括早期下床活动及早期肠内营养。

山东大学齐鲁医院将外科快速康复的理念借鉴到急性心力衰竭的救治中，较早地开展了一系列关于急性心力衰竭快速康复治疗的研究。需要进行康复治疗的急性心力衰竭患者有两类：“躺不下”和“起不来”的患者，前者指有夜间阵发性呼吸困难或端坐呼吸的患者，而后者指的就是急性心力衰竭行药物镇静、气管插管呼吸机辅助通气的患者，两者快速康复的原理一致，但方法不一而足。急性心力衰竭快速康复的理论依据主要是在心脏功能遭受打击的早期进行康复锻炼，提高衰退的心功能的阈值，快速康复与充分休息交替，使机体和受损心肌尽快适应新环境、新任务，在心力衰竭早期预警评分的指导下进行，由专业的康复医师制订康复计划，我们初步研究显示，快速康复医学较心力衰竭普通救治安全有效（改善心功能），并能够减轻心肌胰岛素抵抗，减少医疗费用，缩短住院时间。

（三）冠心病的康复期治疗

1. 冠心病康复的具体目标

（1）不良生活方式的改变：主要包括指导患者戒烟、合理饮食、科学的运动，以及睡眠管理。

（2）双心健康：注重患者心脏功能康复和心理健康的恢复。

（3）规范用药：冠心病的康复必须建立在药物治疗的基础上，因此根据指南循证医学规范用药是心脏康复的重要组成部分。

（4）生活质量的改善：生活质量评估与改善也是心脏康复的组成部分。冠心病康复的目的是提高患者生活质量，使患者尽可能的恢复到正常或者接近正常的生活质量水平。

2. 冠心病康复分期　冠心病的康复分为3期，即院内康复期、院外早期康复期，以及院外长期康复期。

(1)第Ⅰ期(院内康复期)：住院期间的患者，尤其是接受了PCI术的冠心病患者，应积极早期开展康复训练，旨在缩短术后恢复时间，减少术后并发症(如运动耐量减退、低血容量、血栓栓塞性并发症)的发生，危重冠心病患者或急、慢性心力衰竭患者院内康复运动是治疗的辅助手段之一，目的是加强受损心肌运动耐量，机体与已经降低的心功能及早相互适应。康复训练的内容不仅为早期活动，对于接受了镇静镇痛、长期卧床的患者可予以轻度镇静，定期唤醒，音乐刺激，康复医师手法康复、针灸治疗等。本期康复目标还有提醒戒烟并为Ⅱ期康复提供全面完整的病情信息和准备。

(2)第Ⅱ期(院外早期康复期)：Ⅰ期康复时间有限，Ⅱ期康复为冠心病康复的核心阶段，既是Ⅰ期康复的延续，也是Ⅲ期康复的基础。Ⅱ期康复一般在出院后第1~6个月进行。关键在于形成健康的生活方式和运动习惯，除了患者评估、患者教育、日常活动指导、心理支持外，增加了每周3~5次心电和血压监护下的中等强度运动，包括有氧运动、阻抗运动及柔韧性训练等。每次持续30~90分钟，共3个月左右。Ⅱ期康复为院外早期康复，这个过程应注意循序渐进的过程，切勿勉强，康复运动过量会导致再次入院或更严重的后果，必须在医师指导下进行，不提倡通过所谓“等量”强度的家务劳动或工作来替代。

(3)第Ⅲ期(院外长期康复)：也称社区或家庭康复期。为减少心肌梗死或其他心、脑血管疾病发作的风险，强调生活习惯的养成，维持一定水平的运动康复是必要的。运动康复可以在家中进行，也可以在大型心脏康复中心或康复医院、疗养院等场所进行，受疾病自然进程的影响，必要时应及时适当降低或终止运动康复，甚至进入医院治疗原发疾病。康复治疗是治疗的手段，但使用不当，会成为疾病的一个潜在诱因。此外，规律服药、情绪稳定、戒烟、预防上呼吸道感染等也是必需的策略。

3. 建立随访系统　冠心病或急、慢性心力衰竭等需要积极进行二级预防的慢性疾病需要相关医疗机构设立随访系统，疾病随访并非是划定一个具体的区域，而是一种理念的改变，把我们的治疗从医院延伸到患者的家庭和工作中，指导其规范用药、改变不良生活方式，督促康复训练以及定期门诊复查，提高患者整体治疗的依从性。慢性疾病通常以“好转”而非“治愈”出院，院外的长期随访指导对于该类患者的预防保健有着重要的意义，就长远而言，也可降低我国总体医疗费用的支出，改善患者生活质量，减轻家庭负担，具有积极的社会意义。随访系统组成人员理论上应包括临床医护人员，营养师、心理咨询师、康复医师、运动教练等，主要目的为确保二级预防措施的落实，制定进一步预防、康复方案。信息化手段的应用(开发随访类APP)有助于患者接受随访依从性。山东大学齐鲁医院胸痛中心成立的冠心病预约与随访门诊以及“爱心俱乐部”就此做出了较好的尝试。

(郭　萍　边　圆)

第二十三章　中医药治疗

随着我国医疗卫生事业的发展,中医药在防治心血管疾病方面取得了长足进步。传统医学通过其自身独有的特色,在防治心血管疾病中发挥了不可替代的作用,中医药治疗心血管疾病的精髓在于它的整体观念、辨证论治以及防治未病,同时中医药在治疗心血管急危重症方面也有特色优势。近年来在心血管疾病方面研发了许多有效中成药物,如复方丹参滴丸、速效救心丸、稳心颗粒、血脂康胶囊、麝香保心丸、心可舒片、通心络胶囊、参松养心胶囊、芪苈强心胶囊等已成为心血管疾病的常用制剂;同时也开发出了多种中药静脉制剂,如参附注射液、参麦注射液、生脉注射液、丹参注射液等,已广泛应用于急性心血管疾病的治疗。随着科研的深入,大量的中医药基础研究已展现其临床价值,辨证施治的经验也转化为循证医学的证据而应用于临床。漫漫历史长河中,中医药在治疗心血管疾病方面取得了丰富的经验,本章主要对冠心病、心肌梗死、心律失常、心力衰竭的中医药治疗展开论述。

第一节　冠心病的中医药治疗

一、中医病名

我国古代的医书里虽然没有冠心病这个病名,但却有很多相关的记载,根据其病因病机以及临床特点,可归入"胸痹"的范畴。胸痹是指以胸部满闷,严重者胸痛彻背,喘息不能平卧为主要临床表现的一种疾病,病轻者仅感胸闷,呼吸欠畅,严重者则有胸痛,甚者心痛彻背,背痛彻心。

二、文献记载

关于胸痹临床表现的论述最早见于《内经》,《素问·藏气法时论》曰:"心病者,胸中痛,胁支满,胁下痛,膺背肩胛间痛,两臂内痛"。张仲景在《金匮要略》提出了"胸痹"的名称,并进行专篇的论述。古代医家对冠心病的病因病机认识也各有所执,如《诸病源候论》云:"寒气客于五脏六腑,因虚而发,上冲胸间,则胸痹。"《医门法律·中寒门》曰:"胸痹心痛,然总因阳虚,故阴得乘之。"

三、病因病机

冠心病的发生多与饮食失节、寒邪侵袭、劳倦内伤、情志失常等因素有关。病机主要为本虚标实,虚实夹杂,实为气滞、寒凝、痰浊、血瘀等导致胸阳痹阻,心脉阻滞;虚为气虚、阳衰、阴伤,肝、脾、肺、肾亏虚等,导致心脉失养。发作期标实为主,缓解期本虚为主。

四、治疗原则

冠心病的治疗以先治其标,后治其本为原则,从祛邪入手,再予扶正,亦可根据标本虚实的主次，兼顾同治。标实当泻，针对气滞、寒凝、痰浊、血瘀而疏理气机，辛温通阳，泄浊豁痰，活血化瘀；本虚宜补，权衡心脏气血阴阳之不足，有无兼见肝、脾、肺、肾等脏之亏虚，当以补气温阳，滋阴益肾，纠正脏腑偏衰，尤重补益心气之不足。

五、辨证论治

(一)心血瘀阻证

辨证要点：心胸憋闷疼痛，如针刺样，痛有定处，严重者痛引肩背内臂，可因劳累、暴怒加重，舌质紫暗，有瘀斑，舌苔薄，脉弦涩。以活血化瘀，通脉止痛为治疗大法。代表方为血府逐瘀汤。常用中成药有血府逐瘀胶囊、血塞通胶囊、银杏酮酯滴丸等，此类药物能有效改善冠心病患者的血液高凝状态，降低血液黏度，改善循环状态，从而预防血栓形成。

(二)寒凝心脉证

辨证要点：突然出现的心脏绞痛，心痛彻背，喘息不能平卧，常因受寒而诱发，可兼见畏寒肢冷，面色苍白，心悸，胸闷气短，苔薄白，脉沉紧。阳虚体质的患者易出现寒凝心脉的证候。治法是辛温散寒，宣通心阳。代表方为枳实薤白桂枝汤合当归四逆汤。常用中成药为麝香保心丸。

(三)气滞心胸证

辨证要点：心胸憋闷，时有隐痛，痛有定处，善太息，多因情志刺激而发病，嗳气或矢气后疼痛减轻，苔薄腻，脉细弦。疏肝理气，活血通络为其治疗大法。代表方剂为柴胡疏肝散，常用中成药为复方丹参滴丸、心可舒片、冠心丹参滴丸等。

(四)痰浊内阻证

辨证要点：胸闷重而心痛微，气短喘促，咳唾痰涎，形体肥胖，纳呆恶心，便溏，舌体胖大边缘有齿痕，苔浊腻，脉滑。该证型冠心病患者多有高血压、糖尿病、高脂血症等病史。治法为通阳泄浊，豁痰宣痹。代表方为栝楼薤白半夏汤合涤痰汤。常用中成药为通心络胶囊、血脂康胶囊。

(五)气阴两虚证

辨证要点：心胸隐痛，胸闷气短，动则益甚，并伴有心悸失眠，倦怠乏力，面色㿠白，易汗出，舌质淡红，苔薄白，脉虚细缓。老年冠心病患者的主要病机为心气虚损，气滞、寒凝、痰浊、血瘀是在心气虚损的基础上因个体差异而产生的继发性病理变化，因而在治疗上应重视补心气、养心阴，代表方为生脉散合人参养荣汤。常用中成药为参松养心胶囊。

(六)心肾阳虚证

辨证要点：心悸，胸闷胸痛，喘息不能平卧，气短乏力，自汗出，肢冷肿胀，舌质淡，苔白腻，脉沉细。治法为温补心阳。代表方为参附汤合右归饮。常用中成药为芪苈强心胶囊。

六、循证研究

血脂康胶囊：由中国医学科学院阜外心血管病医院牵头的中国冠心病二级预防研究证实了用血脂康常规剂量可满意地改善血脂，有效减少中国冠心病患者再次发生冠心病事件的概率，且不良反应非常轻微。

复方丹参滴丸：通过检索 MEDLINE、EMBASE、中国生物医学文献数据库、中国循证医学中心数据库、Cochrane 图书馆等数据库，统计分析复方丹参滴丸与西药、中药、安慰剂治疗稳定型心绞痛的随机对照试验得出结论：复方丹参滴丸能显著缓解心绞痛发作，有效缓解缺血改变,可有效治疗稳定型心绞痛,且不良反应发生率低,耐受性好。

七、结语

中医药治疗冠心病可明显改善其临床症状,具有较为明显的优势,已得到广泛认可。冠心病病机主要为本虚标实,发作期标实为主,缓解期本虚为主。辨证当分清标本虚实,实证用活血化瘀,疏肝理气,泄浊豁痰,辛温散寒等法;虚证应用益气养阴,温补心阳等法。充分发挥中医辨证论治的治疗特色,并配合使用有效的中成药,提高中医药在冠心病治疗中的疗效。

（范开亮）

第二节　心肌梗死的中医药治疗

一、中医病名

心肌梗死是严重而持续的心肌缺血导致的心肌坏死,属于危重的冠心病临床类型。属于祖国医学“真心痛”的范畴。真心痛是胸痹的急危重症,其临床特点为突然出现剧烈持久的胸骨后疼痛,并伴有心悸、面色苍白、四肢发冷、水肿、出冷汗等症状,严重者危及生命。

二、文献记载

在古代医籍里虽没有心肌梗死病名的记载,但对其证候早有明确论述。如《灵枢・厥病》曰:“真心痛,手足青至节,心痛甚,旦发夕死,夕发旦死。”《灵枢・厥论》云:“手心主少阴厥逆,心痛引喉,身热,死不可治。”林佩琴《类证治载》曰:“真心痛……猝大痛,无声,面青气冷,手足青至节。”《灵枢・厥病》曰:“厥心痛,痛如以锥刺其心,心痛甚者,脾心痛也……;厥心痛,卧若徒居,心痛间,动作痛益甚,色不变,肺心痛也……;厥心痛,色苍苍如死状,终日不得太息,肝心痛也……;厥心痛,与背相控善瘛,如从后触其心,伛偻者,肾心痛也……”论述了冠心病厥心痛的症状与其他脏器的关系。

三、病因病机

真心痛的病因病机与胸痹一样,与年老体虚、阳气不足、饮食失节、情志失常、劳倦内伤、寒邪侵袭、气滞血瘀等因素有关。本虚是发病基础,标实是发病条件,病位在心,其本在肾,总的病机是本虚标实,急性期则以标实为主。

四、治疗原则

心肌梗死是冠心病的危重类型,在发作期必须选用有速效止痛作用的药物,以缓解疼痛症状。缓解期则应辨证论治,常用补气活血,温阳通脉法,可参照胸痹辨证论治,并采用中西医结合治疗。

五、辨证论治

(一)寒凝心脉证

辨证要点:卒然心痛如绞,胸痛彻背,心悸气短,神疲乏力,形寒肢冷,苔薄白,脉沉无力,多因气候骤冷或感寒而发病或加重。治法为温补心阳，散寒通脉。代表方剂是当归四逆散。常用中成药为参附注射液和丹参注射液。

（二）气虚血瘀证

辨证要点：心胸刺痛，满闷不适，动则尤甚，短气乏力，心悸汗出，舌体胖大，舌边有齿痕，舌质黯或有瘀斑瘀点，苔薄白，脉弦细无力。治法为益气活血，通脉止痛。代表方剂是保元汤和血府逐瘀汤。常用中成药为通心络胶囊、参麦注射液、丹参注射液。

（三）心阳虚脱证

辨证要点：猝然心痛如绞，胸中憋闷或有窒息感，面色苍白，冷汗时出，烦躁不安或表情淡漠，重者神识昏迷，四肢厥冷，舌苔薄白，脉沉细欲绝。治法为回阳救逆、益气固脱。代表方剂是四逆加人参汤。常用中成药为参附注射液。

六、循证研究

络脉疏通颗粒：山东大学齐鲁医院急诊科曾联合山东中医药大学附属医院包培荣教授进行了“络脉舒通颗粒佐治 ST 段抬高型心肌梗死（STEMI）的研究”，观察络脉舒通颗粒佐治 STEMI 的近期疗效并探讨其可能机制。其结果表明，对于 STEMI 患者，在常规治疗的基础上佐以络脉舒通颗粒治疗可以抑制 PCI 术后的炎症反应，减轻心肌缺血和再灌注损伤，改善患者的心功能，值得推广使用。

通心络胶囊：由中国医学科学院阜外心血管病医院联合全国 9 家医院进行的“通心络胶囊防治急性心肌梗死介入治疗后心肌无复流循证医学临床试验”结果表明，通心络胶囊可显著改善急性心肌梗死患者冠状动脉介入治疗后的心肌再灌注，对于急性心肌梗死介入后心肌无复流有显著的防治作用。

七、结语

祖国医学为治疗心肌梗死积累了丰富的经验，及早采用中医药干预治疗可明显改善心肌梗死患者的症状，减少并发症，挽救濒死的心肌细胞，减少心室重构，改善心功能。因此在临床中应充分发挥中医药的特长，做到辨证论治，提高中医药治疗心肌梗死的临床疗效。

（范开亮）

第三节　心律失常的中医药治疗

一、中医病名

心律失常可见于各种心血管疾病，影响血液循环，诱发加重心功能不全，严重者可导致死亡。根据心律失常的临床表现可将其归入“心悸”、“怔忡”的范畴。心悸是指患者自觉心中悸动不安，常常伴有胸闷、气短、眩晕、失眠、健忘等症状，病情较轻者称为惊悸，病情严重者称为怔忡。

二、文献记载

我国古代文献对心悸的论述较多，在《内经》就有对心悸病因的论述，如《素问·举痛论》曰：“惊则心无所倚，神无所归，虑无所定，故气乱矣。”《伤寒论》和《金匮要略》中首次出现心悸的病名，如“心下悸”、“心动悸”及“心中悸”等。古代文献对心悸病机的论述颇多，如《丹溪心法》曰：“惊悸者血虚，惊悸有时，从朱砂安神丸”，“怔忡者血虚，怔仲无时，血少者多，有思虑便动属虚，时作时止者，痰因火动”。成无己在《伤寒明理论》中论曰：“心悸之由，不越二种：一者气虚也，二者停饮也。”

三、病因病机

中医对心悸病因病机的认识，虽然各家均有不同，但不离外感六淫、内伤七情、饮食劳倦、病后体虚等因素引发，以致气血阴阳亏损、血瘀饮停之变。其病位在心，与脾肾关系密切，心为君主之官，主血脉而藏神明，心病则气血运行不畅，神明不安，发为本病。其病机不外虚实两方面，多为虚实夹杂。实证多为痰火扰心，水饮上凌或心血瘀阻，气血运行不畅而致。虚证多为气阴两虚、阳气虚衰、阴血不足等。

四、治疗原则

心悸的治疗应分虚实论治。虚者应分别予以补气、养血、温阳、滋阴；实者则应祛痰、化饮、行瘀、清火。本病多为虚实夹杂，且虚实主次、缓急各有不同，故治疗应虚实兼顾。由于心悸均有心神不宁的特点，故治疗上应配合宁心安神之法。

五、辨证论治

（一）心血不足证

辨证要点：心悸气短，失眠健忘，头晕目眩，神疲自汗，面色苍白或萎黄，倦怠乏力，纳呆食少，舌质淡，脉细弱。治法为补益气血，养心安神。代表方剂为归脾汤。常用中成药为参松养心胶囊、稳心颗粒、柏子养心丸等。

（二）阴虚火旺证

辨证要点：心悸心烦，五心烦热，失眠健忘，口干，盗汗，耳鸣腰酸，头晕目眩，急躁易怒，舌红绛少津，苔少或无，脉细数。治法为滋阴降火，养心安神。代表方剂为天王补心丹合朱砂安神丸。常用中成药为天王补心丹、知柏地黄丸等。

（三）心虚胆怯证

辨证要点：心悸不宁，善惊恐，坐立不安，多梦易醒，纳呆少食，舌苔薄白，脉细弱或细弦。治法为镇惊定志，养心安神。代表方剂为安神定志丸。常用中成药为安神定志丸、琥珀养心丹、宁志丸等。

（四）心阳不振证

辨证要点：心悸胸闷气短，劳累后尤甚，面色苍白，形寒肢冷，小便清长，舌淡苔白，脉虚弱或沉缓。治法为温补心阳，安神定悸。代表方剂为桂枝甘草龙骨牡蛎汤合参附汤。常用中成药为加味生脉饮、扶正增脉冲剂等。

（五）心脉痹阻证

辨证要点：心悸不安，胸闷心痛，痛如针刺，或向后背、上肢放射，唇甲青紫，舌质紫暗或有瘀点瘀斑，脉涩或结代。治法为活血化瘀，理气通络。代表方剂为桃仁红花煎合桂枝甘草龙骨牡蛎汤。常用中成药为心可舒片、心舒宝、舒心口服液等。

（六）痰火扰心证

辨证要点：心悸时作时止，受惊易作，胸中郁热烦躁，失眠多梦，痰涎壅盛，便干溲黄，舌红苔黄腻，脉弦滑。治法为清热化痰，宁心安神。代表方剂为黄连温胆汤。常用中成药为牛黄清心丸。

六、循证研究

参松养心胶囊：由中华医学会心电生理和起搏分会发布的参松养心胶囊抗心律失常的循证医学研究结果表明，参松养心胶囊治疗由冠心病、心肌炎、高血压心脏病、风湿性心脏病等引起的室性期前收缩效果明显优于美西律。并且对目前尚无有效西药治疗的缓慢性心律失常，如窦性心动过缓、病窦综合征、慢快综合征、传导阻滞等也有较好疗效。

稳心颗粒：由高润霖院士、葛均波院士、张澍教授、华伟教授联合中国医学科学院阜外心血管病医院等60余家三甲医院参与的稳心颗粒临床循证试验的统计结果表明，稳心颗粒治疗房性期前收缩的有效率为83.6%，对室性期前收缩的疗效达到83%，并能有效改善心悸、胸闷、失眠、乏力等临床症状，且无明显不良反应，安全性好。

七、结语

心律失常病程较长，单纯西药治疗易复发，同时又易导致新的心律失常，亦有一定的副作用，而中医药治疗在这方面具有较大优势。随着中医药学的不断发展，中医对心律失常的病因病机认识不断完善，治疗手段亦日趋丰富，但对于中医药治疗心律失常的机制，还有待于更深层次的研究。

（范开亮）

第四节　心力衰竭的中医药治疗

一、中医病名

慢性心力衰竭是临床常见病、多发病，中医古籍中虽没有“慢性心力衰竭”这一病名，但根据其临床表现可属于“心悸、胸痹、喘证、水肿”等范畴。喘证是指以呼吸困难，严重者张口抬肩，鼻翼扇动，不能平卧为主要临床表现的病证。水肿是指体内水液潴留，泛溢肌肤，而导致的以头面、眼睑、四肢，甚至全身水肿为临床表现的一类病证。

二、文献记载

与心力衰竭相关的病名最早见于《内经》，如《灵枢·胀论》曰：“心胀者，烦心短气，卧不安。”《素问·痹论篇》论：“脉痹不已，复感于邪，内舍于心……心痹者，脉不通，烦则心下鼓，暴上气而喘，嗌干善噫，厥气上则恐。”《灵枢·天年》：“心气始衰，苦忧悲，血气懈惰，故好卧。”《内经》虽没有明确提及心力衰竭病名，但其描述的“心胀”、“心痹”与慢性心力衰竭的临床表现相似。因此“心胀”、“心痹”是中医最早的慢性心力衰竭病名。张仲景在《金匮要略》中提出了“心水”的病名，如《金匮要略·水气病脉证并治篇》指出：“心水者，其身重而少气，不得卧，烦而躁，其人阴肿。”唐代孙思邈在《备急千金要方·心脏门》中首次明确了“心力衰竭”这一病名。《内经》最早对心力衰竭的病因病机做出描述，如《素问·生气通天论篇》：“味过于咸，大骨气劳，短肌，心气抑。味过于甘，心气喘满。”《金匮要略》对心力衰竭病机也有较多描述，如《金匮要略·水气病篇》：“心下坚，大如磐，边如旋杯，水饮所作。”

三、病因病机

心力衰竭的病位主要在心,又与肺、脾、肾等脏器相互影响。心气虚是心力衰竭发病的主要因素,心气虚又导致心阳虚,进一步影响其他脏器而出现一系列症状。心力衰竭发病的外因多为外邪侵袭;内因多为饮食失宜,情志失调,劳累过度,久病体虚,年老体弱等。心力衰竭乃本虚标实之证,心气心阳亏虚是其病理基础,水饮、瘀血、痰浊乃标实之候。心力衰竭晚期还可出现"亡阳"、"脱证"等危重证候。

四、治疗原则

心力衰竭主要病机为阳气虚衰,所以治则以益气温阳为本,活血通络、泻肺利水为标。并采用急则治其标,缓则治其本的方法,缓解期也要辨证论治。

五、辨证论治

(一)心气不足证

辨证要点:心悸怔忡,气短自汗,劳累后加剧,神疲乏力,舌质淡,苔薄白,脉细数。治法为补益心气。代表方剂为养心汤。常用中成药为参芪益心颗粒。

(二)气阴两虚证

辨证要点:心悸胸闷,气短乏力,动则尤甚,夜间易发胸闷气短,坐起则缓解,面色晄白,尿少水肿,自汗盗汗,心烦失眠,舌淡胖,苔白滑或舌红少苔,脉细数无力或兼有结代。治法为益气养阴。代表方剂为生脉散合炙甘草汤。常用中成药为生脉注射液。

(三)气虚血瘀证

辨证要点:心悸怔忡,气短自汗,胸闷胸痛,痛有定处,口唇发绀,舌质紫暗,有瘀点或瘀斑,舌苔薄,脉细数或结代。治法为益气活血。代表方剂为补阳还五汤。常用中成药为丹参注射液、黄芪注射液。

(四)心肾阳虚证

辨证要点:心悸气短,喘促不能平卧,身寒肢冷,面色无华,水肿少尿,舌体胖大,舌质紫暗,苔白滑,脉细微或伴结代。治法为温阳利水。代表方剂为真武汤和五苓散。常用中成药为参附注射液、芪苈强心胶囊。

(五)心脾阳虚证

辨证要点:心悸怔忡,气短懒言,面色不华,神疲乏力,脘腹胀闷,纳减便溏,下肢水肿,四肢倦怠,舌淡苔白腻,脉细数或兼有结代。治法为温阳健脾。代表方剂为四君子汤合苓桂术甘汤。

(六)心阳虚脱证

辨证要点:呼吸急促,张口抬肩,面色苍白,冷汗淋漓,四肢厥逆,水肿少尿,舌淡苔少,脉细欲绝。治法为回阳固脱。代表方剂为参附龙牡汤。常用中成药为参附注射液。

六、循证研究

芪苈强心胶囊:由高润霖院士、张伯礼院士、黄峻教授及中华医学会心血管病分会心衰学组联合国内23家三甲综合医院进行的芪苈强心胶囊治疗慢性心力衰竭患者有效性与安全性的多中心临床试验(QL-BACD试验)的循证医学研究结果表明,芪苈强心胶囊能显著降低慢性心力衰竭患者血清 NT-proBNP 水平,并明显改善患者的心慌气短、乏力疲劳、下肢水肿等症状,提高慢性心力衰竭患者左室射血分数。

七、结语

中医药辨证治疗心力衰竭有着丰富的临床经验,特别是在西医治疗心力衰竭效果不佳的情况下,用中医药辨证治疗能明显控制症状,改善预后,降低死亡率,提高患者的生活质量。因此,在中医辨证论治的原则下,利用中医药及中西医结合治疗心力衰竭有着广泛的发展前景。

（范开亮）

第四篇　基础研究及临床转化新进展

第二十四章　乙醛脱氢酶2的心肌保护作用及应用前景

第一节　乙醛脱氢酶2基本结构与功能

一、乙醛脱氢酶2的结构和组织分布

乙醛脱氢酶(aldehyde dehydrogenase,ALDH)家族有19种蛋白酶成员,对各种内源性和外源性的毒性醛类物质具有强大的代谢清除作用。ALDH家族成员在细胞内分布不同,如ALDH2、ALDH4、ALDH5、ALDH6定位于线粒体基质内,ALDH1定位于胞质。

在19个家族成员中,ALDH2因其作用显著而成为近年关注的焦点。ALDH2由细胞核基因编码,肽链合成后在含有NH_2末端的信号肽引导下转运出细胞核并定位于线粒体,在线粒体基质内该信号肽被切除后形成成熟的ALDH2。ALDH2肽链含有517个氨基酸,组成1个亚基,每个亚基与1分子的辅酶NAD^+、辅基Mn^{2+}发生作用,辅酶NAD^+与辅基Mn^{2+}之间通过ADP连接,由这样4个相同亚基组成的同源四聚体是ALDH2蛋白的存在形式。ALDH2广泛存在于人体内各种组织,以肝脏、心脏、大脑组织中较为丰富。

二、*ALDH2* 基因多态性

人类*ALDH2* 基因位于12号染色体长臂2区4带(12q24),包含13个外显子和12个内含子。迄今,*ALDH2* 基因共发现84个单核苷酸多态(single nucleotide polymorphisms,SNPs)位点,其中*ALDH2 *2* 为最常见的突变,此突变是由于外显子12中的一个鸟嘌呤(G,野生型)被腺嘌呤(A,突变型)替代,导致其编码的多肽链第504位的谷氨酸(Glu)变为赖氨酸(Lys),即Glu504Lys。由于该位点在辅酶NAD^+结合位点的连接结构中发挥重要作用,因此,*ALDH2 *2* 基因突变导致ALDH2失去结合辅酶NAD^+的能力以及酶活性的降低。该突变位点在人群中存在3种基因型:具有正常催化活性的野生纯合型(*ALDH2 *1/ *1*)、催化活性显著下降的杂合型(*ALDH2 *2/ *1*)、几乎丧失催化活性的突变纯合型(*ALDH2 *2/ *2*)。

早期研究发现,杂合型个体的酶活性约为野生纯合型个体的6%,而突变纯合型个体的酶活性几乎为零。由于ALDH2是由4个相同亚基随机组合形成的四聚体酶,因此,上述现象的合理解释为一个突变型的亚基能够影响四聚体的稳定性以及酶的催化活性,杂合型个体编码的ALDH2四个亚基都稳定的概率是$(0.5)^4=6.25\%$,因而即使杂合子的野生型与突变型等位基因等量表达,产生的活性正常的ALDH2比例也仅有6.25%。ALDH2酶活性的降低导致个体无法正常代谢乙醇的氧化产物乙醛,因此,*ALDH2 *2* 基因突变携带者饮酒后血液中出现乙醛积聚,乙醛可兴奋交感神经,引起面部毛细血管扩张、心率加快等,造成面红、头晕、心跳加快等不适,称为“饮酒面红”现象。

*ALDH2 *2* 基因突变在种族中的分布不同,东亚黄种人中*ALDH2 *2* 基因突变率达35%~45%,即约五亿六千万东亚人携带该突变基因,占世界人口的8%,而在白种人和黑种人中罕

见*ALDH2 *2* 基因突变。

三、ALDH2 的功能

ALDH2 在乙醛氧化成乙酸的过程中发挥了重要作用。众所周知，乙醇在肝内代谢为乙酸的过程需要两个步骤、两种酶的参与：乙醇首先在乙醇脱氢酶（alcohol dehydrogenase，ADH）的作用下氧化为乙醛，后者在乙醛脱氢酶即 ALDH 的作用下转变为乙酸，最终形成二氧化碳和水排出体外。在 19 种 ALDH 家族成员中，ALDH2 对乙醛的催化效率最高，其 K_m 值约为 0.2μM，比胞质中最丰富的 ALDH 同工酶——ALDH1 低 900 倍左右（K_m 值等于酶促反应速度达到最大反应速度一半时所对应的底物浓度，是酶的特征常数之一，K_m 值可近似的反应酶与底物的亲和力大小：K_m 值越大，亲和力越小；K_m 值越小，亲和力越大）。

ALDH2 不仅是乙醛代谢的关键酶，对其他类型醛类物质的代谢也非常重要，如短链脂肪族醛、芳香族醛、多环醛、4-羟基壬烯醛（4-hydroxynonenal，4-HNE）、丙二醛（malondialdehyde，MDA）等。醛类物质大多毒性较大，可以通过细胞膜扩散，与蛋白质、DNA、脂质等生物大分子形成加合物，进而影响这些大分子的功能，导致疾病的发生发展。因而，ALDH2 因其对醛类物质具有代谢清除作用，可抑制醛类物质导致的细胞损伤，从而对各种疾病具有保护作用。由于各种醛类物质参与多种病理生理过程，因此，ALDH2 的细胞保护作用具有广泛性和重要性。

ALDH2 基因多态性与多种疾病，如心血管疾病、肿瘤、糖尿病、神经退行性病变、脑卒中、放射性皮炎、骨质疏松症等显著相关。研究表明 ALDH2 对醛类物质的代谢功能障碍可能是这些疾病的分子机制。另外，通过对 ALDH2 基因多态进行检测，将为相关疾病高危人群的早期预警提供可靠的参考依据。

（王甲莉　张　瑞）

第二节　*ALDH2* 基因多态性与心血管疾病的相关性

一、*ALDH2* 基因多态性与急性冠状动脉综合征

急性冠状动脉综合征（acute coronary syndrome，ACS）包括不稳定型心绞痛（unstable angina，UA）、非 ST 段抬高型心肌梗死（non-ST-segment elevation myocardial infarction，NSTEMI）和 ST 段抬高型心肌梗死（ST-segment elevation myocardial infarction，STEMI）。ACS 是冠状动脉粥样硬化性心脏病（coronary atherosclerotic disease，CAD）的主要临床亚型。

研究发现，*ALDH2* 基因多态性影响 CAD 尤其是 ACS 的发生发展。Takagi 等研究认为 *ALDH2 *2* 基因突变是日本人群心肌梗死发生的独立危险因素，并且，Hashimoto 等针对日本男性的研究也提示，携带 *ALDH2 *2* 基因突变的人群存在更高的 ACS 患病风险。然而不久之后，日本 Narita 等的研究却得到了似乎矛盾的结论，他们发现控制传统心血管危险因素和饮酒量后，*ALDH2 *2* 基因突变与颈动脉斑块评分呈显著负相关，即 *ALDH2 *2* 基因突变可能是颈动脉粥样硬化的保护因素，从而提示 *ALDH2 *2* 基因突变可能是冠状动脉粥样硬化的保护因素。之后，我国学者 Xu 等和 Guo 等的研究得到了同 Takagi 和 Hashimoto 等人相似的结论，即 *ALDH2 *2* 基因突变是汉族人群独立于传统危险因素和饮酒之外的 ACS 危险因素。同样，韩国学者 Jo 等人的研究也证实了 *ALDH2 *2* 基因突变是韩国男性心肌梗死的独立危险因素。

更为重要的是，2012年的一项日本人群的全基因组关联研究发现，*ALDH2 *2* 基因突变是ACS的一个遗传易感基因位点。尽管上述研究存在矛盾，但是越来越多的证据均提示*ALDH2 *2* 基因突变是ACS的危险因素之一。

编者课题组对*ALDH2 *2* 基因突变影响ACS进展的机制进行了探讨，发现在山东汉族人群中，*ALDH2 *2* 基因突变携带者的饮酒量和饮酒频率显著低于野生型人群，这与以往日本人群和其他省份汉族人群的研究结论相似，提示*ALDH2 *2* 基因突变有可能通过影响饮酒行为而影响ACS的进展。另外，高敏C反应蛋白水平增高和循环内皮祖细胞数降低也有可能是*ALDH2 *2* 基因突变影响ACS发生发展的重要机制。

高密度脂蛋白（high density lipoprotein，HDL）有多种抗CAD的功能。魁北克心血管研究证实，HDL水平每降低10%，发生CAD的危险增加13%。Wada等发现*ALDH2 *2* 突变基因增加ACS患病风险，而且与低HDL-C水平存在协同作用，因此，低HDL-C水平可能是*ALDH2 *2* 基因突变影响ACS发生发展的另一机制。

二、*ALDH2* 基因多态性与冠状动脉慢血流

冠状动脉慢血流现象（coronary slow flow phenomenon，CSFP）的定义见“第二篇第五章第五节内容”。CSFP的机制尚未阐明，可能相关因素有微血管病变、内皮损伤致血管舒张与收缩功能失调、冠状动脉粥样硬化的早期阶段、冠状动脉炎症反应及血小板形态和功能异常等。

编者课题组研究发现，在汉族人群中，*ALDH2 *2* 突变基因携带者的高敏C反应蛋白水平显著高于野生型人群，CSFP组患者中*ALDH2 *2* 基因突变率明显高于正常血流组，因此认为*ALDH2 *2* 基因突变是CSFP的危险因素之一，其机制可能与基因突变导致ALDH2酶活性降低后，体内炎症水平增加有关。

三、*ALDH2* 基因多态性与高血压

高血压是一组病因复杂的临床综合征，遗传因素和环境因素均对其有重要作用。研究显示*ALDH2 *2* 基因突变是高血压的危险因素之一，*ALDH2 *2* 基因突变携带者收缩压水平显著高于野生型人群，其机制可能与影响内源性NO生成有关；针对性别的研究指出*ALDH2 *2* 基因突变是男性高血压潜在的危险因素，但对女性血压影响较小。

饮酒是高血压的危险因素之一，饮酒面红与*ALDH2 *2* 基因突变有关，但是，饮酒、*ALDH2 *2* 基因突变、高血压三者之间的关系，目前尚无一致结论，有待进一步研究。

四、*ALDH2* 基因多态性与糖尿病

糖尿病（diabetes mellitus，DM）是心血管疾病的等危症，早就有学者提出糖尿病与心血管疾病发生的“共同土壤”学说。DM具有明显的遗传易感性，已经发现多种基因多态与DM有关，如6号染色体上的*HLA*基因、11号染色体上的胰岛素基因、19号染色体上的胰岛素受体基因等。

韩国的临床研究发现，*ALDH2 *2* 基因突变增加了胰岛素抵抗（insulin resistance，IR）的易感性。作为DM监测的“金标准”，糖化血红蛋白（hemoglobin A1c，HbA1c）的水平可以反映患者近8～12周的血糖控制情况，有文献报道*ALDH2 *2* 基因突变携带者HbA1c水平明显高于野生型人群。*ALDH2 *2* 基因突变携带者饮酒后血液中乙醛水平的升高是引起高血糖及高胰岛素血症的主要原因。另外，Xu等学者发现*ALDH2 *2* 基因突变是女性CAD患者发生T2DM

的独立危险因素，并提出 *ALDH2 *2* 基因突变可能通过影响炎症水平增加女性 CAD 患者 T2DM 的患病风险。

（王甲莉　李明华）

第三节 ALDH2 对心肌损伤发挥保护作用的分子机制

一、ALDH2 对心肌损伤的保护作用

ALDH2 是内源性心肌保护因子，在心肌保护信号传导通路中发挥重要作用。2008 年 Chen 等利用酒精及 PKCε 激活剂模拟“心肌缺血预适应（ischemic preconditioning，IPC）”，发现 ALDH2 的磷酸化增加，并证实 ALDH2 被 PKCε 磷酸化后活性增加。由于 IPC 可预防性地减轻心肌缺血-再灌注损伤，减少心肌梗死面积，因此，Chen 等进一步研究了 ALDH2 活性与心肌梗死面积的关系，结果显示，ALDH2 活性增加 21% 可明显减少 27% 的心肌梗死面积，ALDH2 活性降低 63%，心肌梗死面积则增加 49%，提示 ALDH2 活性与心肌梗死面积显著负相关，这一结果发表在 *Science* 杂志上，随后，ALDH2 成为心肌保护领域的研究热点之一。

本章第二节重点讲述了 *ALDH2 *2* 基因突变与急性冠状动脉综合征、冠状动脉慢血流、高血压及糖尿病的遗传相关性，众多证据均支持 *ALDH2 *2* 基因突变是上述心血管疾病的危险因素。由于 *ALDH2 *2* 基因突变导致酶活性的显著降低，因此，临床研究的结果从另一方面证实 ALDH2 对缺血性心肌损伤具有保护作用。

ALDH2 也在心力衰竭、酒精性心肌病、糖尿病心肌病发生发展过程中发挥重要保护作用。Sun 等对心力衰竭大鼠心肌线粒体进行蛋白质组学分析，发现 ALDH2 表达明显下调，上调 ALDH2 则可通过抑制细胞凋亡、解毒活性醛类物质，明显逆转心肌重构，并改善左心室收缩功能障碍。ALDH2 过表达还能显著减轻酒精性心肌病、糖尿病心肌病的进展，其可能介导的信号通路分子有 ASK-1、GSK-3β 等。另外，研究显示 ALDH2 的表达水平和酶活性在扩张性心肌病患者中均显著降低，提示 ALDH2 可能在扩张性心肌病中发挥作用。

二、ALDH2 对再灌注心律失常的防治

再灌注心律失常是指闭塞或痉挛的冠状动脉短时间内再通，缺血的心肌快速恢复血流灌注后诱发的心律失常，是接受缺血-再灌注治疗患者猝死的主要原因之一，其发生率高达 50% ~ 80%，可发生缓慢性心律失常或快速性心律失常如室性心动过速、心室颤动等。再灌注心律失常的发生机制十分复杂，可能的机制包括氧化应激、局部心肌电生理异常、局部心肌代谢异常及再灌注心肌室颤阈值降低等。

Levi 等研究证明，腺苷受体-PKCε-ALDH2 信号通路可诱导缺血预适应，减少心脏组织内肥大细胞的脱颗粒，阻止局部肾素-血管紧张素-醛固酮系统（renin-angiotensin-aldosterone system，RAAS）激活，从而降低再灌注心律失常的发生率。最新研究发现，心脏交感神经中 ALDH2 的激活可降低去甲肾上腺素的释放，减少再灌注心律失常的发生。此外，ALDH2 通过解毒活性醛类物质减轻氧化应激也是其减低再灌注心律失常的机制之一。

三、ALDH2 对活性醛类的解毒作用

心肌缺血-再灌注损伤很大程度来自于活性氧（reactive oxygen species，ROS）的生成。ROS 可导致脂质过氧化并生成多种活性醛类物质，如 4-HNE、MDA 等。这些醛类物质具有极高的

反应性，能够与蛋白质、脂质、DNA形成加合物，影响这些大分子的功能，导致细胞损伤。例如，4-HNE通过抑制重要代谢蛋白质如GADPH、Na^+-K^+-ATP酶和20S蛋白体的功能，并强有力地诱导线粒体通透性改变，导致线粒体功能障碍及细胞损伤。

ALDH2可催化4-HNE转为无活性的4-HNA，减轻活性醛类物质的毒性作用，同时减轻活性醛类物质诱导的氧化应激反应，是ALDH2发挥心肌保护作用的重要机制。但值得注意的是，4-HNE局部浓度较高时可与ALDH2的Cys302共价结合，显著抑制酶的活性。

四、ALDH2与细胞自噬

自噬是将细胞内受损、变性或衰老的蛋白质及细胞器运输到溶酶体内进行降解的过程，可促进细胞内物质的循环利用及细胞的自我更新。正常心肌中，自噬处于低水平状态，是维持细胞功能和活力的重要机制。而应激状态下，如心肌缺血-再灌注时，自噬通路被激活，发挥双重作用：缺血时，低氧、ATP耗竭及细胞器损伤激活自噬，清除受损的细胞器，保护心肌，并能生成氨基酸、脂肪酸等能量底物；再灌注时，氧化应激、线粒体损伤、内质网应激等进一步激活自噬导致其水平持续增高，重要蛋白质和细胞器过度降解，最终发生自噬性细胞凋亡。自噬的调控机制非常复杂，许多上游信号如PI_3K/Akt、AMPK、MAPK、生长因子、钙信号等都参与自噬调节。哺乳动物雷帕霉素靶蛋白（mammalian target of rapamycin，mTOR）可通过磷酸化其下游分子对自噬进行负性调节。

ALDH2被证明在缺血-再灌注过程中可通过选择性调控自噬，减少心肌梗死面积、改善射血分数及心肌收缩功能。Ren等利用ALDH2过表达和敲基因小鼠，发现ALDH2在心肌缺血时明显增强自噬水平，再灌注时明显抑制自噬水平。其可能机制为：缺血时，ALDH2促进AMPK激活从而抑制mTOR，增强自噬水平，发挥其心肌保护作用；再灌注时，ALDH2促进Akt的磷酸化从而激活mTOR，抑制自噬，防止自噬过度激活引起的心肌细胞死亡。

五、ALDH2与硝酸酯类药物代谢

硝酸酯类药物是治疗心血管疾病的一类药物，应用于临床已有100多年的历史。硝酸酯类药物主要通过在体内代谢生成NO发挥舒张血管的作用；此外，还通过激活依赖cGMP的蛋白激酶和PKCε，改善线粒体通透性改变而产生心肌保护作用。但是长期应用硝酸酯类药物易产生耐药性，削弱其血管舒张及心肌保护作用。持续应用5μg/(min·kg)硝酸酯类药物13小时的患者，其心肌梗死面积显著大于未应用硝酸酯类药物的患者；如在缺血事件发生前3小时终止用药，心肌梗死面积则明显低于未应用硝酸酯类药物的患者。硝酸酯类药物的耐药性是临床常见的现象，但是其内在机制一直存在争议。

2002年，ALDH2被证实是一种硝酸还原酶，能特异性催化硝酸甘油转化为二硝酸盐和亚硝酸盐，是生成具有生物活性NO的必要环节。临床研究发现，*ALDH2 *2* 基因突变携带者对硝酸甘油的反应显著减弱。另外，长期应用硝酸甘油可显著抑制细胞内ALDH2活性。因此推断ALDH2活性降低是导致硝酸酯类药物耐药性的重要机制。长期应用硝酸酯类药物的患者，一方面，体内ALDH2活性降低，催化硝酸酯类药物转化为NO的能力下降；另一方面，ALDH2解毒活性醛类、减轻氧化应激及调节自噬等作用受到抑制，导致心肌抵抗各种损伤如缺血损伤的能力降低。因此，硝酸酯类药物应用于*ALDH2 *2* 基因突变且有发生心脏缺血事件的患者时，其获益/风险比需慎重评估。

（王甲莉　庞佼佼）

第四节 以ALDH2为干预靶点的药物研发思路及临床应用前景

一、ALDH2酶活性的可调控性

ALDH2酶活性除受到基因突变等遗传因素的影响之外,还受到多种环境因素的调控。编者课题组在环境因素对ALDH2酶活性调控方面进行了系统而深入的研究,对取得的研究成果简述如下:①Wang等研究发现糖尿病大鼠心肌功能下降的同时伴有ALDH2活性下降,抑制ALDH2活性会进一步加剧心肌损伤,而提高ALDH2活性则可显著改善心肌功能;进一步研究证实,高血糖环境下ROS产生增加是导致ALDH2酶活性降低的主要原因之一;②除高血糖外,氧化低密度脂蛋白也是导致ALDH2酶活性降低的原因之一,Wei等研究发现氧化低密度脂蛋白通过PARP-SIRT3通路调控ALDH2乙酰化水平,进而抑制ALDH2活性;③某些物质或药物也可提高ALDH2的活性,Xue等研究发现中等剂量乙醇可通过PI3K-Akt-eNOS通路快速上调ALDH2活性,即ALDH2不仅是乙醇代谢关键酶,其活性还受到乙醇的直接调控,该研究成果提示ALDH2活性提高可能是适量饮酒发挥心血管保护作用的机制之一,具有重要临床潜在价值;④临床及基础研究显示硫辛酸可抑制氧化应激上调ALDH2的活性。因此,ALDH2酶活性可作为新的干预靶点,任何提高ALDH2酶活性的物质或分子均有可能研发成为药物。

以ALDH2酶活性为干预靶点的药物研发将为*ALDH2*2*基因突变携带者带来福音,提高酶活性将改善*ALDH2*2*基因突变携带者的“饮酒面红”现象,有可能会带来饮酒行为的改变(当然,我们并不鼓励饮酒)。鉴于*ALDH2*2*基因突变是ACS、冠状动脉慢血流、高血压及糖尿病等疾病的危险因素,因此提高突变携带者的酶活性将降低上述疾病的患病风险,对高危人群起到保护作用。由于野生型ALDH2酶活性还受到多种环境因素的影响,多种疾病状态均伴有ALDH2活性的降低,因此,提高ALDH2活性的药物也必将有利于ALDH2野生型人群。

二、提高ALDH2酶活性的分子或物质

研究证实,细胞内的PKCε可与ALDH2直接作用,提高ALDH2活性,因此认为ALDH2是PKCε下游的关键酶;位于细胞质内的PKCε可进入线粒体,导致ALDH2的185位苏氨酸、412位苏氨酸或279位丝氨酸磷酸化,磷酸化的ALDH2活性显著增加。ALDH2活性的这一调节机制被认为是生理性调节。增加PKCε的表达和(或)线粒体易位的手段,对于提高ALDH2磷酸化水平和酶活性、发挥细胞保护作用具有重要作用。目前国内研究发现黄芪甲苷、蒺藜皂苷、槲皮素等有可能提高心血管PKCε蛋白的表达,进而在一定程度上影响ALDH2的活性。

除通过调节PKCε表达和(或)线粒体易位使ALDH2活性提高以外,也可直接给予ALDH2的特异性激动剂。Alda-1[N-(1,3-benzodioxol-5-ylmethyl)-2,6-dichlorobenzamide]是从众多化合物中筛选出来的ALDH2特异性激活剂。体外研究发现,Alda-1能直接激活ALDH2,使*ALDH2*1/*1*野生纯合子的酶活性提高1.5倍、*ALDH2*1/*2*杂合子的酶活性提高2~10倍。在另外一项研究中证实,使用Alda-1的类似物Alda-44同样可以选择性激活ALDH2。

在大鼠心肌梗死模型中,缺血前给予Alda-1预处理,可使心肌梗死面积显著降低,充分显示Alda-1在心肌缺血-再灌注方面的潜在优势。Alda-1所介导的心肌保护作用在小鼠心肌缺血-再灌注模型中也有效。小鼠缺血前先给予20μmol/L的Alda-1,10分钟后进行缺血处理35

分钟,再灌注60分钟,发现小鼠心肌心肌梗死面积显著降低。Lagranha等研究证明,Alda-1可减少雄性小鼠缺血-再灌注损伤后梗死面积,但对雌性小鼠无效,考虑是因为雌性小鼠体内已有部分磷酸化/活化的ALDH2。

Gong等研究显示,在心脏停搏液中加入Alda-1可提高ALDH2的活性,增强心肌收缩作用。此外,Ge等研究证实,Alda-1能够减轻酒精性心肌病导致的心脏收缩功能障碍。向乙醇处理的成年小鼠心肌细胞中加入Alda-1,可以显著提高细胞内钙离子的转运,减轻乙醇引起的心肌细胞收缩异常。

上述结果均证明提高ALDH2活性在心肌梗死、心肌缺血-再灌注损伤、酒精性心肌病中具有明显的保护作用。Alda-1对ALDH2的激活并不依赖于PKCε,这样的直接激活可避免激活PKCε的药物引起的副作用。

三、Alda-1提高ALDH2酶活性的机制

Alda-1能够增强ALDH2对醛类物质的催化活性,其激动机制可以由以下3个方面进行解释:①正常活性的ALDH2*1中的谷氨酸残基突变为赖氨酸(Glu504Lys)后,ALDH2的活性部位结构变得相对无序和不稳定,其中,重要的氨基酸残基Glu268和Glu399的功能受到严重影响。Alda-1没有直接与Glu268和Glu399氨基酸残基进行作用,但是与Phe459和Trp177有较强的相互作用,Phe459和Trp177氨基酸残基与Glu268和Glu399残基靠得较近。因此,通过这些作用,Alda-1可以通过与Phe459和Trp177的相互作用提高ALDH2*2的有序性,从而增强酶的催化活性;②一般情况下,酶催化的限速步骤在于底物在活性部位的催化反应过程。Alda-1封住了反应底物进入活性部位的一个入口,同时,可以阻止已进入的反应底物由通道流出,从而大大增加了催化反应的底物浓度,促进反应的进行;③ALDH2催化作用的大小很大程度上依赖于醛类底物的长度和本身性质,研究发现Alda-1仅增强ALDH2对线性脂肪族醛类分子的催化作用,而不增强ALDH2对苯甲醛的催化作用。

总之,随着对ALDH2研究的逐渐深入,其在医学领域的应用价值受到越来越多的密切关注,提高ALDH2的活性有望成为心血管疾病治疗的突破点。

（王甲莉　李　笑）

第二十五章　内源性心肌保护因子的发现及应用前景

第一节　线粒体通透性转换孔抑制剂

线粒体是细胞生命活动的控制中心，参与呼吸链能量代谢和氧化磷酸化过程，在细胞存活及凋亡中发挥重要作用。自1976年Hunter首先阐述线粒体通透性转换孔(mitochondrial permeablity transition pore，mPTP)以来，mPTP在线粒体和细胞存活和凋亡中的影响备受关注，已成为目前研究心肌保护的热点方向。

一、mPTP的分子结构及功能

mPTP是位于线粒体膜上的非选择性复合孔道，主要由外膜的电压依赖性阴离子通道(voltage-dependent anion channel，VDAC)、内膜的腺苷酸转位子(adenine nucleotide translocator，ANT)、基质的亲环蛋白D(cyclophilin D，CyP-D)以及外周的苯二氮䓬受体(peripheral benzodiazepine receptor，PBR)、己糖激酶(hexokinase，HK)和肌酸激酶(creatine kinase，CK)等组成。VDAC和ANT被认为是mPTP的主要构成部分，而PBR、HK和CK可能起调节作用。

(一)电压依赖性阴离子通道(VDAC)

VDAC是一种位于线粒体外膜上的含量丰富的蛋白质，主要作用于线粒体内外的物质运输，其运输作用由专一性的反向转运载体ANT来调节。VDAC开闭依赖于线粒体膜电位水平：在低电位时，VDAC直径约为2.5～3.0nm，每秒可通过2×10^6个三磷酸腺苷(adenosine triphosphate，ATP)；而在高电位时，VDAC直径约为1.8nm，通道关闭，导电性减少50%，单价离子可以通过，但ATP的流动被完全阻断。

(二)腺苷酸转位子(ANT)

ANT是一种细胞核DNA编码的线粒体内膜整合蛋白，由2个32kD的单体组成同源二聚体，含有6个疏水性α螺旋片段和3个同源区域，每两个疏水性片段之间通过基质面的亲水环连接成一个同源性区域，每个同源性区域大约含100个氨基酸残基。3个亲水环M1、M2和M3环位于基质面，其中M1环构成ANT转运底物的通道，M2环是ANT结合ADP/ATP的部位，M3环与M2环和腺苷酸的结合有关。ANT以ATP、ADP、dADP为底物，催化线粒体产生的ATP与胞质中的ADP进行交换。ANT被可转运的底物占据时，可在两种构型间转换，一种构型是膜状态，ANT与ADP/ATP的结合位置在线粒体内膜基质侧，此构型使mPTP抑制；另一种是胞质状态，ANT与ADP/ATP的结合位置在线粒体内膜胞质侧，此构型使mPTP激活。

(三)亲环蛋白D(CyP-D)

CyP-D是mPTP的重要构成部分，结构保守，在细胞生命活动中扮演重要的角色，是环孢素A的受体，也是肽基脯氨酰顺反异构酶三大家族成员之一，主要催化寡肽链中的脯氨酰亚胺肽键的异构和促进蛋白质的折叠。在人类基因定位于第4号染色体的长臂(4q31.3)。CyP-

D 含 370 个氨基酸，分子量 40kD，是一种核基因编码的线粒体蛋白，在细胞质合成后经过蛋白质运输进入线粒体基质。Cyp-D 是线粒体通透性转变的主要调节元件之一，在氧自由基和 Ca^{2+} 超负荷等外界因素的作用下，和内膜的 ANT 结合并打开线粒体通透性孔道，从而破坏线粒体本身结构的完整性。

二、mPTP 的调控

诱发 mPTP 的因素很多，如胞质和线粒体基质的钙超载、活性氧、类脂代谢产物神经酰胺和神经节苷脂、能量衰竭（包括 ATP、ADP 减少，无机磷酸盐增加）、线粒体跨膜电位下降、游离脂肪酸增高、促凋亡的 Bcl-2 家族蛋白（包括 Bax 和 Bcl-xs）和 caspase 家族蛋白（包括 caspase-2 和 caspase-8）增加等。

（一）Ca^{2+} 超载与 mPTP 调控

VDAC 表面存在 Ca^{2+} 结合位点，Ca^{2+} 与 mPTP 金属位点的结合是 mPTP 开放的重要因素。Ca^{2+} 作用的发挥由线粒体内游离的 Ca^{2+} 浓度决定，低于 0.2μmol/L 时，mPTP 失活；而高于 10μmoL/L 时，则触发 mPTP 开放。随着膜电位下降引起快速 Ca^{2+} 内流，线粒体膜通透性转换（mitochondrial permeability transition，MPT）程度扩大，mPTP 对 Ca^{2+} 的激活作用更加敏感，同时细胞吸收 Ca^{2+} 引起 NO 合酶（NO synthase，NOS）被激活，改变线粒体膜结构。单一嵌入载体的方向改变、线粒体膜的脂相改变、Na^{+}/H^{+} 反向离子载体等都会引起 Ca^{2+} 的释放，膜电位崩解，线粒体肿胀，基质外膜破裂，大量的细胞色素 C（cytochrome C，CytC）释放入胞质，引起细胞凋亡。

（二）活性氧（ROS）与 mPTP 调控

线粒体是 ROS 产生的主要场所，ROS 增加通过耗竭还原状态的 GSH 或 NADPH 过氧化 mPTP 的两个氧化还原敏感位点，继而导致 mPTP 的开放。ROS 积聚诱导 mPTP 触发线粒体突然去极化随之引起 ROS 爆发的现象，称为 ROS 诱导的 ROS 释放（ROS-induced ROS release，RIRR）。ANT 含有硫醇结构，NO 与超氧阴离子作用时产生的过氧硝酸盐可能通过氧化 mPTP 孔上的硫醇，使含有 ANT 的蛋白脂质体发生通透性改变，诱导 mPTP 开放。mPTP 开放时孔径较大，不仅允许离子通过，也允许呼吸链作用的底物在胞质与基质间达到平衡。而病理条件下氧自由基生成增加，过高的 ROS 持续积累导致 mPTP 的持续开放。

（三）Bcl-2 家族与 mPTP

调控线粒体外膜的 Bcl-2 家族蛋白对 mPTP 的开放和关闭起着关键的调节作用，促凋亡蛋白 Bax、Bid 等可以通过与 ANT 或 VDAC 的结合介导 mPTP 开放，而抗凋亡蛋白 Bcl-2、Bcl-xl 等可通过与 Bax 竞争性地与 ANT 结合，直接阻止 Bax 与 ANT、VDAC 的结合来抑制 mPTP 的开放。这些促进因子和抑制因子维护着平衡状态，Bcl-2 过表达可抑制多种原因造成的线粒体活性氧产生、CytC 和细胞凋亡诱导因子（apoptosis inducing factor，AIF）释放，并提高线粒体 Ca^{2+} 容许负荷，阻止 caspase 级联激活，发挥其抗凋亡作用。

（四）ATP、ADP 与 mPTP 调控

有研究认为 ANT 通过改变线粒体的能量代谢来作用于 mPTP 的开放。ANT 被可转运的底物（ADP、ATP、dADP）占据时，将在膜状态和胞质状态两种构型间相互转换，引起 mPTP 抑制或 mPTP 的激活。

三、mPTP 在心肌保护中的作用

心肌缺血-再灌注损伤（ischemia-reperfusion injury，IRI）是临床上常见的一种病理生理现

象,是指缺血心肌组织在恢复血液灌注后发生的细胞死亡或功能降低。主要表现有致死性再灌注损害、再灌注心律失常及心肌顿抑等。以往研究认为心肌缺血-再灌注损伤的主要因素有氧自由基损伤、能量代谢障碍及细胞内钙超载等。近年研究提示心脏功能障碍和不可逆心肌损伤均和线粒体 mPTP 密切相关,mPTP 是决定缺血预适应(ischemic preconditioning,IPC)心肌保护作用的最终效应器。Hansenloy 和 Bopassal 等研究发现,缺氧预适应、药物预处理及低流量再灌注通过抑制 mPTP 而起到心肌保护作用。

mPTP 可发生在缺血-再灌注各个阶段,但激发 MPT 的因素在各个阶段并不完全相同:在缺血期,细胞内 Ca^{2+} 超载起主导作用;在再灌注早期,大量产生的氧自由基则起关键作用;而在再灌注晚期,基因表达发生变化,Bcl-2、Bcl-xl 和 Bax 的比例决定了 mPTP 的开放。也有研究认为 mPTP 在缺血期间是关闭的,在再灌注期间是开放的,心功能的恢复依赖于 mPTP 的关闭。实验发现氖标记的 2-脱氧葡萄糖(2-deoxyglucose,2-DG)容易进入细胞质,但因其分子较大不能进入线粒体,除非 mPTP 开放;与缺血期相比,再灌注末期线粒体内 2-DG 的含量明显增多。有学者认为在缺血-再灌注损伤中,随着缺血时间延长,细胞内 Ca^{2+} 升高,pH 值下降,ROS 产生增加,线粒体发生 mPTP 开放的潜在可能性增加(称为 MPT priming 阶段),而缺血-再灌注条件下可以调节的 mPTP 被诱导(MPT trigger 阶段)的程度决定了细胞最终结局。mPTP 扩大情况下,细胞死亡;mPTP 局限化不足以损害能量产生的情况下,线粒体损害达到一个临界比例,细胞功能可恢复或凋亡。心肌细胞体外培养研究发现,H_2O_2 诱导的心肌细胞凋亡分为不同阶段:启动阶段,ROS 依赖的线粒体形态改变,但仍能维持线粒体跨膜电位;去极化阶段,mPTP 诱导线粒体跨膜电位去极化;破裂阶段,线粒体基质高度膨胀,CytC 释放和线粒体表面膜结构改变。基础研究证实,CyP-D 缺失的转基因大鼠发育正常,但与正常大鼠相比,冠状动脉缺血-再灌注后心肌梗死面积显著减小。CyP-D 基因敲除大鼠细胞耐受 Ca^{2+} 超载和 H_2O_2 的能力明显增强。

四、mPTP 的作用药物

(一) mPTP 开放剂

氯尼达明是一种吲哚羧酸的衍生物,能够通过作用于线粒体膜渗透性转换孔的腺嘌呤核苷转换子使 mPTP 开放,诱导凋亡。苍术苷(atractyloside)是菊科植物苍术的根茎中所获得的糖苷型化合物,能通过锁定腺嘌呤核苷转换子抑制氧化磷酸化。

(二) mPTP 保护剂

环孢素 A(cyclosporin A,CsA)是作用于 Cyclophilin D 的药物,能阻止 mPTP 开放,抑制线粒体内容物释放,而延缓细胞凋亡。N-乙酰门冬氨酸是具有捕获羟自由基作用的活性抗氧化剂,能清除具有高度毒性的羟自由基。实验证明 N-乙酰门冬氨酸能作用于 mPTP,有效地减少缺血-再灌注损伤引起的心肌梗死面积和心肌细胞凋亡以及线粒体的肿胀程度。

(郭海鹏)

第二节　腺　　苷

腺苷(adenosine,9β-D-呋喃核糖基腺嘌呤),是一种遍布人体细胞的内源性核苷,由腺嘌呤的 N-9 与 D-核糖的 C-1 通过 β 糖苷键连接而成的化合物,通常以 ATP 或 ADP 形式转移能量,或是以 cAMP 的形式进行信号传递,可直接进入心肌经磷酸化生成腺苷酸,参与心肌能量代谢，扩张冠状动脉血管并增加血流量。腺苷对心血管系统和机体的许多其他系统及组织均有生理作用。

一、腺苷和腺苷受体

腺苷、ATP 和 ADP 均通过 G 蛋白偶联受体或配体门控离子通道受体的激活而发挥功能。由于 ATP/ADP 受体及腺苷受体往往转导相反的效应，因此细胞反应归因于 ADP 和 ATP 与腺苷的浓度比，以及它们的受体表达与信号转导强度的相对水平。

腺苷可通过 4 种不同的 G 蛋白偶联受体进行信号转导：腺苷 A_1受体（$ADORA_1$）、腺苷 A_{2a}受体（$ADORA_{2a}$）、腺苷 A_{2b}受体（$ADORA_{2b}$）和腺苷 A_3受体（$ADORA_3$）。腺苷 A_{2b}受体在血管内皮细胞高度表达，而腺苷 A_{2a}受体在免疫细胞上高度表达。腺苷的负性变时、变力、变传导效应与 A_1受体有关，在治疗室上性心动过速中至关重要。A_{2b}受体参与冠状动脉的扩张，并可减轻多个组织中炎症细胞的激活。A_{2a}受体激活可抑制血小板的聚集。缺血预适应与 A_1 和 A_3受体有关。

二、腺苷和心律失常

腺苷是抗心律失常Ⅴ类药，机制主要是激活与 G 蛋白偶联的钾通道，减慢房室结传导，阻断房室结折返途径，是美国 FDA 批准的转复阵发性室上性心动过速（paroxysmal supraventricular tachycardia，PSVT）的一线药物，美国心脏学会指定的治疗 PSVT 的首选药物，几乎可以终止所有以房室结作为部分折返通路的 PSVT。PSVT 终止后常见短暂的窦性心动过缓和室性期前收缩，因此对有窦性心动过缓或房室传导阻滞者慎用。腺苷不能终止房扑、房颤和各种房速，腺苷可以使隐性预激和间歇预激的预激波变得明显，还可用于病窦综合征的无创诊断。加拿大一项大型、前瞻性、多中心研究表明，采用肺静脉电隔离消融治疗阵发性房颤时采用腺苷识别潜在肺静脉传导，可显著减少房性心律失常复发，并可减少重复消融治疗。腺苷与某些药物具有相互作用，治疗浓度的茶碱能阻断腺苷赖以发挥电生理和血流动力学作用的受体。双嘧达莫可阻断腺苷的摄取，从而使其作用增强。

三、腺苷与冠状动脉循环

自 1929 年 Drury 等人发现腺苷具有舒张血管的作用以来，人们对其复杂的生理作用和机制进行了深入的探讨。它的心脏效应包括松弛冠状动脉血管平滑肌，对舒张冠状循环尤为显著；抑制交感神经末梢释放去甲肾上腺素；减慢房室结的传导速率，具有负性肌力和负性频率作用。腺苷负荷核素心肌显像在国外已被大量用于冠心病的诊断及对其预后的评价。Verani 等报道，腺苷^{201}Tl 心肌显像诊断冠心病的敏感性为 81%，特异性为 94%。冠状动脉血流储备是评价冠状动脉循环的一项重要指标，可作为冠状动脉造影的重要补充，有助于评价病变血流动力学及指导 PCI 术。腺苷作用时间短，不会导致心电图 Q-T 间期延长，冠状动脉内和经静脉给药都能够实现更长时间的冠状动脉扩张，是测定冠状动脉血流储备的理想药物。

腺苷除负性变时、变力、变传导以及快速显著的冠状动脉扩张作用外，还具有触发或介导缺血预适应、减轻缺血-再灌注损伤等心脏保护效应。近年来对其保护作用的机制研究较多，主要集中于受体机制，认为腺苷通过与其受体 A_1、A_{2a}、A_{2b}、A_3结合发挥作用，抑制白细胞与内皮细胞相互作用，减轻儿茶酚胺的心脏毒性，减轻细胞内钙超载，激活三磷酸腺苷敏感性钾通道产生预处理作用。临床上腺苷可用于心肌缺血的药物预处理，以及作为体外循环心脏停搏液的辅剂等。

（郭海鹏）

第三节　胰高血糖素样肽-1受体

胰高血糖素样肽-1（glucagon-like peptide-1，GLP-1）是一种由远端回肠、结肠和直肠内分泌L细胞分泌的肠促胰岛素，在调节体内葡萄糖稳态中发挥重要作用。1983年Bell等从大鼠胰高血糖素的mRNA推断出哺乳动物胰高血糖素原的氨基酸顺序，C端的91个氨基酸中有两个序列（GLP-1和GLP-2）与胰高血糖素有50%的同源性。

一、GLP-1的生理学功能

GLP-1在胰腺内的主要生理学作用包括刺激胰岛素分泌和生物合成、促进胰腺β细胞增殖、抑制胰腺β细胞凋亡及胰高血糖素分泌。大量研究表明，GLP-1受体广泛分布于神经、心血管、胃肠、肺脏等组织，具有多种生物学作用。GLP-1胰腺外作用主要表现：①GLP-1影响合成代谢。研究证实肝脏、骨骼肌和脂肪组织中存在高亲和力GLP-1结合位点，其主要作用是调节糖原合成和脂肪生成。②GLP-1可激活垂体前叶激素，促甲状腺激素、黄体生成素、促肾上腺皮质激素和降钙素的合成与释放。③GLP-1可抑制胃肠道蠕动和胃液分泌、延迟胃排空，同时促进饱食感的产生，起到终止摄食信号的作用。④GLP-1受体在肺血管平滑肌细胞和肺泡膜上高表达，体外注射GLP-1可舒张肺动脉并促进Ⅱ型肺泡细胞上表面活性物质的释放。

二、GLP-1与心肌保护的研究进展

（一）GLP-1对心脏结构和功能的影响

GLP-1通过受体作用于心肌细胞，对维持心肌及血管内皮正常的结构和功能有着重要作用。Nikolaidis等在快速起搏诱导的扩张型心肌病犬模型中，持续静滴GLP-1可提高心肌对胰岛素敏感性和葡萄糖的摄取，增加心输出量、左室压力变化速率，显著改善左室收缩与舒张功能。Poornima等给高血压致心力衰竭大鼠腹腔注射GLP-1，使大鼠生存率及心脏收缩功能得以改善，心肌葡萄糖摄取增加，心肌细胞凋亡减少。基因敲除GLP-1受体大鼠左心室室壁明显增厚，左室舒张末期压力增加并表现出心肌收缩功能受损。在人体试验中证实，GLP-1及类似物亦能改善心力衰竭患者心肌舒张功能，增加左室射血分数，提高心肌最大氧耗。Sokos等在对糖尿病并发严重心力衰竭患者的研究中发现，常规心力衰竭治疗基础上加用GLP-1，患者的LVEF、心肌最大氧耗以及生活质量都得到明显改善。Thrainsdottir等报道，2型糖尿病并发慢性心力衰竭患者使用GLP-1治疗后，心脏舒缩功能呈改善趋势。Ozyazgan等研究发现糖尿病大鼠经腹腔注射GLP-1，可以使损坏的血管张力恢复正常。Nystrom等证实2型糖尿病合并冠状动脉疾病患者使用GLP-1可以改善内皮功能失调。另外，在对Dahl盐敏感大鼠进行高盐饮食的同时施加GLP-1喂养，可以降低大鼠血压并保护其心肾功能，其机制与GLP-1具有利尿作用以及促尿钠排泄有关。缺血心肌的在体和离体实验均证实，GLP-1可以增强缺血心肌的左室功能恢复，并通过增加GLUT1和GLUT4的转运来增加心肌葡萄糖摄取。

（二）GLP-1对抗心肌缺血-再灌注损伤

心肌缺血-再灌注是急性心肌梗死中最主要的病理生理过程。体内外实验证实，GLP-1能

降低再灌注后乳酸的生成，减少梗死面积，提高室壁运动的恢复，减少心肌缺血-再灌注损伤。在心肌缺血-再灌注模型中，心肌缺氧30分钟前输注GLP-1可显著降低乳酸脱氢酶、细胞凋亡率和caspase-3等心肌细胞损伤指标。研究证明，GLP-1对缺血-再灌注的心肌保护作用，可能通过启动PI3K/Akt和MAPK介导的抗细胞凋亡作用来实现，此作用独立于血糖和血胰岛素水平等因素之外，通过心脏GLP-1R而发挥作用。GLP-1可以提高缺血-再灌注后心肌葡萄糖摄取、促进糖酵解、改善胰岛素敏感性、降低非酯化脂肪酸、抑制caspase-3活性及心肌细胞凋亡。另有研究发现，GLP-1可通过GLP-1受体依赖性和非受体依赖性途径促进缺血-再灌注后心室功能的恢复。

（三）GLP-1受体与细胞凋亡

心肌细胞凋亡的抑制在心肌保护中至关重要。Amal等通过构建大鼠离体心脏的缺血-再灌注模型发现，在缺血前给予GLP-1治疗，可显著减小梗死面积，而这种保护作用可被GLP-1R拮抗剂Exendin、PI3K抑制剂LY294002及ERK1/2抑制剂UO126所阻断。Western Blot分析表明给予GLP-1治疗后，前凋亡蛋白Bad发生磷酸化，抑制了心肌细胞的凋亡。体外培养的乳鼠心肌细胞缺氧-复氧模型经过GLP-1预处理后，心肌细胞凋亡数及上清液中caspase-3含量均明显减少。可见GLP-1对心肌的保护功能与抑制心肌细胞凋亡有密切关系。GLP-1可逆转高血糖所致的心室肌细胞氧化应激损伤及凋亡，对心室肌细胞起保护作用。PI3K/Akt通路的抑制可以阻断GLP-1对心室肌的保护作用，提示PI3K/Akt通路是GLP-1发挥保护作用的途径之一。

三、GLP-1受体激动剂现况

目前与GLP-1相关的众多药物，部分已投入临床使用，GLP-1不仅可以抑制胰岛β细胞凋亡，在心肌细胞、神经原细胞的凋亡中也发挥着重要作用。虽然具体机制尚未完全明确，但是加强这方面的研究无疑会为GLP-1在糖尿病、心脑血管保护方面的临床应用带来新的希望。

（一）艾塞那肽（exendin-4）

艾塞那肽是从美洲希拉毒蜥的唾液中提取的39肽，能促进胰岛素分泌、增加胰岛素敏感性及改善胰岛细胞功能，且不易被DPP-Ⅳ降解，血浆半衰期长，其N端氨基酸残基与天然GLP-1高度同源。该药于2005年4月和2007年5月分别在美国、英国批准上市。艾塞那肽注射液缓释剂型-Bydureon于2011年6月在欧盟获批，2012年1月27日获美国FDA批准上市。

（二）利拉鲁肽（liraglutide）

利拉鲁肽在结构上与GLP-1有细微差别：34位Arg被Lys替代，并在26位的Lys上增加了一个16碳侧链，该衍生物在体内可借助酰胺键与血浆白蛋白形成复合物，从而延缓肾脏的代谢清除。该药于2009年7月在欧盟上市，于2010年1月在日本、美国批准上市。2011年4月获中国国家食品药品监督管理局批准，用于治疗成人2型糖尿病。2011年10月正式进入中国市场。

（三）度拉糖肽（trulicity）

6项临床试验中3342例2型糖尿病患者接受度拉糖肽药物的安全性和有效性评价，结果显示接受度拉糖肽治疗患者血糖控制改善，HbA1c水平减低。2014年9月美国FDA批准度拉糖肽一周1次皮下注射剂临床应用于2型糖尿病成年患者。度拉糖肽是唯一在Ⅲ期临床试验中被证实非劣效于利拉鲁肽最高获批剂量的GLP-1受体激动剂。

(四)阿必鲁肽(albiglutide)

2014年1月GlaxoSmithKline公司表示,欧洲药品管理局已推荐批准阿必鲁肽为每周注射1次的糖尿病药物。2014年4月15日美国FDA批准葛兰素史克公司的阿必鲁肽注射液用于治疗2型糖尿病成人患者。目前这款药物正以商品名Eperzan在市场上销售。

(五)非肽类小分子GLP-1受体激动剂

2007年1月中国科学院上海药物研究所报道了一个口服治疗2型糖尿病的小分子Boc5。Boc5二聚化成取代环状化合物,其稳定性和生物活性均优于单体。药理研究表明,Boc5不仅能够在高血糖条件下刺激大鼠胰岛细胞分泌胰岛素,而且在急性条件下可以抑制正常小鼠进食。在2型糖尿病小鼠慢性治疗中,Boc5表现出剂量依赖性的降低血糖、降低血脂、控制体重及改善胰岛素敏感性等效应。

(郭海鹏)

第四节 miRNA

miRNA(microRNA)是一类内源性的具有调控功能的非编码RNA,广泛存在于真核生物中,大小约20~25个核苷酸。成熟的miRNA由初级转录物剪切加工而成,随后组装进沉默复合体,通过碱基互补配对的方式识别靶mRNA,并根据互补程度的不同介导沉默复合体降解靶mRNA或阻遏靶mRNA的翻译。研究表明,miRNA只在特定的组织和发育阶段表达,参与多种调节途径,具有高度保守性、时序性和组织特异性,在细胞生长发育过程中起重要调节作用。

一、miRNA与心脏发育

miRNA在细胞分化及疾病发生发展过程中发挥重要作用,被认为是基因调控网络的核心成分。近年来有关miRNA在心脏疾病中的研究备受关注。2008年Shlomit提出miRNA表达谱随着不同的病理生理状态而改变。miRNA在循环中稳定且外周静脉血易于获取,使提取血浆miRNA研究心血管疾病成为可能。Microarray实验证实在小鼠胚胎心脏中miRNA-1和miRNA-133表达升高,提示在心脏发育过程中miRNAs有着重要的作用。同时研究还发现通过组织特异性Dicer来阻断miRNA的生成可导致胚胎心脏发育缺陷。miRNA-1-2基因敲除的胚胎小鼠可出现室间隔缺损,成年miRNA-1-2基因敲除诱使小鼠心肌细胞肥大和心室壁增厚。

二、miRNA与病毒性心肌炎

病毒性心肌炎(viral myocarditis,VMC)是一种常见的心血管疾病,其中以柯萨奇病毒B3感染最为常见。目前研究认为心肌损伤与病毒的直接作用、炎性因子对心肌的损伤及病毒感染后介导的免疫有关。近来研究表明,miRNA与免疫系统疾病关系密切,参与VMC的发生发展。基因芯片差异分析发现,与正常对照相比,VMC小鼠心肌组织中miRNA-21、miRNA-146b、miRNA-665、miRNA-711和miRNA-720表达上调,而miRNA-451表达下调。进一步研究证实,miRNA-21和miRNA-146b可调控STAT3信号通路,进而调节Th17变化,参与VMC的发展。

三、miRNA与心力衰竭

心力衰竭是多种心血管疾病发展的终末阶段,miRNA与心肌肥厚、心力衰竭的关系受到越来越多的关注。目前已经发现有几十种 miRNA 直接参与调控心肌重塑的发生发展,为心力衰竭的分子机制研究提供了新的视角。miRNA-221 在胸主动脉缩窄诱导的心肌肥厚、心力衰竭小鼠模型及肥厚型心肌病患者心肌组织中显著上调。内源性 miRNA-221 下调能降低胚胎基因的表达、减少心肌细胞肥大。过表达 miRNA-221 的心肌细胞 p27 蛋白表达显著降低,因此 miRNA-221 很可能通过抑制 p27 的表达来促进体外心肌细胞肥大。与同窝阴性小鼠相比,miRNA-221 心脏特异性转基因小鼠的心脏体重比显著上升,miRNA-221 过表达能够直接诱导小鼠心脏功能的损伤,甚至心力衰竭。miRNA-221 转基因小鼠心肌细胞自噬标记分子受到抑制,钙离子调控相关蛋白 SERCA2a 表达显著下调,提示转基因小鼠钙离子信号通路受损。压力后负荷增加和心肌梗死诱导的心力衰竭小鼠模型中 miRNA-350、miRNA-21 表达增加,而 miRNA-29 表达明显下调;抑制 miRNA-21 或上调 miRNA-29 的表达可抑制心肌纤维化,改善心功能。

四、miRNA 与心肌缺血-再灌注损伤

有报道显示,梗死区心肌组织中 miRNA 表达谱与正常心肌组织中存在差异,miRNA 在心肌梗死过程和心肌保护中扮演着重要角色。多种 miRNA 被证实可减少缺血-再灌注后心肌损伤,如 miRNA-1、miRNA-21、miRNA-195 和 miRNA-208 等。主动脉缩窄及大鼠运动负荷心肌肥厚模型中,miRNA-133a 表达水平明显下降。心肌细胞内过表达 miRNA-133 可抑制 caspase-9 蛋白翻译,减少 H_2O_2 诱导的心肌细胞凋亡。Duisters 等的研究显示,miRNA-133 下调靶基因 CTGF 表达调控心肌重塑,改善心脏功能。Matkovich 等研究发现,上调 miRNA-133a 表达可改善主动脉缩窄后心肌纤维化以及心肌舒张功能,显著减少缺血-再灌注损伤后心肌梗死面积以及心肌细胞凋亡。

(郭海鹏)

第五节　MG53

MG53 是一种主要存在于骨骼肌和心肌组织中的 E3 泛素连接酶,分子量 53kD,由 477 个氨基酸组成,又名 TRIM72,属于 TRIM 蛋白质家族成员之一。是迄今为止经科学实验证明唯一可以促进细胞膜修复的蛋白质,对感染、缺血、创伤等多种因素引起的器官损害具有保护作用。

一、MG53 的结构和功能

MG53 与其他 TRIM 家族蛋白一样,N 端具有 3 个特定模序结构:锌结合基元、环结构单元和卷曲螺旋组成的结构域。MG53 在 N 端和 C 端分别含有 TRIM 和 SPRY 结构域。MG53 能够定位到细胞内囊泡和肌纤维膜,而且能与肌膜修复蛋白 dysferlin、annexin A1、内陷素、聚合酶 Ⅰ 和转录释放因子形成膜修复复合体定位在 T 管网状膜。正常情况下,MG53 存在于细胞质和细胞膜内侧,以单体形式存在,无跨膜片段,与细胞内囊泡及肌细胞膜紧密相连。当肌纤维膜受到机械、化学或代谢因素等损伤刺激后,MG53 遂形成多聚体并向损伤部位迅速大量转位。

MG53 主要存在于心肌和骨骼肌组织中,具有在膜损伤修复中调节横纹肌的膜融合和胞吐过程的功能,但是在非肌肉细胞中也表现出针对细胞损伤的保护作用。Song 等研究发现,

MG53 作为 E3 配体结合胰岛素受体和胰岛素受体底物，可促进其降解，进而调节肌肉组织胰岛素信号通路。

二、MG53 在细胞膜修复中的作用

MG53 蛋白组成的修复复合体能与细胞不需要的蛋白结合，将这些蛋白泛素标记以便降解。细胞膜结构发生损伤后膜脂质分子暴露，MG53 蛋白以聚合酶 I 和 PTRF 为中介，绑定于细胞内囊泡和脂质内部的膜脂质分子，在胞外钙依赖的 dysferlin 的作用下由胞质向胞膜移动，聚集于膜破损处，封闭破损细胞膜，发挥保护作用。研究表明，MG53 作为胞质可溶性蛋白，肌膜损伤后可迅速从肌细胞渗透到细胞外液，快速发挥修复作用，在心脏损伤模型的灌注液中，MG53 出现和达到峰值的时间远早于肌红蛋白、cTnI 和 CK。

在大面积损伤后，组织内源性 MG53 不能满足机体需要，给予外源性重组 MG53 蛋白可修复细胞膜损伤，从而成为一种新的治疗方式，为组织修复和再生医学提供新的转化医学价值。肌肉萎缩症动物模型中，给予外源性 MG53 后骨骼肌细胞膜稳定性和完整性都得到明显提高。在心力衰竭和心肌缺血-再灌注损伤中，无论缺血前还是缺血后给予 MG53 均可保护心肌细胞，改善心脏功能。下调 MG53 表达可引起细胞膜损伤，阻止肌母细胞向肌管细胞分化，加重线粒体功能紊乱和心肌缺血-再灌注损伤。

三、MG53 与相关信号通路调节

MG53 通过亮氨酸拉链结构实现氧化还原体依赖的寡聚化。Ham 等人研究发现，MG53 基因过表达小鼠心脏中 Akt 和 ERK 信号通路相互交错，影响心肌细胞的肥大、增殖和存活。在胰岛素抵抗和代谢紊乱模型中，MG53 表达上调。但在高脂饮食下，MG53 基因敲除小鼠血压、血糖、血清胰岛素及血脂水平与普通饮食的野生型小鼠无明显差异，这表明 MG53 基因敲除能抵抗高脂饮食诱导的代谢紊乱和心血管并发症。通过 MG53 分子结构特点和免疫共沉淀反应结果分析发现，MG53 是通过 E3 泛素连接酶，靶向作用于胰岛素受体和胰岛素受体底物 1，使其泛素化后在蛋白酶体的作用下发生降解，导致全身胰岛素抵抗和代谢性疾病的发生。

四、MG53 与心肌保护

MG53 能驱动受损心肌细胞膜的快速修复，保护心肌缺血-再灌注损伤。研究表明，MG53 可通过缺血预适应和缺血后适应机制对缺血心肌产生保护作用。在缺血预处理中，MG53 介导 Cav3 与 PI3K 之间的相互作用，继而激活 ERK1/2 通路在内的缺血-再灌注损伤补救激酶（reperfusion injury salvage kinase，RISK）通路。另外，缺血预适应中 MG53 还可参与 JAK-STAT3 轴的 SAFE 通路。在缺血后适应中，MG53 也可通过 RISK 通路和 SAFE 通路实现心肌保护作用。数据显示，MG53 是 Cav3 与 PI3K 的 p85 亚单位及 RISK 通路激活所必需的，它的 N 端和 C 端分别与 Cav3 和 p85 结合。功能研究揭示，MG53 使肌膜修复组件“成核”还需与 dvsferlin 和 Cav3 密切协作。MG53 与 dysferlin 和 Cav3 间的相互作用在调节肌膜“胞芽”形成及胞外分泌的动态过程中发挥基本作用。Dysferlin-Cav3 本身不参与将囊泡募集到损伤部位，而 MG53 参与囊泡向肌膜的主动转运，在 dysferlin 向损伤位点移动形成修复补丁过程中是必需的。

（郭海鹏）

第二十六章　基因治疗在心肌保护中的研究现状及应用前景

一、心肌保护基因治疗概述

在漫长的生命进化中，生物体通过基因突变达到适应环境的目的。从某种意义上说，基因突变是生物进化的基础。但是，不利的基因突变会导致细胞结构和功能的异常，而细胞作为生物体结构和功能的基本单位，势必会影响生物体整体的结构和功能。我们希望通过调控核苷酸序列来达到基因治疗的目的，这也就是基因治疗的基本概念。基因治疗的设想无疑具有极大的挑战性，但同时也给人类疾病治疗的未来带来了无尽的希望。

（一）基因治疗概念

基因治疗技术是随着 DNA 重组技术的成熟而发展起来的，它是当代医学和生物学一个全新的研究方向。最初基因治疗的概念是指遗传病的基因替代治疗，也就是说将正常基因通过某种技术途径转入到由于某种基因突变导致疾病的患者体内，从而达到治疗的目的。事实证明，这一设想可行，也是势在必行的。通过数代科研和临床工作者的努力，基因治疗不再局限于单基因遗传缺陷疾病，还广泛应用于恶性肿瘤、心脑血管疾病、神经系统疾病、神经免疫系统疾病等多基因、系统性疾病的治疗。也就是说，基因治疗的概念发生了质的变化。现在的基因治疗是指体细胞基因治疗，即将具有防治功能的外源基因（目的基因）通过某种载体转入到患者病变组织（目的组织）的细胞内，目的基因表达功能蛋白，从而达到治疗或减轻疾病的目的。

（二）心肌保护基因治疗的概念

随着生活方式、生存环境的转变，工作压力的增大，以及其他人类还未完全认知的致病因素增加，心血管疾病的发病率和死亡率居高不下，已经成为影响人类生存和生活质量的重大因素。鉴于基因治疗在其他医疗领域所取得的巨大进展，有专家学者已经提出，运用基因治疗技术，通过修复、替代体内突变/缺失的基因，或加强某些被不良抑制的基因功能，或抑制某些不当过多表达的基因功能，以达到恢复正常、改善代谢的目的，可为心血管疾病的治疗策略和药物开发提供新的研究思路，进而对心血管疾病的治疗产生深刻的影响。

二、基因治疗在心肌保护中研究现状

（一）心肌保护中基因治疗的国内外实验研究

心肌保护基因治疗的思路已经为缺血-再灌注损伤、心肌梗死、心力衰竭等疾病的治疗提供了新的研究思路。大量实验证实，目前可以用于心脏缺血-再灌注损伤心肌保护基因治疗的基因包括氧自由基及其清除剂系统、炎症/免疫系统及凋亡系统等相关基因；另外，缺氧诱导因子信号途径、促进血管生长以及蛋白酶信号通路途径等方法也常用于心肌保护基因治疗。基因治疗在心肌保护中的研究应用主要集中在以下几个方面。

1．抗氧化应激损伤　研究表明，转染 AAV 载体携带的血红素加氧酶-1 至大鼠心肌，可通过抑制氧化应激等机制有效减小心肌梗死面积达 80%。并且，于动物体内过表达细胞外超氧化物歧化酶、Cu/Zn超氧化物歧化酶、过氧化氢酶、谷胱甘肽过氧化物酶、抗氧化酶基因及热休克蛋白等多种抗氧化酶,均可有效抵抗心肌缺血-再灌注损伤。

2. 抗炎症反应 Morishita等学者发现经诱骗寡核苷酸(抑制核转录因子活性)预处理后,大鼠冠状动脉结扎后的梗死心肌面积显著减小,提示抑制前炎性基因可为临床心肌缺血-再灌注损伤的防治提供新策略。国内学者应用重组腺病毒介导hBcl-2、hIL-10单独和联合由冠状动脉转染到SD大鼠心肌,证明hBcl-2转染能抑制缺血-再灌注心肌的凋亡与氧化应激;hIL-10转染能抑制炎症;而hBcl-2和hIL-10联合转染对抗心肌缺血-再灌注损伤有协同作用。还有研究表明重组腺病毒介导Hsp70经冠状动脉转导到SD大鼠心肌,心肌Hsp70过量表达可减少炎症反应。

3. 促血管生成 过表达$VEGF_{121}$、FGF-5和HGF等促血管生长因子,可明显改善缺血心肌的组织灌流,增强左室收缩功能。

4. 改善心脏收缩功能 增强β-肾上腺素受体信号途径(如β-肾上腺素受体、腺苷酸环化酶Ⅵ型($AC_{Ⅵ}$)等)和钙离子调控蛋白[如肌浆网钙离子ATP酶2a($SERCA_{2a}$)等]可有效改善心力衰竭动物模型的心脏功能。

5. 影响心脏节律 在猪房颤模型上转染$G\alpha_{i2}$过表达基因至房室结可明显降低心率。转染编码人钾通道蛋白的HERG基因至原代培养的成年兔心肌细胞,可减小心肌细胞动作电位并显著降低早后除极的发生率。Ennis等学者发现共转染SERCA1和钾通道蛋白Kir2.1基因可缩短豚鼠心肌的复极时间,而不会影响心肌收缩。

6. 血管再狭窄 球囊成形术后再狭窄的发生一直是临床上尚未解决的一个难题。再狭窄以血管内膜增生和血管壁重塑为特征。有报道,将编码胸腺嘧啶核苷激酶基因转入正常动物模型及血管球囊成形术部位的血管平滑肌细胞后,再给予更昔洛韦引起表达胸腺嘧啶核苷激酶细胞死亡,3周后手术部位血管内/中膜厚度比值降低20%。应用基因治疗限制血管成形术后内膜增生的另一种策略是抑制平滑肌细胞的生长周期。例如,大鼠颈总动脉球囊剥脱损伤后导入Rb基因或转录因子gax可显著降低内膜增生和中膜细胞增殖。

(二)心肌保护基因治疗的途径

运用基因治疗的技术调控有关基因以及蛋白的表达,抑制心肌损伤机制,增强心肌保护机制,无疑具有极大的科研和临床应用前景。目前,调控心肌保护相关基因表达的策略有外源性基因过表达策略和基因沉默策略。

基因治疗成功的关键是选择恰当的转移方法或载体,使目的基因定位明确、可控、有效并持续性的表达。目前DNA转染方法主要包括病毒转染和非病毒转染。非病毒载体包括裸露DNA、脂质体和多聚物载体等。病毒载体包括反转录病毒、腺病毒、腺相关病毒、重组相关病毒、单纯疱疹病毒、痘苗病毒等。其中重组腺病毒载体是目前心血管领域基因转移研究中应用最广泛的载体,通过去除腺病毒基因组中的E1区(复制必须区),可将该病毒改造为复制缺陷型载体,并将一个包含目的基因的表达盒插入缺失的El区或别的区域。这类载体能够转染正在分化或未分化的细胞,并保持附加体型不融合于宿主染色体中,避免插入突变的危险。质粒-脂质体复合物是一种相对安全但低效的基因转染载体脂质体。具有许多优点:较病毒的免疫原性低,能融合较大的目的基因,制备相对容易,重组后无形成感染源的危险,并且分化与未分化细胞均可被转染。其主要缺点在于转染效率较病毒载体低得多。寻找提高载体介导的基因转染效率的方法正在进行之中。

另外,安全、简便、有效的基因转移途径也是基因治疗成功的关键因素之一。目前,常用的基因转移途径包括直接注射裸露DNA法（如肌肉内直接转移外源基因）、经导管介入法（通过介入技术经血管腔内基因转移）、基因枪法、电脉冲导入技术等。导管介入法可将包被基因工程细胞、含目的基因的质粒或腺病毒载体的支架通过血管介入实现基因转移。

（三）临床基因治疗

尽管大量实验证据证明心血管病基因治疗的可行性和有效性，但仅有少数小规模的临床试验得以开展。在已完成或目前正进行的基因治疗试验中，仅有少部分是心血管领域的，且大多是关于评估转染促血管生成因子对治疗冠状动脉或外周循环缺血疾病疗效方面的研究。在一项对5名男性患者进行的Ⅰ期临床试验中，通过转染携$VEGF_{165}$基因的裸露质粒至缺血心肌，可明显改善心绞痛症状和左室收缩功能。Vale等学者报道，在慢性心肌缺血患者中通过导管介入法将裸露VEGF-2 DNA转染至左心室，可在之后长达1年内有效降低每周心绞痛发作频率。临床基因研究的研究对象入选标准需要更加严苛，且评价疗效的客观试验终点需要标准化和实用化。临床基因治疗成功的关键取决于人类是否能解决基因转染存在的安全性和有效性问题。

（四）基因治疗的安全性

尽管心肌保护的基因治疗已经取得了可喜的进展，但很多进展都局限在初期研究阶段，我们还面对着重重的挑战和困难，其中基因转染带来的安全性问题尤其突出。以病毒学方法转染为例，此种转染方法存在的问题主要有：①可能导致靶细胞的基因突变；②可能与人体内源病毒发生重组从而活化癌基因或使抑癌基因失活；③可能由于病毒调节蛋白的存在而导致靶细胞功能失调；④可能病毒载体自身或编码的基因产物过度表达；⑤可能有些病毒载体如HIV-1载体导致人体血清转换为HIV-1阳性、容易诱发机体炎症或毒性反应。有报道指出1999年9月用重组腺病毒为载体进行基因治疗时，造成美国少年Gelsinger死亡，有关专家考虑其死亡原因可能为腺病毒诱发的全身炎性反应并进一步导致多器官功能衰竭。

（五）基因治疗的局限性

尽管新实验技术的出现和革新扩宽了基因治疗的应用领域，但是，心肌保护的基因治疗仍然面对着多种局限和挑战，主要表现在以下几方面：

1. 用于治疗的基因过少　目前已用于临床试验的治疗基因仅集中于少数基因，大多数疾病致病基因有待阐明。这不仅限于致病基因的发现，同时也包括已知的和目前未知功能的基因的表达调控序列的确定以及其相互作用规律的阐明，这将有赖于人基因组计划、尤其是功能基因组学的发展。

2. 基因治疗缺乏靶向性　基因治疗的关键问题是能将治疗基因输送入特定靶细胞，使其能在该细胞中得到高效表达。

3. 载体转移基因的效率问题　目的基因在体内不能持续表达和表达水平不高。构建转移效率和表达水平均高的载体是今后基因治疗研究的一个重要方向。

4. 受体细胞的研究　目前采用的基因标记或基因治疗计划多数采用体外基因转移方法，但是人体细胞在体外进行长期培养和繁殖，细胞的生物行为是否改变是值得研究的问题。尽管目前可用于基因治疗的受体细胞的种类很多，但在临床应用中还存在不少问题，必须进一步研究和探讨。

5. 导入的基因表达缺乏可控性　要使外源基因能按需表达最理想的方法是使导入的外源基因在人体特异组织和细胞中进行长期有效的表达，并能受生理信号的调控。这是今后长期追求的目标，这需要全基因或包括上下游的调控区及内含子。从近期来说，可以期待实现的是在 cDNA 水平加上部分内含子及调控元件,应用诱导的形式达到一定程度的可控性。这样部分基因导入体内后,可通过诱导来控制表达。

6. 基因治疗的安全性也是限制其发展的重要因素。

三、基因治疗在心肌保护中的应用前景

心血管疾病通常是多基因疾病,这给心肌保护的基因治疗带来了新的问题和挑战。基础研究完成以前,基因治疗的临床应用须持积极而慎重的态度。总体来看,今后心血管疾病基因治疗的研究将:①进一步探索新的基因转移技术;②进一步研究心血管疾病特异性或相关性基因,并明确适于基因治疗的合适疾病;③解决目的基因的组织、细胞特异靶向性等问题;④进一步提高基因转移系统的安全性和有效性。尽管困难重重,但是基因治疗在心血管领域已经显示出诱人的应用前景,必将对日后心血管领域的发展产生巨大的影响!

（薛　丽）

第二十七章　干细胞在心肌保护中的应用前景

心肌梗死是以冠状动脉闭塞、血流中断使心肌细胞因严重的持久性缺血、缺氧而发生坏死为特征的疾病。心肌梗死是严重危害人类健康的世界范围性疾病,发病率呈现逐年升高的趋势。心肌细胞是一种高度分化的终末细胞,心肌损伤后坏死组织会形成纤维化瘢痕,瘢痕不能与心脏进行同步收缩,导致射血分数降低、心室重构、心律失常,严重影响心肌梗死患者的生活质量和远期存活率。目前,药物治疗(溶栓)、冠状动脉介入术和冠状动脉旁路移植术可以使闭塞血管再通,在心肌梗死患者的临床治疗中已取得了显著效果,但却无法在根本上治愈已梗死的心肌。心脏移植面临着诸多制约,如供体严重不足、费用极其昂贵,因此心脏移植术无法成为常规的治疗手段。随着干细胞技术的出现与发展成熟,干细胞移植因其各方面的优势和理论上的可行性有望为病损心脏的细胞重建及衰竭心脏的功能恢复提供一种全新的治疗策略。

一、干细胞的基本概念

干细胞是一类具有自我复制能力及多向分化潜能的未分化或低分化的细胞。在一定条件下,它可以分化成多种功能细胞,具有再生为各种组织器官和人体的潜在功能。在细胞发育过程中处于较原始阶段。

二、干细胞的特点

干细胞的基本特征:①干细胞具有自我更新与自我维持的能力;②干细胞具有多向分化的潜能;③干细胞的分裂能力可维持相当长的时间。干细胞既具有生理性的更新能力,也具有对损伤或疾病导致的反应性修复能力;干细胞的自我更新与分化需要特定的微环境。

三、干细胞的分类

干细胞可分为胚胎多能或全能干细胞(multipotent or pluripotent embryonic stem cells, MESCs or PESCs)、成体干细胞(adult stem cells, ASCs)以及诱导多能或全能干细胞(induced pluripotent stem cell or induced totipotent stem cells, iPSCs or iTSCs)。成体干细胞中有骨髓干细胞、神经干细胞、肌肉干细胞以及角膜、肝脏、胰腺等含有的干细胞。根据分化功能的不同,干细胞又可以分为全能干细胞、多能干细胞和单能干细胞。特别值得注意的是胚胎干细胞和骨髓干细胞,这两类在实验和应用方面已出现了可喜的进展,前景非常乐观。

四、干细胞移植治疗心肌梗死

(一)胚胎干细胞移植在心肌梗死治疗中的应用

胚胎干细胞属全能干细胞,来源于胚胎的胚泡细胞,即胚囊的内层细胞,具有向3个胚层组织分化的多种能力，故能够分化成机体任何类型的成年细胞。例如，胚胎干细胞可诱导分化为心肌的Purkinjc样细胞、起搏样细胞及心房、心室样细胞等。胚胎干细胞在体外分化成心肌细胞的研究始于1985年，由Doetschman等人首先开展。2001年，Kehat等首次成功地在体外将人胚胎干细胞诱导成心肌细胞，在这些细胞中检测到了cTnI、ANP、MLC-2A、MLC-2V、α-MHC等心肌特异性基因的特异表达；除此之外，这些细胞具有肌纤维样超微结构，在微电流的刺激下，存在与人心肌细胞类似的电生理现象。Klug等将α型心脏肌球蛋白重链启动子和氨基糖苷磷酸转移酶的融合cDNA转染至小鼠胚胎干细胞中，可以在体外获得纯度>99%的心肌细胞。目前人胚胎干细胞定向诱导分化成心肌细胞的实验已经成功，心肌梗死后移植的胚胎干细胞可以改善心功能。

胚胎干细胞一个非常重要的特性是具备免疫原性，可以分化成畸胎瘤或畸胎癌。胚胎干细胞这种不良的潜能在应用上存在伦理学限制和争议，故目前医学上大多针对动物实验进行胚胎干细胞的研究，临床试验的资料尚缺乏。

（二）骨髓干细胞移植在心肌梗死治疗中的应用

骨髓干细胞为多潜能干细胞，是成体干细胞的一种，具有分化成心肌细胞、血管内皮细胞和平滑肌细胞的潜能。骨髓干细胞从自体获取的方法较为简便，来源充足，可在体外大量扩增，避免伦理学纠纷。使用自体骨髓细胞治疗人类疾病，避免了由于异体细胞移植而导致的免疫排斥反应，降低了免疫抑制剂的副作用。骨髓干细胞的分化机制、机体微环境对细胞的诱导作用以及临床研究国内外尚无详细报道。

（三）骨髓间充质干细胞移植在心肌梗死治疗中的应用

骨髓间充质干细胞是骨髓干细胞的一种，具有自我更新、分化增殖和多向分化的潜能，在无诱导物的培养液中生长成纺锤状成纤维细胞样，并表达SH2、SH3、CD29等细胞表面标志物。

以往研究表明，骨髓间充质干细胞在体移植进入梗死的心肌后能够分化为心肌细胞，再生心肌，防止心室重构。Orlic等曾将骨髓间充质干细胞移植进入小鼠心肌梗死区域，于第9日发现68%的梗死区域中，干细胞分化出了子细胞，53%的子细胞中有心肌细胞特异性标志物。然而，当Murry、Thoelen等人以同样的细胞进行移植时，未检测到心肌特异性蛋白的表达，未观察到干细胞分化成为心肌细胞。

目前认为骨髓间充质干细胞能否向心肌细胞分化取决于其所处的周围环境以及细胞与细胞间的接触，如何保证移植的骨髓间充质干细胞分化为心肌细胞，需何种诱导因子的刺激，需进一步研究。

众多实验研究证实，骨髓间充质干细胞移植治疗心肌梗死具有缩小瘢痕面积、改善心功能的作用。相关机制主要有以下几个方面：①骨髓间充质干细胞能够在一定的条件下特异地分化为心肌样细胞，表达心肌特异性收缩蛋白，参与宿主心肌的同步收缩；②骨髓间充质干细胞还可以分化为血管内皮细胞等，通过旁分泌机制分泌各种细胞活性物质，形成血管侧支循环，增加心肌灌注，阻止心肌细胞凋亡；③骨髓间充质干细胞移植到心脏后，能够抑制炎性因子的基因表达和蛋白表达，抑制Ⅰ型胶原及Ⅲ型胶原的沉积，可减小瘢痕面积。

在众多的机制中，究竟哪一种机制起到了关键作用，或是多种机制共同参与的结果，在不同的实验条件下实验结果是否会有明显的差异，都需要进一步研究。

（四）其他成体干细胞移植在心肌梗死治疗中的应用

平滑肌干细胞移植到心肌梗死大鼠的瘢痕组织中，在瘢痕组织中可形成平滑肌，心脏功能得到改善。但其具体机制有待于进一步研究。

五、当前面临主要问题

目前尽管干细胞治疗在心血管疾病方面的临床应用已有个案报道,但这方面的研究工作在国内外均刚起步,仍有许多亟待解决的问题。

(一)免疫排斥问题

虽然胚胎干细胞的获取方法较为成熟,可以在体外培育扩增,然而动物在体实验结果却报道较少,原因可能是应用异体胚胎干细胞移植存在相对严重的免疫排斥反应。不仅如此,在人体的应用研究还面临着细胞来源与伦理学争议的问题。

(二)安全性问题

胚胎干细胞在一定的培养条件下具有突出的增殖能力,相比于成体干细胞而言,胚胎干细胞能够更好地为移植需要提供大量的细胞。由于胚胎干细胞可以分化成畸胎瘤或畸胎癌,因此未分化的人胚胎干细胞系不适宜直接给患者使用。临床使用前需要进行分化或其他处理。如何使胚胎干细胞定向分化为心脏所需的移植细胞,植入患者体内后,如何控制它们的生长与发展是目前面临的巨大挑战。研究一套机制控制移植后细胞的分化增殖,避免室壁过度增厚甚至进入循环导致身体其他部位发生肿瘤是解决这一问题的关键。

(三)成体干细胞扩增问题

用自身成体干细胞移植可以避免免疫排斥反应,用于移植的成体干细胞的数量非常有限,这成为制约成体干细胞应用的主要限制因素。导致这一现象的原因是多数成体干细胞在培养皿中生长时不能在未分化状态保持长时间的增殖;当给予特殊培养条件时,成体干细胞可以增殖,但未能定向分化细胞为功能特化的细胞。因此,如何使成体干细胞在体外增殖出足够数量的心肌细胞以满足患者需要是当前需要解决的关键问题。

(四)成体干细胞分化出的心肌细胞与天然心肌细胞存在差距

目前虽有证据证明成体干细胞在一定的诱导条件下可以分化为心肌细胞,但目前尚没有充分证据表明由成体干细胞分化而来的心肌细胞完全具备心肌细胞所应有的特性及功能。许多研究报道了一个成体组织的干细胞在一定条件下可以改变形态,表现出类似其他组织的分化细胞的特征,但与特定组织并不完全相同。骨骼肌干细胞是目前研究的较为热门的一种干细胞,可以作为心肌移植细胞,但它们不易与周围的心肌细胞形成连接达到组织上的一体化,不能很好地整合到心肌组织中并具备心肌细胞所特有的兴奋-收缩耦联功能,不能达到良好的同步收缩,从而影响了移植治疗的效果。目前已经证实,骨骼肌干细胞移植到心脏后分化出的细胞不是真正的心肌细胞,而是能够负担心脏工作的慢收缩细胞。

(五)是否能够在移植区及时建立有效的血供仍存疑问

有效的血供是保证移植细胞成活和发挥功能的有力保证。移植心肌细胞后坏死区的血管是否能真正有效新生和增生,并提供有效灌注尚存在不少困惑。近年来有些研究者在移植心肌细胞的同时,运用基因工程的方法将具有促血管生成作用的生长因子引入心肌组织,以促进缺血心肌组织内血管的生长和侧支循环的形成,建立起“基因桥”。研究较多的是血管内皮生长因子和碱性成纤维细胞生长因子。现阶段采用它们作为治疗的方法需借助基因导入(质粒或腺病毒转染)和重组蛋白两种手段。目前面临的主要问题是:质粒的转染率极低,使其临床价值受到极大的限制;病毒载体容易导致细胞病变,产生完整病毒的危险性;部分病毒蛋白容易引起机体的免疫反应。因此该方法的安全性问题亟待解决。重组蛋白在体内很不稳定,只有很少一部分可以停留在体内，作用慢，限制了血管再生作用时间。

（六）日前尚未明确干细胞治疗心脏病的具体适应证

现有的动物实验模型多数为急性心肌缺血模型，一方面的原因是制备急性心肌缺血模型和观察其状态都较容易；另一方面的原因是急性缺血心肌局部的微环境更有利于干细胞的迁移、增殖和分化。但是，干细胞移植治疗需要相对较长的准备时期，与临床上救治急性心肌缺血患者的实际情况存在矛盾。而对慢性缺血模型及其他心脏疾病模型目前尚无满意的研究。

六、前景展望

干细胞技术取得了日新月异的发展，为干细胞治疗心脏病提供了远大的前景。通过建立干细胞库等方法，可以解决干细胞来源不足的问题；通过基因修饰的方法或者提供自体来源的干细胞，可以克服移植后的免疫排斥问题，为心脏病的个体化治疗提供理论基础。将来也可以预先获取高危患者的细胞并且用有效的方式扩充备用，以减少细胞准备的时间与工作量。通过转染或其他方法插入外源基因，激活细胞的特化分化，结合基因调控技术，使干细胞能够准确移行到心脏受损部位后依患者所需展开再生修复进程，并整合到心脏组织中且像正常成熟心肌细胞一样发挥功能。另外，还可以通过一种称为“治疗性克隆”的手段来克服当前干细胞制备提取不便、扩增不理想、移植后成活率不高和免疫排斥反应等不足。此技术是将移植患者的一个成体细胞核注射至卵细胞中，这个卵细胞因此“受精”（反祖），能够在体外培养至胚泡期。继而，来自于内细胞群的胚胎干细胞可以依靠一定的条件形成所期望的心肌细胞及其他心肌组织细胞类型。其结果是分化的胚胎干细胞与提供成体细胞核的患者的免疫表型相匹配。而且与成体干细胞相比，胚胎干细胞在体外更有无限的增殖能力，通过诱导分化极有可能产生大量特化分化细胞（或心肌细胞）。从供给方法和使用途径上看，心肌细胞移植的治疗费用低于心脏移植，而且移植的方法和途径简单，理论上能尽量趋于完美，使其在治疗效果上等同甚至优于心脏移植。所以，干细胞移植比心脏移植更有发展潜力，结合其他治疗手段，它完全有可能发展成为心脏移植的替代疗法，成为治疗各种终末期心脏病的主要手段。通过医学科学工作者的合作和不懈努力，这一技术有希望在不远的将来造福广大心脏病患者。

（薛梦阳）

第二十八章　心肌缺血耐受保护机制的研究新进展

第一节　缺血预适应及后适应

全球每年有1700万人死于心血管疾病，包括冠心病、急性心肌梗死（acute myocardial infarction，AMI）及心力衰竭等，并且其发病率和死亡率呈逐年上升趋势，特别是发展中国家，已逐渐成为严重的公共卫生问题。临床上一般采用溶栓疗法、经皮冠状动脉介入治疗、冠状动脉旁路移植术等措施恢复冠状动脉血流，使心肌得到再灌注，缩小心肌坏死范围和减轻梗死后心肌重塑，从而降低死亡率、减少再次心肌梗死和心力衰竭的发生。然而，冠状动脉血流恢复的同时常伴有心肌组织损伤加重和严重的炎症反应，即缺血-再灌注损伤（ischemia-reperfusion injury，IRI）。缺血-再灌注损伤除了可以引起心律失常和心肌顿抑，还可引起微血管无复流现象、扩大心肌梗死面积。因此，降低缺血-再灌注损伤是心血管领域研究者关注的焦点。动物实验研究和临床研究发现，心肌缺血-再灌注损伤之前或之后进行短暂的心肌血供中断及再通，可提高后续长时间缺血-再灌注损伤心肌组织的耐受性，减轻心肌组织损伤及功能异常。目前，大量的人力、物力集中于心肌缺血耐受保护机制的研究，主要包括缺血预适应和后适应以及药物预处理和后处理。本节将围绕这两部分内容展开论述。

一、缺血预适应

（一）概述

1986年，Murry及其同事利用犬心肌缺血模型首次阐明了心肌缺血预适应（ischemic preconditioning，IPC）现象，即心肌在遭受一次或多次短暂的缺血-再灌注后，可以在随后较长时间的缺血-再灌注中产生明显的耐受力，即心肌损害减轻，表现为心肌梗死面积减少、心功能改善等。

IPC是一种内源性保护机制，其对心肌的保护效应呈现双相过程，包括早期效应（即经典预适应）和晚期效应（即第二窗口保护作用）。早期效应在IPC处理后迅速出现，可持续2～3小时，其保护机制主要依赖于已存在的信号分子的激活，即心肌保护因子修饰增加；晚期效应发生在IPC后24～72小时，这一阶段的保护效应相对较小但较为持久，其机制是心肌保护因子合成增加。早期效应能够预防心肌梗死，但不能有效改善心肌收缩功能障碍及心肌顿抑程度，而晚期阶段则能抑制心肌缺血-再灌注损伤引起的心肌细胞死亡、保护左心室功能。最近研究发现了IPC保护作用的第三个窗口，即发现冠状动脉微血栓6小时后，其机制和保护作用还有待于进一步阐明。

目前研究认为，IPC比任何已知药物或干预措施均能够更有效地对抗心肌缺血-再灌注损伤。然而，由于临床心肌缺血事件的不可预见性，再加上IPC是一种预处理，需采用开胸的方式实施数次短暂的心肌缺血-再灌注从而诱发IPC效应，不仅延长手术时间，而且反复钳夹血管可能会损伤血管壁组织，因此IPC在临床上的应用受到了一定的限制。

(二)缺血预适应的作用机制

目前,有关IPC信号通路的研究已在不同物种上采用各种方式进行了大量研究,囊括了亚细胞成分、离体心脏灌注细胞、体内实验等多个层次和水平。IPC的信号转导大致可分为3个层次:启动器、细胞内级联反应和效应器。启动器是指缺血过程中心肌细胞、内皮细胞、神经元等合成和分泌的腺苷、缓激肽、前列腺素、NO、阿片类物质、降钙素相关基因肽等内源性保护物质。这些物质作用于细胞膜上的受体,启动细胞内酶级联反应,主要指蛋白激酶类,包括蛋白激酶A(protein kinase A,PKA)、蛋白激酶C(protein kinase C,PKC)、Akt、MAPK、酪氨酸蛋白激酶(protein tyrosine kinase,PTK)等。最终,这些蛋白激酶作用于效应器——线粒体、细胞骨架等亚细胞成分上,从而稳定受损的心肌细胞、避免或减少细胞死亡。目前,关于各信号传导通路之间有无联系、关系如何观点不一,下面主要介绍比较明确的、在心脏保护机制中发挥重要作用的信号通路。

1. 受体介导的信号通路　IPC的作用机制研究始于1991年。Liu等发现G_i蛋白偶联腺苷A_1型受体激活能够触发IPC的保护作用,其机制可能与IPC时短暂缺血引起内源性腺苷释放激活腺苷A_1型受体有关。IPC还可引起其他自分泌物质如缓激肽、阿片肽等的释放。这些自分泌物质与G_i蛋白偶联受体结合后最终作用于相同的靶目标——PKC。应用PKC抑制剂后,IPC引起的腺苷、缓激肽和阿片肽的心肌保护作用明显降低。腺苷受体主要通过磷脂酶类激活PKC;阿片肽受体主要依赖于金属蛋白酶介导的反式激活表皮生长因子受体,最终作用于PI3K;缓激肽也作用于PI3K,但不依赖于表皮生长因子受体。阿片肽和缓激肽PI3K下游信号通路相似:PI3K通过磷脂依赖的激酶引起Akt磷酸化,磷酸化的Akt随后激活内皮一氧化氮合酶产生NO,然后刺激鸟甘酸环化酶产生cGMP,激活PKG。IPC时产生的其他物质如儿茶酚胺类、血管紧张素Ⅱ、内皮素等,均可通过激活PKC发挥作用。

2. ROS　目前一致认为,ROS在IPC的保护性机制中发挥重要作用。早在1988年,Murry等认为ROS信号通路可能参与IPC,这是因为在研究中发现静脉应用自由基清除剂超氧化物歧化酶和催化酶能够部分消除IPC效应。一过性暴露于氧自由基产生系统能够模拟IPC的保护效应。细胞模型中,心肌细胞短时间暴露于氧化剂能够使心肌细胞产生耐受。并且,应用PKC抑制剂能够阻断ROS产生剂的保护效应,相反,直接激活PKC能够模拟IPC的保护效应,并且这种效应不会被ROS清除剂所阻断,提示ROS信号通路在PKC的上游。

ROS主要来源于线粒体,其中线粒体ATP敏感性钾通道(mito-chondrial ATP-sensitive potassium channel,$mitoK_{ATP}$)发挥了重要作用。PKG激活时,线粒体内膜上的$mitoK_{ATP}$开放,K^+顺电化学梯度进入线粒体基质。K^+内流可导致呼吸链驱动的H^+外流。这种由$mitoK_{ATP}$引起的基质碱化可引起复合物Ⅰ和(或)Ⅲ产生大量超氧化物、H_2O_2、羟自由基等。到目前为止,$mitoK_{ATP}$的结构和线粒体产生ROS的机制尚不清楚。

Costa等的研究显示,将分离的线粒体应用外源性的PKG和cGMP进行刺激可导致$mitoK_{ATP}$开放。但是,$mitoK_{ATP}$主要位于线粒体内膜上,无法与胞质中的PKG接触,提示PKG与$mitoK_{ATP}$间需要多个步骤来传递信号。

3. PKC　1994年,Ytrehus等在兔模型上发现PKC抑制剂能够消除IPC的保护作用,这已在多项研究中得到证实。至于哪种PKC亚型介导IPC的保护作用仍然存在争议。研究显示,PKCε可能足够介导这种保护作用。心脏特异性过表达PKCε能够减轻缺血-再灌注损伤。PKCε选择性激活剂和抑制剂分别能够保护和抑制缺血/缺氧或药物预适应。相反,当心脏特异性敲除PKCε,IPC不能有效减小心肌梗死面积。PKCδ在IPC心脏保护中的作用仍然存在争议。

此外，PKC的靶目标仍未完全明确。PKC能够直接或间接调控线粒体膜相关成分如mPTP、mitoK_{ATP}、BAX/BAD和Bcl-1等，这些重要分子或结构决定着心肌细胞的命运。

4. GSK-3β　如上述所述，IPC的终末效应可能通过PKCε来抑制致死性mPTP的形成。mPTP的概念首先由Hunter和Haworth提出。1988年，Crompton的课题组推测mPTP可能参与复氧引起的心肌损伤。尽管目前有许多研究者致力于研究mPTP在心肌保护中的作用，IPC如何抑制mPTP在再灌注期开放至今仍然不十分清楚。

2002年，Murphy等发现，IPC可导致GSK-3β中Ser9发生磷酸化从而抑制其功能，并且应用药物抑制GSK-3β能够模拟IPC引起的心肌梗死面积减少。之后，大量研究提示GSK-3β可能是IPC过程中的一个关键成分。GSK-3β失活能够明显抑制心肌mPTP形成，然而GSK-3β抑制剂对离体线粒体mPTP开放无明显效应，提示参与心肌保护作用的GSK-3β亚基位于线粒体外。

（三）缺血预适应在临床上的应用现状与展望

IPC的保护作用在许多研究中得到了证实。1993年，发表在《柳叶刀》上的一项研究检测了冠状动脉旁路手术中IPC的效果，主要以活检样本中的ATP浓度作为终点事件。该项研究首次证实间歇性夹闭循环系统可以维持心脏中ATP水平，明确了IPC在人心肌中的保护作用。此外，缺血预适应减少梗死面积和左心室重构，潜在地改善患者急性心肌梗死预后效果，还可以显著减少术后室性心律失常的发生。缺血预适应对心脏的保护作用可见于所有研究，无论是在体外或体内、实验或临床，无一例外。临床调查也证实，前驱性心绞痛（心肌梗死前短暂的心绞痛发作）可以减小梗死面积，减轻致命的并发症（如心室颤动和急性心力衰竭）以及改善急性心肌梗死患者的预后效果。目前通过药物预适应替代缺血刺激用于预防缺血-再灌注损伤成为研究热点。选择性和稳定性更强的腺苷A_1受体激动剂、腺苷转运抑制剂、K_{ATP}通道开放剂及α1肾上腺素受体激动剂等将广泛应用于临床。

然而，2014年发表在《欧洲心脏病学杂志》上的一项调查显示，缺血预处理联合缺血后处理并不能改善心脏手术心肌受损程度。这项研究共纳入了1280例需要进行心脏手术的患者。

近几年有学者提出预适应与后适应联合应用可能会产生更好的心肌保护作用，两者可能具有叠加效应，因此可以从不同的角度切入研究心肌保护的手段。无论经典预适应、后适应还是两者联合及药物性处理的干预方式，对缺血心肌的保护各有特点。研究和开发能够模拟预适应（或后适应）的药物或触发预适应（或后适应）保护机制的药物，通过药物激发或模拟机体自身的内源性保护物质或直接激活相关信号通路起到心肌保护作用。以药物替代缺血刺激，能够克服手术缺血损伤的弊端，对于减轻及预防缺血心肌的再灌注损伤，改善ACS患者的心肌存活及长期预后，具有十分重要的意义。如何充分和有效地利用这些干预方式，预防和治疗缺血性心脏病尚有待进一步研究和大量临床实践的证明。

二、缺血后适应

（一）概述

尽管IPC在心肌保护方面发挥了非常重要的作用，但由于临床上难以准确预测患者心肌缺血时间，使得IPC在临床上的应用受到了限制。随着对心肌缺血-再灌注的深入研究发现，再灌注数分钟内的病理生理改变与随后发生的再灌注损伤有着密切联系。基于此，Zhao等于2003年最早提出了缺血后适应（ischemic postconditioning，IPostC）这一概念。他们利用犬心肌缺血模型在再灌注早期对病变血管实施多次、短暂的缺血-再灌注后再充分开通病变血管，可降低心肌梗死面积达30%～40%。此外，IPostC还可减轻缺血心肌的组织水肿和中性粒细胞积聚、改善内皮细胞功能。Zhao等的研究结果强调缺血-再灌注损伤引起的心肌梗死是由缺血引起的损伤和再灌注引起的损伤共同导致的。经过对比发现，IPostC在限制梗死范围与保护缺血后的内皮细胞功能方面与IPC具有相同的效果。与IPC相比，IPostC具有更强的可预测性和临床可控性，是一种具有发展潜力和吸引力的干预措施。

(二)缺血后适应的作用机制

尽管IPC与IPostC可产生相同的保护作用，两者的作用机制并不完全相同：IPC主要体现在心肌对缺血的适应，而IPostC主要体现在心肌对再灌注的适应。目前，有关IPostC发挥其心肌保护作用的机制主要包括被动机制和主动机制。

1. 被动机制 被动机制可分为血流动力学机制和细胞机制。血流动力学机制主要基于Starling假说：采用间断方式的血流灌注能够减少血管渗出物，从而减轻组织水肿和继发性损害。Penna等的研究中采用稳定流量和稳定压力两种形式的冠状动脉灌流来明确IPostC对心脏的保护作用。结果发现，以稳定流量方式进行冠状动脉灌注组IPostC减少心肌梗死面积效应明显好于以稳定压力方式进行冠状动脉灌注。这可能由于稳定流量冠状动脉灌注时毛细血管压增加较少，心肌水肿和继发性损害随之减少，从而增加了IPostC的有效性。

细胞机制主要是指IPostC可减少白细胞对血管内皮的黏附，从而减轻缺血后的炎症反应。

2. 主动机制 主动机制即细胞内机制。与IPC的信号转导大致相同，可分为启动器、细胞内级联反应和效应器3个层次。IPostC触发启动器，经过细胞内级联反应，最终作用于效应器，从而发挥其心肌保护作用。

(1)启动器：腺苷在生物化学方面扮演重要角色。腺苷以ATP或ADP形式进行能量转移或以cAMP形式进行信号传递。IPostC后冠状动脉内腺苷浓度升高，大量的腺苷与细胞表面G蛋白偶联受体结合或激活NO通路发挥其心肌保护作用。Kin等利用离体大鼠心脏模型进行研究发现，IPostC可以抑制腺苷释放，使冠状动脉内腺苷维持较高浓度；此外，IPostC还能够激活腺苷受体。此外，NO、ROS等物质均可作为IPostC细胞内通路中的启动器发挥作用。

(2)细胞内级联反应

1)RISK：Tsang等的研究发现，IPostC能够引起PI3K下游底物如Akt、eNOS等发生磷酸化从而发挥心肌保护作用，而实施IPostC前应用PI3K抑制剂则能够消除IPostC的心肌保护效应。Yang等的研究发现应用ERK1/2抑制剂后，IPostC对离体兔心脏的保护作用消失。

2)PKC：PKC是一组具有单一肽链结构的丝氨酸/苏氨酸蛋白激酶，在细胞信号转导中发挥重要作用。Inagaki等的研究发现，IPostC能够增加对心脏有保护作用的PKCε并降低对心脏有损害作用的PKCδ。然而，IPostC时PKC如何被激活有待于深入研究。

3)Janus激酶/信号转导及转录激活因子(JAK/STAT)：JAK/STAT信号通路是细胞因子信号转导的重要途径。Suleman等的研究证实了再灌注时应用STAT3抑制剂能够消除IPostC的心肌保护作用。然而，JAK/STAT的激活机制及后续信号转导通路还有待于进一步研究。

(3)效应器

1)线粒体ATP敏感性钾通道($mitoK_{ATP}$)：Yang等和Iliodromitis等的研究主要观察了$mitoK_{ATP}$在IPostC中的作用，结果发现应用$mitoK_{ATP}$阻滞剂能够抵消IPostC的心肌保护作用，提示$mitoK_{ATP}$的开放参与了IPostC。

2）mPTP：mPTP 是线粒体内外信息交流的中心枢纽。心肌缺血时，mPTP 处于关闭状态；再灌注时，随着过氧化物的产生和细胞内钙离子积聚，使得线粒体内膜对水和溶质的通透性增加、线粒体肿胀，最终导致细胞死亡。目前认为，mPTP 开放时心肌缺血-再灌注损伤是导致细胞死亡的关键点。Argaud 等在兔心脏在体模型中发现，IPostC 主要通过抑制 mPTP 开放来保护心肌，其机制可能与 PI3K 激活有关。

（三）缺血后适应在临床上的应用与展望

采用 PCI 术开通罪犯血管治疗 AMI 在临床上已经得到广泛应用。众所周知，心肌组织再灌注同时会引起缺血-再灌注损伤，但至今尚无有效措施能够避免这种损伤，因此发掘有效措施预防缺血-再灌注损伤尤为重要。IPostC 于 2004 年首次应用于直接 PCI 的 AMI 患者。该研究在 AMI 患者完全恢复冠状动脉再灌注前给予每次 90 秒的球囊再扩张两次，其间插入 3～5 分钟短暂再灌注。与对照组相比，ST 段抬高程度明显降低，ST 段回落速度更快并且冠状动脉血流速度储备显著改善。随后，Staat 等在 2005 年进行了 IPostC 的首个前瞻性多中心临床研究，得出相似的结果。更为重要的是，Thibault 等的研究发现，IPostC 引起的心肌梗死面积降低可持续至心肌梗死 6 个月后，并且能够明显改善再灌注区域心肌的收缩功能。此外，IPostC 在心外科手术中同样发挥了重要的心肌保护作用。Luo 等在 CABG 手术中发现 IPostC 可以使心肌梗死面积降低达约 50%。

尽管 IPostC 的临床试验很多，试验结果却并不一致。2014 年有关 IPostC 最新一项荟萃分析综合了多项大型研究发现，IPostC 并没有降低心血管不良事件的发生率。因此，IPostC 的心肌保护作用还存在争议。当然，IPostC 心肌保护作用研究结果的不一致在一定程度上可能是由于 IPostC 的最佳时机和实施方法不同造成的，因此还需要通过动物实验和临床试验进行深入探索和验证。此外，IPostC 的影响因素和复杂机制仍需进一步研究。当然，将 IPostC 真正应用到临床工作中还需要解决以下问题：①IPostC 对再灌注损伤其他方面的影响；②方法学和技术方面的问题；③合适的终点事件的选择；④保护作用的时间窗；⑤再灌注治疗的模式；⑥合并症和疗程；⑦IPostC 和药物后适应的相互作用。鉴于我国冠心病患者的发病率呈逐年增长的趋势，如果能在 IPostC 方面取得突破并应用于临床，将会产生重要的社会意义和价值。

三、远隔缺血预适应

（一）概述

许多临床研究和实验研究证实 IPC 和 IPostC 具有明显的心肌保护作用。然而，这两种措施均需要对心脏直接进行干预，并不适用于所有临床情况。因此，远隔缺血适应（remote ischemic conditioning，RIC）作为一种内源性的治疗措施，在保护心脏免受缺血-再灌注损伤中发挥了重要作用。RIC 通过对远离心脏的某一器官或组织实施一次或多次非致死性的缺血-再灌注来发挥心肌保护作用。根据 RIC 在缺血-再灌注损伤过程中的干预时间点不同，可分为 3 种类型：远隔缺血预适应（remote ischemic preconditioning，RIPC），即缺血前实施干预措施；远隔缺血中适应，即缺血开始后实施干预措施；远隔缺血后适应，即再灌注时实施干预措施。本部分将重点阐述 RIPC 相关内容。

1993 年，Przylenk 等发现，将犬冠状动脉左旋支进行短时间的夹闭和再灌注可以明显减少由于冠状动脉左前降支持续闭塞导致的心肌梗死面积，表明冠状动脉左旋支的短暂缺血-再灌注可明显增加前降支区域心肌细胞对缺血的耐受性。RIPC 提出了一种可能性，即通过对机体不太重要的器官进行预适应，可以保护心脏、脑等重要器官免受严重的损伤，具有极大的临床应用价值，因此有关这方面的研究受到越来越多的关注。

尽管不同研究中 RIPC 的具体实施方案有所不同，如缺血-再灌注持续时间、频次、部位等，大量实验表明 RIPC 具有显著的心肌保护效应，主要包括缩小心肌梗死面积、增加心肌血流灌注、降低再灌注心律失常、改善心肌能量代谢等。RIPC 的保护效应分为早期保护作用和延迟保护作用。早期保护作用发生在缺血后 1 ~3 小时，延迟保护作用发生在缺血后 12 ~72 小时。

RIPC 刺激最初实施于不同冠状动脉上。McClanahan 等于 1993 年首次发现，对兔肾动脉实施短时间的缺血-再灌注可明显降低心肌梗死面积。目前，RIPC 刺激实施的部位包括阻塞肠系膜动脉、肠动脉、肝动脉、门静脉等。1997 年，Birnbaum 等开创了肢体缺血预适应，即将止血带以不同压力结扎或捆绑上肢或下肢造成肢体缺血-再灌注从而达到 RIPC 的效果。研究发现，在兔急性冠状动脉阻塞前短暂中断供应后肢骨骼肌的血流能够减少心肌梗死面积达 65%。同年，Oxman 等采用止血带诱导兔后肢缺血 10 分钟，可降低由持续心肌缺血引起的再灌注性心律失常。肢体 RIPC 可以通过应用止血带或直接阻塞股动脉实现，可以有效降低损伤，是应用较多的无创性方法。

（二）远隔缺血预适应的作用机制

远隔器官或组织和靶器官或组织的细胞内信号通路与 IPC 和 IPostC 十分相似，涉及多种信号介质的参与，包括 G 蛋白细胞表面蛋白偶联受体（如腺苷、缓激肽、阿片肽、血管紧张素等）、PKC、ROS、NO、Akt、ERK1/2、p38 MAPK 和 STAT5 等。一般情况下，RIPC 发挥其心肌保护作用的机制可大致分为以下三个层面：①RIPC 刺激引起远隔器官或组织分泌内源性因子，保护靶器官或组织免受损伤；②远隔器官或组织将保护性信号传导到靶器官或组织内，这些保护性信号主要包括血液学、神经机制和（或）全身反应等；③靶器官或组织内产生的保护效应。

1. 神经调节　保护性物质如腺苷、缓激肽等，由于半衰期较短，在远隔脏器局部合成后不能到达心脏发挥保护作用。一些研究应用神经节阻滞剂和降压药能够抑制 RIPC 的保护作用，表明自主神经系统参与这一调节过程；随后，有研究发现切断远隔脏器传出神经可抵消此脏器预处理产生的心肌保护作用。表明神经调节在连接远程适应器官或组织对靶器官或组织的保护效应方面发挥了重要作用。神经通路在参与 RIPC 过程中主要通过调节远程器官或组织释放 CGRP、腺苷、缓激肽等内源性物质，激活局部传入神经，刺激靶器官或组织传出神经，从而发挥其保护作用。

2. 体液调节　血液系统参与将远隔器官或组织的心肌保护信号分子传递至靶器官或组织已得到了证实：来自于缺血预适应心脏的冠状动脉或体循环血液能够保护受体心脏免受缺血-再灌注损伤；远隔预适应器官的再灌注能够将其在局部产生的保护因子通过血液循环传递至靶器官或组织。

腺苷、缓激肽-1、阿片肽、促红细胞生成素、内源性大麻素、血管紧张素-1、前列腺素等内源性物质通过受体和相关信号通路介导了 RIPC 的保护效应。然而，这些来自于远隔组织或器官的内源性物质能否通过血液循环到达损伤的靶器官或组织目前尚不清楚。2009 年，Shimizu 等采用肢体 RIPC 模型证实了心脏保护性体液因子的存在，并且这些保护性体液因子分子量普遍较小。这方面的研究还需要进一步探索。

3. 全身反应　RIPC 能够在翻译后水平或转录水平调节免疫细胞引起全身保护性反应。健康志愿者前臂短暂缺血后，血液芯片结果显示能够引起白细胞发生趋化、黏附、迁移和胞吞现象的促炎基因编码蛋白表达受到抑制。与此相反，抗炎基因如 HSP70 和钙蛋白酶抑制素表达上调。这些基因表达谱改变与白细胞功能变化相关。动物实验研究也发现，肢体 RIPC 后，与细胞保护、生长和代谢、DNA 损伤、氧化还原调节相关的基因上调。并且，Li 等的研究发现小鼠转录因子 NF-κB p105 亚基敲除后，RIPC 引起的延迟心肌保护作用消失，说明基因转录在介导 RIPC 保护效应中的重要作用。

（三）远隔缺血预适应在临床上的应用与展望

Kharbanda 等的临床预实验研究首次证实了在健康志愿者手臂上利用血压计袖带诱导短时间的非致死性的缺血-再灌注进行无创性的 RIPC。大部分有关 RIPC 心肌保护作用的临床研究主要集中于心脏手术、冠状动脉介入术和急性心肌梗死。2006 年，首个临床概念验证研究表明，RIPC 在先天性心脏病儿童心脏矫正手术中发挥了保护性作用，即心脏手术前将血压计袖带置于大腿处给予四个循环的充气（5 分钟）和放气（降至高于收缩压 15mmHg）能够降低围术期心肌梗死的发生、减少强心剂的应用以及降低气道压力。之后，有研究将相似的方法应用在成年患者身上，也达到了良好的心肌保护效果。

然而，部分研究未得到阳性结果，这可能与手术过程中吸入麻醉剂和静脉麻醉剂的应用、静脉应用硝酸酯类药物以及 RIPC 刺激时间不同有关。此外，还与患者自身健康状态和手术类型有关。究竟 RIPC 是否具有心肌保护效应还需要大规模的临床随机对照研究来验证。

RIPC 对心脏缺血-再灌注损伤的保护作用作为一种创新性的治疗措施在临床上开始应用。在上肢或下肢上应用血压计袖带诱导 RIPC 具有无创性、费用低等特点，有助于其在临床上的转化应用。临床上的阳性结果推动 RIPC 诱导的心肌缺血耐受研究从对其现象的观察转向对其机制的深入探讨。然而，仍然有很多问题没有明确，如 RIPC 释放的介质是在远隔器官产生后通过循环系统运送至心脏还是通过激活神经传导通路、反射性地引起心脏局部释放保护性物质从而产生心肌缺血耐受尚不得而知。由于 RIPC 的临床易操作性，进一步探讨其细胞和分子机制不仅对阐明内源性保护机制具有重要的理论意义，而且具有重要的临床价值。

（袁秋环　刘宝山）

第二节　药物预处理及后处理

一、药物预处理及后处理概述

大量研究已经证明，缺血预适应（ischemic preconditioning，IPC）和后适应（ischemic postconditioning，IPostC）可以很好地保护心肌对抗缺血-再灌注损伤（ischemic-reperfusion injury，IRI）。IPC 和 IPostC 现象的发现及对其机制的研究为人类研究作用于有效靶位的新药提供了思路，之后人们相继发现一些药物像吸入麻醉药物、阿片类药物、他汀类药物及血管紧张素转换酶抑制剂和血管紧张素受体阻断剂等进行预处理和后处理也具有同样的心肌保护作用，叫做药物预处理（pharmaceuticals preconditioning，PPC）和药物后处理（pharmaceuticals postconditioning，PPostC）。而且与 IPC 和 IPostC 相比，PPC 和 PPostC 在实践中方便、易控、安全。

PPC 即通过药物激发或模拟内源性保护物质而呈现出与 IPC 相似的心肌保护作用。PPC 对心脏的保护作用与 IPC 一样可以分为早期保护时相和延迟性保护时相，前者一般持续 30 分钟～2 小时，后者一般在早期时相过后 12～24 小时重新出现，这一时相可以持续数天。

PPostC 是指经过长时间缺血后，于再灌注前或再灌注开始的几分钟内用药，通过药物干预来减轻脏器的再灌注损伤。它是对 IPostC 一种更深入的研究，具有可预测性、可控性、操作方便的特点，因此在治疗心肌缺血-再灌注损伤方面具有较好的应用前景。

目前,研究者们在细胞和动物实验中发现多种药物具有 PPC 或 PPostC 效应,而且某些药物的心肌保护效应在临床研究中也得到证实。本节旨在对近年来 PPC 与 PPostC 的心肌保护作用及机制进行综述。

二、吸入麻醉药预处理及后处理

(一)吸入麻醉药预处理

吸入麻醉药预处理(volatile anesthetic preconditioning,APC),即在心肌缺血和再灌注之前使用吸入性麻醉药,激活相应的信号通路,从而产生保护作用。

1. 吸入麻醉药预处理心肌保护作用机制

(1)调节心肌氧供需平衡和冠状动脉灌注:吸入麻醉药可以剂量依赖性抑制心肌收缩,降低心率和血压以减轻心脏负荷,从而减少了心肌对氧供的需求,有利于心肌缺血时的氧供需平衡。另外,吸入麻醉药可适度调节冠状动脉灌注,Navalija 等的研究证实七氟烷预处理可以增加冠状动脉血流量和 NO 的释放,促进缺血-再灌注损伤后心肌功能恢复。

(2)调节凋亡与自噬:Lu X 等研究发现,七氟烷预处理可使 Bcl-2/Bax 比例升高,从而抑制 mPTP 的开放和细胞色素 C 等物质的释放,抑制凋亡。Wang 等的研究也发现,NF-κB 和 Bcl-2 在七氟烷预处理期间表达上调,继而降低炎性蛋白细胞黏附分子 1 和 TNF-α 表达,最终减少缺血-再灌注损伤后 caspase-3 表达和心肌细胞凋亡。近年的研究发现,APC 可以调节心肌缺血-再灌注损伤引起的心肌细胞自噬。Qiao 等在大鼠在体七氟烷对缺血-再灌注损伤心肌延迟性保护作用研究中发现,七氟烷预处理对大鼠缺血-再灌注心肌的延迟性保护作用可能是通过上调缺血前自噬水平产生的。Mayumi 等研究也发现,七氟烷上调了心肌自噬水平,从而对离体豚鼠心脏氧化应激产生保护作用。

(3)抑制炎症反应:研究表明,七氟烷预处理可抑制由中性粒细胞介导的炎症反应。机制可能如下:一方面,七氟烷预处理能够抑制 IL-1、IL-6 和 IL-8 等的产生,改变抗炎细胞因子的平衡,并减少 TNF-α、细胞间黏附分子-1 的表达;另一方面,七氟烷预处理能够减少缺血-再灌注损伤期间 NF-κB 活化,发挥抑制炎症反应作用。

2. 吸入麻醉药预处理心肌保护作用的信号通路研究　吸入麻醉药预处理心肌保护作用的信号通路机制尚未完全阐明,与 IPC 相似,吸入麻醉药预处理信号通路也包括启动器-细胞内级联反应-效应器 3 个环节。

(1)ROS:现已证实少量的 ROS 可能在缺血时发挥有益的作用。Sedlie F. 等发现,ROS 清除剂可以抵消七氟烷或地氟烷的心肌保护作用并削弱七氟烷预处理引起的线粒体解偶联。研究证明七氟烷可通过上调 ROS 激活 AMPK,进而调节自噬发挥心肌保护作用,表明七氟烷的心肌保护效应可能是通过 ROS 引发下游的一系列信号传导而产生的。Song 等发现,过度饮食导致的肥胖抑制了七氟烷诱导的 ROS 的生成,从而削弱了 ROS 对 AMPK 的磷酸化作用,最终消除了七氟烷预处理心肌保护效应。

(2)腺苷:Ismaeil M S 等发现非选择性腺苷受体拮抗药可以抵消异氟烷对兔心肌的保护作用,而选择性 A_1 受体拮抗药可以部分削弱异氟烷对犬心肌的保护作用。这些研究说明吸入麻醉药可能激活腺苷受体或者增加腺苷受体的敏感性,从而产生心肌保护作用。

(3)G 蛋白:研究证明吸入麻醉药的心肌保护作用是通过激活 G 蛋白偶联受体途径产生的,而这一途径同麻醉药作用于线粒体生成少量 ROS 的信号途径是并行或互补的。Toller 等发现,G_i 蛋白抑制剂百日咳毒素能阻断异氟烷的心肌保护效应,而百日咳毒素对 K_{ATP} 开放剂尼可地尔的心肌保护作用没有影响。上述结果说明 G_i 蛋白激活可能是异氟烷预处理激活 K_{ATP} 的上游信号通路。

(4)PKC:吸入性麻醉药可通过诱导 PKC 亚型易位来激活 PKC 相关信号通路,随后选择性地引起线粒体 ATP 敏感的钾通道(mitoK_{ATP})的开放发挥心肌保护作用。Okusa 等的研究指出,七氟烷预处理在急性记忆阶段的心肌保护与 PKC-α 和 PKC-ε 的易位有关。非选择性 PKC 拮抗剂白屈莱赤(ehelerythrine)可以抵消异氟烷预处理增加心肌 mitoK_{ATP}活性和抗缺血效应,亦能抵消七氟烷预处理增强乙醇诱导的心肌预处理作用。此外,Kabir A. M. 等发现 ROS 产生心肌保护效应依赖于 PKC-ε 的激活,而使用 ROS 清除剂后能明显减少 PKC-α 易位并抑制心肌收缩力的恢复。因此,在七氟烷预处理心肌保护信号传导途径中,ROS 很可能是 PKC 的上游调控因子。

(5)K_{ATP}通道:大量研究支持 K_{ATP}是预处理信号传导通路的最终效应因子。吸入麻醉药通过刺激 K_{ATP}通道开放而发挥心肌保护作用已经在大鼠、犬、人心肌缺血模型上得到证实。有学者认为七氟烷预处理引起 mitoK_{ATP}通道开放的机制是通过激活细胞膜上的 G 蛋白偶联受体和细胞内的 PKC 信号通路,通过促进 PKC-δ 转位于线粒体内膜而使 mitoK_{ATP}通道开放。但也有研究者认为七氟烷具有脂溶性,可以自由通过细胞膜和线粒体膜,直接作用于 mitoK_{ATP}通道促进其开放。还有一种观点,七氟烷能通过抑制线粒体的电子传递链从而生成 ROS,通过 ROS 来促进 mitoK_{ATP}通道的开放。mitoK_{ATP}通道开放以后,可能通过以下机制产生心肌保护作用:减少 ROS 的生成,稳定线粒体 $\Delta\psi m$,调节线粒体基质的容积,减轻线粒体钙超载及抑制 mPTP 的开放等。

(6)线粒体通透性转换孔(mitochondrial permeablity transition pore,mPTP):Onishi 等发现,七氟烷预处理可提高导致 mPTP 开放的 Ca^{2+} 阈值和减少心肌梗死面积,而此种作用却被 P13K-Akt 抑制剂 LY294002 所抵消,说明七氟烷预处理的心肌保护作用可能受到 P13K/Akt/GSK3β 信号通路的调节。该研究小组后续的研究证实七氟烷预处理可加强乙醇预处理产生的心肌保护作用,而此种作用也是通过提高 GSK3β 磷酸化、抑制 mPTP 的开放实现的。由此得出,吸入麻醉药预处理可能通过 PI3K/Akt/GSK3β 信号通路磷酸化 GSK3β,从而抑制 mPTP 开放,起到心肌保护作用。

(7)其他信号分子:如 NO、COX-2、ALDH2、CX43 等也可能参与了吸入麻醉药预处理心肌保护信号转导过程。

(二)吸入麻醉药后处理

近年来研究发现心肌缺血-再灌注即刻或早期给予吸入麻醉药可发挥心肌保护效应,包括减少缺血后心肌梗死面积、减少心肌细胞凋亡、减轻心律失常及改善心肌功能障碍等,称为吸入麻醉药后处理(anesthetics-induced postconditioning,A-PostC)。

1. A-PostC 心肌保护作用特点　A-PostC 诱导的心肌保护作用与后处理实施的时间、方法、吸入麻醉药的浓度及实验动物模型等因素有关。Smul 等在兔在体缺血-再灌注模型中发现,于缺血前给予 1.0MAC 地氟烷预处理或于再灌注开始给予地氟烷后处理均可明显减少心肌梗死面积,而缺血期给予地氟烷则无心肌保护作用,且地氟烷预处理和地氟烷后处理联合应用保护作用没有增强。Chen 等也证实七氟烷后处理对缺血-再灌注损伤的保护作用随缺血持续时间延长减弱,在缺血 60 分钟后消失。Chiari 等在兔在体心模型上发现,3 个循环 20 秒 I-PostC或在缺血末 3 分钟再灌注初 2 分钟给予 1.0MAC 异氟烷均能显著减少心肌梗死面积,而 10 秒 I-postC 或0.5MAC 异氟烷后处理却无此作用,但把 10 秒 I-PostC 和0.5MAC 异氟烷后处理联合应用保护心肌的作用较为明显。Grishin AV 等比较了不同浓度七氟烷对猪心肌缺血-再灌注损伤的后处理心肌保护效应,发现2%的七氟烷吸入浓度后处理心肌保护效应最强,再增加吸入浓度并不能使其心肌保护作用增强。吸入麻醉药后处理在健康动物心肌缺血-再灌注损伤模型的心肌保护作用得到了证实,但在老年或患有糖尿病的动物模型上却没有看到有效的心肌保护效应。

2. A-PostC 心肌保护作用机制 A-PostC 的确切机制尚未阐明,其心肌保护作用可能涉及以下几个方面。

(1)ROS 与钙超载:ROS 在 A-PostC 中可能起着触发剂的作用,Tsutsumi 等在鼠在体心脏和离体心肌细胞模型中证实,在后处理开始前 10 分钟给予 ROS 清除剂 MPG 可以取消异氟烷后处理产生的心肌保护作用,而在后处理开始后 10 分钟给予 ROS 清除剂 MPG 则无此作用。Deyhimy 等证实七氟烷后处理可以显著降低细胞内 Ca^{2+} 浓度而减轻心肌缺血-再灌注损伤。

(2)增强 NO 的心肌保护作用:研究发现,NO 介导了异氟烷、七氟烷及地氟烷后处理的心肌保护作用。进一步研究证实此种作用可能是通过激活 PI3K-PKB/Akt 途径介导的。

(3)激活 RISK 途径:研究显示,异氟烷、地氟烷或七氟烷后处理时加入 PI3K 特异性抑制剂可以抵消它们的后处理作用。同样,ERK1/2 的抑制剂 PD098059 也可取消异氟烷、七氟烷或地氟烷的后处理效应。从而证实吸入麻醉药的后处理通过激活 RISK 途径发挥其心肌保护效应。

(4)激活 $mitoK_{ATP}$:Krolikowski 等发现异氟烷后处理是依赖激活 $mitoK_{ATP}$ 途径进而阻断 mPTP 的开放发挥心肌保护作用的。Obal 等也证实七氟烷的后处理效应与 $mitoK_{ATP}$ 有关。关于 $sarcK_{ATP}$ 在 A-postC 中是否起作用以及 A-postC 诱导 $mitoK_{ATP}$ 开放的确切机制仍需探讨。

(5)mPTP:多项研究证实了 A-postC 可以抑制 mPTP 的开放,并发现 PKB/Akt-GSK3β 途径、Bcl-2 和 P53 可能参与了 A-postC 抑制 mPTP 开放的过程,但它们之间是否存在联系以及有无其他信号转导通路参与其中有待进一步的研究。

(6)β 肾上腺素受体:Lange 等研究提示 β 肾上腺素信号转导通路可能在地氟烷后处理心肌保护中发挥着双向调节的作用。阻断 $β_2$ 肾上腺素受体或钙离子/钙调素依赖蛋白激酶 Ò(Ca^{2+}/calmodulin-depend-entprotein kinaseÒ, CaMKÒ)可以消除地氟烷后处理的心肌保护作用。而再灌注时给予 $β_1$ 肾上腺素受体阻断剂艾司洛尔或 PKA 抑制剂 H-83 对地氟烷后处理的心肌保护作用没有影响。CaMKÒ 与 PKA 均是细胞内 β 肾上腺素信号转导通路的组成部分。

(7)其他机制:Stumpner J 等也发现七氟烷后处理通过 COX-2 而不是 COX-1 发挥心肌保护效应。阻断 COX-2 可取消七氟烷后处理效应,阻断 COX-1 则不能。Yan L 等对乳化异氟烷的研究发现,乳化异氟烷后处理至少部分是通过激活 JAK-STAT 信号通路发挥作用。Lemoine 等的研究提示,PKC 及 p38MAPK 的激活均参与了地氟烷后处理的心肌保护作用。

(三)吸入麻醉药心肌保护的临床研究

1. 吸入麻醉药对 CABG 患者心肌保护作用 吸入麻醉药的临床研究涉及预处理方案或全程给药方案。2003 年 De Hert 等首次发表了具有真正意义的关于吸入麻醉药心肌保护的临床研究。发现与接受全凭静脉麻醉(total intravenous anesthesia, TIVA)的体外循环 CABG 患者相比,接受七氟烷麻醉的患者结束体外循环后心肌功能恢复较好且术后 cTnI 浓度降低。另外,他们还发现吸入麻醉患者较静脉麻醉患者 ICU 停留时间和总住院时间更短,需要长时间使用正性肌力药物辅助的患者比率低及 cTnI 浓度更低。其他关于 CABG 的研究得出了类似的结论。

以下几项荟萃分析支持吸入麻醉药对CABG患者的心肌保护作用。一项对体外循环下CABG的Meta分析研究表明,使用吸入麻醉药的患者术后cTnT的浓度降低、心输出量增加、机械通气的时间及住院时间缩短;但并没有发现围术期心肌梗死的发生率和死亡率存在明显的差异。另一项Meta分析比较了超过34 000例CABG中使用吸入麻醉和全凭静脉麻醉的患者,结果显示采用吸入麻醉的患者30天内的死亡率较低。此外,其研究结果还显示长时间使用吸入麻醉药与低死亡率存在相关性。

不同的吸入麻醉药或吸入麻醉药的吸入浓度和时间产生的心肌保护可能也存在差异。与1% ~2%的异氟烷相比,2% ~4%的七氟烷降低CABG患者心肌损伤标志物更明显。Wang J等比较了不同浓度七氟烷吸入对行CABG患者的心肌保护作用,发现1.0MAC七氟烷吸入可明显降低术后患者血浆cTnI浓度,0.75MAC没有明显作用,与1.0MAC相比,1.5MAC没有引起cTnI浓度的进一步降低。Lange M等的研究也发现,间断吸入地氟烷比持续给予保护作用更强,进一步增加浓度或延长时间并不能增强其保护效应。所以,有专家提出了吸入麻醉药的心肌保护作用可能存在封顶效应,需要进一步研究。

2. 吸入麻醉药对非CABG心脏手术患者心肌保护作用　Singh等比较了异氟烷、七氟烷和地氟烷预处理在小儿室缺修补术中的心肌保护作用。与对照组相比,在心肺转流开始后给予1.0MAC上述吸入麻醉药预处理5分钟,术后6小时、24小时血浆CK-MB浓度明显降低,正性肌力药物支持时间、机械通气和ICU停留时间明显缩短,而三组间的数据没有明显差异。一项主动脉瓣手术的研究得出相近的结果,而二尖瓣手术情况似乎更为复杂。一项研究提示单纯二尖瓣手术,使用地氟烷预处理并不能降低术后肌钙蛋白的水平,而二尖瓣复合冠状动脉旁路移植术患者,应用地氟烷后减少了心肌损伤。Bignami等发现患有冠状动脉疾病的患者进行二尖瓣手术时,应用七氟烷没有降低心肌肌钙蛋白释放。Kortekaas等的研究也发现,与传统的七氟烷给药方式相比,七氟烷心肌内给药虽然明显减轻二尖瓣修补术患者心肺转流术后全身炎症反应,但是术后cTnT、CK和CK-MB等心肌细胞损伤标志物并没有降低。在对大血管手术的研究中,也没有发现吸入麻醉具有更好的心肌保护作用。在最近的一项多中心、随机平行研究中,研究者观察了200例行高风险心脏手术(联合瓣膜置换和冠状动脉旁路移植术)的患者,结果发现与全凭静脉麻醉相比,七氟烷并没有降低患者的ICU停留时间和病死率。这些研究提示吸入麻醉药的心肌保护作用可能和特定的临床状态有关,仍需进一步探讨。

3. 吸入麻醉药对围术期心肌缺血高风险的非心脏手术患者心肌保护作用　从病理生理的角度来看,吸入麻醉药的心脏保护作用对于围术期心肌缺血高风险的非心脏手术患者也有益,但相应的临床证据少。Lurati等研究发现,与丙泊酚相比,七氟烷没有减少高风险非心脏手术患者心肌缺血发生率。两组术后NT-proBNP释放、1年后心血管不良事件发生率未出现差异。Zangrillo A等得出了相似的结果,与全凭静脉麻醉相比,吸入麻醉药七氟烷并没有降低非心脏手术患者cTnI释放,产生心肌保护作用。一项纳入6129例接受非心脏手术患者的Meta分析,并没有显示出七氟烷或地氟烷麻醉比丙泊酚更有优势。事实上,心肌保护的程度依赖于临床上心肌缺血发生的程度,而临床上非心脏手术患者围术期心肌缺血程度和持续时间个体差异非常大,可能掩盖了吸入麻醉药的心肌保护作用。尽管如此,由于吸入麻醉药对心脏的有益影响,美国心脏病协会推荐存在心肌梗死高风险的非心脏手术患者术中使用吸入麻醉维持。

大量的动物和细胞研究证实,APC可以保护可逆的、甚至不可逆的心肌缺血后的损伤。

但是,临床上无论何种 APC 方案的心肌保护作用并不像在动物实验所取得的效果那样明显。此现象的可能原因有:在实验研究中,预处理时间和缺血时间都遵循标准研究方案,而临床研究中,总缺血时间并不确切,在观察时间点以前可能就存在缺血可能;另外,临床上很多因素影响了吸入麻醉药的心脏保护作用,例如围术期使用 β 受体阻滞剂、降糖药、抑肽酶等,均可降低甚至取消吸入麻醉药的预处理作用。

(四)存在问题与展望

对于吸入麻醉药心肌保护作用的研究已有 30 多年的历史,大量的研究结果证明了 APC 的心肌保护作用及其临床意义,但还有很多问题值得深入研究:①吸入麻醉药心肌保护作用的机制还没有完全阐明;②各种吸入麻醉药心肌保护作用的程度是否存在差异;③吸入麻醉药的最佳给药时机、药物浓度及药物持续时间;④吸入麻醉药在心血管手术中的最佳使用方案;⑤存在围术期心肌梗死风险的非心脏手术中,应用吸入麻醉药的有效性还有待进一步的证实;⑥各种因素对吸入麻醉药心肌保护作用的影响。

三、阿片类药物预处理及后处理

(一)阿片类药物预处理及后处理的生理基础

阿片类受体(opioid receptors)是 G 蛋白偶联受体(G protein-coupled receptors,GPCRs)超家族的一员,参与镇痛、抑制肠胃蠕动、呼吸抑制、心肌保护、免疫反应等多种生理活动。目前认为阿片受体主要有 4 类:κ 阿片受体(kappa opioid receptor,KOR)、δ 阿片受体(delta opioid receptor,DOR)、μ 阿片受体(mu opioid receptor,MOR)和阿片样受体-1(opioid receptor like-1,ORL-1;又称 orphanin receptor 孤啡肽受体/nociceptin receptor 痛敏素受体),各类受体又有不同的亚型。目前研究证实,人体心肌细胞上 κ、δ 及 μ 受体均有分布,Bell 等实验证实人体心房肌细胞中以 κ、δ 受体居多,Sobanski 等利用免疫组织化学法观察到心肌细胞上 κ 受体免疫反应性占主导地位。激活中枢或心脏阿片受体可保护心肌抵抗缺血损伤,而 κ、δ 及 μ 受体可能均参与了此项作用。

1. δ 阿片受体　大多数关于阿片受体及其激动剂对心肌保护的研究均表明此种保护作用主要与激动 δ 阿片受体有关。

2. κ 阿片受体　目前关于 κ 阿片受体参与阿片类预处理的认识仍有分歧。有的学者认为激活 κ 阿片受体除了产生与激活 δ 受体相似的保护作用外,还能明显降低再灌注心律失常的发生率,并可通过抑制 TLR4/NF-κB 信号调节炎症反应。但是也有研究报道激活 κ 阿片受体能加剧心肌缺血损伤,内源性 κ 阿片受体肽(如强啡肽)能降低大鼠心室功能,且在体和离体缺血大鼠心脏模型均表现出可致心律失常作用。所以有学者提出 κ 阿片受体具有抗心律失常和致心律失常的双相作用,在一定浓度范围内采用 U50488H 激活 κ 阿片受体可呈剂量依赖性地产生抗心律失常作用,但当 U50488H 大于某一浓度时,则可能增加心律失常的发生。

3. μ 阿片受体　目前已证实人体心肌细胞上存在 μ 阿片受体,但是,尚缺乏直接激活心肌细胞上 μ 阿片受体发挥心肌保护作用的证据。有学者认为 μ 阿片受体激动剂可能通过外周及中枢阿片受体介导心肌保护作用。

(二)阿片类药物预处理

1995 年,Schultz 首次报道了阿片类物质参与 IPC,随后更多的研究证实阿片类物质能够模拟 IPC 产生心肌保护作用。

1. 阿片类药物预处理的心肌保护作用　阿片类物质到达心肌组织后,与心肌细胞的相应阿片受体结合,发挥预处理作用,产生缩小心肌梗死范围、减少心律失常发生和减轻心肌顿抑、改善心功能的作用。

(1)缩小心肌梗死面积:在 1996 年 Schultz 等首次发现吗啡预处理能加强离体鼠心脏的缺血后机械功能,减少心肌梗死面积。进一步研究证实 δ 受体激动剂 TAN-67 能够模拟 IPC 保护心脏,缩小麻醉大鼠缺血后心肌坏死面积,δ 受体拮抗剂 BNTX 可对抗 TAN-67 的保护作用。TAN-67 对 δ 受体亲和力比 μ 受体高 2070 倍,比 κ 受体高 1600 倍。上述实验有力证实阿片类物质能够减小缺血后心肌梗死面积,并且此作用主要是由 δ 受体介导的。

(2)减少心律失常:研究发现,在大鼠心肌缺血-再灌注损伤模型中,激动 κ 受体可明显降低室性期前收缩、室性心动过速和室颤等心律失常的发生率和持续时间,这些作用可被 κ 受体选择性阻断剂所阻断。其机制可能与防止心肌细胞内钙超载及通过抑制 β 肾上腺素受体通路使心肌细胞间 Cx43 的磷酸化形式(活性形式)表达升高并使其分布趋于恢复正常有关。

(3)抗炎症反应:Lin 等发现 κ 阿片受体特异性激动剂 U50488H 可明显降低 TLR4 和 NF-κB 的激活,同时髓过氧化物酶水平、血浆和心肌 TNF-α 表达水平、心肌梗死面积和心肌细胞凋亡均降低。在培养的人脐静脉内皮细胞,激动 κ 受体可有效地抑制 AngⅡ诱导的致炎细胞因子 IL-6 和 IL-8 的增加。在大鼠心肌缺血-再灌注损伤模型中,激动 κ 受体还可通过激活 PI3K-Akt-eNOS 途径抑制心肌缺血-再灌注损伤时 TNF-α 的产生,并可抑制 ICAM-1 和 P-selectin 的表达水平,从而抑制白细胞黏附和迁移,发挥抗炎作用,这一作用可被 κ 受体特异性阻断剂所阻断。

2. 阿片类药物预处理的心肌保护信号通路机制　目前认为阿片类药物预处理的心肌保护作用包括早期(1～2 小时)与晚期延迟相(24～72 小时)两个阶段,主线路是通过触发点(心肌细胞膜上阿片受体)介导作用于 G_i/G_o 蛋白,激活偶联的 PKC、MAPK、PTK 等中介因子,再进一步将信号转导作用于效应物质如细胞保护蛋白、mitoK_{ATP}通道等。

(1)诱导 K_{ATP}通道的开放:Schultz 等应用 K_{ATP}通道阻滞剂格列本脲预处理 30 分钟可取消吗啡等阿片受体药物模拟 IPC 的心肌保护作用。Kevelaitis 等也发现 δ 受体激动剂 DADLE 的心肌保护作用可被 K_{ATP}通道阻滞剂所阻断。以上实验结果提示阿片类物质通过诱导 K_{ATP}通道的开放参与心肌保护过程。值得注意的是,mitoK_{ATP}通道既是 p38MAPK、诱导型一氧化氮合酶、COX-2 等的上游触发因子,又是 IPC 晚期延迟相的效应因子。而 sarcoK_{ATP}通道仅是晚期延迟相保护作用的触发因子。这两种通道的作用均为减轻细胞内的 Ca^{2+} 超载。

(2)激活 $G_{i/o}$蛋白:阿片受体属于 G 蛋白偶联受体家族,其信号传导主要是 $G_{i/o}$蛋白。1996 年 Schultz 等证实 δ 阿片受体对大鼠心脏的保护作用是由 PTX 敏感的 G_i蛋白介导。阿片受体与 $G_{i/o}$蛋白结合后,抑制 β-肾上腺受体与 G 蛋白结合,减少细胞内 cAMP 生成,抑制细胞外 Ca^{2+} 内流,减少 Ca^{2+} 超载的发生,达到 IPC 效应。

(3)激活 PKC:许多研究证实,PKC 抑制剂能消除阿片样物质的预处理作用。Miki 等应用吗啡预处理离体兔心脏可显著缩小心脏梗死范围,一定浓度的 PKC 阻断剂 chelerythine 则可取消该效应。Tet-suji Miura 等也同样发现,PKC 抑制剂可降低 δ 受体激动剂缩小大鼠再灌注心肌梗死面积的作用。Zhang 等的研究也证明 PKC 的激活参与了瑞芬太尼 IPC 的心肌保护作用。

(4)激活 MAPK:在 IPC 的研究中发现,p38MAPK 既是启动器又是介导因子,但其在吗啡和瑞芬太尼预处理中仅作为介导因子。随后的研究发现 c-Jun 氨基末端激酶(JNK)介导了瑞芬太尼预处理心肌保护作用。

所以,阿片类药物的心肌保护作用可能是其通过心脏上的阿片受体激活 G 蛋白,后者激活 PKC,从而活化了 MAPK 家系成员(p38MAPK 和 JNK 等)将细胞外的信号转导至细胞内和核内,作用于 K_{ATP}通道并引起生物学效应,对心肌缺血-再灌注损伤产生保护作用。

随着研究的不断深入,越来越多的信号分子已被证明与阿片类物质的心肌保护作用机制有关。如对早期机制的研究发现,阿片类物质预处理还能通过腺苷酸环化酶、NO 途径及氧自由基途径产生作用。而阿片类物质预处理的晚期延迟相保护效应可诱导多种保护因子的生成,如热休克蛋白家族、NF-κB、COX-2、iNOS、锰超氧化物歧化酶以及细胞因子、趋化因子、抗凋亡因子等。此外,阿片受体和其他受体如肾上腺素受体、腺苷受体间的相互作用,均被证明在阿片类物质的心肌保护作用中发挥着重要作用。总之,阿片类物质预处理最终保护机制尚未完全明确,有待继续研究。

(三)阿片类药物后处理

1. 阿片类药物后处理的心肌保护作用　实验研究提示,当心肌缺血缺氧时,心脏就会合成和释放脑啡肽(δ-受体激动剂)和强啡肽(κ-受体激动剂),激活心肌上的阿片受体,启动内源性保护机制,减少心肌细胞死亡。在大鼠心脏在体实验中,用非选择性阿片受体拮抗剂纳洛酮或高选择性 δ 阿片受体拮抗剂纳曲吲哚可以减弱后处理所产生的心肌保护作用。所以,内源性阿片类物质参与了后处理介导的心肌保护效应。

近年来的研究发现阿片类药物后处理具有明显的抗心肌缺血-再灌注损伤效应,主要表现在减少心肌梗死面积及心肌细胞凋亡、改善缺血后心脏功能及降低心律失常等。

2. 阿片类药物后处理心肌保护作用机制　阿片类药物后处理机制尚在探讨中,可能涉及以下几个方面:降低氧化损伤、减轻钙超载、激活 RISK 途径、诱导 K_{ATP}通道开发及抑制 mPTP 开放等。

(1)降低氧化损伤:Gong 等在探讨吗啡后处理对兔心肌缺血-再灌注损伤保护作用的潜在机制时,发现缺血后处理组和吗啡后处理组在再灌注期间血浆 MDA 含量均显著低于缺血-再灌注组,SOD 活性显著高于缺血-再灌注组,但两个后处理组之间无差异。说明吗啡后处理具有有效的保护兔缺血-再灌注损伤心肌的作用,机制可能与减少氧自由基和抗氧化活性的增加有关。同样,有学者研究发现,舒芬太尼后处理能使 SOD 活性明显升高,MDA 浓度明显降低,减少氧自由基产生,抑制再灌注后心肌组织脂质过氧化。

(2)激活 RISK 途径:研究证实,阿片类药物可以通过 RISK 途径发挥其后处理效应。PI3K 阻断剂可以完全消除吗啡后处理抗心肌细胞凋亡作用,明显抑制吗啡后处理诱导的磷酸化 Akt 表达增加和心肌保护效应。Gross 等发现,芬太尼可以通过激活 δ 阿片受体进而激活 PI3K 信号通路产生心肌保护效应。

(3)诱导 K_{ATP}的开放:有学者研究表明,当于再灌注即刻给予选择性 mitoK_{ATP}阻断剂 5-HD 时,可部分阻断吗啡的后处理效应。也报道了 5-HD 可部分逆转瑞芬太尼后处理的心肌保护作用。上述研究证实了 mitoK_{ATP}的开放参与了阿片类药物后处理心肌保护作用。

(4)抑制 mPTP 开放:Fuardo 等在对体外培养人类心肌细胞缺氧复氧的研究中发现,在复氧早期应用吗啡可产生细胞保护作用,而且至少部分是通过抑制 mPTP 的开放实现的。在离体大鼠心肌缺血-再灌注模型的研究也发现,吗啡后处理可有效降低心肌梗死面积,其后处理效应是通过激活 δ-OR,尤其 δ(1)-OR,抑制 mPTP 开放实现的。

另外,阿片类药物后处理信号通路可能还涉及 PKC、GSK3β 及 NO 等。

（四）临床常用阿片类药物的心肌保护作用

阿片类物质具有强大的中枢镇痛作用，在临床上应用非常广泛，尤其是围术期，可作为术前用药、麻醉辅助用药以及用于术后镇痛和其他疼痛治疗。研究表明，吗啡、芬太尼、舒芬太尼、瑞芬太尼和阿芬太尼预处理对心肌均有保护作用。

1. 吗啡　在体、离体及细胞水平的模型均能观察到吗啡预处理的心肌保护作用。1997 年 Schultz 等在开胸大鼠的心肌梗死模型研究中发现，在心肌缺血-再灌注前注射吗啡能减小心肌缺血梗死面积。纳洛酮或格列本脲能阻断吗啡的保护作用，预处理前给予 δ 受体拮抗剂亦能消除吗啡预处理保护作用。Peart 等在离体大鼠的心肌梗死模型研究中发现，经过吗啡预处理的心肌有明显的抗缺血-再灌注损伤的作用，表现为心肌收缩功能改善以及梗死面积的缩小，而 δ 阿片受体阻滞剂能拮抗其心肌保护作用。除静脉注射外，吗啡鞘内注射也同样具有减少心肌梗死面积，减轻缺血-再灌注损伤的作用。另外，吗啡还具有延迟的保护作用。其心脏保护机制涉及线粒体 K_{ATP} 通道、自由基、G 蛋白、NOS 以及 NF-κB 等。Zhang 等在对法洛四联症矫正术患儿的研究中也发现，吗啡后处理组患儿 cTnI 水平较低，LVEF 和 CO 更高，带管时间和 ICU 停留时间更短。

2. 芬太尼　芬太尼对于 μ 受体具有很强的亲和力，同时也作用于 κ、δ 受体。早期研究认为，芬太尼是通过减少心肌机械做功而发挥保护缺血心肌的作用。之后，国外研究发现芬太尼预处理能增强大鼠缺血-再灌注心肌的功能，而阿片受体阻断药纳洛酮、腺苷 A_1 受体阻滞剂 DPCPX 可削弱这种作用。有学者研究发现术前给予芬太尼对全身麻醉体外循环下心脏瓣膜置换术的患者具有延迟预处理心肌保护作用。其心肌保护机制可能为：①激动 δ 受体与 G 蛋白偶联激活 PKC，使线粒体膜 K_{ATP} 通道开放；②增加腺苷释放，后者作用于腺苷 A_1 受体激活 PKC；③提高超氧化物活化酶的活性，减少脂质过氧化物自由基对心肌细胞的损伤；④降低缺血-再灌注损伤心肌组织和血清中的 IL-6 及 TNF-α 水平，调控促炎性因子引发的不良反应；⑤促进心肌细胞合成和分泌心房肽，而心房肽可通过 NO-环鸟苷酸途径减少 Ca^{2+} 超载而减轻心肌缺血-再灌注损伤。

3. 瑞芬太尼　瑞芬太尼为新型超短效、强效阿片类镇痛药，其对 μ 阿片受体有高选择性，对 κ、δ 受体具有较低选择性。Zhang 等研究发现，在大鼠缺血心脏模型中，瑞芬太尼可以模拟 IPC 对心脏缺血后损伤产生保护作用，降低心肌梗死范围，并呈剂量依赖性。研究还发现瑞芬太尼是通过 κ、δ 受体而不是 μ 受体产生心脏保护作用的，并且 PKC 抑制剂以及 K_{ATP} 通道阻断剂可以削弱其心肌保护作用。对体外循环下和非体外循环下冠状动脉旁路移植术的研究发现，瑞芬太尼预处理可降低患者心肌损伤指标，具有心肌保护作用。瑞芬太尼的心肌保护机制可能是：①触发了经典 IPC 途径，即由瑞芬太尼激活心肌的 κ、δ 受体，并作用于 G 蛋白而影响到细胞内的信号转导，最终减轻了心肌细胞内的钙超载，对心肌缺血-再灌注损伤产生保护作用，另外，延迟相的预处理作用也可由瑞芬太尼触发；②心肌缺血时瑞芬太尼可能通过抑制交感神经兴奋，减少去甲肾上腺素的释放，从而产生保护作用；③瑞芬太尼减轻心肌缺血-再灌注损伤，还可能与减少活性氧生成并增加超氧化物歧化酶活性进而减轻氧化应激有关。

4. 舒芬太尼　舒芬太尼为作用于 μ 阿片受体为主，κ、δ 受体为辅的新型麻醉性镇痛药，其心肌保护作用正日益受到重视。有学者对成年大鼠的缺血-再灌注损伤研究中发现，舒芬太尼预处理可通过激活阿片受体对缺血-再灌注心肌产生延迟性保护作用，而且其心肌保护作用有封顶效应，推测该效应与受体数量有关。另有学者证实舒芬太尼可以提高心肌抗氧化能力，减轻细胞损伤程度，改善心肌缺血-再灌注损伤后心脏功能。其机制可能主要是通过减轻脂质过氧化反应及促进再灌注期冠状动脉内皮细胞 NO 的释放，从而发挥心肌保护作用。

5. 阿芬太尼　阿芬太尼是一种新型的芬太尼衍生物，具有起效快，作用时间短等优点。目前阿芬太尼预处理的研究相对很少。有学者在离体大鼠心脏模型观察发现，阿芬太尼预处理能明显提高心肌组织一氧化氮合酶（NOS）的含量，促进再灌注时冠状动脉流量及左心功能的恢复，纳洛酮及 NOS 抑制剂均能削弱该保护作用。

（五）存在问题与展望

阿片类物质具有强大的中枢镇痛作用，在临床已广泛应用多年，但其参与预处理及后处理则是近年来的发现，其心血管保护的研究正逐渐增多。尽管研究取得了一定进展，但大多限于动物实验，对于人类心肌保护作用的研究相对较少。从目前的临床研究已经证实，阿片类物质可以介导人类心肌预适应，但这还有待于大规模临床研究的进一步证实，而对于后处理心肌保护的临床研究则更少。另外，深入研究分子水平下阿片类物质的作用靶点及其机制，将进一步揭示心肌缺血-再灌注损伤机制和获得新的心肌保护方案。

四、其他药物预处理及后处理

（一）硫化氢预处理和后处理的心肌保护

1. 硫化氢简介及其预处理和后处理心肌保护作用　硫化氢（hydrogen sulfide，H_2S）是一种无色有臭鸡蛋味道的气体，在体内以气体和 NaHS 两种形式。NaHS 在体内可分解为 Na^+ 及 HS^-，后者与体内 H^+ 结合生成 H_2S。最近的研究发现 H_2S 具有类似 NO 和 CO 的某些特征，参与多个系统的信号传递，被认为是继 NO 和 CO 后第 3 类内源性气体信号分子。它作为具有潜在抗氧化、抑制炎症反应和抗凋亡等特性的细胞保护信号分子，成为近年来的研究热点。多项动物实验提示，H_2S 具有预处理和后处理心肌保护作用，减轻缺血-再灌注损伤引起的心肌梗死、减少缺血-再灌注的心律失常、降低心肌缺血损伤大鼠的死亡率。移植细胞的大量死亡使心肌缺血-再灌注损伤的细胞治疗受到限制。近来研究者发现 H_2S 预处理可通过其抗氧化活性提高人脂肪组织来源的干细胞和缺血后心肌来源干细胞的存活率，机制可能与增加 ERK 磷酸化和降低 Akt 磷酸化水平有关。研究还发现，H_2S 预处理骨髓间充质干细胞可提高移植后的细胞存活率，改善梗死后心功能。

2. H_2S 预处理及后处理心肌保护作用信号通路机制　研究者们对 H_2S 心肌保护的机制进行了研究，目前已知的机制包括离子通道的激活、抗氧化作用、抗凋亡及抑制炎症反应等。H_2S 可以激活 K_{ATP} 通道产生多种生理学作用，阻断 mitoK_{ATP} 或 sarcoK_{ATP} 均可抵消其保护作用，但其具体机制尚未完全阐明。在 H_2S 预处理的早期，Nrf-2 被激活，从而诱导晚期抗氧化防御。H_2S 还可以激活 RISK 通路，引起晚期抗氧化剂和抗凋亡分子增加。另外，H_2S 可能通过硫巯基化修饰，激活心肌细胞内的信号分子产生早期预处理心肌保护作用。它可升高 eNOS 活性，使 NO 产生增加，还可升高 COX 和 PGE_2 的表达。H_2S 晚期预处理可使 NO 生物利用度增加，并增加 GSH、HSP90、HSP70、Trx-1、Trx-2 和 HO-1 等抗氧化剂的表达，从而减轻氧化应激、细胞坏死和凋亡，最终改善左室功能。另外，H_2S 可通过 K_{ATP} 通路和 PI3K/Akt 信号通路短暂而可逆的抑制心肌内质网 Ca^{2+} 摄取，维持 Ca^{2+} 循环的平衡。Pan TT 等研究也发现，H_2S 预处理可通过不同的信号机制激活大鼠心肌 PKCα、PKCε、PKCδ，从而降低心肌细胞内 Ca^{2+} 浓度。

H_2S 后处理可清除再灌注期间产生的 ROS，抑制中性粒细胞和内皮细胞的相互作用。它还可能激活 Nrf-2 的转位和 RISK 信号通路，并通过蛋白的硫巯基化修饰发挥作用。Ji Y 等研究发现，H_2S 后处理可能通过开放 mitoK_{ATP} 通道产生心肌保护作用。Luan HF 等研究也证实，

H_2S 后处理具有明显的心肌保护作用，其机制可能是激活 JAK2/STAT3 信号通路。

3. H_2S 的临床应用　由于活性不稳定和潜在毒性，使 H_2S 的临床应用受到限制。目前关于 H_2S 心肌保护的临床研究很少。最近人们发现 S-双氯芬酸和有机多硫化物可作为潜在的 H_2S 来源应用于心肌保护的研究。它们在心脏手术中的应用可能具有重要意义。尤其在 CABG 和 PCI 的患者，可能通过释放 H_2S 产生预处理或后处理效应，为围术期心肌保护提供新的思路。

（二）血管紧张素转化酶抑制剂和血管紧张素受体阻断剂预处理及后处理

1. 血管紧张素转化酶抑制剂和血管紧张素受体阻断剂预处理　血管紧张素转化酶抑制剂（ACEI）不仅可以抑制 ACE，减少血管紧张素Ⅱ的生成，还可以抑制激肽酶使内源性缓激肽（bradykinin，BK）降解减少，导致 BK 浓度的增加，从而拮抗内皮素及儿茶酚胺等心脏毒性物质，发挥保护心血管系统的作用。近年来，肾素血管紧张素系统（renin-angiotensin system，RAS）在心肌缺血-再灌注损伤中的作用备受重视，血管紧张素Ⅱ（angiotensin Ⅱ，AngⅡ）是 RAS 中的主要活性肽，在心肌缺血-再灌注时大量释放，并通过 AT_1 受体引起心肌缺血-再灌注损伤。动物实验证实，ACEI 和 AngⅡ受体阻滞剂（angiotensin Ⅱ receptor blocker，ARB）预处理具有减轻细胞凋亡、抑制炎症反应、抗缺血-再灌注心律失常，减轻心肌顿抑，减少梗死面积等多种心肌保护作用。

（1）减轻细胞凋亡：AngⅡ可增加促凋亡基因 Bax 蛋白的表达，降低抗凋亡基因 Bcl-2 蛋白的表达，从而下调 Bcl-2/Bax 比值，诱导细胞凋亡，所以，ACEI 和 ARB 可通过拮抗 AngⅡ发挥抑制细胞凋亡的作用。Han J 等在最近的研究中发现，非马沙坦预处理可升高再灌注期间 Akt 和 GSK-3β 的磷酸化水平，降低促凋亡 p53 的水平，并升高 Bcl-2 的水平，发挥其抗心肌细胞凋亡作用。另外，国内的研究者证实卡托普利预处理还可通过降低 gp 130、Bax 的表达，升高 Bcl-2 水平来减少急性心肌损伤引起的细胞凋亡。

（2）抑制炎症反应：炎症在心肌缺血-再灌注损伤中起重要作用。ACEI 预处理后可使血清 IL-6、TNF-α 明显减少，减轻心肌缺血-再灌注损伤。Neri 等报道雷米普利可显著减少再灌注心肌 TNF-α 表达水平。还有实验研究显示替米沙坦能通过直接抑制脂肪细胞促炎因子的生成而发挥抗炎作用。

（3）减轻氧化应激，降低钙超载：有学者在结扎 LAD 前预适应地给予福辛普利后，可明显减轻心肌缺血-再灌注所造成的心肌损伤，表现在可对抗缺血-再灌注所致的 ST 段抬高，减少 ST 段抬高次数，减少心律失常的发生；并显著保护内源性自由基清除剂 SOD 活力，减轻心肌细胞膜脂质过氧化的损伤，从而增强了心肌细胞的抗氧自由基损伤能力，保持心肌细胞膜结构的完整性，避免心肌细胞内 Ca^{2+} 超负荷及心肌细胞不可逆性损伤，挽救濒临坏死的心肌细胞，明显改善缺血-再灌注损伤心肌的预后。还有研究对卡托普利的晚期预处理作用进行了研究，发现卡托普利预处理可抑制缺氧复氧时的钙超载及其脂质过氧化损伤。其机制可能是通过轻度增加钙内流启动心肌延迟保护作用，其过程可能涉及 PKC、NOS 和核因子 κB 信号转导通路中的多个环节。

（4）抗心律失常：ACEI 能够有效减少再灌注期室性期前收缩、室性心动过速及室颤等各种心律失常的发生，降低心律失常的严重程度。其机制可能如下：一方面通过改变缺血期和再灌注期心肌细胞电活动；另一方面通过减少内源性 AngⅡ的生成，减慢 BK 的降解，增加 BK 的积聚进而通过内源性保护机制减少再灌注心律失常的发生，其中间环节尚不完全清楚。另外，研究者还发现福辛普利具有晚期药理性预适应抗再灌注性心律失常的作用，其机制可能与动作电位的改善、抑制缓激肽-NO 途径和促进 K_{ATP} 通道开放等有关。厄贝沙坦晚期预处理可改善动作电位、阻断 AT_1 的表达、逆转 SERCA mRNA 水平下降，从而减少细胞内钙超载，产生抗再灌注性心律失常作用。

2. 血管紧张素转化酶抑制剂和血管紧张素受体阻滞剂后处理　目前对 ACEI 和 ARB 类药物后处理心肌保护作用尚有争议。Potier 等也报道了雷米普利拉和氯沙坦后处理通过激肽释放酶-激肽系统（kallikrein-kinin system，KKS）和 β_2 受体产生心肌保护作用。但是，Penna 等则报道再灌注期给予卡托普利不能减轻高血压大鼠的心肌缺血-再灌注损伤。各国研究的结果不一，机制复杂，有必要深入研究。

（三）他汀类药物预处理的心肌保护

1. 他汀类药物预处理心肌保护作用　动物实验和临床研究均证实了他汀类药物预处理具有心肌保护作用。既往研究发现，他汀类药物通过其调脂作用，可明显降低心血管事件发生率。近来研究显示他汀类药物还具有独立于调脂作用之外的多重有益作用，称之为多效性。实验研究及临床研究均发现他汀类药物具有预处理效应。

（1）抗心律失常作用：有研究发现，缺血-再灌注可导致梗死区心肌细胞 Ito、I_{Na} 明显下降、$I_{Ca\text{-}L}$ 明显增加，形成电重构，为再灌注心律失常的形成机制之一。辛伐他汀预处理可减轻上述离子通道的异常变化，逆转电重构，而不依赖于降血脂效应，可能为他汀类药物降低心律失常发生率的细胞学离子机制。

（2）抑制心肌细胞凋亡：国内的研究者发现他汀类药物可有效抑制缺血-再灌注损伤导致的心肌细胞凋亡，其机制可能与上调心肌组织中 Bcl-2、下调 Bax 表达、直接抑制 Fas/FasL 系统途径及抑制 HIF-1α 表达等有关。

（3）抑制炎症反应：研究者们还发现他汀类药物预处理能够抑制 LPS 诱导心肌细胞 TNF-α 表达，减少脓毒症大鼠心肌细胞 ICAM-1 表达，减少心肌组织中性粒细胞浸润，抑制炎症反应，其机制可能与其抑制心肌细胞内 NF-κB 等上游信号通路有关。

2. 他汀类药物预处理心肌保护作用信号通路机制　他汀类药物预处理的心肌保护信号通路研究提示，其预处理效应可能与激活 PI3-Akt 信号通路，使 eNOS、iNOS、ecto-5′-核苷酸酶、COX-2 和其他前列腺素合成途径中的酶表达增加，并升高它们的活性有关。Bao N 等研究发现，普伐他汀预处理可有效减少心肌梗死面积，其机制包括通过激活 PKC 产生 NO，降低羟自由基和超氧化物使 $mitoK_{ATP}$ 通路开放。Jones 等得到了类似的结果，他们发现辛伐他汀预处理可直接作用于心肌细胞，减轻 H_2O_2 降低心肌细胞线粒体膜电位的作用，NOS 抑制剂和 $mitoK_{ATP}$ 抑制剂可消除此种作用。另外，最近研究还发现，辛伐他汀急性预处理可通过抑制 mTOR 信号，激活线粒体自噬产生心肌保护作用。

3. 他汀类药物预处理的临床应用　他汀类药物预处理的心肌保护作用已经在临床研究中得到了证实。Lee TM 等研究发现普伐他汀预处理的冠状动脉成形术的患者更耐受缺血，氨茶碱可取消其作用，提示普伐他汀的心肌保护效应可能是激活了腺苷受体。还有研究发现负荷量阿托伐他汀预处理能够减轻不稳定型心绞痛患者 PCI 术后病变血管局部的炎症反应、改善内皮功能。还可能降低术后 3 个月内心血管事件发生率及减轻病情严重程度，从而改善患者的预后，当然还需要更大规模临床研究及临床实践验证。

（四）缓激肽和腺苷预处理及后处理的心肌保护

吸入麻醉药、阿片类药物及 ACEI 等均是通过调节内源性因子发挥心肌保护作用，而某些药物可作为外源性因子发挥心肌保护作用，如 BK、腺苷等。

1. 缓激肽的心肌保护作用　BK是一种心脏保护因子，以往研究发现心肌缺血前及缺血-再灌注过程中局部注射BK可以缩小心肌梗死面积，降低缺血-再灌注心律失常发生率。同时BK还可以改善缺血心肌的能量代谢，提高缺血心肌内的高能磷酸化合物及糖原的贮备。

多项研究证实BK心肌保护效应与激活β_2受体有关。BK预处理通过β_2受体激活PKC，进而生成NO，从而抑制缺血-再灌注引起的中性粒细胞聚集和微血管屏障受损。在对人内皮祖细胞移植治疗心肌梗死的研究中，Sheng Z等发现BK预处理可通过激活β_2受体依赖的PI3K/Akt/eNOS信号通路，促进VEGF的分泌，提高人内皮细胞祖细胞的存活率，并抑制凋亡，从而改善再灌注后心功能。

BK既有早期预处理效应也有晚期预处理效应。早期预处理与内源性NO的生成、PKC的激活及$mitoK_{ATP}$的开放有关。在BK晚期预处理心肌保护的研究中，发现BK可通过激活HO-1和COX-2产生晚期预处理效应，而$mitoK_{ATP}$既可以作为触发器也可以作为中介物发挥作用。

2. 腺苷的心肌保护作用　作为内源性信号分子，腺苷具有多项重要的生理学作用。Ke JJ等对大鼠心肌缺血-再灌注损伤的研究发现，心肌缺血后即刻给予腺苷可减少心肌组织MDA的生成和降低心肌梗死面积，改善心功能，部分机制可能是通过激活NF-κB减少TNF-α表达从而抑制炎症反应。还有研究，腺苷后处理对瓣膜置换术患者的心肌缺血-再灌注的影响，发现负荷量腺苷后处理可增强冷血高钾停跳液的心肌保护作用，明显降低心脏瓣膜置换术患者cTnI释放，减少正性肌力药物的应用，缩短ICU停留时间。

（五）前列地尔预处理的心肌保护

前列地尔属于天然前列腺素（prostaglandin，PG）类物质，具有广泛的生物学作用，可扩张正常冠状动脉，也可使阻塞性血管病变的缺血心肌区域的血流增加，能够减轻氧自由基生成、抑制血小板聚集、降低白细胞激活和聚集性，改善微循环状态，因此有利于减轻心肌细胞的缺血再灌注损伤。动物实验表明，前列地尔通过激活K_{ATP}通道而发挥缺血预适应样的作用能够改善无复流、促进梗死后冠脉的血流恢复，对急性心肌缺血再灌注损伤具有有效的保护功能，具有临床应用前景。

五、总结

除上述药物外，研究者们还发现其他药物如丙泊酚、某些中药、尼可地尔等也具有预处理或后处理效应。研究者们对这些药物PPC或PPostC的心肌保护作用及机制进行了探讨。但是，目前对PPC和PPostC的研究主要是细胞和动物研究，尚缺乏有说服力的大样本、多中心、随机、双盲对照研究。而临床研究相对较多的吸入麻醉药的临床心肌保护作用似乎也不像实验研究那么确切。当然，与动物或细胞实验不同，临床上的患者往往同时服用多种药物（如β受体阻滞剂、降糖药、抑肽酶等），或者合并多种病理生理状态（如高龄、高脂血症、围术期高血糖、糖尿病及高血压等）。近年的研究证实这些药物或病理状态可减弱或取消PPC和PPostC效应。这些因素干扰了PPC和PPostC效应的具体机制，如何修复被干扰因素影响的PPC和PPostC心肌保护作用，将为PPC和PPostC的临床转化研究提供理论依据和重要启发。

（李　亮）

第二十九章　血管再生与冠状动脉侧支循环研究新进展

在成年人中,新血管的形成和生长受到机体严密的控制,该过程仅在某些特定情况例如伤口愈合时才被激活,这一过程的精确调节及其功能的稳定对机体十分重要,因为无论是过度激活还是抑制,都会诱发某些重要疾病。病理性血管新生是各种缺血性疾病、炎性疾病和癌症的重要特征之一。在治疗某些疾病过程中,如癌症、银屑病、糖尿病视网膜病变、肥胖、风湿性关节炎、哮喘和感染性疾病等(血管新生异常旺盛),要抑制血管新生;而在治疗另一些疾病中,如心脏及大脑缺血性疾病、神经退行性病变、高血压、子痫、呼吸窘迫、骨质疏松等(血管生成不足或反常退化),又要促进血管新生。

一、血管新生的基本概念

血管系统的发育过程包含3个重要方面:胚胎发育期间形成血管网过程的血管生成(vasculogenesis),形成微血管系统过程的血管新生(angiogenesis)和形成更大动脉和脉管过程的动脉生成(arteriogenesis)。在生理和病理情况下,这3个过程既相互区别又密不可分。

血管生成(vasculogenesis)是血管从无到有的过程,主要是指在胚胎早期由成血管细胞分化成血管岛,血管岛逐渐融合形成初级毛细血管丛,后者通过其内单个内皮细胞出芽或管腔形成的方式继续生长,侵入靶组织,最终形成胚胎器官的原始血管系统。以往认为血管发生只存在于胚胎时期。1997年,Asahara等首次分离并证实成年人外周血中存在着能分化为血管内皮细胞的内皮祖细胞(endothelial progenitor cells,EPC),并在体内证实了其生成血管的能力。后来,众多研究证实了内皮祖细胞能聚集到缺血损伤部位,参与新生血管形成。

血管新生(angiogenesis)主要指在原有的毛细血管和(或)微静脉基础上通过血管内皮细胞的增殖或迁移,从先前存在的血管处以芽生或非芽生的形式生成新的毛细血管,涉及内皮细胞的增殖、蛋白水解酶的可调控性表达、细胞外基质的降解和再聚集、内皮细胞从基底膜上分离、迁移到血管周围间隙及黏附、增殖、重构,形成三维管腔等一系列过程。各种正常和病理状态时,如伤口愈合、骨折修复、卵泡生成、排卵和妊娠等均有血管新生。

动脉生成(arteriogenesis)指的是具有完整结构的新生动脉的出现,可能表现为在先前存在的侧支动脉之间建立连接或小动脉的直接生成。此过程涉及血管壁的所有细胞类型,包括平滑肌细胞和周细胞。严重阻塞性冠状动脉或外周血管病患者生成血管造影可见的侧支循环即属此过程。与动脉生成不同,血管生成主要是指一些尚无发育完好的中膜的新血管的形成,例如愈合中的伤口或心肌梗死边缘的毛细血管的增生。

因此,血管生成、血管新生和动脉生成常常同时出现,并不是彼此独立的事件,都有助于成人心脏的新生血管的形成,但是对于改善心肌血流量来说,动脉生成是最重要的过程。

血管新生是一个由多种细胞因子和细胞参与的动态的、协调的过程。生长因子刺激细胞是一个涉及多个步骤的复杂过程,首先与细胞膜上的酪氨酸蛋白受体结合激发受体二聚体的形成，使得酪氨酸激酶受体激活，然后通过不同信号级联转导将细胞外信号传达到细胞核，调节细胞蛋白的功能，最终发挥强大的细胞调节功能，诱导细胞增生、迁移、分化、存活、凋亡等，在血管生成和相关组织的生长和修复过程中发挥重要作用。

尽管在成人机体中大部分血管是保持静止的，血管内皮细胞仍然有着在受到生理刺激时（目前认为相关刺激因素包括缺血与缺氧、肿瘤、炎症作用）快速迁移和分化的能力，这一活动即导致血管新生。目前已知的血管生长因子有血管内皮细胞生长因子（vascular endothelial growth factor，VEGF）、成纤维细胞生长因子（fibroblast growth factor，FGF）、血小板源生长因子（platelet derived growth factor，PDGF）、胰岛素样生长因子（insulin like growth factor，IGF）、表皮生长因子（epidermal growth factor，EGF）、转化生长因子（transforming growth factor，TGF）、肝细胞生长因子（hepatocyte growth factor，HGF）、促血管生成素（angiopoietin）、白介素（interleukin，IL）和一些集落刺激因子（colony stimulating factor，CSF）等。其中，VEGF 和 FGF-2 的研究最为深入和广泛，也是目前已进入临床试验阶段的因子。

1. 血管内皮细胞生长因子（VEGF）　VEGF 是目前公认最重要的促血管生成因子，选择性作用于内皮细胞，有特异的靶向性，和其他促血管生成因子比较，具有专一性。VEGF 蛋白具有信号肽序列，为分泌型蛋白，多种细胞有分泌 VEGF 的功能，并通过旁分泌方式作用于血管内皮细胞。一般情况下，成人体内 VEGF 呈低水平表达。高水平的 VEGF 表达与卵泡发育、黄体形成、子宫内膜增生、胚胎着床等生殖过程有关。在血管生成过度活跃的病理状态，如关节炎、肿瘤、心肌缺血等情况下，VEGF 的表达也明显增加。VEGF 通过其受体发挥作用，目前发现的 VEGF 受体有 3 种，均属酪氨酸激酶受体，位于血管内皮细胞表面。VEGF 与受体结合后，受体发生自身磷酸化，诱发一系列信号转导机制，从而发挥一系列生物学效应，包括增强内皮细胞增殖、分化和迁移，抑制内皮细胞凋亡，增强内皮细胞活力，还可促进合成和分泌参与细胞基质成分降解的蛋白酶和纤溶酶原激活剂等而加速细胞基质的降解，这些都有助于促进血管生成。同时，VEGF 也能引起血管通透性增加，因此也被称为血管通透因子（vascular permeability factor，VPF），也是目前已知最强的血管通透因子，相当于组织胺的 5 万倍，抗组胺药及多种炎性抑制剂均不能抑制其血管通透作用。因此，单独应用 VEGF 虽然可以诱导血管大量生成，但这样的新生血管容易渗出、出血，血流量低且易退化，且有可能引起局部组织水肿等副作用。

2. 成纤维细胞生长因子（FGF）　FGF 是对多种细胞有丝裂原活性的细胞因子，属于肝素结合生长因子家族。FGF 家族由 23 个成员构成，由多种细胞分泌，包括血管内皮细胞、平滑肌细胞、巨噬细胞等，广泛分布于多种组织，在血管、骨骼肌、神经系统发育以及伤口愈合等生理病理过程中发挥作用。FGF 刺激来源于间质的细胞（包括成纤维细胞、平滑肌细胞和周细胞）、内皮细胞、软骨细胞、成骨细胞乃至神经元和神经胶质细胞增生，可诱导内皮细胞管腔形成，并可增加 VEGF 的表达。在 FGF 家族成员中，FGF-2 研究最多。FGF-2 通过与靶细胞上的受体结合而发挥作用，因此细胞内合成的 FGF-2 必须分泌到细胞外才能发挥其生物学效应。但是由于 FGF-2 缺少引导其向细胞外分泌的信号序列，故大多由内质网/高尔基复合体合成释放于胞质，或通过裂解释放于细胞外。由于与肝素高度亲和，FGF-2 大多结合在细胞表面或细胞外基质。FGF-2 的受体分为两类，分别是属跨膜性酪氨酸蛋白激酶的高亲和力受体（fibroblast growth factor receptors，FGFRs）及肝素硫酸蛋白多糖的低亲和力受体（heparan sulfate proteoglycan，HSPG）。FGF-2 发挥其生物学效应主要通过细胞膜上的 FGFR，但要依赖于 HSPG 的作用。HSPG 能够促进 FGF-2 与 FGFR 的结合。FGF-2 在细胞外并非以单体存在，通常通过 N

端与 HSPG 结合成复合物，HSPG 广泛存在于细胞外基质和细胞表面。作为 FGF-2 的贮存库，不仅能够从中持续不断地释放 FGF-2，而且还保护 FGF-2 免受热、pH 变化等各种因素所导致的蛋白质变性和降解。FGFRs 有 4 种基因型（FGFR1 ~ 4），同是一种跨膜蛋白质。与多数生长因子受体一样，FGFRs 都是酪氨酸激酶型受体，在与配体结合后发生二聚体化，从而激活酪氨酸激酶，向细胞内传递信号。FGF-2 在心脏的主要受体是 FGFR-1。因为 FGFR-1 在血管内皮细胞和平滑肌细胞都有表达，FGF-2 对于血管壁的作用无细胞特异性，在血管生成的过程中发挥的作用主要在以下几个方面：促进血管内皮细胞的增殖、迁移；促进具有降解基底膜作用的蛋白激酶的释放；调节内皮细胞整合素的表达和细胞周围基质的含量，促进内皮细胞周围支持细胞血管平滑肌细胞和周细胞向内皮细胞的募集和包被。尽管 FGF-2 与 FGFR-1 结合既可以作用于血管内皮细胞也可以作用于血管平滑肌细胞，但 FGF-2 对血管平滑肌细胞的促增殖和迁移的作用相对较弱。所以，FGF-2 主要在血管新生过程中的原始血管网络血管形成阶段起重要作用，单独用 FGF-2 不足以产生长期稳定的有功能的血管网络。

除了在原始血管发育的特殊阶段外，FGF 和 VEGF 及其受体在正常心肌中极少表达或不表达，在病理状态下，可由心肌及血管壁细胞表达，两者均可刺激内皮细胞扩增、迁徙、出芽、形成管腔，诱导原始血管网络的形成。这个阶段是血管新生（angiogenesis）的过程，因此我们将 FGF 和 VEGF 这些在新生血管形成早期起作用的因子称为促血管生成因子（angiogenic factor）。

3. 促血管生成素（angiopoietin，Ang）　Ang 是近年来发现的一个含有受体激动剂和受体抑制剂的血管生长因子家族，自 1996 年 Davis 在寻找 Tie-2 的配体时在 cos 细胞中获取了人和小鼠的 Ang-1 后，现已发现四个家族成员，即 Ang-1、Ang-2、Ang-3、Ang-4。这 4 个成员与它们共同的酪氨酸激酶受体 Tie-2 结合产生的作用并不相同，Ang-1 和 Ang-4 能够激活 Tie-2，发挥促进血管生成的作用；而 Ang-2 和 Ang-3 拮抗 Ang-1 的功能，发挥的是抑制血管生成的作用。在血管生成的调节中，Ang-1 在调控内皮细胞增殖方面的作用甚微，它主要是促进血管平滑肌细胞和周细胞等血管周围细胞包被和支持内皮细胞，促进血管重构、成熟，并通过增加内皮细胞间、内皮细胞与血管周围细胞基质之间的相互作用维持血管的完整性和调节血管功能。另外，Ang-1 能够防止 VEGF 导致的血管内皮通透性增加，从而可有效地拮抗 VEGF 导致的血管渗透作用，许多研究均已证实了两者联合应用能够产生有功能的血管网络。

4. 血小板源生长因子（PDGF）　PDGF 家族作为一种生长因子最初是从血小板中分离、提纯得到的。研究发现，PDGF 可由许多细胞分泌，如单核/巨噬细胞、内皮细胞、血管平滑肌细胞、成纤维细胞和脏层上皮细胞等，是成纤维细胞、血管平滑肌细胞以及其他间充质来源细胞的强有丝分裂原和化学驱动剂。PDGF 家族成员目前发现的至少有 4 个，即 PDGF-A、B、C、D，生物活性的 PDGF 分子一般由二硫键连接的同源或异源二聚体组成。经典的 PDGF 分子即 PDGF AA，AB 和 BB，是由分子量分别为 16kDa 和 14kDa 的 A 链和 B 链通过二硫键形成的二聚体阳离子糖蛋白。血小板源性生长因子受体（PDGFR）是酪氨酸激酶受体，相对分子量为 170 ~ 180kDa，有两个亚型 PDGFR-α 和 PDGFR-β。PDGFR-α 与 PDGF 的 A 链和 B 链均有较高的亲和力，而 PDGFR-β 只与 B 链结合。即：PDGF-AA 只能与 PDGFR-α 结合发挥作用，而 PDGF-AB 和 BB 既可以与 PDGFR-α 结合也可以与 PDGFR-β 结合而发挥作用。PDGFR-α 和 PDGFR-β 在内皮细胞和平滑肌细胞都有表达，PDGF-BB 通过直接或者间接的作用刺激内皮细胞和平滑肌细胞的增殖和迁移，促进新生血管的形成和重构。虽然内皮细胞表达 PDGFR，但是 PDGF-BB 通过内皮细胞产生的促血管生成效应仍然明显弱于 FGF-2 和 VEGF 产生的效应，且在血管新生的初期，PDGF的作用似乎并不重要。但是，在血管发育过程中，毛细血管内皮细胞产生的PDGF-BB对于募集壁细胞有重要作用，通过募集血管平滑肌细胞和周细胞向内皮细胞的聚集和包被，使原始的血管网络逐渐发展为有动脉中膜的完整的血管结构，促进了血管的成熟和稳定。PDGF-BB和PDGFR-β基因敲除小鼠有严重的血管发育不全，伴随主动脉扩张和出血，大多数小鼠死于胚胎期第17～19天，这说明PDGF-BB在促进血管完整性方面是不可缺少的。正常情况下，血管平滑肌细胞表达20%的PDGFR-α和80%的PDGFR-β，两者的信号通路有重叠，但发挥不同的功能效应。PDGFR-α和PDGFR-β对于平滑肌细胞的增殖都有促进作用，但对于平滑肌细胞迁移的作用却是相反的，PDGFR-β刺激平滑肌细胞迁移，而PDGFR-α抑制迁移。虽然PDGF-BB与两个受体均可结合，但表现的净效应却是促进平滑肌细胞迁移的效应。通过促进平滑肌细胞增殖和迁移使其包被到新生的原始血管网络从而增加了新生血管的成熟和稳定性，即完成了动脉生成(arteriogenesis)过程。对于在这个阶段发挥重要作用的血管生长因子称为促动脉生成因子(arteriogenic factor)。除了Ang-1和PDGF-BB之外，其他一些因子如PDGF-AB、HGF和TGF-β也可促进血管成熟和稳定，因此亦属于促动脉生成因子。但是这些因子并不是仅仅在动脉生成这个阶段发挥作用，而是在血管形成、重构和稳定的整个过程中均起到不同程度的作用。

二、侧支循环的形成与调节机制以及对缺血心肌的保护作用

虽然冠心病的许多重要临床危险因素已经得到认识或正在得到认识，但世界卫生组织(WHO)2008年发布的卫生统计公告，由动脉粥样硬化(atherosclerosis，AS)所导致的急性心肌梗死、心绞痛、心脏性猝死、缺血性脑卒中及心力衰竭等心血管疾病已成为全世界第1位死因，年死亡人数近2000万，占各种疾病死因的22%。在药物治疗作为基石的基础上，能够改善预后的就是冠状动脉血运重建，主要是介入治疗和外科冠状动脉旁路移植术治疗，但这只能对大约20%～30%严重冠心病患者进行治疗。因此研究梗死心肌组织血管新生机制，对促进侧支循环的建立，预防心肌缺血、改善心功能和降低死亡率等方面具有重要的临床意义。

当血管存在狭窄或者闭塞时，心脏侧支循环的存在为冠状动脉血流的供应提供了另外一种选择，可以起到自然桥血管的作用，避免心绞痛的发生，甚至避免发生心肌梗死，这种情况在200多年前就已经被认识到了，Heberden就曾报道了一例通过每天锯木而达到几乎完全治愈的心绞痛患者，其原因被认为是冠状动脉(冠脉)扩张的同时伴随侧支循环的开放，增加了缺血心肌的血流供应，从而起到改善患者临床症状的作用。

当冠状动脉出现严重狭窄或者完全闭塞后，原来侧支血管会出现血流量的增加，因为细胞周期的原因，这个过程约持续2天，并不伴有其他的改变。然后内皮细胞和平滑肌细胞出现表型的变化，平滑肌细胞转变为合成型和增生型，同时血管通透性增加，骨髓来源的细胞迁移并黏附到内皮细胞和聚集到血管外膜大约需要1天时间；在第二个被认为是血管生成(vasculogenesis)的过程，主要的变化是内皮细胞和平滑肌细胞分裂的明显增加，同时伴随有血管外基质的吸收，这个过程中，内皮细胞分裂的明显增加要早于平滑肌细胞分裂一天左右；在第三个血管新生(angiogenesis)的过程中，通过平滑肌细胞重新包绕和分泌血管外基质、胶原形成新生血管，血管周细胞(毛细血管)和平滑肌细胞(大血管)是这些新生血管成熟所必需的；最后是动脉血管的生成(arteriogenesis)，也就是形成有功能的侧支循环，这个过程中只有那些直径相对大的血管形成有功能的侧支循环，那些最初参与血管重构但没有形成有功能的血管会被吸收、功能退化，最终闭塞。

许多临床研究证实良好的侧支循环可以起到保护心肌的作用，降低心力衰竭的发生，提高冠心病患者的生存率。近来非体外循环冠状动脉旁路移植术患者的研究显示，与无侧支循环的患者相比，虽然有侧支循环的患者术前心肌梗死发生率更高、射血分数更低，但两者5年生存率没有明显差别，而且，两组患者5年无心血管事件的概率相等，而手术中有侧支循环的患者ST-T改变反而较没有侧支循环的患者少，提示侧支循环对心肌缺血有保护作用。研究发现，有侧支循环的患者第一次手术后意识降低要比没有侧支循环的患者轻，这种保护作用可以一直持续到手术后5年。除此之外，在冠状动脉慢性闭塞患者中，心脏侧支循环可以作为逆行血管进行介入治疗。我们既往的研究也发现，应用超声斑点追踪二维应变显像技术（2D-strain）连续追踪每个斑点并计算其在各个方向上运动轨迹记录心肌节段运动在特定时间点的应变和应变率，评价缺血心肌组织局部功能，侧支循环供血改善相应心肌节段在纵向、径向、周向收缩期峰值应变和应变率，并且保护了相应心肌节段的扭转角度，更好地保护了心功能。冠状动脉造影显示的侧支循环形成见图29-1。

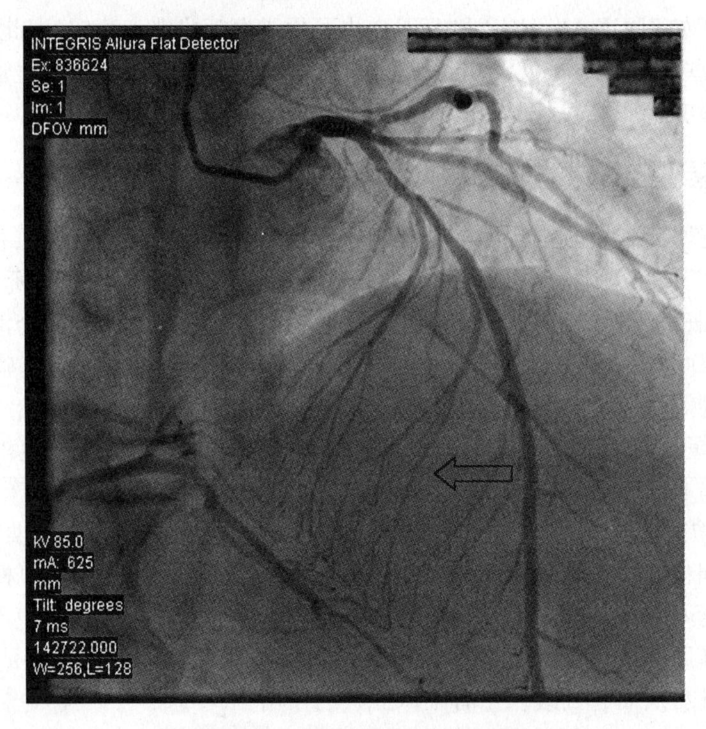

图29-1　冠状动脉侧支循环形成

LAD近端狭窄30%，LCX近端狭窄70%，发出粗大的钝缘支后闭塞，RCA第一弯处完全闭塞。自LAD至RCA的侧支循环形成，如图中箭头所示

三、冠心病治疗性血管新生的治疗现状以及未来的发展方向

结合血管新生的影响因素，治疗性血管新生主要分为蛋白生长因子治疗、基因治疗、细胞治疗和miRNA。

1. 蛋白治疗　蛋白治疗是将生长因子重组蛋白直接导入体内来诱导缺血心肌血管新生的方法。蛋白治疗不需要转染细胞，但是由于蛋白的半衰期短，在体内极不稳定，因此，蛋白治疗主要的限制性就是难以长期维持其有效浓度。为了避免新生血管过早的衰退，需要反复给药或延长生长因子表达的时间。此外，蛋白治疗的药代动力学过程明确，给药剂量可控，不需要病毒等免疫原性物质介导。

虽然利用生长因子蛋白制剂促进血运重建具有一定的效果，但外源性生长因子在体内半衰期短，容易失活，一次给药效果不甚理想，而长期反复给药也缺乏实用性。如何在体内环境下保持并尽可能延长促血管生长因子的生物活性，是其能有效发挥促血管作用的关键。近年来，蛋白慢释放聚合物工程技术的发展为这一问题提供了解决办法。不同类型的促血管生长因子储存在生物组织中，通过不同分子内相互作用的力量与细胞外基质相连接，使生长因子得以维持生物学功能。FGF-2 和 PDGF-BB 均属于肝素结合的生长因子，与肝素结合可稳定 FGF-2 和 PDGF-BB 的分子构象而延长其生物效应。与肝素作用类似，蔗糖硫酸铝也能与 FGF-2 和 PDGF-BB 结合，而且是通过其巯基与 FGF-2 或 PDGF-BB 直接结合的，这种结合效应比肝素更强，对因子的稳定效应因而也更强。此外，蔗糖通过减少血管生长因子的聚集以及增加其在溶液中的溶解度，发挥对蛋白的保护作用，提高单位体积中的血管生长因子活性单体量。

2. 基因治疗　基因治疗是指将生长因子基因转移到心肌组织，进而通过诱导生长因子的产生来促进血管的生长。用于治疗性血管新生的基因往往与蛋白治疗中使用的生长因子都是相同的。但是，基因治疗能保持一个长期的疗效。其中的一个瓶颈是关于基因载体的问题。理想的基因转染载体是有较高的转染效率、毒性低、无免疫原性且能携带大片段基因。目前使用的载体有质粒、脂质体和病毒载体。质粒是一个通过免疫遗传学的方法设计的包含一个表达暗盒和终止信号的双螺旋环状 DNA，转染效率比较低，须大量导入靶器官，免疫反应较轻。而腺病毒载体表达效率相对较高，缺点是表达时间短，以及可能引起局部的炎症反应。基因治疗的优势在于：一旦转染成功，靶基因将在较长时间内（通常是数周）持续表达。不足之处是：基因表达效率低，机体对外来物质（如病毒等）的免疫灭活有可能诱发炎症反应，基因可能导入其他类型细胞，基因表达缺乏调控等。但是，临床上有关基因治疗效果的报道却是不一致的。Kalil 等在 13 例顽固性心绞痛患者的心肌内注射 phVEGF165，数据表明患者的症状和心肌灌注得到了改善。而 NORTHERN 试验纳入了 93 例 3 级或 4 级心绞痛症状的患者，结果发现 VEGF165 基因治疗组和安慰剂组在心肌灌注的 3 个月或 6 个月后并没有差异。

3. 细胞治疗　细胞治疗主要是充分挖掘干细胞的修复和再生能力。这种方法的优点是不仅可以更换损坏的心肌细胞，而且也分泌一些因子促进原来的心肌细胞改善它们的功能。最近关于干细胞移植的临床试验进展很快，主要包括 BMC 和 MSC，但结果也不尽如人意。Assmus 等研究发现，2 年后 BMC 组的累积终点死亡事件、心肌梗死的再发率和血运重建率都显著低于安慰剂组，BMC 治疗对心肌梗死后心功能恢复可能至少持续 2 年。而最新一项关于 BMC 的临床试验结果表明，ST 段抬高型心肌梗死患者经成功的再灌注治疗后，冠状动脉内无论是早期还是晚期（5～7 天或 3～4 周）注入 BMC 在随后的 4 个月内对左室功能的改善都没有意义。关于 MSC 的移植，临床报道也不一致。Jazi 等临床试验证明 MSC 的移植能改善心肌梗死后心功能，增加左室射血分数。而另一项关于 ST 段抬高型心肌梗死后 MSC 注入的临床随机试验却表明，MSC 组与控制组的左室射血分数在 6 个月、12 个月和 24 个月后并没有发现任何的差异。

4. miRNA 治疗　虽然体外实验已证实不少 miRNA 表达的上调或下调能够促进血管新生，但是目前还没有通过临床试验研究 miRNA 的治疗性血管新生作用。鉴于上述单个治疗方法效果不佳，联合治疗策略在体内外实验已得到开展。有实验把 FGF-1 基因转导给体外培养的 EPC，证实了两者的联合使用对血管新生具有更强大的促进能力。Foubert 等评估了 EPC 和平滑肌祖细胞的联合治疗,结果显示毛细血管和小动脉密度在联合治疗组的提高优于单独使用。所以,联合治疗策略在一定程度上增加了血管新生的概率,其在临床上的治疗效果,也需要我们进一步地探讨。

四、促血管生成治疗潜在的副作用

促进血管生成治疗可能引起的副作用是人们所关注的问题。VEGF 增加血管的通透性,可导致组织水肿。大剂量注射 VEGF 或 FGF 均有导致低血压的危险。靶组织以外的血管生成可能加速肿瘤的生长和转移,在动物实验中也观察到血管瘤样组织的发生。糖尿病患者视网膜血管增生可导致视力下降。动物实验提示,血管生长因子可能促进血管内膜增厚,加重粥样硬化病变,甚至可导致斑块不稳定性增加。然而,最近的临床研究并未发现 VEGF 加重动脉粥样硬化。在动脉粥样硬化的大动物模型中,经冠状动脉内注射 FGF-2 也尚未发现对支架内再狭窄有促进作用。其他的动物实验和临床研究结果也不支持促血管生长因子有加重动脉粥样硬化的可能性。因此,在已有的研究中,生长因子是否促进动脉粥样硬化斑块的发生或发展仍有争议,尚不能作出定论。以上均是通过动物实验或理论推测得出的促血管生成治疗潜在的不良反应。虽然在现有的Ⅰ期和Ⅱ期临床试验中还未发现这些问题,但今后需要更多的大规模、随机、对照、双盲的临床试验来进一步检验治疗性血管生成的安全性。

(杨晶晶)

参考文献

1. 李振中,王怀经．胸部应用解剖学．北京:高等教育出版社,2006.
2. 柏树令,应大君．系统解剖学．第8版．北京:人民卫生出版社,2013.
3. 姚泰．生理学(8年制)．第2版．北京:人民卫生出版社,2010.
4. 朱大年,王庭槐．生理学．第8版．北京:人民卫生出版社,2013.
5. 朱妙章,唐朝枢,袁文俊,等．心血管生理学基础与临床．第2版．北京:高等教育出版社,2011.
6. Zhang Q,Meng Z. The negative inotropic effects of gaseous sulfur dioxide and its derivatives in the isolated perfused rat heart. Environl Toxicol,2012,27 (3):175-184.
7. Sun Y,Tian Y,Prabha M,et al. Effects of sulfur dioxide on hypoxic pulmonary vascular structural remodeling. Lab Invest,2009,90(1):68-82.
8. 殷仁富,陈金明．心脏能量学:代谢与治疗．上海:第二军医大学出版社,2002.
9. Kolwicz SC Jr,Purohit S,Tian R. Cardiac metabolism and its interactions with contraction,growth,and survival of cardiomyocytes. Circ Res,2013,113(5):603-616.
10. Bing RJ. Myocardial metabolism. Circulation,1955,12(4):635-647.
11. Carley AN,Taegtmeyer H,Lewandowski ED. Matrix revisited:mechanisms linking energy substrate metabolism to the function of the heart. Circ Res,2014,114(4):717-729.
12. Taegtmeyer H. A Primer on Carbohydrate Metabolism in the Heart// Lopaschuk GD,Dhalla NS. Cardiac Energy Metabolism in Health and Disease. New York:Springer,2014:3-14.
13. Depré C,Rider MH,Hue L. Mechanisms of control of heart glycolysis. Eur J Biochem,1998,258(2):277-290.
14. Lopaschuk GD,Ussher JR,Folmes CD,et al. Myocardial fatty acid metabolism in health and disease. Physiol Rev, 2010,90(1):207-258.
15. Longnus SL,Wambolt RB,Barr RL,et al. Regulation of myocardial fatty acid oxidation by substrate supply. Am J Physiol Heart Circ Physiol,2001,281(4):H1561-H1567.
16. Taha M,Lopaschuk GD. Alterations in energy metabolism in cardiomyopathies. Ann Med,2007,39(8):594-607.
17. Lewandowski ED. Metabolic mechanisms associated with antianginal therapy. Circ Res,2000,86(5):487-489.
18. Stanley WC,Marzilli M. Metabolic therapy in the treatment of ischaemic heart disease:the pharmacology of trimetazidine. Fundam Clin Pharmacol,2003,17(2):133-145.
19. Ashrafian H,Redwood C,Blair E,et al. Hypertrophic cardiomyopathy:a paradigm for myocardial energy depletion. Trends Genet,2003,19(5):263-268.
20. Ashrafian H, Frenneaux MP, Opie LH. Metabolic mechanisms in heart failure. Circulation, 2007, 116 (4): 434-448.
21. Ardehali H,Sabbah HN,Burke MA,et al. Targeting myocardial substrate metabolism in heart failure:potential for new therapies. Eur J Heart Fail,2012,14(2):120-129.
22. Pagliaro P,Moro F,Tullio F,et al. Cardioprotective pathways during reperfusion:focus on redox signaling and other modalities of cell signaling. Antioxid Redox Signal,2011,14(5):833-850.
23. Talukder MA,Zweier JL,Periasamy M. Targeting calcium transport in ischaemic heart disease. Cardiovasc Res, 2009,84(3):345-352.

24. Milei J, Grana DR, Forcada P, et al. Mitochondrial oxidative and structural damage in ischemia-reperfusion in human myocardium. Current knowledge and future directions. Front Biosci, 2007, 12: 1124-1130.
25. 葛均波,徐永健. 内科学. 第8版. 北京:人民卫生出版社,2013.
26. Mestas J, Ley K. Monocyte-endothelial cell interactions in the development of atherosclerosis. Trends Cardiovasc Med, 2008, 18(6): 228-232.
27. 向定成,易邵东. 冠状动脉痉挛的诊断与治疗. 北京:人民军医出版社,2013.
28. 李铁,刘宏斌. 冠状动脉微循环再灌注的血流动力学研究进展. 心血管病学进展,2008,29(1):44-47.
29. 陈章炜,钱菊英. 冠状动脉微循环的功能评价. 中华心血管病杂志,2008,36(3):276-279.
30. Camici PG, Crea F. Coronary microvascular dysfunction. N Engl J Med, 2007, 356(8): 830-840.
31. Beltrame JF, Crea F, Camici P. Advances in coronary microvascular dysfunction. Heart Lung Circ, 2009, 18(1): 19-27.
32. Crea F, Lanza GA, Camici PG. Coronary Microvascular Dysfunction. Italia: Springer-Verlag, 2014.
33. 张清友,简佩军,杜军保. 风湿热、心内膜炎及川崎病委员会,美国儿科学会川崎病的诊断、治疗及长期随访指南介绍. 实用儿科临床杂志,2012,27(13):1049-1056.
34. 李晓惠. 川崎病诊断与治疗新进展. 中华实用儿科临床杂志,2013,28(1):9-13.
35. 中华医学会风湿病分会. 结节性多动脉炎诊断和治疗指南. 中华风湿病学杂志,2011,15(3):192-193.
36. Ucar HI, Qc M, Tok M, et al. Coronary artery bypass with saphenous vein graft in a middle-aged patient with polyarteritis nodosa. Anadolu Kardiyol Derg, 2007, 7(2): 231-232.
37. Panja M, Sarkar C, Kar AK, et al. Coronary artery lesions in Takayasu's arteritis-clinical and angiographic study. J Assoc Physicians India, 1998, 46(8): 678-681.
38. 谢洪智,沈珠军. 冠状动脉的慢血流现象. 中华心血管病杂志,2005,33(10):963-965.
39. Hawkins BM, Stavtakis S, Rousan TA, et al. Coronary slow flow-prevalence and clinical correlations. Circulation, 2012, 76(4): 936-942.
40. Tamble AA, Demany MA, Zimmerman HA, et al. Angina pectoris and slow flow velocity of dye in coronary arteries-a new angiographic finding. Am Heart J, 1972, 84(1): 66-71.
41. Gibson CM, Cannon CP, Daley WL, et al. TIMI frame count: a quantitative method of assessing coronary artery flow. Circulation, 1996, 93(5): 879-888.
42. 李勇,陈玉国,徐峰,等. ALDH2 基因多态性与冠状动脉慢血流现象的相关性. 山东大学学报(医学版),2010,48(7):91-94.
43. Beltrame JF, Limaye SB, Horowitz JD, et al. The coronary slow flow phenomenon-a new coronary microvascular disorder. Cardiology, 2002, 97(4): 197-202.
44. Kronmal RA, McClelland RL, Detrano R, et al. Risk factors for the progression of coronary artery calcification in asymptomatic subjects: results from Multi-Ethnic Study of Atherosclerosis (MESA). Circulation, 2007, 115(21): 2722-2730.
45. Fadini GP, Rattazzi M, Matsumoto T, et al. Emerging role of circulating calcifying cells in the bone-vascular axis. Circulation, 2012, 125(22): 2772-2781.
46. 汤喆,白静,王禹. 冠状动脉钙化. 中华心血管病杂志,2013,41(10):900-902.
47. 王伟民,霍勇,葛均波. 冠状动脉钙化病变诊治中国专家共识. 中国介入心脏病学杂志,2014,22(2):69-73.
48. Pretty H. Dissecting aneurysms of coronary artery in woman aged 42 rupture. BMJ, 1931, 1: 667.
49. Forker AD, Rosenlof RC, Weaver WF, et al. Primary dissecting aneurysm of the right coronary artery with survival. Chest, 1973, 64(5): 656-658.
50. Alfonso F, Bastante T, Rivero F, et al. Spontaneous coronary artery dissection. Circ J, 2014, 78(9): 2099-2110.
51. Saw J, Ricci D, Starovoytov A, et al. Spontaneous coronary artery dissection: prevalence of predisposing conditions

including fibromuscular dysplasia in a tertiay center cohort. JACC Cardiovasc Interv,2103,6(1):44-52.

52. Roxas CJ, Weekes AJ. Acute myocardial infraction caused by coronary embolism from infective endocarditis. J Emerg Med,2011,40(5):509-514.
53. Sakai K, Inoue K, Nobuyoshi M. Aspiration thrombectomy of a massive thyombotic embolus in acute myocardial infraction caused by coronary embolism. Int Heart J,2007,48(3):387-392.
54. Ranasinghe I, Yiannikas J, Brieger D. Letter to the editor: Acute left main occlusion secondary to embolism from an aortic valve prosthesis: successful treatment with embolectomy and percutaneous coronary intervention. Int J Cardiol,2011,149(3):e110-e112.
55. Pursnani A, Jacobs JE, Saremi F, et al. Coronary CTA assessment of coronary anomalies . J Cardiovasc Comput Tomogr,2012,6(1):48-59.
56. Endogan O, Buyuklu M, Aktoz M. Anomalous origin of the right coronary artery from the left anterior descending artery in a patient with single left coronary artery: A rare coronary artery anomaly and review of the literature. Int J Cardiol,2008,127(2):280-283.
57. Li CB, Bi YW, Sun WY, et al. Images in cardiology. Aberrant origin of circumflex coronary artery from left subclavian artery. J Am CollCardiol,2011,57(1):e1.
58. 马长生,霍勇,方唯一,等. 介入心脏病学. 第2版. 北京:人民卫生出版社,2012.
59. Altmann DB, Racz M, Battleman DS, et al. Reduction in angioplasty complications after the introduction of coronary stents: results from a consecutive series of 2242 patients. Am Heart J,1996,132(2):503-507.
60. Cappelletti A, Margonato A, Rosano G, et al. Short- and long-time evolution of unstented nonocclusive coronary dissection after coronary angioplasty. J Am Coll Cardiol,1999,34(5):1484-1488.
61. Kiernan TJ, Yan BP, Ruggiero N, et al. Coronary artery perforations in the contemporary interventional era. J Interv Cardiol,2009,22(4):350-353.
62. Ellis SG, Ajluni S, Arnold AZ, et al. Increased coronary perforation in the new device era. Incidence, classification, management, and outcome. Circulation,1994,90(6):2725-2730.
63. Maehara A, Mintz GS, Bui AB, et al. Incidence morphology angiographic findings, and outcomes of intramural hematomas after percutaneous coronary interventions: an intravascular ultrasound study. Circulation,2002,105(17):2037-2042.
64. 徐光亚,吴树明. 图解心脏外科手术学. 第2版. 北京:科学出版社,2010.
65. 陆升. 体外循环心肌损伤机制及其保护的研究进展. 右江医学,2011,39(5):638-640.
66. 张宏伟,王茂生. 体外循环心肌损伤及心肌保护的研究进展. 医学研究杂志,2009,38(2):7-9.
67. 张建欣,徐美英. 体外循环瓣膜置换术时IL-6、IL-8、IL-10水平的变化. 中国病理生理杂志,2000,16(9):856-857,860.
68. Anselmi M, Abbate A, Girola F, et al. Myocardial ischemia, stunning, inflammation, and apoptosis during cardiac surgery: a review of evidence. Eur J Cardiothorac Surg,2004,25(3)304-311.
69. 赵志勇,阎志军,赵砚丽,等. 中性粒细胞凋亡与体外循环全身炎性反应相关性研究. 中国体外循环杂志,2008,6(1):8-11.
70. Whitlock RP, Chan S, Devereaux PJ, et al. Clinical benefit of steroid use in patients undergoing cardiopulmonary bypass: a meta-analysis of randomized trials. Eur Heart J,2008,29(2):2592-2600.
71. Ho KM, Tan JA. Benefits and risks of corticosteroid prophylaxis in adult cardiac surgery: a dose-response meta-analysis. Circulation,2009,119(14):1853-1866.
72. 刘大川,谷天祥. 抑肽酶在体外循环中的抗炎作用. 中国临床药学杂志,2008,14(6):367-369.
73. 陈孝平. 外科学(八年制). 北京:人民卫生出版社,2009.
74. 王凤学. 围术期心肌缺血. 临床麻醉学杂志,2002,18(9):503-505.
75. Noordzij PG, Boersma E, Bax JJ. Prognostic value of routine preoperative electrocardiography in patients undergo-

ing noncardiac surgery. Am J Cardiol,2006,97(7):1103-1106.

76. 弓景波,吴淑庆,钱令嘉．应激心肌损伤的蛋白质组学研究．中国应用生理学杂志,2005,21(02):171-174.

77. 王羿,柏帅,徐旖旎,等．高交感活性诱导的大鼠心肌损伤模型中氧化应激的受体调控机制．中国病理生理杂志,2014,30(06):1029-1033.

78. 许力,于春华,姜晶梅,等．七氟醚对老年冠心病患者非心脏手术血流动力学及心肌缺血事件的影响．基础医学与临床,2013,33(05):567-571.

79. 杨京利,马国平．非心血管手术围术期心肌缺血危险因素的临床研究．中华临床医师杂志(电子版),2014,8(15):10-13.

80. Scott IA,Shohag HA,Kam PC,et al. Preoperative cardiac evaluation and management of patients undergoing elective non-cardiac surgery. Med J Aust,2013,199(10):667-673.

81. Landesberg G,Mosseri M,Wolf Y,et al. Perioperative myocardial ischemia and infarction:identification by continuous 12-lead electrocardiogram with online ST-segment monitoring. Anesthesiology,2002,96(2):264-270.

82. Maisch B,Portig I,Ristic A,et al. Definition of inflammatory cardiomyopathy (myocarditis):on the way to consensus. A status report. Herz,2000,25(3),200-209.

83. Mahrholdt H,Wagner A,Deluigi CC,et al. Presentation,patterns of myocardial damage,and clinical course of viral myocarditis. Circulation,2006,114(15):1581-1590.

84. Kindermann I,Barth C,Mahfoud F,et al. Update on myocarditis. J Am Coll Cardiol,2012,59(9):779-792.

85. Maekawa Y,Ouzounian M,Opavsky MA,et al. Connecting the missing link between dilated cardiomyopathy and viral myocarditis:virus,cytoskeleton,and innate immunity. Circulation,2007,115(1):5-8.

86. 李奋．病毒受体陷阱与病毒性心肌炎．临床儿科杂志,2007,25(10):801-804,866.

87. 田琳,何春枝,孙捷,等．肿瘤坏死因子配体相关分子1A在病毒性心肌炎小鼠心肌中的表达及意义．临床儿科杂志,2008,26(10):893-896.

88. Mengshol JA,Golden-Mason L,Arikawa T,et al. A crucial role for Kupffer cell-derived galectin-9 in regulation of T cell immunity in hepatitis C infection. PLoS One,2010,5(3):e9504.

89. 罗永姣,刘红英．病毒性心肌炎患儿的T细胞免疫改变．南华大学学报:医学版,2010,38(1):96-97,100.

90. Qing K,Weifeng W,Fan Y,et al. Distinct different expression of Th17 and Th9 cells in coxsackie virus B3-induced mice viral myocarditis. Virol J,2011,8:267.

91. Xie Y,Chen R,Zhang X,et al. The role of Th17 cells and regulatory T cells in Coxsackievirus B3-induced myocarditis. Virology,2011,421(1):78-84.

92. 李永伟,何志强,杨恒,等．病毒性心肌炎患者外周血单核细胞来源DCs的功能研究．中国免疫学杂志,2011,27(10):1009-1014.

93. Kindermann I,Kindermann M,Kandolf R,et al. Predictors of outcome in patients with suspected myocarditis. Circulation,2008,118(6):639-648.

94. Fatkin D,Graham RM. Molecular mechanisms of inherited cardiomyopathies. Physiol Rev,2002,82(4):945-980.

95. Armstrong SC. Anti-oxidants and apoptosis:attenuation of doxorubicin Induced cardiomyopathy by carvedilol. J Mol Cell Cardiol,2004,37(4):817-821.

96. Zipes DP,Libby P,Borow RO,et al. Braunwald's Heart Disease. A textbook of cardiovascular medicine. 7th ed. Pennsylvania:Elsevier Saunders,2005:1659-1718.

97. 毛焕元,曹林生．心脏病学．第2版．北京:人民卫生出版社,2001.

98. 中华心血管杂志编辑部心肌炎心肌病对策专题组．关于成人急性病毒性心肌炎诊断参考标准和采纳WHO/ISFC关于心肌病定义和分类的意见．中华心血管病杂志,1999,27(6):405-407.

99. 中华医学会心血管病分会,中华心血管病杂志编委会,中国心肌病诊断与治疗建议工作组．心肌病诊断与治疗建议．中华心血管病杂志,2007,35(1):5-16.

100. 中华医学会心血管病学分会,中华心血管病杂志编辑委员会. 慢性收缩性心力衰竭治疗建议. 中华心血管病杂志,2002,30(1):7-23.
101. 廖玉华,王朝晖,涂源淑,等. 扩张型心肌病的分期及其临床意义. 临床心血管病杂志,2000,16(3):110-112.
102. 廖玉华,袁璟. 扩张型心肌病分子免疫治疗靶点的研究进展. 中华医学杂志,2006,86(17):1158-1160.
103. Louridas GE,Lourida KG. Systems biology and biomechanical model of heart failure. Curr Cardiol Rev,2012,8(3):220-230.
104. Meyer T,Shih J,Aurigemma G. Heart failure with preserved ejection fraction (diastolic dysfunction). Ann Intern Med,2013,158(1):ITC5-1-ITC5-15.
105. Schelbert EB,Fonarow GC,Bonow RO,et al. Therapeutic targets in heart failure:refocusing on the myocardial interstitium. J Am Coll Cardiol,2014,63(21):2188-2198.
106. De Haas HJ,Arbustini E,Fuster V,et al. Molecular imaging of the cardiac extracellular matrix. Circ Res,2014,114(5):903-915.
107. Florea VG,Cohn JN. The autonomic nervous system and heart failure. Circ Res,2014,114(11):1815-1826.
108. 陈灏珠. Braunwald心脏病学. 第7版. 北京:人民卫生出版社,2007.
109. 陈灏珠. 实用心脏病学. 第4版. 上海:上海科学技术出版社,2007.
110. Maisch B,Seferovié PM,Ristié AD,et al. The task force on the diagnosis and management of pericardial diseases of the European Society of Cardiology. Guidelines on the diagnosis and management of pericardial diseases executive summary. Eur Heart J,2004,25 (7):587-610.
111. 李庆凤,苏珂. 糖尿病心肌病发病机制的研究进展. 中华全科医学,2011,9(2):291-292.
112. 乔旭柏,杨重庆,刘冬戈. 糖尿病心肌病的病理及发病机制研究进展. 中国心血管杂志,2009,14(5):404-406.
113. 朱蕾. 体液代谢的平衡与紊乱. 北京:人民卫生出版社,2011.
114. 曹小勇,高琳琳. 低钾血症对心肌生理特性的影响及其机制的研究进展. 泰山医学院学报,2012,33(6):477-480.
115. 和宇峥. 镁对心脏活动的影响. 衡水学院院报,2008,10(4):55-57.
116. 纪忠宇,卢喜烈. 高钙血症心电图解读. 江苏实用心电学杂志,2012,21(3):185.
117. 肖瑶. 低磷血症的发生及其对机体的影响. 临床和实验医学杂志,2007,6(4):161-163.
118. 郭俊玲,李佳. 急性心肌梗死与酸碱失衡关系的研究进展. 心血管病学进展,2011,32(5):721-723.
119. Libby P,Theroux P. Pathophysiology of coronary artery disease. Circulation,2005,111(25):3481-3488.
120. Falk E,Shah PK,Fuster V. Coronary plaque disruption. Circulation,1995,92 (3):657-671.
121. Li ZY,Taviani V,Gillard JH. The impact of wall shear stress and pressure drop on the stability of the atherosclerotic plaque. Conf Proc IEEE Eng Med Biol Soc,2008,2008:1373-1376.
122. Kojda G,Hambrecht R. Molecular mechanisms of vascular adaptations to exercise. Physical activity as an effective antioxidant therapy? Cardiovasc Res,2005,67(2):187-197.
123. Chen LJ,Wei SY,Chiu JJ. Mechanical regulation of epigenetics in vascular biology and pathobiology. J Cell Mol Med,2013,17(4):437-448.
124. Golden SH,Robinson KA,Saldanha I,et al. Clinical review:Prevalence and incidence of endocrine and metabolic disorders in the United States:a comprehensive review. J Clin Endocrinol Metab,2009,94(6):1853-1878.
125. Grais IM,Sowers JR. Thyroid and the heart. AmJ Med,2014,127(8):691-698.
126. Sharma AK,Arya R,Mehta R,et al. Hypothyroidism and cardiovascular disease:factors,mechanism and future perspectives. Curr Med Chem,2013,20(35):4411-4418.
127. Prejbisz A,Lenders JW,Eisenhofer G,et al. Cardiovascular manifestations of phaeochromocytoma. J Hypertens,2011,29(11):2049-2060.

128. Fuster V, Alexander RW, O' Rourke RA, et al. Hurst's the heart. 11th ed. New York: McGraw-Hill Medical Publishing Division, 2004.

129. Kotyla PJ, Owczarek A, Rakoczy J, et al. Infliximab treatment increases left ventricular ejection fraction in patients with rheumatoid arthritis: assessment of heart function by echocardiography, endothelin 1, interleukin 6, and NT-pro brain natriuretic peptide. J Rheumatol, 2012, 39(4): 701-706.

130. Zrour SH, Touzi M, Bejia I, et al. Correlations between high-resolution computed tomography of the chest and clinical function in patients with rheumatoid arthritis: Prospective study in 75 patients. Joint Bone Spine, 2005, 72(1): 41-47.

131. Ngian GS, Sahhar J, Wicks IP, et al. Cardiovascular disease in systemic sclerosis-an emerging association? Arthritis Res Ther, 2011, 13(4): 237.

132. Petermann Smits DR, Wilde B, Kianersi AM, et al. Metabolic syndrome in ANCA-associated vasculitis. Rheumatology (Oxford), 2013, 52(1): 197-203.

133. Ohman MK, Luo W, Wang H, et al. Perivascular visceral adipose tissue induces atherosclerosis in apolipoprotein E deficient mice. Atherosclerosis, 2011, 219(1): 33-39.

134. Flierl MA, Rittirsch D, Huber-Lang MS, et al. Molecular events in the cardiomyopathy of sepsis. Mol Med, 2008, 14(5-6): 327-336.

135. Kumar A, Thota V, Deel L, et al. Tumor necrosis factor alpha and interleukin 1 beta are responsible for in vitro myocardial cell depression induced by human septic shock serum. J Exp Med, 1996, 183(3): 949-958.

136. Prabhu SD. Cytokine-induced modulation of cardiac function. Circ Res, 2004, 95(12): 1140-1153.

137. Niederbichler AD, Hoesel LM, Westfall MV, et al. An essential role for complement C5a in the pathogenesis of septic cardiac dysfunction. J Exp Med, 2006, 203(1): 53-61.

138. Wohlschlaeger J, Stubbe HD, Schmitx KJ, et al. Roles of MMP-2/MMP-9 in cardiac dysfunction during early multiple organ failure in an ovine animal model. Pathol Res Pract, 2005, 201(12): 809-817.

139. Nguyen T, Brunson D, Crespi CL, et al. DNA damage and mutation in human cells exposed to nitric oxide in vitro. Proc Natl Acad Sci, 1992, 89(7): 3030-3034.

140. Gellerich FN, Trumbeckaite S, Hertel K, et al. Impaired energy metabolism in hearts of septic baboons: diminished activities of complex Ⅰ and complex Ⅱ of the mitochondrial respiratory chain. Shock, 1999, 11(5): 336-341.

141. Crouser ED. Mitochondrial dysfunction in septic shock and multiple organ dysfunction syndrome. Mitochondrion, 2004, 4(5-6): 729-741.

142. Giroir BP, Stromberg D. Myocardial depression versus myocardial destruction: integrating the multiple mechanisms of myocardial dysfunction during sepsis. Crit Care Med, 2000, 28(8): 3111-3112.

143. Zink W, Kaess M, Hofer S, et al. Alterations in intracellular Ca^{2+}-homeostasis of skeletal muscle fibers during sepsis. Crit Care Med, 2008, 36(5): 1559-1563.

144. Sharshar T, Annane D, de la Grandmaison GL, et al. The neuropathology of septic shock. Brain Pathol, 2004, 14(1): 21-33.

145. Buerke U, Carter JM, Schlitt A, et al. Apoptosis contributes to septic cardiomyopathy and is improved by simvastatin therapy. Shock, 2008, 29(4): 497-503.

146. 陈冀胜,郑硕. 中国有毒植物. 北京:科学出版社,1987.

147. 菅向东,杨晓光,周启栋. 中毒急危重症诊断治疗学. 北京:人民卫生出版社,2009.

148. Fuster V, Alexander RW, O'Rourke RA. 赫斯特心脏病学. 第11版. 孙静平,胡大一,译. 北京:人民军医出版社,2008.

149. Morrison MG. Needle injuring to the heart. Arch Emerg Med, 2012, 9(1): 54.

150. 郝义方,王晓英. 外伤性心脏病. 临床荟萃,1995,10(10): 433-434.

151. 朱晓东,薛淦兴. 心脏外科指南. 北京:世界图书出版社,1990.

152. Ronco C,Haapio M,House AA,et al. Cardiorenal syndrome. J Am Coll Cardiol,2008,52(19):1527-1539.

153. Ruggenenti P,Remuzzi G. Worsening kidney function in decompensated heart failure:treat the heart,don't mind the kidney. Eur Heart J,2011,32(20):2476-2478.

154. Mohmand H,Goldfarb S. Renal dysfunction associated with intraabdominal hypertension and the abdominal compartment syndrome. J Am Soc Nephrol,2011,22(4):615-621.

155. McCullough PA. Contrast induced acute kidney injury. J Am CollCardiol,2008,51(15):1419-1428.

156. Hillege HL,Nitsch D,Pfeffer MA,et al. Renal function as a predictor of outcome in a broad spectrum of patients with heart failure. Circulation,2006,113(5):671-678.

157. Berl T,Henrich W. Kidney-heart interactions:epidemiology,pathogenesis,and treatment. Clin J Am Soc Nephrol,2006,1(1):8-18.

158. Andrew A. House cardiorenal syndrome:Introduction. Clin J Am Soc Nephrol,2013,8(10):1798-1799.

159. 车锋丽,秦海强,赵性泉. 脑心综合征的临床特征及发病机制. 中国卒中杂志,2009,4(12):1008-1012.

160. 黄志强. 当代胆道外科学. 上海:上海科学技术出版社,1998.

161. 谢仕刚,钱敏,田清明,等. 胆心综合征与胆心反射. 中国实用外科杂志,2000,20 (2):96.

162. 吴小平. 胆心综合征. 中国实用内科杂志,2007,27(8):574-575.

163. Nakae Y,Johkura K,Kudo Y,et al. Spinal cord infarction with cervical angina. Neurol Sci,2013,324(1-2):195-196.

164. 孙建峰,俊峰,李红娟. 颈心综合征的研究现状. 临床军医杂志,2009,37(4):719-722.

165. 张卫斌,罗陆一,栾杰男. 颈心综合征研究进展. 中西医结合心脑血管病杂志,2008,6(12):1440-1442.

166. Windecker S,Kolh P,Alfonso F,et al. 2014 ESC/EACTS Guidelines on myocardial revascularization:The Task Force on Myocardial Revascularization of the European Society of Cardiology (ESC) and the European Association for Cardio-Thoracic Surgery (EACTS) Developed with the special contribution of the European Association of Percutaneous Cardiovascular Interventions (EAPCI). Eur Heart J,2014,35(37):2541-2619.

167. Teo KK,Cohen E,Buller C,et al. Canadian Cardiovascular Society/Canadian Association of Interventional Cardiology/Canadian Society of Cardiac Surgery Position Statement on Revascularization-Multivessel Coronary Artery Disease. Can J Cardiol,2014,30(12):1482-1491.

168. 梁峰,胡大一,方全,等. 2014 年 ESC/EACTS 关于心肌血管重建术的临床指南(中文版). 中国心血管病研究,2015,13(1):16-19.

169. 杨胜利,刘惠亮. 经桡动脉冠心病介入诊疗手册. 北京:人民军医出版社,2014.

170. 杨跃进,华伟. 阜外心血管内科手册. 第 2 版. 北京:人民卫生出版社,2013.

171. 艾利斯,赫尔姆斯. 冠状动脉介入治疗策略. 丛洪良,刘寅,译. 天津:天津科学技术出版社,2009.

172. Fowler RA,Mittmann N,Geerts W,et al. Cost-effectiveness of dalteparin vs unfractionated heparin for the prevention of venous thromboembolism in critically ill patients. JAMA,2014,312(20):2135-2145.

173. 中华医学会心血管病学分会,中华心血管病杂志编辑委员会. 急性 ST 段抬高型心肌梗死诊断和治疗指南. 中华心血管病杂志,2010,38(8):675-690.

174. 陆再英,钟南山. 内科学. 第 7 版. 北京:人民卫生出版社,2008.

175. 葛均波. 现代心脏病学. 上海:复旦大学出版社,2011.

176. Head SJ, Kieser TM, Falk V, et al. Coronary artery bypass grafting: Part 1—the evolution over the first 50 years. Eur Heart J,2013,34(37):2862-2872.

177. Yusuf S,Zucker D,Peduzzi P,et al. Effect of coronary artery bypass graft surgery on survival:overview of 10-year results from randomised trials by the Coronary Artery Bypass Graft Surgery Trialists Collaboration. Lancet,1994,344(8922):563-570.

178. Hillis LD,Smith PK,Anderson JL,et al. 2011 ACCF/AHA Guideline for Coronary Artery Bypass Graft Surgery.

A report of the American College of Cardiology Foundation/American Heart Association Task Force on Practice Guidelines. Developed in collaboration with the American Association for Thoracic Surgery, Society of Cardiovascular Anesthesiologists, and Society of Thoracic Surgeons. J Am Coll Cardiol, 2011, 58(24): e123-e210.

179. 吴清玉,许建屏,高长青,等. 冠状动脉旁路移植术技术指南. 中华外科杂志,2006,44(22):1517-1524.

180. Farid NA, Jakubowski JA, Payne CD, et al. Effect of rifampin on the pharmacokinetics and pharmaco dynamics of prasugrel in healthy male subjects. Curr Med Res Opin, 2009, 25(8): 1821-1829.

181. Wiviott SD, Braunwald E, McCabe CH, et al. Prasugrel versus clopidogrel in patients with acute coronary syndromes. N Engl J Med, 2007, 357(20): 2001-2015.

182. Guranowski A. Analogs of diadenosine tetraphos phate (Ap4A). Acta Biochim Pol, 2003, 50(4): 947-972.

183. Ridker PM, Cook NR, Lee IM, et al. A randomized trial of low-dose aspirin in the primary prevention of cardiovascular disease in women. N Engl J Med, 2005, 352(13): 1293-1304.

184. 中华医学会心血管病学分会,中华心血管病杂志编辑委员会. 2013 抗血小板治疗中国专家共识. 中华心血管病杂志,2013,4(3):183-194.

185. Halvorsen S, Andreotti F, ten Berg JM, et al. Aspirin therapy in primary cardiovascular disease prevention: a position paper of the European Society of Cardiology working group on thrombosis. J Am Coll Cardiol, 2014, 64(3): 319-327.

186. 陈灏珠,林果为. 实用内科学. 第 13 版. 北京:人民卫生出版社,2009:1704-1705.

187. Gulseth MP, Michaud J, Nutescu EA. Rivaroxaban: an oral direct inhibitor of factor Xa. Am J Health Syst Pharm, 2008, 65(16): 1520-1529.

188. Nutescu E. Apixaban: a novel oral inhibitor of factor Xa. Am J Health Syst Pharm, 2012, 69(13): 1113-1126.

189. Blech S, Ebner T, Ludwig-Schwellinger E, et al. The metabolism and disposition of the oral direct thrombin inhibitor, dabigatran, in humans. Drug Metab Dispos, 2008, 36(2): 386-399.

190. 边素艳,盖鲁粤. 直接凝血酶抑制剂比伐卢定临床研究进展. 中国介入心脏病学杂志,2007,15(3):178-180.

191. 中华心血管病杂志血栓循证工作组. 非瓣膜病心房颤动患者应用新型口服抗凝药物中国专家建议. 中华心血管病杂志,2014,42(5):362-369.

192. 赵水平. 调脂药物概述. 中南药学,2011,9(1):68-71.

193. Ray KK, Kastelein JJ, Boekholdt SM, et al. The ACC/AHA 2013 guideline on the treatment of blood cholesterol to reduce atherosclerotic cardiovascular disease risk in adults: the good the bad and the uncertain: a comparison with ESC/EAS guidelines for the management of dyslipidaemias 2011. Eur Heart J, 2014, 35(15): 960-968.

194. Stone NJ, Robinson JG, Lichtenstein AH, et al. Treatment of blood cholesterol to reduce atherosclerotic cardiovascular disease risk in adults: synopsis of the 2013 American College of Cardiology/American Heart Association cholesterol guideline. Ann Intern Med, 2014, 160(5): 339-343.

195. Gerzanich V, Ivanov A, Ivanova S, et al. Alternative splicing of cGMP- dependent p rotein kinase I in angiotensin-hypertension: novelmechanism for nitrate tolerance in vascular smooth muscle. Circ Res, 2003, 93(9): 805-812.

196. Minamiyama Y, Takemura S, Hai S, et al. Vitamin Edeficiency accelerates nitrate tolerance via a decrease in cardiac P450 expression and increased oxidative stress. Free Radic Biol Med, 2006, 40(5): 808-816.

197. Hirai N, Kawano H, Yasue H, et al. Attenuation of nitrate tolerance and oxidative stress by an angiotensin Ⅱ receptor blocker in patients with coronary spastic angina. Circulation, 2003, 108(12): 1446-1450.

198. Longobardi G, Ferrara N, Leosco D, et al. Angiotensin Ⅱ - receptor antagonist losartan does not prevent nitroglycerin tolerance in patients with coronary artery disease. Cardiovasc Drugs Ther, 2004, 18(5): 363-370.

199. Wang EQ, Fung HL. Prazosinpotentiates the acute hypotensive effects of nitroglycerin but does not attenuate nitrate tolerance in normal con2 scious rats. J Cardiovasc Pharmacol, 2004, 43(3): 341-346.

200. Munzel T, Giaid A, Kurz S, et al. Evidence for a role of endothelin 1 and p rotein kinase C in nitroglycerin tolerance. Proc Natl Acad Sci USA, 1995, 92(11): 5244-5248.

201. Ma SX, Ignarro LJ, Byrns R, et al. Increased nitric oxide concentrations in posterior hypothalamus and central sympathetic function on nitrate tolerance following subcutaneous nitroglycerin. Nitric Oxide, 1999, 3(2): 153-161.

202. Furberg CD, Psaty BM, Meyer JV. Nifedipine. Dose-related increase in mortality in patients with coronary heart disease. Circulation, 1995, 92(5): 1326-1231.

203. Fuertes García A, Sagues Cabarro F, Gonzalez Juanatey JR, et al. Treatment of chronic stable angina: follow-up study with nifedipine gastrointestinal therapeutic system. SENIOR Study Group. Rev Esp Cardiol, 2000, 53(1): 35-42.

204. Gibson RS, Hansen JF, Messerli F, et al. Long-term effects of diltiazem and verapamil on mortality and cardiac events in non-Q-wave acute myocardial infarction without pulmonary congestion: post hoc subset analysis of the multicenter diltiazem postinfarction trial and the second danish verapamil infarction trial studies. Am J Cardiol, 2000, 86(3): 275-279.

205. Jespersen CM. Verapamil in acute myocardial infarction. The rationales of the VAMI and DAVIT Ⅲ trials. Cardiovasc Drugs Ther, 2000, 14(1): 99-105.

206. 陈修．陈维洲．曾贵云．心血管药理学．第3版．北京:人民卫生出版社,2002.

207. Matsubara M, Hasegawa K. Effects of benidipine, a dihydropyridine-Ca^{2+} channel blocker, on expression of cytokine-induced adhesion molecules andchemoattractants in human aortic endothelial cells. Eur J Pharmacol, 2004, 498(1-3): 303-314.

208. Mancia G, Fagard R, Narkiewicz K, et al. 2013ESH/ESC guidelines for themanagement of arterial hypertension: The task force for the management of arterial hypertension of the European Society of Hypertension(ESH) and of the European Society of Cardiology(ESC). Eur Heart J, 2013, 34(28): 2159-2219.

209. Swedberg K, Cleland J, Dargie H, et al. Guidelines for the diagnosis (update 2005): the Task Force for the Diagnosis and Treatment of Chronic Heart Failure of the European Society of Cardiology. Eur Heart J, 2005, 26(11): 1115-1140.

210. 中华医学会心血管病学分会,中华心血管病杂志编辑委员会．β肾上腺素能受体阻滞剂在心血管疾病应用专家共识．中华心血管病杂志．2009, 37(3): 195-209.

211. Zucker IH, Xiao L, Haack KK. The central renin-angiotensin system and sympathetic nerve activity in chronic heart failure. Clin Sci (Lond), 2014, 126(10): 695-706.

212. Sayer G, Bhat G. The renin-angiotensin-aldosterone system and heart failure. Cardiol Clin, 2014, 32(1): 21-32.

213. Shearer F, Lang CC, Struthers AD. Renin-angiotensin-aldosterone system inhibitors in heart failure. Clin Pharmacol Ther, 2013, 94(4): 459-467.

214. vonLueder TG, Krum H. RAAS inhibitors and cardiovascular protection in large scale trials. Cardiovasc Drugs Ther, 2013, 27(2): 171-179.

215. Schroten NF, Gaillard CA, van Veldhuisen DJ, et al. New roles for renin and prorenin in heart failure and cardiorenal crosstalk. Heart Fail Rev, 2012, 17(2): 191-201.

216. Vijayaraghavan K, Deedwania P. Renin-angiotensin-aldosterone blockade for cardiovascular disease prevention. Cardiol Clin, 2011, 29(1): 137-156.

217. Krum H, Maggioni A. Renin inhibitors in chronic heart failure: the Aliskiren Observation of Heart Failure Treatment study in context. Clin Cardiol, 2010, 33(9): 536-541.

218. Ma TK, Kam KK, Yan BP, et al. Renin-angiotensin-aldosterone system blockade for cardiovascular diseases: current status. Br J Pharmacol, 2010, 160(6): 1273-1292.

219. Bomback AS, Toto R. Dual blockade of the renin-angiotensin-aldosterone system: beyond the ACE inhibitor and

angiotensin-Ⅱ receptor blocker combination. Am J Hypertens,2009,22(10):1032-1040.

220. Beitelshees AL,Zineh I. Renin-angiotensin-aldosterone system (RAAS) pharmacogenomics:implications in heart failure management. Heart Fail Rev,2010,15(3):209-217.

221. Sudoh T,Kangawa K,Minamino N,et al. A new natriuretic peptide in porcine brain. Nature,1988,332(6159):78-81.

222. Sudoh T,Maekawa K,Kojima M,et al. Cloning and sequence analysis of cdna encoding a precursor for human brain natriuretic peptide. BiochemBiophys Res Commun,1989,159(3):1427-1434.

223. Grantham JA,Burnett JC Jr. BNP:increasing importance in the pathophysiology and diagnosis of congestive heart failure. Circulation,1997,96(2):388-390.

224. van Kimmenade RR,Januzzi JL Jr. Emerging biomarkers in heart failure. ClinChem,2012,58(1):127-138.

225. Morita E,Yasue H,Yoshimura M,et al. Increased plasma levels of brain natriuretic peptide in patients with acute myocardial infarction. Circulation,1993,88(1):82-91.

226. 李晓鲁,尤淑玲,邢启崇,等. 急性心肌梗死中脑钠肽的临床应用. 放射免疫学杂志,2004,17(1):57-59.

227. Cao L,Gardner DG. Natriuretic peptides inhibit DNA synthesis in cardiac fibroblasts. Hypertension,1995,25(2):227-234.

228. Nakayama T,Soma M,Takahashi Y,et al. Functional deletion mutation of the 5'-flanking region of type a human natriuretic peptide receptor gene and its association with essential hypertension and left ventricular hypertrophy in the japanese. Circ Res,2000,86(8):841-845.

229. Hall C. Essential biochemistry and physiology of (NT-pro)BNP. Eur J Heart Fail,2004,6(3):257-260.

230. Maack t. Receptors of natriuretic peptides: Structure, function, and regulation//Laragh JH, Brenner BM. Hypertension:pathophysiology,diagnosis,and management. New york:Raven,1995:1001-1019.

231. Matsumoto T,Wada A,Tsutamoto T,et al. Vasorelaxing effects of atrial and brain natriuretic peptides on coronary circulation in heart failure. Am J Physiol,1999,276(6 Pt 2):H1935-H1942.

232. Dalzell JR,Cannon JA,Jackson CE,et al. Emerging biomarkers for heart failure:An update. BiomarkMed,2014,8(6):833-840.

233. Jungbauer CG,Riedlinger J,Block D,et al. Panel of emerging cardiac biomarkers contributes for prognosis rather than diagnosis in chronic heart failure. Biomark Med,2014,8(6):777-789.

234. Yeo KT,Wu AH,Apple FS,et al. Multicenter evaluation of theRoche NT-proBNP assay and comparison to the Biosite Triage BNP assay. Clin Chim Acta,2003,338(1-2):107-115.

235. Michaels AD,Klein A,Madden JA,et al. Effects of intravenous nesiritide on human coronary vasomotor regulation and myocardial oxygen uptake. Circulation,2003,107(21):2697-2701.

236. Armstrong PW,Rouleau JL. A canadian context for theAcute Study of Clinical Effectiveness of Nesiritide and Decompensated Heart Failure (ASCEND-HF) trial. CanJ Cardiol,2008,24 (Suppl B):30B-32B.

237. O'Connor CM,Starling RC,Hernandez AF,et al. Effect of nesiritide in patients with acute decompensated heart failure. N EnglJ Med,2011,365(1):32-43.

238. Topol EJ. Nesiritide - not verified. N EnglJ Med,2005,353(2):113-116.

239. Topol EJ. The lost decade of nesiritide. N EnglJ Med,2011,365(1):81-82.

240. van Deursen VM,Hernandez AF,Stebbins A,et al. Nesiritide,renal function,and associated outcomes during hospitalization for acute decompensated heart failure:results from the Acute Study of Clinical Effectiveness of Nesiritide and Decompensated Heart Failure (ASCEND-HF). Circulation,2014,130(12):958-965.

241. IONA Study Group. Effect of nicorandil on coronary events in patient with stable angina:the Impact Of Nicorandil in Angina(INOA) randomized trial. Lancet,2002,359(9314):1269-1275.

242. Horinaka S,Yabe A,Yagi H,et al. Effects of nicorandil on cardiovascular events in patients with coronary artery artery disease in the Japanese Coronary Artery Disease (JCAD) study. Circ J,2010,74(3):503-509.

243. Pitt B, Zannad F, Remme WJ, et al. The effect of spironolactone on morbidity and mortality in patients with severe heart failure. Randomized Aldactone Evaluation Study Investigators. N Engl J Med, 1999, 341 (10): 709-717.

244. Pitt B, Remme W, Zannad F, et al. Eplerenone, a selective aldosterone blocker, in patients with left ventricular dysfunction after myocardial infarction. N Engl J Med, 2003, 348(14): 1309-1321.

245. Zannad F, McMurray JJ, Krum H, et al. Eplerenone in patients with systolic heart failure and mild symptoms. N Engl J Med, 2011, 364(1): 11-21.

246. Tousoulis D, Bakogiannis C, Briasoulis A, et al. Targeting myocardial metabolism for the treatment of stable angina. Curr Pharm Des, 2013, 19(9): 1587-1592.

247. Chatham JC, Young ME. Regulation of myocardial metabolism by thecardiomyocyte circadian clock. J Mol Cell Cardiol, 2013, 55: 139-146.

248. Castro P, Gabrielli L, Verdejo H, et al. Heart energy metabolism and its role in the treatment of heart failure. Rev Med Chil, 2010, 138(8): 1028-1039.

249. 汤建民,黄振文．心肌代谢药物治疗缺血性心脏病的研究进展．心血管病学进展,2006,27(3):336-339.

250. Abozguia K, Shivu GN, Ahmed I, et al. The heart metabolism: pathophysiological aspects in ischaemia and heart failure. Curr Pharm Des, 2009, 15(8): 827-835.

251. 郭瑄,周建生．心肌代谢性药物--曲美他嗪临床研究进展．心脏杂志,2003,15(4):378-380.

252. Kukes VG, Zhernakova NI, Gorbach TV, et al. Efficiency of trimetazidine treatment of experimental ischemic heart disease in age aspect. Eksp Klin Farmakol, 2013, 76(2): 9-12.

253. Xu XH, Zhang WJ, Zhou YJ, et al. Effects of trimetazidine therapy on left ventricular function after percutaneous coronary intervention. Zhonghua Xin Xue Guan Bing Za Zhi, 2013, 41(3): 205-209.

254. Stadnik M, Handzlik-Orlik G, Sarnecki K, et al. Clinical aspects of the use of trimetazidine in the prevention and treatment of myocardial diseases. Przegl Lek, 2013, 70(9): 730-734.

255. Kim JS, Kim CH, Chun KJ, et al. Effects of trimetazidine in patients with acute myocardial infarction: data from the Korean Acute Myocardial Infarction Registry. Clin Res Cardiol, 2013, 102(12): 915-922.

256. Cole PL, Beamer AD, McGowan N, et al. Efficacy and safety of perhexiline maleate in refractory angina. A double-blind placebo-controlled clinical trial of a novel antianginal agent. Circulation, 1990, 81(4): 1260-1270.

257. Kennedy JA, Unger SA, Horowitz JD. Inhibition of carnitine palmitoyltransferase-1 in rat heart and liver by perhexiline and amiodarone. Biochem Pharmacol, 1996, 52(2): 273-280.

258. Barry WH, Horowitz JD, Smith TW. Comparison of negative inotropic potency, reversibility, and effects on calcium influx of six calcium channel antagonists in cultured myocardial cells. Br J Pharmacol, 1985, 85(1): 51-59.

259. Jeffrey FM, Alvarez L, Diczku V, et al. Direct evidence that perhexiline modifies myocardial substrate utilization from fatty acids to lactate. J Cardiovasc Pharmacol, 1995, 25(3): 469-472.

260. Turcani M, Rupp H. Modification of left ventricular hypertrophy by chronic etomixir treatment. Br J Pharmacol, 1999, 126(2): 501-507.

261. Turcani M, Rupp H. Etomoxir improves left ventricular performance of pressure-overloaded rat heart. Circulation, 1997, 96(10): 3681-3686.

262. Bristow M. Etomoxir: a new approach to treatment of chronic heart failure. Lancet, 2000, 356(9242): 1621-1622.

263. Yamada KA, McHowat J, Yan GX, et al. Cellular uncoupling induced by accumulation of long-chain acylcarnitine during ischemia. Circ Res, 1994, 74(1): 83-95.

264. Colonna P, Iliceto S. Myocardial infarction and left ventricular remodeling: results of the CEDIM trial. Carnitine Ecocardiografia Digitalizzata Infarto Miocardico. Am Heart J, 2000, 139(2 Pt 3): S124-S130.

265. Molyneux R, Seymour AM, Bhandari S. Value of carnitine therapy in kidney dialysis patients and effects on cardiac function from human and animal studies. Curr Drug Targets, 2012, 13(2): 285-293.

266. 汪凡,秦明照."代谢类"抗心肌缺血药物的研究进展.中国医药导刊,2006,8(2):124-126.

267. 夏冰,王捷.缺血性心肌病药物治疗的能量代谢支持作用.西北国防医学杂志,2005,26(6):443-444.

268. 宋涛,李臣文,赵文秀,等.心肌缺血的能量代谢及代谢药物治疗.实用心脑肺血管病杂志,2006,14(10):766-768.

269. Chambers DJ,Hearse DJ. Cardioplegia and surgical ischemia// Sperelalkis N,Kurachi Y,Terzic A,et al. Heart physiology and pathophysiology. 4th ed. San Diego:Academic Press,2001.

270. Chocron S,Kaili D,Yan Y,et al. Intermediate lukewarm (20 degrees c) antegrade intermittent blood cardioplegia compared with cold and warm blood cardioplegia. J Thorac Cardiovasc Surg,2000,119(3):610-616.

271. 兰锡纯,冯卓荣.心脏血管外科学.北京:人民卫生出版社,2002.

272. 孙秀梅,史世勇,胡小琴.温血诱导心脏停搏和主动脉开放前温血灌注的心肌保护作用.中国循环杂志,1995,10(5):296-299.

273. Hollenberg SM. Cardiogenic shock. Crit Care Clin,2001,17(2):391-410.

274. Iakobishvili Z,Behar S,Boyko V,et al. Does current treatment of cardiogenic shock complicating the acute coronary syndromes comply with guidelines? Am Heart J,2005,149(1):98-103.

275. Hata M,Shiono M,Sezai A,et al. Outcome of emergency conventional coronary surgery for acute coronary syndrome due to left main coronary disease. Ann Thorac Cardiovasc Surg,2006,12(1):28-31.

276. Kurisu S,Inoue I,Kawagoe T,et al. Effect of intraaortic balloon pumping on left ventricular function in patients with persistent ST segment elevation after revascularization for acute myocardial infarction. Circ J,2003,67(1):35-39.

277. Mishra S,Chu WW,Torguson R,et al. Role of prophylactic intra-aortic balloon pump in high-risk patients undergoing percutaneous coronary intervention. Am J Cardiol,2006,98(5):608-612.

278. 鲁开智,陶国才.临时心脏起搏器的应用.中华麻醉学杂志,2005,25(11):879-880.

279. 郭继鸿.中国心脏性猝死现状与防治.中国循环杂志,2013,28(5):323-326.

280. 中华医学会心电生理和起搏分会,中华医学会心血管病学分会,中国医师协会心律学专业委员会植入型心律转复除颤器治疗专家共识工作组.植入型心律转复除颤器治疗的中国专家共识.中华心律失常学杂志,2014,18(4):242-253.

281. 方丹红,李海鹰,董逢泉,等.埋藏式心律转复除颤器植入后电风暴再发发生率和相关危险因素分析.心电与循环,2014,(3):196-199,210.

282. Brignole M,Auricchio A,Baron-Esquivias G,et al. 2013 ESC Guidelines on cardiac pacing and cardiac resynchronization therapy:the Task Force on cardiac pacing and resynchronization therapy of the European Society of Cardiology (ESC). Developed in collaboration with the European Heart Rhythm Association (EHRA). Eur Heart J,2013,34(29):2281-2329.

283. Murkofsky RL,Dangas G,Diamond JA,et al. A prolonged QRS duration on surface electrocardiogram is a specific indicator of left ventricular dysfunction [see comment]. J Am Coll Cardiol,1998,32(2):476-482.

284. Hunt SA,Abraham WT,Chin MH,et al. ACC/AHA 2005 Guideline Update for the Diagnosis and Management of Chronic Heart Failure in the Adult:a report of the American College of Cardiology/American Heart Association Task Force on Practice Guidelines (Writing Committee to Update the 2001 Guidelines for the Evaluation and Management of Heart Failure):developed in collaboration with the American College of Chest Physicians and the International Society for Heart and Lung Transplantation:endorsed by the Heart Rhythm Society. Circulation,2005,112(12):e154-e235.

285. 龙村.ECMO-体外膜肺氧合.北京:人民卫生出版社,2010.

286. 陈香美.血液净化标准操作规程.北京:人民军医出版社,2010.

287. 许铁,张劲松.急救医学.南京:东南大学出版社,2010.

288. 黎磊石,季大玺.连续性血液净化.南京:东南大学出版社,2004.

289. 谢晓华. 围手术期心血管保健专家谈. 北京:人民军医出版社,2014.
290. 沃森. 围手术期安全管理. 吴丽华,译. 北京:人民军医出版社,2014.
291. 高德伟. 围手术期危重症急救与防治. 北京:人民军医出版社,2014.
292. Tissier R, Chenoune M, Ghaleh B, et al. The small chill: mild hypothermia for cardioprotection. Cardiovasc Res, 2010, 88(3):406-414.
293. Tissier R, Ghaleh B, Cohen MV, et al. Myocardial protection with mild hypothermia. Cardiovasc Res, 2012, 94(2):217-225.
294. 姜晓红. 高压氧治疗冠心病心绞痛72例临床疗效观察. 临床和实验医学杂志,2007,6(4):99.
295. 杨树国,方瑞忠,尤润生. 冠状动脉支架置入术后高压氧治疗对心绞痛发病率的影响. 中国现代医生,2009,47(22):45-46.
296. Tjärnström J, Holmdahl L, Falk P, et al. Effects of hyperbaric oxygen on expression of fibrinolytic factors of human endothelium in a simulated ischaemia/reperfusion situation. Scand J Clin Lab Invest, 2001, 61(7):539-545.
297. 李东娟,陈铁,司晓宁. 高压氧对冠心病患者静息心率脉压和血脂的影响. 中国康复,2010,25(4):272-274.
298. 庄海舟,沈潞华. 慢性心力衰竭与心肌能量代谢. 心血管病学进展,2004,25(6):466-470.
299. Kim CH, Choi H, Chun YS, et al. Hyperbaric oxygenation pretreatment induces catalase and reduces infarct size in ischemic rat myocardium. Pflugers Arch, 2001, 442(4):519-525.
300. Han C, Lin L, Zhang W, et al. Hyperbaric oxygen preconditioning alleviates myocardial ischemic injury in rats. Exp Biol Med (Maywood), 2008, 233(11):1448-1453.
301. 刘建敏,陈丽. 高压氧治疗对急性心肌梗塞患者溶栓后心功能的影响. 心血管康复医学杂志,2005,14(4):323-324.
302. 中华医学会心血管病学分会,中国康复医学会心血管病专业委员会,中国老年学学会心脑血管病专业委员会. 冠心病康复与二级预防中国专家共识. 中华心血管病杂志,2013,41(4):267-275.
303. 黄帝内经素问. 北京:人民卫生出版社,1956.
304. 张仲景. 仲景全书·伤寒论. 第4版. 北京:中医古籍出版社,1997.
305. 张仲景. 仲景全书·金匮要略. 第4版. 北京:中医古籍出版社,1997.
306. 周仲瑛. 中医内科学. 第2版. 北京:中国中医药出版社,2007.
307. 杨大成,陈玉国,徐峰,等. 络脉舒通颗粒佐治ST段抬高性心肌梗死的研究——附30例近期疗效检测报告. 新医学,2007,38(3):207-209.
308. 李瑞建,陈玉国,张运,等. 乙醛脱氢酶2基因多态性与血管内皮功能及动脉粥样硬化关系的研究. 中华超声影像学杂志,2007,16(5):389-392.
309. Narita M, Kitagawa K, Nagai Y, et al. Effects of aldehyde dehydrogenase on carotid atherosclerosis. Ultrasound Med Biol, 2003, 29(10):1415-1419.
310. Wada M, Daimon M, Emi M, et al. Genetic association between aldehyde dehydrogenase 2(ALDH2) variation and high density lipoprotein cholesterol (HDL-C) among non-drinkers in two large population samples in Japan. J Atheroscler Thromb, 2008, 15(4):179-184.
311. Takagi S, Iwai N, Yamauchi R, et al. Aldehyde dehydrogenase 2 gene is a risk factor for myocardial infarction in Japanese men. Hypertens Res, 2002, 25(5):677-681.
312. Tambe AA, Demany MA, Zimmerman HA, et al. Angina pectoris and slow flow velocity of dye in coronary arteries a new angiographic finding. Am Heart J, 1972, 84(1):66-71.
313. Camsari A, Ozcan T, Ozer C, et al. Carotid artery intima-media thickness correlates with intravascular ultrasound parameters in patients with slow coronary flow. Atherosclerosis, 2008, 200(2):310-314.
314. 段红艳,王丽霞,王光公,等. 炎症与冠状动脉慢血液现象. 中国心血管病研究杂志,2010,8(1):32-35.
315. Corrao G, Rubbiati L, Bagnardi V, et al. Alcohol and coronary heart disease: a meta-analysis. Addiction, 2000, 95

(10):1505-1523.

316. Ohsawa I, Kamino K, Nagasaka K, et al. Genetic deficiency of a mitochondrial aldehyde dehydrogenase increases serum lipid peroxides in community dwelling females. J Hum Genet, 2003, 48(8):404-409.

317. Chang YC, Chiu YF, Lee IT, et al. Common ALDH2 genetic variants predict development of hypertension in the SAPPHIRe prospective cohort: gene-environmental interaction with alcohol Consumption. BMC Cardiovasc Disord, 2012, 29(12):58.

318. Chen Z, Zhang J, Stamler JS. Identification of the enzymatic mechanism of nitroglycerin bioactivation. Proc Natl Acad Sci USA, 2002, 99(12):8306-8311.

319. Saito K, Yokoyama T, Yoshiike N, et al. Do the ethanol metabolizing enzymes modify the relationship between alcohol consumption and blood pressure. J Hypertens, 2003, 21(6):1097-1105.

320. Hui P, Nakayama T, Morita A, et al. Common single nucleotidepolymorphisms in Japanese patients with essential hypertension: aldehyde dehydrogenase gene as a risk factor independent of alcohol consumption. Hypertens Res, 2007, 30(7):585-592.

321. Xu F, Sun Y, Shang R, et al. The Glu504Lys polymorphism of aldehyde dehydrogenase 2 contributes to development of coronary artery disease. Tohoku J Exp Med, 2014, 234(2):143-150.

322. Wei SJ, Xing JH, Wang BL, et al. Poly(ADP-ribose) polymerase inhibition prevents reactive oxygen species induced inhibition of aldehyde dehydrogenase2 activity. Biochim Biophys Acta, 2013, 1833(3):479-486.

323. Xue L, Xu F, MengL, et al. Acetylation-dependent regulation of mitochondrial ALDH2 activation by SIRT3 mediates acute ethanol-induced eNOS activation. FEBS lett, 2012, 586(2):137-142.

324. HaoPP, Chen YG, Wang JL, et al. Meta-analysis of aldehyde dehydrogenase 2 gene polymorphism and Alzheimer's disease in East Asians. Can J Neurol Sci, 2011, 38(3):500-506.

325. Wang J, Wang H, HaoPP, et al. Inhibition of aldehyde dehydrogenase 2 by oxidative stress is associated with cardiac dysfunction in diabetic rats. Mol Med, 2011, 17(3-4):172-179.

326. Bian Y, Chen YG, Xu F, et al. The polymorphism in aldehyde dehydrogenase-2 gene is associated with elevated plasma levels of high-sensitivity C-reactive protein in the early phase of myocardial infarction. Tohoku J Exp Med, 2010, 221(2):107-112.

327. Xu F, Chen YG, Lv R, et al. ALDH2 genetic polymorphism and the risk of type Ⅱ diabetes mellitus in CAD patients. Hypertens Res, 2010, 33(1):49-55.

328. Xu F, Chen YG, Xue L, et al. Role of aldehyde dehydrogenase 2 Glu504lys polymorphism in acute coronary syndrome. J Cell Mol Med, 2011, 15(9):1955-1962.

329. HaoPP, Xue L, Wang XL, et al. Association between aldehyde dehydrogenase 2 genetic polymorphism and serum lipids or lipoproteins: a meta-analysis of seven East Asian populations. Atherosclerosis, 2010, 212(1):213-216.

330. Xu F, Chen YG, Geng YJ, et al. The Polymorphism in Acetaldehyde Dehydrogenase 2 Gene, Causing a Substitution of Glu > Lys504, Is Not Associated with Coronary Atherosclerosis Severity in Han Chinese. Tohoku J Exp Med, 2007, 213(3):215-220.

331. 邢军辉,魏述建,陈玉国,等. 线粒体乙醛脱氢酶2在心肌缺血再灌注损伤中的作用. 中华心血管病杂志,2012,40(4):348-350.

332. 姬文卿,陈玉国,徐峰,等. 硫辛酸对急性冠脉综合征患者血清乙醛脱氢酶2活性、8-异前列腺素F2a含量的影响. 山东大学学报(医学版),2011,49(7):120-124.

333. 边圆,陈玉国,徐峰,等. 山东省汉族乙醛脱氢酶2基因多态性与急性心肌梗死的相关性. 中国老年学杂志,2010,30(16):2263-2265.

334. 曹磊,陈玉国. 乙醛脱氢酶2基因多态性与老年冠心病的相关性. 中国老年学杂志,2010,30(13):1782-1784.

335. 郝盼盼,陈玉国,张运. 乙醛脱氢酶2与硝酸酯耐药关系的研究进展. 心血管病学进展,2010,31(1)

50-52.

336. 张鹤,陈玉国,徐峰,等. 乙醛脱氢酶2基因多态与硝酸甘油疗效相关性研究. 中华内科杂志,2007,46(8):629-632.

337. 薛丽,陈玉国,徐峰,等. 汉族冠心病患者ALDH2基因多态性与心肌梗死、饮酒面红的相关性研究——附231例报告. 新医学,2007,38(12):791-792,813.

338. 张鹤,陈玉国,徐峰,等. 饮酒面红预测硝酸甘油缓解心绞痛急性发作的价值. 山东大学学报(医学版),2007,45(9):927-930.

339. 薛丽,陈玉国,徐峰,等. 中国汉族冠心病患者乙醛脱氢酶2基因多态性与心肌梗死的相关性研究. 山东大学学报(医学版),2007,45(8):808-812.

340. 江春晓,陈玉国,张运,等. 中国汉族冠心病患者乙醛脱氢酶2基因多态性与2型糖尿病的关系. 中国老年学杂志,2007,27(4):349-350.

341. Halestmp AP, Clarke SJ, Khaliulin I. The role of mitochondria in protection of the heart by preconditioning. Biochim Biophys Acta,2007,1767(8):1007-1031.

342. Bernardi P,Krauskopf A,Basso E,et al. The mitochondrial permeability transition from in vitro artifact to diease target. FEBS J,2006,273(10):2077-2099.

343. Gutiérrez-Aguilar M,Baines CP. Structural mechanisms of cyclophilin D-dependent control of the mitochondrial permeability transition pore. Biochim Biophys Acta,2014,S0304-4165(14):386-389.

344. Javadov S,Karmazyn M. Mitochondrial permeability transition pore opening as fill endpoint to initiate cell death and as a putative target for cardioprotection . Cell Physiol Bioshem,2007,20(1-4):1-22.

345. Lin DT,Lechleiter JD. Mitochondrial targeted cyclophilin D pro-cells from ceil death by peptidyl prolyl isomerization. J Biol Chem,2002,277(34):31134-31141.

346. Di Lisa F,Carpi A,Giorgio V,et al. The mitochondrial permeability transition pore and cyclophilin D in cardioprotection. Biochim Biophys Acta,2011,1813(7):1316-1322.

347. Baines CP,Kaiser RA,Purcell NH,et al. Loss of cyclophilin D reveals a critical role for mitochondrial permeability transition in cell death. Nature,2005,434(7033):658-662.

348. Basso E,FanteL,Fowlkes J,et al. Properties of the permeability transition Pore in mitochondria devoid of cyclophilin D. J Biol chem,2005,280(19):18558-18561.

349. Elrod JW, Molkentin JD. Physiologic functions of cyclophilin D and the mitochondrial permeability transition pore. Circ J,2013,77(5):1111-1122.

350. Halestrap AP,Brenner C. The adenine nucleotide translocase:a central component of the mitochondrial permeability transition pore and key player in cell death . Curt Med Chem,2003,10(16):1507-1525.

351. Kokoszka JE,Waymire KG,Levy SE,et al. The ADP/ATP translocator is not essential for the mitochondrial permeability transition pore. Nature,2004,427(6973):461-465.

352. Cesura AM,Pinard E,Schubenel R,et al. The voltage-dependent anion channel is the target for a new class of inhibitors of the mitochondrial permeability transition pore . J Biol Chem,2003,278 (50):49812-49818.

353. Andrews DT,Royse C,Royse AG. The mitochondrial permeability transition pore and its role in anaesthesia-triggered cellular protection during ischaemia-reperfusion injury. Anaesth Intensive Care,2012,40(1):46-70.

354. Krauskopf A,Eriksson O,Craigen WJ,et al. Properties of the permeability transition in VDAC1(-/-) mitochondria. Biochim Biophys Acta,2006,1757(5-6):590-595.

355. Baines CP,Kaiser RA,Sheiko T. Voltage-dependent anion channels are dispensable for mitochondrial-dependent cell death. Nat Cell Biol,2007,9(5):550-555.

356. Leung AW,Varanyuwatana P,Halestrap AP. The mitochondrial phosphate carrier interacts with cyclophilin D and may play a key role in the permeability transition. J Biol Chem,2008,283 (39):26312-26323.

357. Leung AW,Halestrap AP. Recent progress in elucidating the molecular mechanism of the mitochondrial permea-

bility transition pore. Biochim Biophys Acta,2008,1777(7-8):946-952.

358. Halost AP,Clarke SJ,Javadov SA. Mitochondrial permeability transition pore opening during myocardial reperfusion-a target for cardioprotection. Cardiovasc Res,2004,61(3):372-385.

359. Wagner AK,Miller MA,Scanlon J,et al. Adenosine A1 receptor gene variants associated with post-traumatic seizures after severe TBI. Epilepsy Res,2010,90(3):259-272.

360. Avsar E,Empson RM. Adenosine acting via A1 receptors,controls the transition to status epilepticus- like behavior in an in vitro model of epilepsy. Neuropharmacology,2004,47(3):427-437.

361. Rebola N,Porciuncula LO,Lopes LV,et al. Long-term effect of convulsive behavior on the density of adenosine A1 and A2A receptors in the rat cerebral cortex. Epilepsia,2005,46 (Suppl5):159-165.

362. Bauerle JD,Grenz A,Kim JH,et al. Adenosine generation and signaling during acute kidney injury. J Am Soc Nephrol,2011,22(1):14-20.

363. Grenz A,Homann D,Ehzschig HK. Extracellular adenosine:a safety signal that dampens hypoxia induced inflammation during ischemia. Antioxid Redox Signal,2011,15(8):2221-2234.

364. Eckle T,Koeppen M,Ehzschig HK. Role of extracellular adenosine in acute lung injury. Physiology(Bethesda), 2009,24(5):298-306.

365. Olah ME,Stiles GL. The role of receptor structure in determining adenosine receptor activity. Pharmacol Ther, 2000,85(2):55-75.

366. Headrick JP,Ashton KJ,Rose'meyer RB,et al. Cardiovascular adenosine receptors:Expression,actions and interactions. Pharmacol Ther,2013,140(1):92-111.

367. EI-Gowelli HM,EI-Gowilly SM,EIsalakawy LK,et al. Nitric oxide synthase/K channel cascade triggers the adenosine A2B receptor-sensitive renal vasodilation in female rats. Eur J Pharmacol,2013,702(1-3):116-125.

368. Olanrew HA,Mustafa SJ. Adenosine A2A and A2B receptors mediated nitric oxide production in coronary artery endothelial cells . Gen Pharmacol,2000,35(3):171-177.

369. Kolachala V,Asamoah V,Wang L,et al. TNF-a upregulates adenosine 2b(A2b) receptor expression and signaling in intestinal epithelial cells:A basis for A2bR overexpression in colitis. Cell Mol Life Sci,2005,62(22): 2647-2657.

370. Figler RA,Wang G,Srinivasan S,et al. Links between insulin resistance,adenosine A2B receptors,and inflammatory markers in mice and humans. Diabetes,2011,60(2):669-679.

371. Eckle T,Faigle M,Grenz A,et al. A2B adenosine receptor dampens hypoxia induced vascular leak . Blood, 2008,111(4):2024 -2035.

372. Yi F,Li D,Du Q,et al. GLP-1 biology and GLP-1 based antidiabetic therapy. J Chinese Pharmaceutical Sciences,2013,22(1):7-21.

373. Oeseburg H,de Boer RA,Buikema H,et al. Glucagon-like peptide 1 prevents reactive oxygen species-induced endothelial cell senescence through the activation of protein kinase A . Arterioscler Thromb Vasc Biol,2010,30 (7):1407-1414.

374. Goyal S,Kumar S,Bijjem KV,et al. Role of glucagon-like peptide-1 in vascular endothelial dysfunction. Indian J Exp Biol,2010,48(1):61-69.

375. Bose AK,Mocanu MM,Cart RD,et al. Glucagon-1ike peptide1 can directly protect the heart against ischemia/ reperfusion injury. Diabetes,2005,54(1):146-151.

376. Huisamen B,Genade S,Lochner A. Signalling pathways activated by glucagon-like peptide-l (7-36) amide in the rat heart and their role in protection against ischaemia:cardiovasculartopics. Cardiovas J Afr,2008,19(2): 77-83.

377. Grieve DJ,Cassidy RS,Green BD. Emerging cardiovascular actionsof the incretion hormone glucagon-like peptide-1:potential therapeutic benefits beyond glycaemic control. Br J Pharmacol,2009,157(8):1340-1351.

378. Nikolaidis LA, Elahi D, Hentosz T, et al. Recombinant glucagon-like peptide-1 increases myocardial glucose uptake and improves left ventricular performance in conscious dogs with pacing-induced dilated cardiomyopathy. Circulation, 2004, 110(8): 955-961.

379. Li Y, Hansotia T, Yusta B, et al. Glucagon-like peptide-1 receptor signaling modulatesβcell apoptosis. J Biol Chem, 2003, 278(1): 471-478.

380. Toyoda K, Okitsu T, Yamane S, et al. GLP-1 receptor signaling protect pancreatic beta cells in intraportal islet transplant by inhibiting apoptosis. Biochem Biophys Res Commun, 2008, 367(4): 793-798.

381. XieY, Wang SX, Sha WW, et al. Effects and mechanism of glucagon-like peptide-1 on injury of rats cardiomyocytes induced by hypoxiareoxygenation. Chin Med J(Engl), 2008, 121 (21): 2134-2138.

382. Eizirik DL, Cardozo AK, Cnop M. The role for endoplasmic reticulum stress in diabetes mellitus. Endocr Rev, 2008, 29(1): 42-61.

383. Lu J, Getz G, Miska EA, et al. MicroRNA expression profiles classify human cancers. Nature, 2005, 435(7043): 834-838.

384. Selbach M, Schwanhäusser B, Thiefelder N, et al. Widespread changes in protein synthesis induced by microRNA. Nature, 2008, 455(7209): 58-63.

385. Bartel DP. MicroRNAs: Genomics, Review Biogenesis, Mehanism, and Function. Cell, 2004, 116(2): 281-297.

386. Lim LP, Lau NC, Garrett-Engele P, et al. Microarray analysis shows that some microRNAs downregulate large numbers of target mRNAs. Nature, 2005, 433(7027): 769-773.

387. Valencia-Sanchez MA, Liu J, Hannon GJ, et al. Control of translation and miRNA degradation by miRNA and siRNAs. Genes Dev, 2006, 20(5): 515-524.

388. VanRooij E, Sutherland LB, Liu N, et al. A signature pattern of stress responsive Micro-RNAs that can evoke cardiac hypertrophy and heart failure. Proc Natl acad Sci U S A, 2006, 103(48): 18255-18260.

389. Thum T, Galuppo P, Wolf C, et al. MicroRNAs in the human heart: a clue to fetal gene reprogramming in heart failure. Circulation, 2007, 116(3): 258-267.

390. Ikeda S, Kong SW, Lu J, et al. Altered microRNA expression in human heart disease. Physiol Genomics, 2007, 31 (3): 367-373.

391. Thum T, Catalucci D, Bauersachs J. MicroRNAs: novel regulators in cardiac development and disease. Cardiovasc Res, 2008, 79(47): 562-570.

392. Tijsen AJ, Creemers EE, Moeland PD, et al. MIR423-5p as a circulating biomarker for heart failure. Circ Res, 2010, 106(6): 1035-1039.

393. Thum T, Gross C, Fiedler J, et al. MicroRNA-21 contributes to myocardial disease by stimulating MAP kinase signaling in fibroblasts. Nature, 2008, 456(7224): 980-984.

394. Liu N, Williams AH, Kim Y, et al. An intragenic MEF2-dependent enhancer directs muscle-specific expression ofmicroRNAs 1 and 133. Proc NAtl Acad Sci U S A. 2007, 104(52): 20844-20849.

395. Xu C, Lu Y, Pan Z, et al. The muscle-specific microRNAs miR-1 and miR-133 produce opposing effects on apoptosis by targeting HSP60, HSP70 and caspase-9 in cardiomyocytes. J Cell Sci, 2007, 120(Pt 17): 3045-3052.

396. Duisters RF, Tijsen AJ, Schroen B, et al. miR-133 and miR-30 regulate connective tissue growth factor: implications for a role of microRNAs in myocardial matrix remodeling. Circ Res, 2009, 104(2): 170-178.

397. Matkovich SJ, Wang W, Tu Y, et al. MicroRNA-133a protects against nyocardial fibrosis and modulates electrical replarization without affecting hypertrophy in pressure-overloaded adult hearts. Circ Res, 2010, 106 (1): 166-175.

398. Cai C, Masumiya H, Weisleder N, et al. MG53 nucleates assembly of cell membrane repair machinery. Nat Cell Biol, 2009, 11(1): 56-64.

399. Song R, Peng W, Zhang Y, et al. Central role of E3 ubiquitin ligase MG53 in insulin resistance and metabolic

disorders. Nature,2013,494(7437):375-379.

400. Cai C,Masumiya H,Weisleder N,et al. MG53 regulates membrane budding and exocytosis in muscle cells. J Biol Chem,2009,284(5):3314-3322.

401. Waddell LB,Lemckert FA,Zheng XF,et al. Dysferlin,annexin A1,and mitsugumin 53 are upregulated in muscular dystrophy and localize to longitudinal tubules of the T-system with stretch. J Neuropathol Exp Neurol,2011,70(4):302-313.

402. Cao CM,Zhang Y,Weisleder N,et al. MG53 constitutes a primary determinant of cardiac ischemic Preconditioning. Circulation,2010,121(23):2565-2574.

403. Wang X,Xie W,Zhang Y,et al. Cardioprotection of ischemia/reperfusion injury by cholesterol-dependent MG53-mediated membrane repair. Circ Res,2010,107(1):76-83.

404. Weisleder N,Takizawa N,Lin P,et al. Recombinant MG53 protein modulates therapeutic cell membrane repair in treatment of muscular dystrophy. Sci Transl Med,2012,4(139):139ra85.

405. Weisleder N,Takeshima H,Ma J. Mitsugumin 53(MG53) facilitates vesicle traficking in striated muscle to contribute to cell membrane repair. Commun Integr Biol,2009,2(3):225-226.

406. Masumiya H,Asaumi Y,Nishi M,et al. Mitsugumin 53-mediated maintenance of K' currents in cardiac myocytes. Channels (Austin),2009,3(1):6-11.

407. He B,Tang RH,Weisleder N,et al. Enhancing muscle membrane repair by gene delivery of MG53 ameliorates muscular dystrophy and heart failure in delta Sarcoglycan-deficient hamsters. Mol Ther,2012,20(4):727-735.

408. Zhang Y,Lv F,Jin L,et al. MG53 participates in ischaemic postconditioning through the RISK signalling pathway. Cardiovasc Res,2011,91(1):108-115.

409. Zhu H,Lin P,De G,et al. Polymerase transcriptase release factor (PTRF) anchors MG53 protein to cell injury site for initiation of membrane repair. J Biol Chem,2011,286(15):12820-12824.

410. Hwang M,Ko JK,Weisleder N,et al. Redox-dependent oligomerization through a leucine zipper motif is essential for MG53-mediated cell membrane repair. Am J Physiol Cell Physiol,2011,301(1):C106-C114.

411. Ham YM,Mahonev SJ. Compensation of the AKT signaling by ERK signaling in transgenic mice hearts overexpressing TRIM72. Exp Cell Res,2013,319(10):1451-1462.

412. 张夏华,吴广通,李蓉. 基因治疗现状与前景. 药学实践杂志,2009,27(1):4-10,42.

413. 哈小琴,吴祖泽. 基因治疗进展及应用前景. 中国医疗器械信息,2002,8(4):7-10.

414. 杨昭云,徐军美,姜金玉,等. 人白细胞介素-10 和 Bcl-2 基因重组腺病毒经冠状动脉转染大鼠心肌的可行性. 中华麻醉学杂志,2006,26 (11):1001-1004.

415. 李强,张桂敏,杨百晖,等. 干细胞移植治疗心肌梗死的研究进展. 中外医疗,2009,28(13):155-156.

416. 杨胜利. 干细胞移植治疗心肌梗死. 心脏杂志,2003,15(4):372-374.

417. 潘跃江,林荣繁. 干细胞在心肌细胞移植中的前景和当前面临问题. 广西医学,2003,25(8):1412-1416.

418. Hsiao LC,Carr C,Chang KC,et al. Stem cell-based therapy for ischemic heart disease . Cell Thansplant,2013,22(4):663-675.

419. Crisostomo PR,Wang M,Markel TA,et al. Stem cell mechanisms and paracrine effects:potential in cardiac surgery. Shock,2007,28(4):375-383.

420. 武玉洁,方莲花,杜冠华. 心肌缺血预适应和后适应研究进展及临床应用. 药学学报,2013,48(7):965-970.

421. Bolli R,Li QH,Tang XL,et al. The late phase of preconditioning and its natural clinical application-gene therapy. Heart Fail Rev,2007,12(3-4):189-199.

422. 张庆沙,陆晓. 远隔缺血预适应的心脏保护作用及机制. 心血管康复医学杂志,2013,22(3):300-302.

423. Yellon DM,Alkhulaifi AM,Pugsley WB. Preconditioning the human myocardium. Lancet,1993,342(8866):276-277.

424. Zhao ZQ, Corvera JS, Halkos ME, et al. Inhibition of myocardial injury by ischemic postconditioning during reperfusion: comparison with ischemic preconditioning. Am J Physiol Heart Circ Physiol, 2003, 285(2): H579-H588.

425. Staat P, Rioufol G, Piot C, et al. Postconditioning the human heart. Circulation, 2005, 112(14): 2143-2148.

426. Ovize M, Thibault H, Przyklenk K. Myocardial conditioning: opportunities for clinical translation. Circ Res, 2013, 113(4): 439-450.

427. Khalili H, Patel VG, Mayo HG, et al. Surrogate and Clinical Outcomes Following Ischemic Postconditioning During Primary Percutaneous Coronary Intervention of ST-segment Elevation Myocardial Infarction: A Meta-analysis of 15 Randomized Trials. Catheter Cardiovasc Interv, 2014, 84(6): 978-986.

428. 刘远辉. 缺血后适应与心肌缺血再灌注损伤的研究进展. 实用医学杂志, 2014, 30(3): 499-500.

429. 杨牟, 王涛, 张居文, 等. 缺血后适应信号转导通路的研究进展. 青岛大学医学院学报, 2014, 50(1): 89-91.

430. 魏育涛, 杜俊峰. 缺血后适应的研究与进展. 中国组织工程研究与临床康复, 2007, 11(12): 2323-2325.

431. 钟敏, 招伟贤. 远距缺血预适应诱导心肌缺血耐受机制研究进展. 广东医学, 2009, 30(4): 652-654.

432. Lim SY, Hausenloy DJ. Remote ischemic conditioning: from bench to bedside. Front Physiol, 2012, 3: 27.

433. 彭万美, 钱金桥. 吸入麻醉药的心肌保护作用. 昆明医学院学报, 2012, (1B): 224-227.

434. Landoni G, Guarracino F, Cariello C, et al. Volatile compared with total intravenous anaesthesia in patients undergoing high-risk cardiac surgery: a randomized multicentre study. Br J Anaesth, 2014, 113(6): 955-963.

435. Zangrillo A, Testa V, Aldrovandi V, et al. Volatile agents for cardiac protection in noncardiac surgery: a randomized controlled study. J Cardiothorac Vasc Anesth, 2011, 25(6): 902-907.

436. Dragasis S, Bassiakou E, Iacovidou N, et al. The role of opioid receptor agonists in ischemic preconditioning. Eur J Pharmacol, 2013, 720(1-3): 401-408.

437. Suo C, Sun L, Yang S. Alpinetin activates the δ receptor instead of the κ and μ receptor pathways to protect against rat myocardial cell apoptosis. Exp Ther Med, 2014, 7(1): 109-116.

438. Fuardo M, Lemoine S, Lo Coco C, et al. [D-Ala2, D-Leu5]-enkephalin (DADLE) and morphine-induced postconditioning by inhibition of mitochondrial permeability transition pore, in human myocardium. Exp Biol Med (Maywood), 2013, 238(4): 426-432.

439. Kang B, Hong J, Xiao J, et al. Involvement of miR-1 in the protective effect of hydrogen sulfide against cardiomyocyte apoptosis induced by ischemia/reperfusion. Mol Biol Rep, 2014, 41(10): 6845-6853.

440. Andreadou I, Iliodromitis EK, Rassaf T, et al. The role of gasotransmitters NO, H_2S, CO in myocardial ischemia/reperfusion injury and cardioprotection by preconditioning, postconditioning, and remote conditioning. Br J Pharmacol, 2014, doi: 10.1111/bph.12811.

441. Peake BF, Nicholson CK, Lambert JP, et al. Hydrogen sulfide preconditions the db/db diabetic mouse heart against ischemia-reperfusion injury by activating Nrf 2 signaling in an Erk-dependent manner. Am J Physiol Heart Circ Physiol, 2013, 304(9): H1215-H1224.

442. Luan HF, Zhao ZB, Zhao QH, et al. Hydrogen sulfide postconditioning protects isolated rat hearts against ischemia and reperfusion injury mediated by the JAK2/STAT3 survival pathway. Braz J Med Biol Res, 2012, 45(10): 898-905.

443. Bao N, Minatoguchi S, Kobayashi H, et al. Pravastatin reduces myocardial infarct size via increasing protein kinase C-dependent nitric oxide, decreasing oxyradicals and opening the mitochondrial adenosine triphosphate-sensitive potassium channels in rabbits. Circ J, 2007, 71(10): 1622-1628.

444. Sheng Z, Yao Y, Li Y, et al. Bradykinin preconditioning improves therapeutic potential of human endothelial progenitor cells in infarcted myocardium. PLoS One, 2013, 8(12): e81505.

445. Ke JJ, Yu FX, Rao Y, et al. Adenosine postconditioning protects against myocardial ischemia-reperfusion injury though modulate production of TNF-α and prevents activation of transcription factor NF-kappaB. Mol Biol Rep, 2011, 38(1): 531-538.

446. Yang J, Liu X, Jiang G, et al. Two-dimensional strain technique to detect the function of coronary collateral circulation. Coron Artery Dis, 2012, 23(3): 188-194.

447. Liao S, Bodmer J, Pietras D, et al. Biological functions of the low and high molecular weight protein isoforms of fibroblast growth factor-2 in cardiovascular development and disease. Dev Dyn, 2009, 238(2): 249-264.

448. Kouhara H, Hadari YR, Spivak-Kroizman T, et al. A lipid-anchored Grb2-binding protein that links FGF-receptor activation to the Ras/MAPK signaling pathway. Cell, 1997, 89(5): 693-702.

449. Song P, Zhang M, Wang S, et al. Thromboxane a2 receptor activates a rho-associated kinase/LKB1/PTEN pathway to attenuate endothelium insulin signaling. J Biol Chem, 2009, 284(25): 17120-17128.

450. Song P, Xie Z, Wu Y, et al. Protein kinase Czeta-dependent LKB1 serine 428 phosphorylation increases LKB1 nucleus export and apoptosis in endothelial cells. J Biol Chem, 2008, 283(18): 12446-12455.

451. Song P, Wu Y, Xu J, et al. Reactive nitrogen species induced by hyperglycemia suppresses Akt signaling and triggers apoptosis by upregulating phosphatase PTEN (phosphatase and tensin homologue deleted on chromosome 10) in an LKB1-dependent manner. Circulation, 2007, 116(14): 1585-1595.

452. Torry RJ, Myers JH, Adler AL, et al. Effects of nontransmural ischemia on inner and outer wall thickening in the canine left ventricle. Am Heart J, 1991, 122(5): 1292-1299.

453. Grattan MT, Hanley FL, Stevens MB, et al. Transmural coronary flow reserve patterns in dogs. Am J Physiol, 1986, 250(2 Pt 2): H276-H283.

454. Isner JM, Asahara T. Angiogenesis and vasculogenesis as therapeutic strategies for postnatal neovascularization. J Clin Invest, 1999, 103(9): 1231-1236.

455. Ferrara N, Kerbel RS. Angiogenesis as a therapeutic target. Nature, 2005, 438(7070): 967-974.

456. Epstein SE, Kornowski R, Fuchs S, et al. Angiogenesis therapy: Amidst the hype, the neglected potential for serious side effects. Circulation, 2001, 104(1): 115-119.

457. Simons M, Bonow RO, Chronos NA, et al. Clinical trials in coronary angiogenesis: Issues, problems, consensus: An expert panel summary. Circulation, 2000, 102(11): E73-E86.

458. Ware JA, Simons M. Angiogenesis in ischemic heart disease. Nat Med, 1997, 3(2): 158-164.

459. Simons M. Angiogenesis: Where do we stand now? Circulation, 2005, 111(12): 1556-1566.

460. Fortuin FD, Vale P, Losordo DW, et al. One-year follow-up of direct myocardial gene transfer of vascular endothelial growth factor-2 using naked plasmid deoxyribonucleic acid by way of thoracotomy in no-option patients. Am J Cardiol, 2003, 92(4): 436-439.

461. Simons M, Annex BH, Laham RJ, et al. Pharmacological treatment of coronary artery disease with recombinant fibroblast growth factor-2: Double-blind, controlled clinical trial. Circulation, 2002, 105(7): 788-793.

462. Udelson JE, Dilsizian V, Laham RJ, et al. Therapeutic angiogenesis with recombinant fibroblast growth factor-2 improves stress and rest myocardial perfusion abnormalities in patients with severe symptomatic chronic coronary artery disease. Circulation, 2000, 102(14): 1605-1610.

463. Gyongyosi M, Khorsand A, Zamini S, et al. Noga-guided analysis of regional myocardial perfusion abnormalities treated with intramyocardial injections of plasmid encoding vascular endothelial growth factor a-165 in patients with chronic myocardial ischemia: subanalysis of the EUROINJECT-ONE multicenter double-blind randomized study. Circulation, 2005, 112(9 Suppl): I157-I165.

464. Schweigerer L, Neufeld G, Friedman J, et al. Capillary endothelial cells express basic fibroblast growth factor, a mitogen that promotes their own growth. Nature, 1987, 325(6101): 257-259.

465. 李歆,肖模超,吴迪,等. 前列地尔预适应对兔急性心肌缺血再灌注的早期保护作用及机制的实验研究. 现代生物医学进展,2013,(16):3032-3036.

466. Li JH, Yang P, Li AL, et al. Cardioprotective effect of liposomal prostaglandin EI on a porcine model of myocardial infarction reperfusion no-reflow. J Zhejiang Univ Sci B, 2011, 12(8): 638-643.

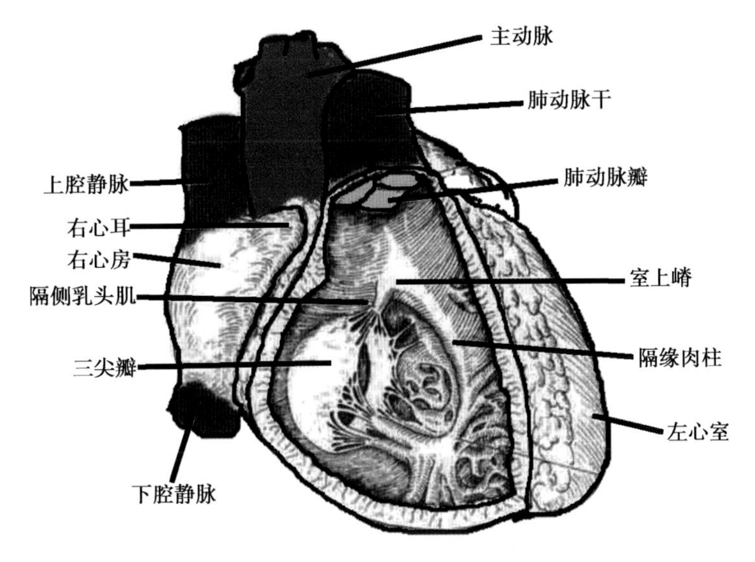

图 1-1　右心室

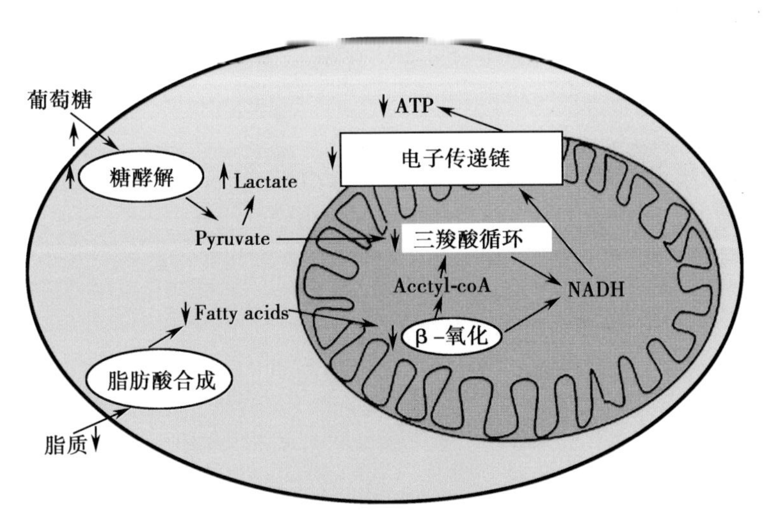

图 8-1　HF 中心肌代谢示意图

正常条件下，心肌细胞主要利用游离脂肪酸为底物，容量负荷过量或 HF 状态下，心肌细胞主要底物为葡萄糖。在 HF 时，脂肪酸 β 氧化、三羧酸循环和呼吸链复合物活性均有下降。Fatty acids：脂肪酸；Pyruvate：丙酮酸；NADH：还原型烟酰胺腺嘌呤二核苷酸；Lactate：乳酸；Acctyl-coA：乙酰辅酶 A

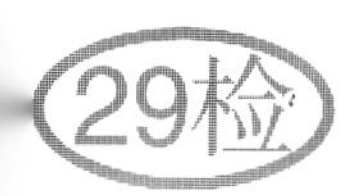

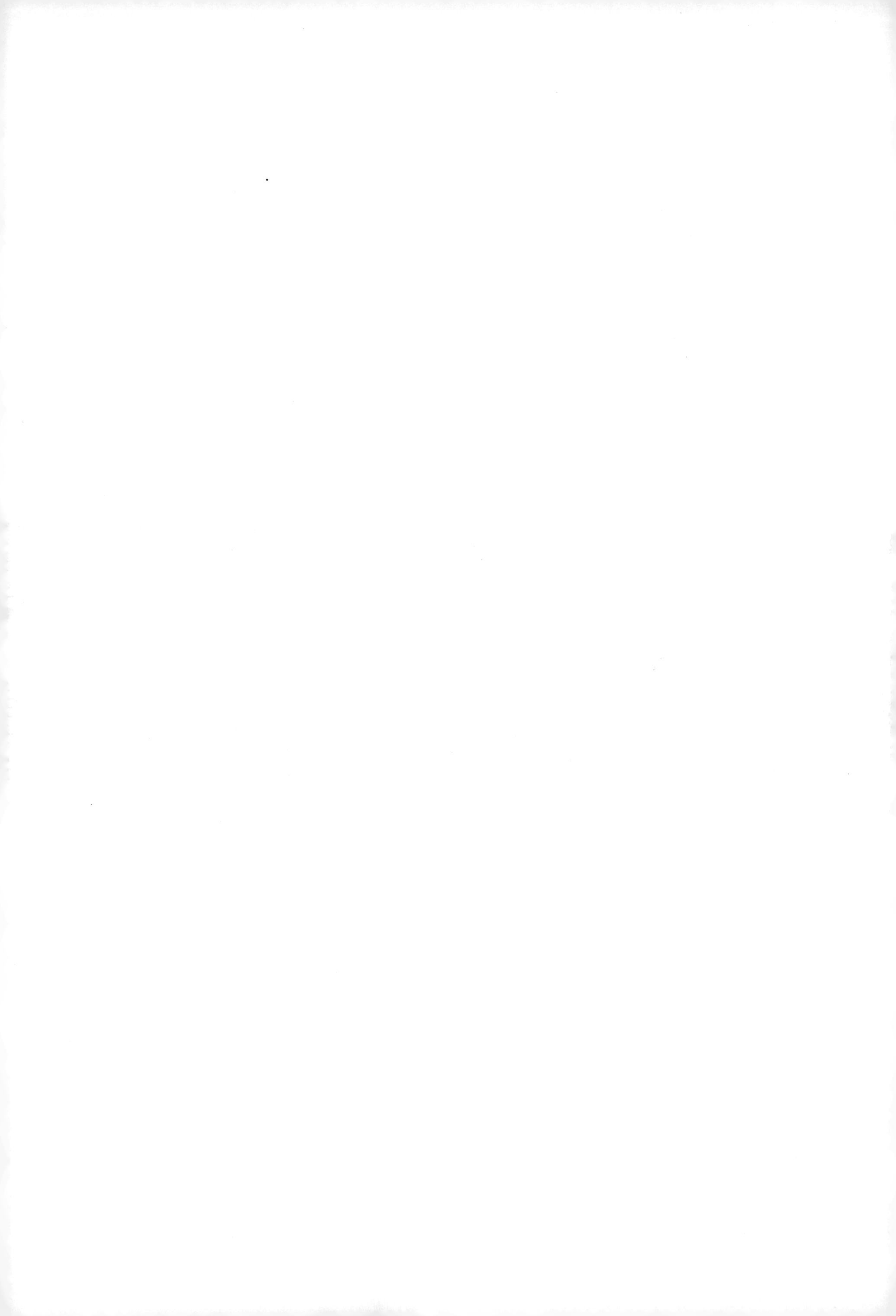